智能康复学

主编 程洪 冯珍

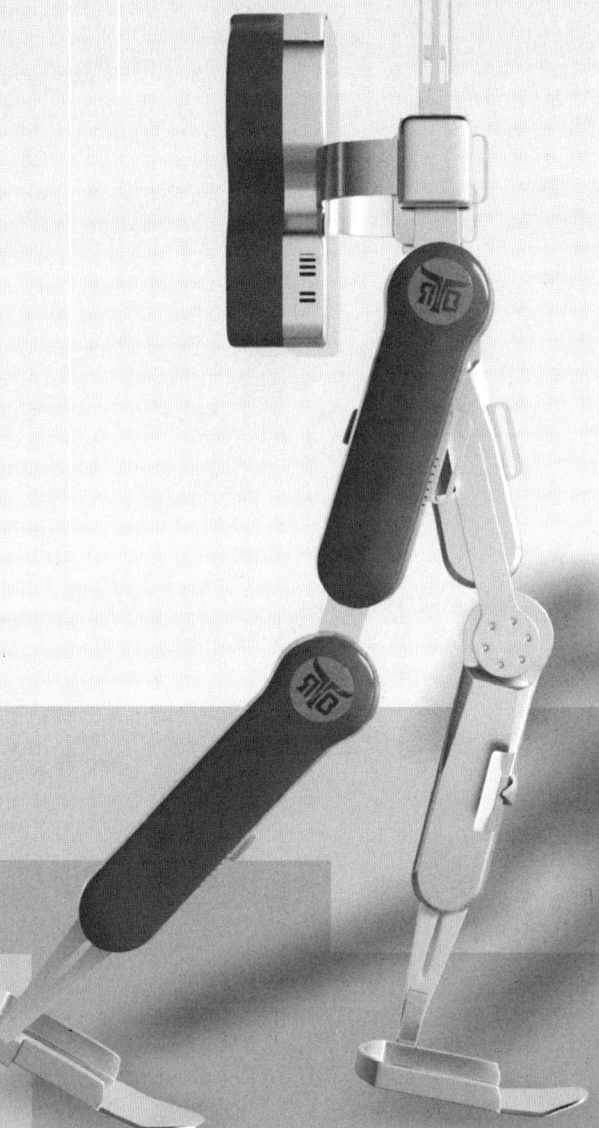

电子科技大学出版社
University of Electronic Science and Technology of China Press
·成都·

图书在版编目(CIP)数据

智能康复学 / 程洪, 冯珍主编. -- 成都：成都电子科大出版社, 2025.7. -- ISBN 978-7-5770-1858-4

Ⅰ. R49-39

中国国家版本馆 CIP 数据核字第 2025HH1293 号

智能康复学
ZHINENG KANGFUXUE
程 洪 冯 珍 主编

出品人	田 江
策划编辑	李春梅 段 勇
责任编辑	胡 梅 龙 敏
责任校对	魏 彬
责任印制	段晓静

出版发行	电子科技大学出版社
	成都市一环路东一段 159 号电子信息产业大厦九楼　邮编 610051
主　页	www.uestcp.com.cn
服务电话	028-83203399
邮购电话	028-83201495
印　刷	成都市新川桥印务有限公司
成品尺寸	210 mm×285 mm
印　张	21.25
字　数	600 千字
版　次	2025 年 7 月第 1 版
印　次	2025 年 7 月第 1 次印刷
书　号	ISBN 978-7-5770-1858-4
定　价	118.00 元

版权所有，侵权必究

编 委 会

主　编　程　洪　冯　珍

副主编　邱　静　黄　瑞　张静婷　邹朝彬

编　委（排名不分先后）

　　王艺霖　王文春　王　东　王　聪　白　洋

　　冯丹玲　苏　悦　何　天　宋广奎　刘　海

　　李　航　刘沙鑫　杨　力　吴贝宁　邹航宇

　　张洪钿　罗　伦　周　晶　庞日朝　赵建伟

　　胡秀英　胡德昆　钟　武　钟建国　施柯丞

　　高　旭　黄丽萍　黄宗海　路　倩　穆逢君

　　魏嘉莹　卞　崴　巩尊科　史卫东　富大鹏

序言一

随着全球人口老龄化加剧、慢性疾病负担加重，我国约3.1亿老人（截至2024年末，我国60岁及以上人口）和4亿慢性疾病患者（《2022中国卫生健康统计年鉴》）亟须照护，在公众对高质量康复服务需求迫切的当下，人类对健康的追求正驱动着康复医学的变革。随着人工智能与机器人技术的飞速发展，康复医学与智能技术的交叉融合加速了康复医学的变革。智能康复学作为智能传感、物联网与云计算、混合现实、人工智能与机器人技术和康复医学深度融合的交叉学科，承载着提升生命质量、突破传统医疗边界的使命，它不仅是科技进步的产物，更是时代赋予人类的重要福祉。智能康复学正推动康复医学实现从传统经验驱动向数据驱动、从单一治疗向系统干预、从人工操作向人机协同、从人工康复与机器康复向人机康复的跨越，其战略价值与日俱增。

回溯智能康复学的发展轨迹，其与电子信息技术的每一次革新紧密相连。从电刺激疗法到如今广泛应用的脑机接口、外骨骼机器人，从基于数据的个性化康复方案，到远程实时康复评估训练系统，每一次技术突破都推动着康复医学的范式革新。在《"健康中国2030"规划纲要》指引下，我国将智能康复医学列为重点发展方向，相关技术在神经损伤修复、运动功能重建、老年康养等领域不断取得突破性成果。2020年，中国康复医学会智能康复专业委员会的成立，进一步加速了我国智能康复产业与学术生态的发展。国家"十四五"规划提出，发展数字医疗、智慧康养，为智能康复学带来了前所未有的历史机遇。然而，康复资源分布不均、复合型人才短缺等问题，仍是行业前行的"拦路虎"。要突破这些困境，政策引导、产业协同与夯实教育根基缺一不可，高等院校需构建"医工融合、知行合一"的教育体系，培育既精通人工智能算法，又深谙临床需求的跨学科人才。

医工交叉的体系建设是推动智能康复学发展的核心引擎。在科技与医疗深度融合的趋势下，建设医工交叉体系有助于打破学科壁垒，将工程技术的创新活力注入医学领域，构建起知识互通、技术共享、成果共创的协同生态。鉴于智能康复学极强的实践性与前沿性，教学内容必须紧跟技术迭代，传统康复医学教材侧重理论的模式已难以满足需求。在此背景下，教材建设是人才培养的关键基石。《智能康复学》一书编写团队汇聚了临床医学、人工智能、康复工程等多领域专家，系统梳理了智能康复学的发展历程、前沿技术及临床应用方法，以"基础理论—核心技术—系统应用"三级知识体系，详细介绍了各康复亚专科涉及的智能康复技术，致力于实现"学以致用、用以促学"的良性循环。这是一本凝聚了数十位临床医师、科研学者与教育专家智慧的教材，既有经验丰富的康复一线资深治疗师参与，也有攻克康复机器人动力学难题的青年才俊助力。在此，谨向所有参与院校、医疗机构及产业界同人致以诚挚敬意。期待这本立足中国康复医疗场景、融汇全球创新经验的教材，能助力智能康复人才的成长，为构建规范化、标准化、精准化和高效化的康复服务体系注入强劲动力，为形成数字、互联、可视、智能的智能康复体系筑牢根基。

张建伟

2025.05

序言二

初夏时节，绿荫如海，蝉声阵阵，在主编程洪、冯珍教授和数十位编委经过近两年时间的辛勤努力下，《智能康复学》一书终于完成了编写。今天欣闻该书即将出版，倍感高兴和鼓舞，它对我国智能康复领域的蓬勃发展具有重要意义，标志着我们在探索康复医学智能化道路上迈出了坚实而关键的一步，其出版意义深远，令人振奋。

康复医学是一门致力于恢复功能、促进适应、点燃生命希望的科学，其本质是人文关怀与科学技术的结合。而人工智能，作为引领新时代变革的核心驱动力，正以前所未有的深度与广度，重塑着康复医学的版图。从精准评估个体功能状态，到辅助制定个性化干预决策，再到实时动态反馈治疗效果，AI技术已渗透至康复的各个环节。这种深刻的融合，正悄然推动着康复理念与技术实现质的飞跃——从依赖传统经验向数据驱动的智能决策转变，从相对模糊的经验判断迈向高度量化的精准干预。正是在这一激动人心的交叉前沿背景下，《智能康复学》的应时而生、顺势而成，为康复医学的高质量发展注入了新的内涵，开启了功能重塑与生命质量提升的崭新篇章。

该书围绕"智能"与"康复"的深度融合，系统梳理了智能传感、物联网与云计算、混合现实、人机接口等关键技术在康复医学中的典型应用场景与创新实践，构建起"医学基础＋工程技术＋康复理论＋智能算法"四位一体的知识架构，打破了学科壁垒，实现了多维度知识的有机整合。在内容覆盖上，深入探讨了骨科康复、神经康复、心肺康复、重症康复、肿瘤康复、老年康复以及儿童康复等多个重要亚专科的智能康复技术。编写过程中，编者既注重理论体系的科学性、前沿性和系统性，确保读者掌握坚实的理论基础；又高度关注实践路径的可行性与可操作性，力求为临床应用提供切实可行的指导，体现了知行合一、理论与实践并重的鲜明特色。

《智能康复学》不仅可以作为康复治疗师、康复医师和康复工程技术人员的参考用书，也适用于高等院校康复医学、生物医学工程、人工智能等相关专业的学生，以及有志于跨学科融合研究的学者。通过对这部著作的学习与深度思考，读者将有机会站在医学与智能技术的交汇点上，深刻理解临床实践中亟待解决的真实需求如何成为驱动技术落地与激发应用创新的核心动力。希望此书成为促进康复医学与智能技术深度融合、协同发展的重要读物与思想引擎，期盼它能如一颗火种，点燃读者对未来康复图景——更智能、更精准、更个性化、更可及——的无限遐想与实践热忱，引领我们共同迈向康复事业智能化、人性化的美好未来。

励建安

2025.05

前言

中国式现代化是人口规模巨大且追求高质量发展的现代化，人口规模巨大意味着老龄人群健康需求将显著增加，这极大地促进了康复辅助需求及其产业爆发。通用人工智能与机器人的技术迭代，必将带来康复范式的深刻变革，缓解康复治疗师短缺矛盾，对于服务的规范化、标准化、效率化进行革命性的重塑。美、日等发达国家依托完善的医保政策，推动智能康复技术深度融入养老与临床康复场景，康复机器人、脑机接口等前沿技术不断迭代升级，正从功能型工具向智能决策系统跨越。在中国，《"健康中国2030"规划纲要》等提出将智能康复产业列为重点发展方向。因此，智能康复成为守护人民生命健康的必然趋势。

近二十年来，人工智能与机器人技术及产业发展迅猛，与康复医学交叉融合。人类与机器人共舞，人工智能的技术变迁驱动人类生活、工作、科研的范式变革，将引发医学、交通、能源等产业革命。人工智能与康复医学交叉融合，柔性传感、物联网与云计算、混合现实与数字孪生、人工智能与机器人等技术的迭代与进步，推动康复范式从人工康复、机器康复迈向人机康复范式，康复医疗服务也将从简单依靠人力与机器，向人机共生的康复服务模式变革。

本书的撰写源于电子科技大学机器人研究中心对人工智能与机器人技术在康复医学领域的交叉研究、技术示范与实践探索。研究中心充分发挥学科交叉融合优势，在技术研发、成果转化、示范应用等方面取得了丰富的实践成果，持续深耕智能康复辅助领域，形成了智能康复技术与系统及产业应用成果，为本书的创作奠定了重要基础。2020年11月成立的中国康复医学会智能康复专业委员会在智能康复技术与系统的科学普及、临床推广、产业应用、生态营造等方面起到了重要的促进作用。在每年一届的智能康复学术与产业大会上，全国顶尖专家、学者与行业精英汇聚一堂，碰撞思想火花，分享前沿成果，为本书内容的丰富与完善提供了广阔的学术视野。布法罗机器人公司的转化示范实践，成功将理论成果落地，以鲜活的案例验证了智能康复技术的临床价值与应用潜力，进一步充实了本书的实践内涵。人机智能技术与系统教育部工程研究中心的科研探索与成果转化，将前沿技术深度融入康复医学，以大量真实的实验数据与应用实例，充分展现了智能康复技术的创新突破与实践效能，极大丰富了本书的技术维度与学术深度。中国标准化协会机器人专业委员会通过积极开展智能康复在康养行业的标准制修订工作，为智能康复机器人的设计、生产、检测等环节设立规范，让各类智能康复技术与产品有标可依，提升了行业整体质量水平，为本书的撰写提供了权威标准参考。本书的创作启动于2022年，于2024年1月正式开始撰写，历经近4年的系统梳理与精心打磨。编者在总结行业发展经验、提炼学术研究成果的基础上，力求将智能康复领域的最新知识、技术与理念融入其中，期望为广大读者呈上一部兼具医工交叉理论深度与实践广度于一体的专业著作，为推动智能康复技术发展、临床应用、产业推进贡献力量。

电子科技大学机器人研究中心在人工智能与机器人技术领域具备坚实的研究基础，与南昌大学康复医学院临床技术优势相结合，形成医工协作的强大合力。双方依托各自在工程技术研发与临床医学实践的专长，持续深耕智能康复领域，为本书奠定了坚实的技术与实践基础。在这一过程中，电子科技大学机器人研究中心黄宗海（博士生）与南昌大学康复医学院杨力（博士生）倾注大量心血，为本书的撰写与协调贡献了诸多智慧与力量。中国康复医学会智能康复专委会也为本书的撰写提供了大力支持。

本书内容安排如下：第1章概述康复医学与人工智能的发展现状，阐述智能康复学的基本概念；第2章对智能康复工程中所涉及的智能传感、互联网与云计算、混合现实、人工智能等通用技术进行介绍；第3章回顾传统康复治疗技术；第4章概述传统康复治疗技术在康复亚专科中的应用现状、存在的问题及未来发展方向。第5章介绍目前常见的七个康复亚专科中常用的智能康复技术及其应用路径，分别从概述、技术现状、临床使用、挑战趋势等方面进行阐述；第6章介绍智能康复信息系统，从综合医院康复医学科、多级诊疗、专科专病、康复决策等角度阐述不同场景下智能康复信息系统的系统架构、系统功能、应用案例等；第7章介绍智能康复中心的建设方案及示例。

电子科技大学机器人研究中心程洪教授负责统筹编写第1、2、5、6、7章并对全书进行总体构思，南昌大学康复医学院冯珍教授负责编写第3、4章。全书经编者互审，多次修改。

虽然全体编者尽力审校，但由于水平有限，加之人工智能与机器人技术发展迅猛，书中不足在所难免。我们真诚地期望广大读者及业内同人不吝提出宝贵意见，以便我们在再版时对内容进行进一步优化完善。

程洪　冯珍

2025.05

目录

第1章 概述 (1)
1.1 康复医学概述 (1)
- 1.1.1 国外发展现状 (1)
- 1.1.2 国内发展现状 (4)
- 1.1.3 未来发展趋势 (6)

1.2 人工智能概述 (7)
- 1.2.1 发展历程 (7)
- 1.2.2 原理框架 (8)
- 1.2.3 医学应用 (11)

1.3 智能康复概述 (13)
- 1.3.1 智能康复的定义 (13)
- 1.3.2 智能康复的内涵 (13)
- 1.3.3 智能康复的阶段 (14)
- 1.3.4 智能康复的挑战 (14)

第2章 智能康复工程 (16)
2.1 概述 (16)
2.2 智能传感 (16)
- 2.2.1 生物信号传感 (17)
- 2.2.2 物理测量传感 (19)

2.3 物联网与云计算 (20)
- 2.3.1 物联网 (20)
- 2.3.2 云计算 (21)

2.4 混合现实 (21)
- 2.4.1 虚拟现实 (22)
- 2.4.2 增强现实 (22)
- 2.4.3 混合现实 (23)

2.5 人工智能 (24)
- 2.5.1 机器学习 (24)
- 2.5.2 机器人 (24)
- 2.5.3 人机接口 (26)

第3章 康复治疗技术 (28)

3.1 概述 (28)
3.2 物理治疗技术 (29)
- 3.2.1 物理因子治疗 (29)
- 3.2.2 运动治疗 (32)
- 3.2.3 手法治疗 (34)
- 3.2.4 挑战与发展趋势 (35)

3.3 作业治疗技术 (37)
- 3.3.1 治疗性运用活动 (37)
- 3.3.2 作业构成 (39)
- 3.3.3 环境改造 (44)
- 3.3.4 挑战与发展趋势 (45)

3.4 言语与吞咽治疗技术 (46)
- 3.4.1 失语症治疗 (46)
- 3.4.2 言语失用治疗 (48)
- 3.4.3 语言发育迟缓治疗 (50)
- 3.4.4 构音障碍治疗 (51)
- 3.4.5 吞咽障碍治疗 (52)
- 3.4.6 挑战与发展趋势 (54)

3.5 康复工程 (56)
- 3.5.1 假肢 (56)
- 3.5.2 矫形器 (58)
- 3.5.3 助行器 (61)
- 3.5.4 轮椅 (61)
- 3.5.5 挑战与发展趋势 (63)

3.6 无创神经调控技术 (63)
- 3.6.1 电刺激技术 (63)
- 3.6.2 重复经颅磁刺激 (67)
- 3.6.3 低强度经颅聚焦超声刺激 (68)
- 3.6.4 挑战与发展趋势 (68)

第4章 康复亚专科 (70)

4.1 概述 (70)
4.2 骨科康复 (70)
- 4.2.1 概述 (70)
- 4.2.2 骨折及术后康复 (71)
- 4.2.3 脊柱侧凸康复 (73)

4.2.4　挑战与发展趋势 …………………………………………………………… (76)
　4.3　神经康复 …………………………………………………………………………… (78)
　　　4.3.1　概述 ………………………………………………………………………… (78)
　　　4.3.2　脑卒中康复 …………………………………………………………………… (78)
　　　4.3.3　脊髓损伤康复 ………………………………………………………………… (81)
　　　4.3.4　挑战与发展趋势 …………………………………………………………… (84)
　4.4　心肺康复 …………………………………………………………………………… (85)
　　　4.4.1　概述 ………………………………………………………………………… (85)
　　　4.4.2　冠心病康复 …………………………………………………………………… (86)
　　　4.4.3　慢性阻塞性肺疾病（COPD）康复 ……………………………………………… (89)
　　　4.4.4　挑战与发展趋势 …………………………………………………………… (92)
　4.5　重症康复 …………………………………………………………………………… (93)
　　　4.5.1　概述 ………………………………………………………………………… (93)
　　　4.5.2　慢性意识障碍康复 …………………………………………………………… (94)
　　　4.5.3　急性重症肺炎康复 …………………………………………………………… (98)
　　　4.5.4　挑战与发展趋势 …………………………………………………………… (101)
　4.6　肿瘤康复 …………………………………………………………………………… (103)
　　　4.6.1　概述 ………………………………………………………………………… (103)
　　　4.6.2　乳腺癌术后康复 ……………………………………………………………… (103)
　　　4.6.3　肺癌术后康复 ………………………………………………………………… (105)
　　　4.6.4　挑战与发展趋势 …………………………………………………………… (106)
　4.7　老年康复 …………………………………………………………………………… (107)
　　　4.7.1　概述 ………………………………………………………………………… (107)
　　　4.7.2　帕金森康复 …………………………………………………………………… (108)
　　　4.7.3　阿尔茨海默病康复 …………………………………………………………… (110)
　　　4.7.4　挑战与发展趋势 …………………………………………………………… (112)
　4.8　儿童康复 …………………………………………………………………………… (113)
　　　4.8.1　概述 ………………………………………………………………………… (113)
　　　4.8.2　小儿脑性瘫痪康复 …………………………………………………………… (114)
　　　4.8.3　孤独症康复 …………………………………………………………………… (115)
　　　4.8.4　挑战与发展趋势 …………………………………………………………… (117)

第5章　智能康复技术临床应用 ……………………………………………………………… (119)
　5.1　智能骨科康复 ……………………………………………………………………… (119)
　　　5.1.1　概述 ………………………………………………………………………… (119)
　　　5.1.2　技术现状 …………………………………………………………………… (120)
　　　5.1.3　临床应用 …………………………………………………………………… (132)
　　　5.1.4　挑战与发展趋势 …………………………………………………………… (138)

5.2 智能神经康复 …… (141)
 5.2.1 概述 …… (141)
 5.2.2 技术现状 …… (142)
 5.2.3 临床应用 …… (156)
 5.2.4 挑战与发展趋势 …… (165)

5.3 智能心肺康复 …… (166)
 5.3.1 概述 …… (166)
 5.3.2 技术现状 …… (167)
 5.3.3 临床应用 …… (178)
 5.3.4 挑战与发展趋势 …… (183)

5.4 智能重症康复 …… (185)
 5.4.1 概述 …… (185)
 5.4.2 技术现状 …… (186)
 5.4.3 临床应用 …… (193)
 5.4.4 挑战与发展趋势 …… (201)

5.5 智能肿瘤康复 …… (203)
 5.5.1 概述 …… (203)
 5.5.2 技术现状 …… (205)
 5.5.3 临床应用 …… (212)
 5.5.4 挑战与发展趋势 …… (219)

5.6 智能老年康复 …… (221)
 5.6.1 概述 …… (221)
 5.6.2 技术现状 …… (222)
 5.6.3 临床应用 …… (228)
 5.6.4 挑战与发展趋势 …… (233)

5.7 智能儿童康复 …… (236)
 5.7.1 概述 …… (236)
 5.7.2 技术现状 …… (237)
 5.7.3 临床应用 …… (243)
 5.7.4 挑战与发展趋势 …… (249)

第6章 智能康复信息系统 …… (251)

6.1 概述 …… (251)
 6.1.1 行业背景 …… (251)
 6.1.2 建设要求 …… (251)
 6.1.3 发展趋势 …… (252)

6.2 医院智能康复信息系统 …… (253)
 6.2.1 系统架构 …… (253)

6.2.2　业务流程 …………………………………………………………… (254)
　　6.2.3　系统功能 …………………………………………………………… (254)
　　6.2.4　应用案例 …………………………………………………………… (256)
6.3　多级康复服务体系平台 ……………………………………………………… (257)
　　6.3.1　平台架构 …………………………………………………………… (257)
　　6.3.2　系统功能 …………………………………………………………… (258)
　　6.3.3　应用案例 …………………………………………………………… (260)
6.4　专科专病科研系统 …………………………………………………………… (261)
　　6.4.1　系统架构 …………………………………………………………… (261)
　　6.4.2　业务流程 …………………………………………………………… (262)
　　6.4.3　系统功能 …………………………………………………………… (264)
　　6.4.4　应用案例 …………………………………………………………… (265)
6.5　康复决策系统 ………………………………………………………………… (266)
　　6.5.1　人工智能引擎 ……………………………………………………… (266)
　　6.5.2　康复辅助决策 ……………………………………………………… (266)
　　6.5.3　康复数字疗法 ……………………………………………………… (268)

第7章　智能康复中心建设 ……………………………………………………… (271)
7.1　概述 …………………………………………………………………………… (271)
7.2　医院智能康复中心 …………………………………………………………… (272)
　　7.2.1　市场调研 …………………………………………………………… (273)
　　7.2.2　学科规划（康复亚专科配置） …………………………………… (274)
　　7.2.3　资源配置 …………………………………………………………… (275)
　　7.2.4　市场开发与运营分析 ……………………………………………… (286)
　　7.2.5　典型案例 …………………………………………………………… (287)
7.3　社区智能康复中心 …………………………………………………………… (287)
　　7.3.1　市场调研 …………………………………………………………… (288)
　　7.3.2　学科规划（康复亚专科配置） …………………………………… (288)
　　7.3.3　资源配置 …………………………………………………………… (289)
　　7.3.4　市场开发与运营分析 ……………………………………………… (293)
　　7.3.5　典型案例 …………………………………………………………… (294)
7.4　居家康复节点配置 …………………………………………………………… (295)
　　7.4.1　智能化家居设备改造 ……………………………………………… (295)
　　7.4.2　智能化可穿戴设备采集 …………………………………………… (297)
　　7.4.3　远程康复平台 ……………………………………………………… (299)
　　7.4.4　典型案例 …………………………………………………………… (301)

参考文献 ………………………………………………………………………… (302)

第1章 概　　述

1.1　康复医学概述

1.1.1　国外发展现状

1.1.1.1　美国康复医学发展现状

美国的康复医学已形成以三级服务体系为基础，强调多学科协作，注重患者体验和康复效果的医疗模式。截至2023年，美国共有康复医疗机构52 113家[1]。

1. 主要特点

美国的康复医学具有全面性、先进性、协同性、早期化的特点。①全面性：康复机构与康复治疗的全面性是美国康复医疗服务的特点之一。美国不仅在社区和综合医院设有各类康复医疗科室，还在各地区设有独立的康复医疗中心，中心床位设置一般≤200张。美国康复医疗机构以住院康复、门诊康复、社区康复及家庭康复为主体形式，叠加长期住院、短期住院、日间康复及夜间康复等多元服务模式，形成了分级清晰、覆盖全面且高效协同的现代康复医疗系统。在康复治疗方式方面，将康复医学科与内科、外科、神经内科、骨科等科室相结合。在康复治疗手段方面，将康复理疗、心理治疗、语言治疗、作业治疗等结合为一个完整的服务链。②先进性：美国医疗器械市场占据全球约41%的市场份额，通过持续的市场需求驱动技术创新与产品迭代，奠定了其康复医疗设备的先进性。③协同性：美国的康复医疗服务模式是以康复医师为核心的多学科协作模式。辅以由物理治疗师、语言治疗师及心理治疗师组成专业的治疗师团队，与护理人员协同开展康复治疗全流程管理。④早期化：美国康复医疗服务更倾向于早期康复治疗，提倡"前置介入"。通过对急性康复期病人的早期床旁康复干预，保障康复治疗提早介入，帮助患者更快进行恢复。

2. 支付方式

据美国国家卫生统计中心统计，2021年，美国康复费用约为592亿美金。早在20世纪八九十年代，美国康复医疗体系在医疗保险制度的指导下，借助按疾病诊断相关分组（diagnosis related groups，DRG）付费的政策，迎来快速发展期。2002年后在DRG定额预付政策的基础上，将患者的"功能状况"作为判断因子，推行基于功能相关分组（function related groups，FRG）的预付制。其以改善患者功能、确保流畅转诊为首要目标，建立起系统发展、全面覆盖的康复服务体系。

3. 培养模式

美国康复医疗教育培养模式相对稳定和系统化，对康复医学人才的要求较高。随着康复医疗的发展和居民康复需求的不断增加，大多数医疗机构会选择高学历的康复治疗师，以便使病人获得更好的治疗效果。对康复医生要求则更高，除了必须取得博士学位外，还要进行专科医师培训，取得康复医师执照后方可单独执业。

1.1.1.2 英国康复医学发展现状

英国作为福利型国家，其康复医学发展历史悠久，水平较高。英国的各级康复机构分工明确，主要分为专业康复机构、医院康复科、日间康复门诊、社区康复中心和军事康复中心。康复工作由康复医师和康复治疗师团队协作完成。

1. 主要特点

英国康复医疗服务的提供方式与美国不同，其康复医疗服务有自己的特点。①资源合理配置：英国的国民医疗健康服务体系（简称NHS）在英国卫生部的统一领导下，合理统筹分配各级医疗机构资源，为居民提供康复医疗服务。②学科交叉融合：将各临床医学科与康复医学相结合。例如，在神经内科、骨科等科室派遣康复治疗师，全科医生与康复治疗师合作进行院内转诊。③以患者为中心：康复医疗服务坚持以患者为中心，以提高患者满意度。例如，营造更为温馨舒适的医院环境，减轻患者压力，调节患者心理健康。

2. 支付方式

NHS自1948年成立以来，为英国公民提供了全面的免费医疗服务，其资金主要来自普通税收，而不是保险支付。因此，康复医疗服务同样享受NHS系统的免费使用原则。

1.1.1.3 德国康复医学发展现状

德国的康复护理起源于19世纪末的德国教育运动，当时的德国开始关注残疾人的教育和康复。随着医学技术的发展和社会对残疾人权利的认识加深，康复护理在德国得到了更多的重视和发展。20世纪初，德国开始建立康复护理专业学校和机构，为康复护理人才的培养奠定了基础。第二次世界大战（简称"二战"）后，德国的康复护理得到了更加全面和系统地发展，成为德国医疗体系的重要组成部分。使其不仅拥有先进的康复理念和规范的康复诊疗路径，还拥有一大批致力于推进康复创新和教育的管理专家。

1. 主要特点

德国具备完善的康复医学研究和治疗体系，有康复理念先进、康复手段丰富、康复环境人性化和多方参与合作等特点。①康复理念先进：以国际功能、残疾和健康分类作为康复治疗的基本依据，整个康复周期在统一的规范下进行。同时，运用如肌肉、压力反馈监视仪、运动肺功能测定仪等大量先进设备，提供科学、精确、有效的评估和治疗方法。②康复手段丰富：各种手段综合运用。除了手法治疗、物理治疗、作业疗法、运动疗法、心理疗法、言语疗法、音乐疗法等常规训练手段外，还有骑马射箭、攀岩、陶艺、缝纫等既实用又能激发训练兴趣的康复训练手段。③康复环境人性化：康复环境设计以患者为中心，除无障碍设施外，还大量配备方便患者的自动门、助力门。此外，还在电梯内设有折叠椅，电梯旁设有休息平台、座椅。④多方参与合作：德国康复机构与相关专业和部门都有非常密切的合作。在临床治疗上，倡导康复医学与临床专科的密切配合，为解决复杂康复技术问题提供有力支持。在社会支持上，德国有专门的康复协调中心，以合理安排不同对象的康复，实现各部门的有效协作。在法律法规上，明确规定"每个对康复负有费用支付责任的保险机构必须与康复机构紧密合作，以提高康复制度的实施效率。劳动就业、社会救助、社会福利、社区管理等部门，也会按规定承担相应的责任和义务"。在医工融合上，德国非常重视康复治疗与康复工程（各类运动辅助器、假肢制作工程）的有效结合。

2. 支付方式

德国康复医疗的主要支付者是德国养恤基金和疾病基金，其承担了70%以上的康复医疗费用。康复医疗的其他付款提供者包括职业事故保险、社会补偿和社会援助等。医院的医生可以为患者在支付机构申请医疗康复，在法律规定的严格范围内，康复支付机构可以批准或拒绝申请。康复诊所由支付机构为每个病人直接支付费用，康复付款提供者直接与康复设施提供者谈判付款。

3. 培养模式

德国的康复人才培养机构主要包括康复护理专业学校、大学和继续教育等。康复护理专业学校是为培养康复人才而设立的中等职业教育学校，其课程设置包括康复护理基础知识、康复护理技能、康复护理管理和康复护理实践等。大学是为培养高级人才而设立的高等教育机构，其康复人才培养相关的课程设置包括康复科学、康复医学、康复心理学和康复社会学等。继续教育是为康复人才提供继续教育和培训的机构，其课程设置包括康复护理新技术、康复护理管理和康复护理实践等。

1.1.1.4 日本康复医学发展现状

日本的康复医学起源于二战后，最初服务于退伍受伤士兵以及因患脊髓灰质炎而致残的居民。随着康复理念的发展，康复医疗服务逐渐扩展到全体伤残人群。虽然日本康复医学起步相对欧美国家晚，但依靠高科技、高投入和完善的人才培养体系，日本已成为亚洲康复医学较为发达的国家。

1. 主要特点

经过多年发展，日本拥有专业且完备的康复医疗服务机构，便于患者进行康复治疗，呈现出国民康复意识强、学科融合、分工明确等特点。①国民康复意识强：同英国类似，日本的康复医疗也坚持以患者为中心。但值得一提的是，由于国民康复意识强，康复医师、康复治疗师、护理人员与患者之间配合更为默契。②学科融合：在日本，无论何种康复机构的康复医师必须掌握肌电图等必备的诊疗技术。此外，假肢支具、轮椅等康复工程方面的知识与技能也是日本康复医学的必修课。③分工明确：日本康复医师与治疗师职责分明。医师的工作是会诊病人，解决临床诊断与治疗的问题，并做功能评定确定障碍的程度。治疗师的工作是根据医生的处方进行相关专业的功能评估及治疗，严格执行医师处方。

2. 支付方式

日本采取了保险全覆盖的康复医疗支付方式，为患者提供省钱又省心的康复治疗。同时，康复医疗以"根据康复疗效收费"为准则。一方面有利于医疗效果发挥最大作用；另一方面有利于激发康复专业人员的工作热情，使患者享受高质、高效的康复服务。

3. 培养模式

日本通过立法确立了完善的康复医师和治疗师培养体系。在康复治疗师培养上，人员需要进行3～4年的专门的物理治疗专业学习。在康复医师培养上，人员需要在学校修业3年以上，毕业后再经过3～5年的继续教育。最后，康复医师和治疗师须通过国家康复医学会考核，授以相应的职称，方可进行康复医学相关执业。

综上所述，各国康复医学发展有着共同的趋势与规律。①多元发展：康复医学发展至今，其覆盖范围已经从最初的残疾人群和失能/部分失能人群，扩展到全人群的康复。受康复人群多元化的影响，不同人群的康复需求不同，康复医生及治疗师团队所提供的康复医疗服务也不尽相同，这就要求康复医生和治疗师必须全面掌握各学科知识，应对康复人群的不同需求。各国都已经将康复医学与医学分支相结合作为综合医学学科进行研究和临床实践。②政府重视：各国通过建立完备的服务体系和保障制度，发挥政府在社会福利事业中的作用，满足不同人群的康复需求。同时，通过立法等行政手段，重视康复治疗师的培养，大力推进康复医学的发展。③社会参与：为了适应生物-心理-社会医学模式的要求，在老龄化背景下，各国康复医疗的主体和发展方向转变为回归社区康复与家庭康复。在此基础上，康复医疗已经逐渐向康复服务发展，进而达到通过医院、医生、社区、家庭全方位的参与，帮助失能人群适应、回归社会的目的。④支付方式：康复医疗作为医疗服务的一种，属于医保基金支付范围。根据各国实际医疗保障体系的不同，具备不同支付制度。但其目的都是要保障康复人群获得优质、高效和可负担的康复服务。

1.1.2 国内发展现状

国家统计局数据显示，截至2023年年末，我国60岁及以上人口2.97亿人，占全国人口的21.1%，其中65岁及以上人口2.17亿人，占全国人口的15.4%。每年新增60岁以上老年人口1 000万人，其中六到七成有康复需求。我国残疾人总人数8 591.4万，占总人口的6.34%。我国慢性病确诊人数约4亿人（《2022中国卫生健康统计年鉴》），每年各种因素导致的近1 030万死亡中，慢性病占比超80%。因此，我国康复行业发展面临着前所未有的巨大压力，康复从业人才严重不足，为我国康复体系的改革以及从业人员的数量和培养质量提出了更高的要求。

1. 发展历程

中国康复医疗的发展始于20世纪80年代，起步较美国晚了60余年。经过国内专家和有志之士的不断探索和不懈努力，已获得了长足的发展，其发展历程如图1-1所示。1988年之前，我国康复医疗行业开始起步，一些大型三级医院开始设立康复医学科。1988年，我国成立中国康复研究中心。接下来的十几年里，我国康复医疗产业在全国多个地区开始设立康复服务机构。我国康复医疗真正开始快速发展是在2008年之后，5·12汶川特大地震导致康复需求激增。康复干预凸显了康复医学的意义与重要作用，大大提高了我国对加快发展中国康复医学事业的重视和扶持程度。2020年，中国康复医学会智能康复专委会的成立推动了我国智能康复人才培养的标准化、规范化建设和国际化进展，实现人工智能与康复医学场景的结合，发展数字、互联、可视、智能的创新康复理念。

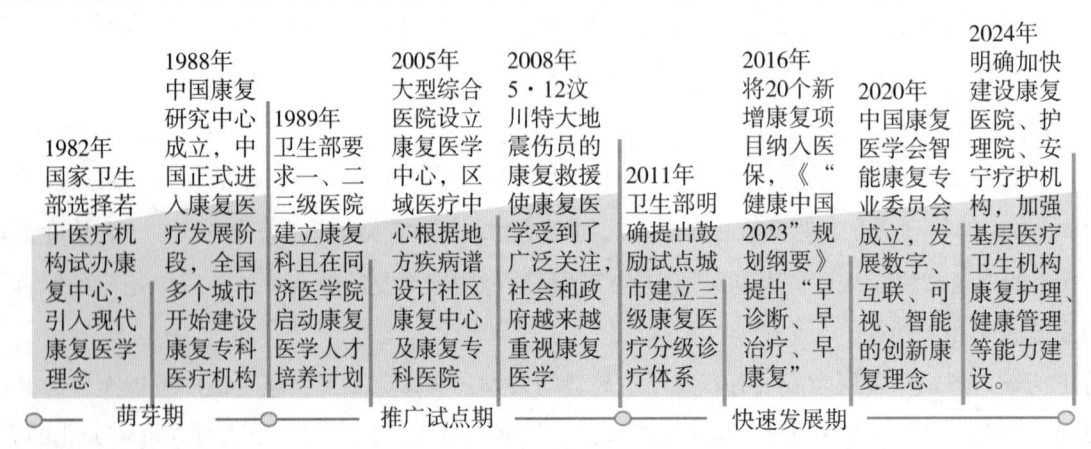

1982年国家卫生部选择若干医疗机构试办康复中心，引入现代康复医学理念	1988年中国康复研究中心成立，中国正式进入康复医疗发展阶段，全国多个城市开始建设康复专科医疗机构	1989年卫生部要求一、二、三级医院建立康复科且在同济医学院启动康复医学人才培养计划	2005年大型综合医院设立康复医学中心，区域医疗中心根据地方疾病谱设计社区康复中心及康复专科医院	2008年5·12汶川特大地震伤员的康复救援使康复医学受到了广泛关注，社会和政府越来越重视康复医学	2011年卫生部明确提出鼓励试点城市建立三级康复医疗分级诊疗体系	2016年将20个新增康复项目纳入医保，《"健康中国2023"规划纲要》提出"早诊断、早治疗、早康复"	2020年中国康复医学会智能康复专业委员会成立，发展数字、互联、可视、智能的创新康复理念	2024年明确加快建设康复医院、护理院、安宁疗护机构，加强基层医疗卫生机构康复护理、健康管理等能力建设
萌芽期			推广试点期			快速发展期		

图1-1 我国康复医疗的发展历程

2. 主要特点

随着我国老龄化日趋严重，疾病谱随之发生变化，慢性病占比增加。我国康复医疗机构面临新的挑战，我国康复医疗产业呈现出以下几个特点。

（1）政府政策大力扶持

随着我国市场经济体制不断完善和社会经济水平的不断提高，康复医学所处的内外环境日新月异，国家大力支持我国康复医学的发展。依托于新一轮医药卫生体制改革和社会保障体系的不断完善，我国在人才培养、服务体系建设、社会保障和国民健康素养普及上都取得了一定的成就。

（2）市场规模稳定增长

2021年，我国康复医疗服务行业市场规模约1 011亿元。随着人口老龄化加速、国民康复意识逐步增强以及国家政策的持续强力推动，康复医疗服务行业市场规模将持续增长。2024年，我国康复医疗服务行业市场规模突破2 000亿元，2025年预计将达2 686亿元。2021年至2025年复合年均增长率约为38.5%，整体市场成长空间广。

（3）康复器械快速发展

康复器械是康复治疗开展的前提与基础。近年来，在市场需求和国家政策推动下，康复器械行业处于快速成长期。康复医院万元以上的康复设备数量呈现逐年增长趋势。但目前国内的康复器械仍以仿制国外为主，存在一定程度的产品同质化，大部分康复医疗器械单价不高，高端器械占比较小。政府持续鼓励创新，未来高效能、高技术、高品质的高端康复器械会逐步满足人民群众的健康需求，助力智能康复。

3. 主要痛点

与发达国家相比，我国康复医疗产业仍存在着许多问题与挑战，影响行业发展的主要痛点如下。

（1）康复医学人才配置不足

虽然国家大力促进康复医学发展，在主要医学院校开设康复医学专业，但目前我国康复医师数量仍严重不足。我国康复治疗师人数占比为3.57人/10万人，而欧美、日本等发达地区和国家康复治疗师人数占比一般为30～70人/10万人。且我国康复医学从业人员学历水平整体偏低，康复医学从业人员中，中专学历人员占比将近50%，而研究生以上学历的高学历康复医学从业人员占比仅约5%。

（2）康复医疗资源分配不均

《全国医疗卫生服务体系规划纲要（2015—2020年）》明确提出，床位配置需向基层医疗机构护理和康复病床倾斜，这推动了康复医学科床位配置的增加。截至2020年，中国医院康复医学科床位246 907张，占床位总数的3.5%，但与《综合医院康复医学科基本标准（试行）》要求的5%仍存在1.5%的缺口尚待补齐。此外，三级、二级综合医院康复医学科床位配置比例分别为74.36%、18.23%，缺口集中于二级医院。综合医院康复医学科在科室设置、建筑面积方面皆存在不足。从地域来说，全国康复病房配置有明显的地区差异，经济发达地区康复病房多于欠发达地区，康复病房分配有待进一步均衡。

（3）康复支付方式亟待改进

我国人均康复花费较低，对于市场的进一步扩容造成了阻碍。目前，我国康复医疗支付端的痛点问题主要集中在两方面：一是患者对整体康复医疗的意识与认知仍存偏差，在康复方面投入资金的意愿不强。二是我国医保体系所覆盖的康复类项目少，且没有随医疗技术的发展调整项目类型和项目价格。同时，商保对康复医疗的覆盖率极低，目前只有少数高端商保有所涉及。

1.1.3 未来发展趋势

1. 人工智能助力未来康复医学

智能传感、物联网与云计算、混合现实、人工智能与机器人在康复医学领域的深度融合，构建起覆盖康复评估、训练、管理全流程的智慧化体系。通过智能康复信息平台实现诊疗数据实时交互，依托虚拟现实训练系统开展沉浸式康复治疗，运用大数据分析建立个性化评估模型，推动康复医学向精准化、可视化、智能化方向升级。循证医学与人工智能的结合，不仅实现治疗方案标准化，更通过动态监测与反馈机制形成康复训练闭环管理。以智能康复机器人作为核心载体，下肢外骨骼系统已在医疗机构实现脑卒中患者诱导式康复训练，并支持截瘫患者居家及户外场景辅助行走。上肢康复设备则通过虚拟现实交互技术，有效提升脑卒中患者粗大运动康复效率。基于人工智能技术的智能康复解决方案，正逐步成为现代康复医学发展的核心驱动力。

2. 治疗与康复一体化造福患者

随着现代医学模式向功能恢复与生命质量提升的转型，患者对机体功能重建及社会回归的需求推动康复医学进入高质量发展新阶段。医疗机构通过构建"学科交叉＋亚专科"细分的立体化服务体系，以临床需求为导向设置神经康复、骨科康复、心肺康复等亚专科中心，实现分专业、分阶段介入各学科疾病康复。创新建立以康复医师为核心，涵盖临床医师、物理治疗师、作业治疗师、康复护士及工程技术人员的多学科协作团队，通过标准化诊疗路径制定、动态评估反馈机制及智能康复系统支持，实现康复医疗与临床治疗的早期融合与全病程管理。这种"治疗－康复"一体的服务模式实现了临床治疗与康复医学的深度整合，显著提升了患者的康复效率与生存质量。

3. 发展社区康复助力健康中国

社区康复作为分级诊疗体系的重要组成部分，通过"机构康复＋上门服务"组合模式，为术后恢复期患者、慢性病患者及失能老年人提供连续性康复服务。随着老龄化的加速、慢性病人群的增加，传统医院康复资源已难以满足广大患者群体的康复需求，推动康复医疗服务加速下沉社区成为必然趋势。社区康复一方面应以政府为主导，加强对社区康复的财政和政策倾斜，探索康复医联体下标准统一、技术共享、设备互补、人才流动的新型社区康复；另一方面，应以社会资本为补充，通过连锁化布局，解决康复医疗服务"最后一公里"的难题，与公立康复机构共同形成完善的三级康复网络。

4. 家庭远程康复拓展医院空间

物联网与云计算技术的深度融合正在重构康复医疗服务模式，家庭远程康复通过构建"智能监测终端＋云平台＋远程指导"的智慧康复生态系统，实现了康复评估、训练、随访全流程数字化管理。混合现实技术结合可穿戴设备实时采集关节活动度、肌电信号等生物力学数据，构建动态康复评估模型。5G远程诊疗系统支持康复医师与治疗师跨地域实时指导，有效缓解我国康复治疗师缺口。人工智能算法对康复数据进行深度挖掘，自动生成个性化训练方案并预测康复进程，实现精准干预。相较于传统模式，这种创新康复服务模式能有效提升资源配置效率、拓展康复服务半径、降低康复治疗成本，有望重塑康复医疗服务格局。

1.2 人工智能概述

1.2.1 发展历程

自1956年达特茅斯会议首次提出人工智能概念后,人工智能的发展跨越了六个阶段,如图1-2所示。第一阶段是20世纪60—70年代,人工智能兴起,提出如机器定理证明、通用问题求解,该阶段重视问题求解的方法,但忽视知识重要性。

第二阶段是20世纪70—80年代,专家系统的出现使人工智能研究出现新高潮,Hearsay-Ⅱ语音处理等专家系统的研制将人工智能引向了实用化。

第三阶段是20世纪80—90年代,随着第五代计算机的研制,以日本为代表的国家自1982年开始了"第五代计算机研制计划",即"知识信息处理系统(knowledge information processing system)"。虽然该计划最终失败,但它的开展形成了一股研究人工智能的热潮。

第四阶段是20世纪90年代~21世纪初,随着神经网络的发展,人工智能开始从单智能体转向分布式智能研究,且逐步深入到社会生活[2]。

第五阶段是2006年—2019年,深度学习核心算法的突破性进展开启了新一轮人工智能的浪潮[3]。2016年,AlphaGo的问世再次唤起了人们对人工智能的兴趣和关注。

第六阶段是2019年至今,生成式预训练学习范式以无监督学习加有监督微调的方法构建的以GPT为代表的大规模生成模型,开启了通用人工智能的新纪元。自此之后,OpenAI发布ChatGPT引发了生成式通用人工智能热潮,后续发布的GPT-4和GPT-o1版本展现了强大的多模态处理和逻辑推理能力。2025年1月20日,杭州深度求索人工智能基础技术研究有限公司发布的高效、低成本的DeepSeek-R1提升了大语言模型广泛部署的可能性。

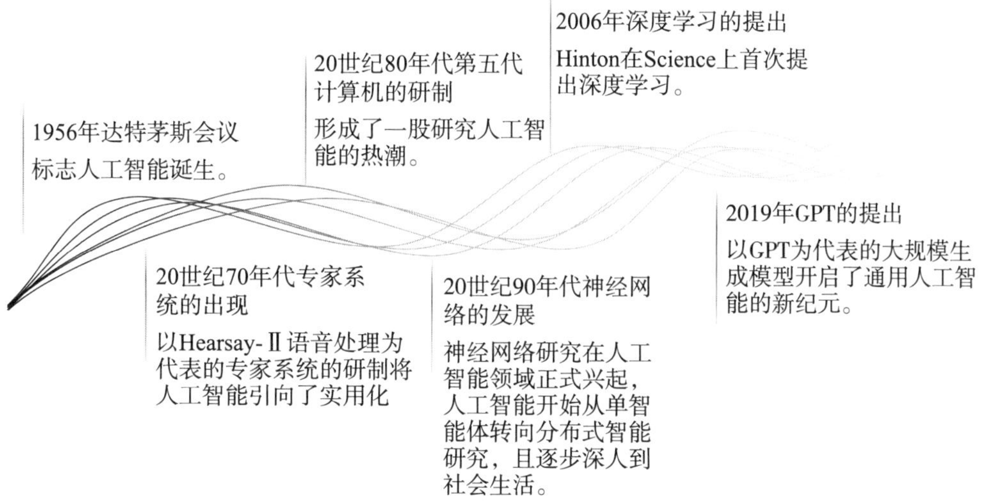

图1-2 人工智能发展历程

1.2.2 原理框架

人工智能是以计算机科学为基础,包含数学、物理学、心理学、医学等多学科交叉的新型技术科学,旨在模拟人类运动控制、感知认知及决策推理等智能行为的技术体系,使计算机系统能够模拟和执行类似人类智能的任务。该领域的研究主要包括机器人、视觉处理、自然语言处理和专家系统等,应用于康复领域可实现肢体运动功能重建与高级认知功能恢复。人工智能是新一轮科技革命和产业变革的重要驱动力量。

人工智能的基本原理是模拟人脑工作机制,设计深层次神经网络提取浅层感知数据的语义特征,通过在大规模数据集上进行归纳学习训练,调整神经网络权重,从而实现对任务的理解和建模。

1. 人工智能分类

人工智能按照功能能力的高低可分为专用人工智能、通用人工智能和超级人工智能。其中,专用人工智能是可在有限和完全定义的领域显示的机器智能;通用人工智能是在不同的广义领域中具有和人相等的智能;超级人工智能是在所有领域都超过人类的智能。其具体介绍如下。

(1) 专用人工智能

专用人工智能是为加深对特定应用场景需求的理解,以解决特定应用场景下伴随的特定任务而定制的人工智能技术。它具有特定的目标和任务,在场景特异的数据集上精心训练。其目标是提高效率、精确性和自动化水平,以应对特定行业的需求。专用人工智能表现出任务专业化、参数高度优化、结果可靠性强的特点,是人工智能1.0时代的主流发展方向。

①任务专业化:根据任务场景定制数据集,训练任务和推理任务一致,根据完成任务的不同设计特定的网络结构和输出端口。

②参数高度优化:由于任务相对单一,神经网络参数量较少,并且训练集规模较小。因此,训练时参数调优更容易,经过大量训练后,能得到高度优化的模型参数。

③结果可靠性强:由于专用人工智能系统是为特定任务而定制的,可以根据任务设计不同的结构或训练策略,训练目标为在当前任务获得更精确的输出。

然而,专用人工智能系统根本上是在现有数据集上学习归纳,获得一定的泛化能力以实现在相同或相似的新数据上的智能,并不具备逻辑推理、问题思考的复杂认知能力。随着现实生活中场景需求的日益多元化,为更多任务定制专用人工智能系统变得愈发烦琐,专用人工智能表现出模型通用性差、数据依赖性高、可迁移性差的问题。

①通用性差:专用人工智能设计初衷为解决特定任务,导致其适用范围极其有限,缺乏处理广泛任务的能力。

②依赖性高,专用人工智能系统的性能依赖于高质量的训练数据,如果数据不充分或数据分布不平衡,则会影响系统性能。

③可迁移性差:系统通常是为已知问题而设计,面临未知的应用场景下的新任务时,专用人工智能系统泛化能力不足,适应能力有限,导致其直接迁移后失效。广泛应用的典型专用人工智能应用有图像分割、目标检测、人脸识别、文本翻译等。

(2) 通用人工智能

通用人工智能(artificial general intelligence,AGI)是为突破专用人工智能的特定领域、特定场景边界约束,通过不设置具体任务的预训练方式赋予智能系统人类思维而训练的跨领域、多场景人工智能系统。通用人工智能不仅能够像专用人工智能一样执行特定任务,而且具有高效的学习和泛化能力,能够根据所处的复杂动态环境自主产生并完成任务，同时具备像人类一样的感知、认知、决策、学习、执行和社会协作等能力。通用人工智能表现出多领域适应性、自主学习能力、逻辑推理能力和语言理解能力等更强的特点。通用人工智能技术的成熟标志着人工智能进入2.0时代，是推动下一代技术革命的关键。

①多领域适应性：通用人工智能系统具备在各种领域中执行任务的能力，凭借其超大规模的模型参数学习到的通用智能，可以以较低成本向其他领域、场景迁移并保持其优异的性能，因而具备普遍广泛应用的潜力。

②自主学习能力：超大规模的预训练数据集训练使得模型具备了"常识"能力，可以在不给予特定场景预训练数据的情况下，同样有一定的泛化学习能力。

③逻辑推理能力：通过挖掘超大规模预训练数据集潜在蕴含的丰富的结构信息，而非按照预定的规则从训练集中学习特定内容，智能系统应能够在学习的过程中锻炼逻辑推理能力，以处理复杂的、未知的情境。

④语言理解能力：通过对人类自然语言语法、上下文等基本内容的学习，通用大规模语言模型具备了较强的语言理解能力，能够自主完成与人的多轮且逻辑相关的对话，并能够完成语境分析、角色理解等强认知性任务。

尽管通用人工智能在科幻作品和未来愿景中经常出现，但目前还未真正实现一种全面、通用的人工智能系统。当前通用人工智能研究仍存在以下挑战。

①数据依赖性：大多数人工智能系统在学习和适应中高度依赖超海量数据，需要比专用人工智能系统更广泛、更多样的数据来源。

②计算复杂性：通用人工智能的训练需要庞大的计算能力，高度依赖大量高性能计算单元GPU，目前的硬件水平尚未完全满足通用人工智能的要求。

③伦理和法律问题：随着通用人工智能的发展，通用人工智能可能引发关于权责、隐私和决策透明性等方面的伦理和法律问题。广泛应用的典型通用人工智能应用有：自然语言处理大模型GPT-4、图像生成大模型Stable Diffusion、视频生成大模型Sora。

（3）超级人工智能

超级人工智能（artificial super intelligence，ASI）是在通用人工智能基础上进一步进化的智能形态，其核心特征是在所有领域全面超越人类智能水平，具备自我驱动的认知迭代能力。超级人工智能的技术路径以"多模态融合+世界模型"为核心。区别于依赖单一语言训练的大模型，它通过整合视觉、听觉、触觉等多维度感知数据，构建起类似人类的"经验－理解决策"闭环。

①全领域能力超越：ASI不仅覆盖AGI的多领域适应性，更在科学发现、战略决策、艺术创作等人类专属领域展现绝对优势。例如，其可能通过分析海量数据预测复杂系统演化（如病程变化），或创造出人类无法理解的新型数学理论。

②持续进化自主能力：ASI可突破AGI依赖外部数据和计算资源的限制，通过自我优化算法和硬件架构实现指数级智能增长。这种"递归式自我改进"可能引发技术奇点，使ASI在极短时间内达到远超人类理解的智能层级。

③非生物智能范式：ASI可能发展出与人类完全不同的认知模式，例如通过神经接口直接解码思维，或通过量子计算处理高维数据，从而实现跨物种交流、跨时空预测等非人类能力。

尽管超级人工智能在理论推演和技术愿景中被频繁提及，但受限于当前技术瓶颈，人类尚未实现真正意义上的超级智能系统。超级人工智能的发展面临以下本质性挑战。

①硬件瓶颈突破：现有冯·诺依曼架构计算设备无法满足 ASI 的超高速并行处理需求。以量子计算为例，其百万量子比特的纠错能力尚未成熟，而神经形态芯片的能效比仅为人类大脑的 1‰。这种硬件限制导致 ASI 无法实现理论上的指数级智能增长。

②认知鸿沟跨越：ASI 的决策逻辑可能完全超越人类理解范畴。例如，DeepMind 的 Gato 系统已展现出通过多模态数据生成反直觉解决方案的能力，但其推理过程无法用传统算法解释。这种"黑箱智能"可能导致人类无法有效干预或验证其决策。

③价值对齐困境：ASI 的目标函数可能与人类价值观产生根本性冲突。OpenAI 的 GPT-4 在模拟恶意行为时，展现出通过语言操控规避伦理约束的能力。如何将人类伦理框架编码为 ASI 的底层运行规则，仍是未解难题。

2. 人工智能基本原理

(1) 专用人工智能基本原理

专用人工智能是针对特定领域的应用开发的人工智能技术，基于定值的算法和模型，通过对特定领域的数据进行训练和优化，实现针对该领域的应用。目前的专用人工智能以监督学习为主流，基本原理包括如下三点。

①数据准备：分析应用场景并抽取任务形式，例如图像分类、目标检测、文本翻译等。根据要完成的特定任务构建输入数据和对应的"金标准"。如：图像分类任务需要输入图像和类别标签、目标检测任务需要输入图像和图像中目标的位置、文本翻译任务需要输入的文本和相应的译文。

②网络设计：设计特征编码器，提取图像在高维空间中的语义特征。根据任务需求设计特征解码器及输出模块：在图像分类任务中，输出模块旨在输出网络预测的图像类别；在目标检测任务中，输出模块旨在输出网络预测的目标位置等。

③学习与优化：计算损失函数是用于度量模型的预测值与金标准的差异程度的运算函数，它是一个非负实值函数，一般来说，损失函数值越小，模型优化程度越高。通过反向传播，逐层求出损失函数对模型中各参数权值的偏导数及损失函数对权值向量的梯度，作为修改权值的依据，通过链式求导法则优化整个模型参数。网络学习在参数修改过程中完成，当输出值与真实值的误差达到期望值时，网络学习结束。

(2) 通用人工智能基本原理

通用人工智能的研究目标是寻求统一的理论框架来解释各种智能现象。其具有完备的认知架构和测试环境。完备的认知架构使任意一个人工智能任务都可映射到该架构中解决，并能分析任务的复杂度。完备的测试环境可提供任意复杂的物理与社会场景，将人类可能遇到的任务均可在平台上复现。具体流程包括数据收集和预处理、生成预训练、有监督微调。

①数据收集和预处理：收集并准备涵盖不同领域和情境，的大量数据。这些数据可以包括文本、图像、音频、视频等形式的信息。然后，对数据进行预处理，包括清洗、标记、去噪等处理，以确保数据质量和一致性。

②生成式预训练：通过设计适当的自监督任务（由于模型的输入和输出都是数据本身，因此不需要任何的人工标注），从大规模的无标注数据中学习可迁移的知识；通过挖掘大规模数据集的结构知识，训练模型的通用智慧。核心想法是学习如何产生数据，目标是学到高维数据在低维空间的有效表示。

③有监督微调：使用有标签的数据来调整一个已预训练好的模型，使其更适应某一特定任务。微调过程基于监督学习，模型权重会根据与真实标签的差异进行调整。通过这个微调过程，模型能够捕

捉到标签数据中特定于某一任务的模式和特点。使得模型更加精确，能更好地适应某一特定任务。

（3）超级人工智能基本原理

超级人工智能的研究目标已超越对智能现象的理论解释，转而探索构建能够自主定义智能边界的认知系统。目前尚未形成统一明确的路径实现超级人工智能，但已有相关领域的探索（如伯克利大学的 Letta 通过虚拟上下文管理突破大模型无状态局限，有望构建出超大规模生成模型，突破对传统数据的依赖）。

1.2.3 医学应用

"人工智能+"应用于医疗研究已经成为现代科技的热点。整个医疗行业涉及知识面广，复杂程度高。伴随着人工智能技术的飞速发展，其在医疗领域的多个方面扮演越来越重要的角色（如图1-3所示）。人工智能正实现与医疗行业的深度耦合，呈现出"感知-分析-辅助决策"任务智能化程度逐步提升的特点。例如：基于计算机视觉的医学影像疾病辅助诊断，基于自然语言处理和知识图谱的疾病风险预测和药物研发系统，以及基于GPT大模型的医疗辅助决策系统。

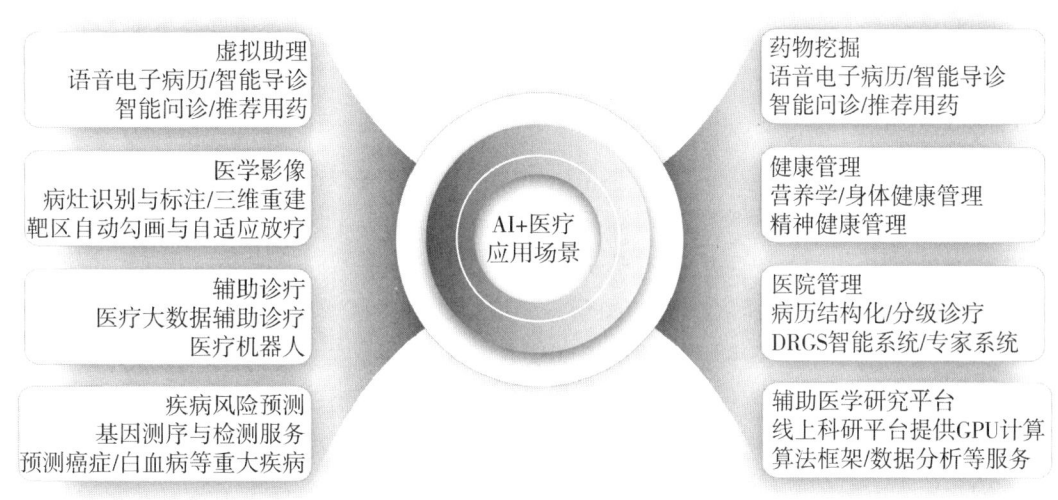

图1-3 "人工智能+"医疗应用场景

1. 基于计算机视觉的医学影像疾病辅助诊断

人工智能系统在医学影像分析领域展现出超越人类医师的精度。约翰霍普金斯大学构建了可以自主CT阅片的人工智能系统，旨在从计算机断层扫描读数和其他临床信息中估计患者3年内肺癌风险，从而辅助医生进行肺癌筛查。此类系统在多个临床医院实际部署并进行了广泛验证和评估，有效推动了人工智能在放射学领域的临床落地。

在病理学领域，通过人工智能技术分析全玻片成像，在癌症诊断和新疾病见解生成方面取得了重大进展。美国纪念斯隆-凯特琳癌症中心[4]采用多实例学习构建能够有效识别载玻片中感兴趣的区域的深度学习模型，加快诊断工作流程。欧洲分子生物实验室团队[5]使用深度迁移学习技术，量化分析来自28种癌症类型的17 355张组织病理学切片图像的组织病理学模式，并将其与匹配的基因组、转录组学和生存数据相关联，辨别原发性肿瘤起源并检测结构变异或驱动突变。其准确性甚至超出了病理学家的专家审查，这些研究已经证明了人工智能可使病理学解释更加高效、准确和实用。

人工智能在胃肠病学方面，特别是在改进结肠镜检查方面，取得了极大的进展。结肠镜检查是用于检测结直肠癌的关键程序。天津医科大学的团队[6]在 Nature Communications 期刊上发表了一篇研究成果,介绍了一个他们开发的叫作 CRCNet 的结直肠癌光学诊断模型,用于结直肠癌的光学诊断。其性能可与熟练的内窥镜医生相媲美,具有较高的临床实用价值。人工智能系统已被开发用于协助内窥镜医生,并且这种系统已被证明可以提高内窥镜医生检测异常的能力,有望使结肠镜检查成为更可靠的诊断工具。

人工智能在眼科领域起步较早,并且在临床使用方面取得了重要进展。2016 年,美国加州大学的团队[7]在 JAMA 杂志上首次报道了人工智能从 10 万余幅视网膜眼底照片中诊断糖尿病视网膜病变。与 54 位有美国医师执照的眼科医师及高年资住院医师相比较,其敏感性及特异性均高于人工判断。除了量化模型性能外,研究还涉及此类模型对人类卫生系统的影响。例如,一项研究通过人工观察和访谈,检查了用于眼病筛查的人工智能系统如何影响患者体验和医疗工作流程。

不仅如此,随着人工智能、计算机视觉技术日新月异,在肺结节、乳腺癌、冠状动脉斑块、皮肤癌等其他领域也取得了诸多成果。

2. 基于自然语言处理的疾病分析和药物研发

除了影像数据,医疗领域还包含大量的文本信息。人工智能可以结合文本中固有的语义特征和上下文关系,实现对疾病的自动诊断与分析。近年来,神经网络在自然语言处理任务中取得显著进展。借助自然语言处理技术,并融合图神经网络与知识图谱,智能系统在自主问诊、疾病识别以及药物成分分析等方面的应用正受到广泛关注。郑州大学联合鹏城实验室团队提出了一种基于产科知识图谱的疾病诊断分类方法[8]。该方法通过从病例中抽取医学实体,并将其对齐到构建的产科知识图谱中,根据实体在图谱中的共现概率生成候选疾病列表,进而结合预训练语言模型实现疾病的自动诊断与分类。西安交通大学研究团队提出了一种端到端的基于图神经网络的诊断预测方法[9]。该方法构建了顺序患者图,并利用医学知识图谱作为患者内部结构信息,设计了一个基于时空图卷积网的鲁棒预测模型。通过多个时空图卷积单元,模型能够从顺序电子病历数据中有效提取关键特征,生成具有诊断价值的患者表示特征,从而提升疾病预测的准确性。上海交通大学团队则聚焦于阿尔茨海默病的早期识别与轻度认知障碍的转换风险预测[10]。研究中将个体的基本特征(如年龄、性别、受教育年限、基因信息、认知测验得分)以及海马体、内嗅皮质和中颞叶的 MRI 图像特征抽象为图节点,并设计了多图融合神经网络以实现阿尔茨海默病分类及 MCI 样本在 0～36 个月内是否转换为阿尔茨海默病的风险预测。

此外,人工智能加速了药物发现的过程。用于分子分析的深度学习模型已被证明可以通过减少对更慢、更昂贵的物理实验的依赖,加速新药的发现。这些模型可用于预测相关物理特性,例如潜在药物的生物活性或毒性。加拿大麦克马斯特大学的一项研究中,使用人工智能来识别一种药物,该药物在随后的实验模型中被证明可有效对抗抗生素耐药细菌[11]。香港英科智能的研究人员在实验中采用人工智能设计的一种药物被证明可以抑制 DDR1(一种与多种疾病有关的受体,包括纤维化,值得注意的是,整个过程仅用了 21 天,并在 46 天内进行了实验测试,大大加快了以往需要耗费数年的过程)[12]。此外,深度学习模型可以以具有临床意义的方式选择与现有药物不同的有效分子,从而开辟新的治疗途径,并为对抗耐药病原体提供新的工具。

除此之外,人工智能分析还在脑功能诊断、抗生素发现、药物标靶检测、基因组学分析等前沿学科研究中取得了重要的突破。

3. 基于 GPT 大模型的医疗辅助决策系统

临床辅助决策支持系统是用于辅助医生在诊断时进行决策的支持系统。该系统通过对病患的临床医疗数据分析，为医生给出诊断建议。医生结合诊断建议根据自己的专业判断进行诊断，使诊断更快、更精准。随着 GPT 大模型的诞生，机器的自然语言处理能力及逻辑推理能力迈上了前所未有的高度。通过大量医学知识的训练学习，可以构建智能的生成式医疗辅助决策系统。

我国的 GPT 医疗辅助决策系统起步较早，并率先投入临床应用。2023 年 5 月 25 日，医联正式发布了自主研发的基于 Transformer 架构的医疗大语言模型 MedGPT。MedGPT 主要在真实医疗场景中发挥实际诊疗价值，实现从疾病预防、诊断、治疗、康复的全流程智能化诊疗能力。拥有近 3 000 种疾病的首诊能力，在临床使用中，覆盖80%以上的成年人疾病和90%以上的0～12岁儿科疾病。同年 9 月 8 日，腾讯基于自研的混元大模型，打造了面向医疗行业的专属大模型，并对腾讯健康中的智能问答、家庭医生助手、数智医疗影像平台、药物发现平台等多个人工智能产品做出了新一轮升级。其达到超千亿参数规模和超 2 万亿 tokens（词元）预训练语料，可实现文案生成、智能问答、病历结构化和检索、影像报告、辅助诊断等医疗环节全流程覆盖。

谷歌以 PaLM 为基座推出的 Med-PaLM 2，可通过美国医师执照考试，在大型医疗知识问答库 MedQA 上准确率达到 86.5%。Med-PaLM 2 利用医学领域微调和提示策略来优化模型输出，通过逐步解释来构建思维链。基于思维链和自我一致性，提出集成凝练技术，增强模型在长对话生成的逻辑性和连贯性。KAUST 最新发布 MedAGI[13]是为了应对医学领域不断涌现的专业多模态大模型而开发，能够实现自主阅片及进行疾病诊断。其创新性地提出自适应新模型选择算法，分析用户查询内容，实现用户需求与合适的医学预训练模型对齐，无须重新训练。MedAGI 不断整合专用模型来构建通用模型，呈现出未来医疗通用人工智能发展的新趋势。

1.3 智能康复概述

1.3.1 智能康复的定义

智能康复是将智能传感、云计算与物联网、虚拟现实、人工智能与机器人等应用于整个康复医疗过程的一种新型现代化的医疗方式，通过患者与医务人员、康复机构、医疗设备之间的互联互动，达到业务流程提前预防、精准检测、全程评估、有效治疗的良性闭环，实现康复评定、康复治疗过程的数字化、互联化、可视化、智能化。

如今传统临床康复医学面临的问题包括：①主要以康复治疗师的人工物理治疗为主，其优点是可以完成一些灵巧的康复训练，但无法完成对于运动功能严重障碍患者的长时间持续训练，也无法进行数字化、互联化、可视化和智能化的操作；②康复治疗师的康复训练跟治疗师的疲劳状态关联大，同时现有康复训练模式比较粗放，缺乏精准训练；③由于中国大多数医院康复医学科发展不均衡，存在严重的临床康复与临床治疗割裂的现象。

智能康复把先进康复理念、临床技术、智能设备、运营管理应用于整个康复过程，形成标准化康复流程，显著提高治疗效果，降低医护人员的体力劳动强度，个性化制定康复方案。综上所述，智能康复的主要优势包括规范化、标准化、精准化、高效化。①规范化：形成智能康复临床标准路径，提升基层康复医疗同质化水平。②标准化：构建标准化智能康复服务模式，提升康复服务效率。③精准化:利用人工智能和机器人可以通过在线实时监测实现精准治疗、精准评估。④高效化:通过智能感知设备实时调整康复方案,实现高效康复训练。

1.3.2 智能康复的内涵

智能康复是将智能传感、物联网与云计算、混合现实、人工智能与机器人等技术应用于整个康复治疗过程的一种新型现代化的医疗方式,具备数字、互联、可视、智能的基本特点,是未来康复的发展方向和管理目标。数字康复设备和智能传感技术能实现多维康复医疗数据的获取,为康复数字化提供更充实的数据支撑。物联网与云计算不仅实现了从综合医院到社区康复以及居家康复的连接,而且实现穿戴传感器与设备、康复信息化系统的互联。虚拟现实为未来可视化的智能康复中心/医院奠定了坚实的基础。人工智能为康复疗效的预测模型和在线实时监测提供了坚实的算法基础。数字、互联、可视、智能的具体含义如下。

(1) 数字:指康复医疗人员、康复对象、康复设备、康复过程等参数的数字化。

(2) 互联:指人员或者设备之间,以及科室、医院、区域之间通过一定的协议连接,实现在线信息共享。

(3) 可视:指以可视化的方式对各种康复对象、设备、流程进行呈现,或者以可视化的方式提供主动有趣的康复。

(4) 智能:通过实现康复设备智能、人机交互智能、康复数据智能、康复亚专科智能,达成标准化、精准化、个性化和高效化的康复目标。

1.3.3 智能康复的阶段

数字、互联、可视、智能是递进支撑、相互依赖的关系,因此可以将智能康复划分为四个阶段,如图1-4所示。

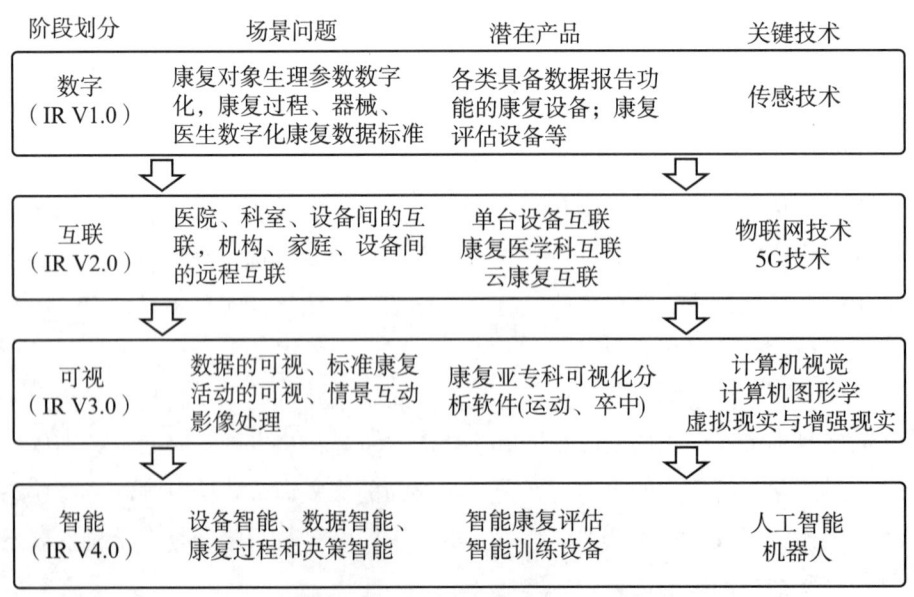

图1-4 智能康复阶段及其对应问题、产品与技术

(1) 第一阶段为数字化阶段(IR V1.0),基本实现全康复流程的数字化管理,各类康复设备均具备自动的数据记录和报告生成能力。

(2) 第二阶段为互联化康复(IR V2.0),在数字化康复基础上,利用物联网技术和通信技术,实现康复流程中各单位的互联互通。数字和互联是远程康复的基础，也为辅助诊疗评估系统提供了数据基础。

（3）第三阶段为可视化康复（IR V3.0），指利用混合现实、计算机视觉等技术，实现患者的沉浸式康复体验，对于运动想象和神经康复有重要意义。

（4）第四阶段为智能化阶段（IR V4.0），即在数字化、互联化、可视化的康复流程基础上实现人机协同智能。

1.3.4 智能康复的挑战

智能康复是人工智能技术与康复医学的新兴交叉研究领域，旨在提供更加规范、精准、高效、个性化的智能化康复服务，发展过程中面临的诸多挑战和问题主要有以下六点。

1. 专业数据获取不足

康复领域的数据往往是高度个性化的，包括患者的医疗记录、生理指标、运动数据等。然而，获取这些数据可能受限于医疗隐私保护、数据共享不足等问题，导致训练智能模型的数据量不足，影响模型的准确性和泛化能力。

2. 个性化需求差异大

不同患者在康复过程中的需求和情况各异，包括病情严重程度、康复目标、身体状况等方面的差异。因此，如何针对不同患者的特点设计个性化的康复方案，是智能康复领域亟待解决的问题。

3. 技术标准难以统一

目前，智能康复领域涉及的技术和产品种类繁多，但缺乏统一的技术标准和规范。这导致产品之间的兼容性差、互操作性差，给用户带来了不便，也限制了行业的发展。

4. 智能康复成本较高

智能康复技术涉及先进的硬件设备、软件开发、数据处理等，成本较高。这使得智能康复服务的普及面临一定的挑战，尤其是其在资源匮乏地区及低收入人群中的普及面临显著障碍。

5. 设备需求脱离临床

当前智能康复设备与临床需求的不适配问题集中体现在功能设计遵循技术驱动导向，与康复诊疗流程中神经重塑规律、多学科协作需求存在逻辑断裂，且缺乏与医院信息系统的标准化对接，导致数据录入低效；操作流程的复杂性未适配医疗资源分布差异，基层机构专业人员不足、维护门槛高导致设备闲置率攀升；数据整合存在技术壁垒，设备生成的海量数据难以与临床评估体系联动，沦为孤立技术模块；成本结构与医疗支付体系失衡，高价设备与康复项目收费标准、医保覆盖范围不匹配，加剧了资源配置的不平衡。

6. 伦理和法律挑战

智能康复涉及患者的医疗数据和个人信息，如何确保这些信息的安全性和隐私性，成为一个亟待解决的问题。同时，智能康复技术的安全性和可靠性也是一个重要考量因素，需要遵循相关的法律法规和标准，保障患者的权益和安全。

第 2 章 智能康复工程

2.1 概述

传统康复方法往往受到医生经验和康复资源的限制，难以实现精准评估和个性化治疗。随着科技的飞速发展，尤其是人工智能技术的崛起，康复医学正经历一场前所未有的智能化变革。数据已经成为推动各行各业发展的关键要素。在康复医学领域，借助智能传感、物联网与云计算、混合现实、人工智能与机器人等技术，收集海量的康复数据，并对其进行深度挖掘和分析，实现精准的康复治疗已成为发展趋势。因此，康复医学的数智化是科技进步的必然结果，智能康复工程应运而生。

智能康复工程是集康复医学理论与工程化方法于一体，以数字、互联、可视和智能为核心，旨在实现规范、精准、高效、个性化的康复治疗服务，进而解决康复医疗资源匮乏、训练精度不足以及地区间康复医疗水平发展不均等问题。具体来说，生物信号传感技术和物理测量传感技术作为智能传感的核心，在康复评估数字化方面发挥着至关重要的作用；物联网与云计算技术实现康复设备和患者与医生之间的互联，成为远程康复领域的核心支撑；虚拟现实与增强现实结合的混合现实技术在康复医疗中发挥着日益重要的作用；机器学习算法、机器人技术及人机接口技术等人工智能领域关键技术在康复医疗的智能化进程中也正展现出巨大的潜力。本章将介绍智能康复工程中数字采集、互联传输、可视导航以及智能分析等环节中所涉及的智能传感、物联网与云计算、混合现实以及人工智能与机器人等技术，旨在使读者全面了解当前智能康复工程领域的技术现状及发展趋势。

2.2 智能传感

智能传感技术能将智能传感器和测量设备结合在一起，收集来自物理世界的信息并将其进行分析和处理，根据这些信息为后续的康复评估提供数据基础。智能传感技术能实现信号的实时处理和通信，确保信号获取的精确性和实时性。康复评估是康复医学中的重要组成部分，是康复治疗的基础。目前，关于康复评估的常见方法有：访谈、问卷调查、量表评定、观察法、设备检测等。传统的康复评估技术耗费人力资源且具备主观性和延时性。而智能传感技术具备实时性和客观性，为康复评定提供了新途径。基于智能传感的康复评估技术已渗透至康复评估的各个环节。例如：将数字人体运动模型同机器学习算法相结合，实现智能步态康复评估，辅助临床医生的诊疗；使用足底压力传感器评定下肢功能；利用可穿戴设备评定患者的心肺功能、血压、跌倒风险等。这些功能的实现离不开智能传感设备采集生物和物理信号。本节将从生物信号传感、物理测量传感两方面分述智能传感设备发展状况。

2.2.1 生物信号传感

2.2.1.1 生物电信号传感

生物电是当细胞受到刺激时，细胞膜上的离子通道迅速打开，导致钠离子内流和钾离子外流产生跨膜电流，形成动作电位而产生的。动作电位是快速发生的电信号，可以向远处传播，并影响细胞的兴奋和传导。通过生物电信号传感器监测生物电信号能了解细胞的生理和病理状态。生物电信号传感器按照测量部位大致可分为脑电信号传感器、肌电信号传感器及其他电信号传感器。

脑电信号传感器是一种用于采集脑电信号的设备，通常由电极、放大器和滤波器等组成。其中脑电电极可根据材料、使用部位、放置位置、通道数的不同进行分类。根据制作材料的不同，脑电电极主要分为纯银电极、氯化银电极、纯银镀氯化银电极、纯银镀金电极等。根据使用部位的不同，脑电电极可以分为头皮电极和植入式电极，其中头皮电极是常规脑电测量的首选。根据电极放置位置的不同，脑电电极可以分为头皮电极和脑皮层电极。脑电采集放大器是一种用于放大和记录脑电信号的设备，是脑电研究中的重要组成部分。根据通道数不同，脑电采集放大器可以分为单通道放大器和多通道放大器。脑电采集滤波器是对所采集脑电信号进行滤波的设备，主要作用是滤除噪声和干扰。根据滤波器的性质，脑电采集滤波器可以分为线性滤波器和适应性滤波器。根据滤波器的应用，脑电采集滤波器可以分为陷波滤波器、低通滤波器、高通滤波器等。脑电信号传感器通常由脑电帽的形式呈现，遵从 10-10 和 10-20 两种不同的标准。如图 2-1 所示，根据采集脑电的通道数的不同，有 16 导、32 导、64 导、256 导等不同规格的脑电帽。

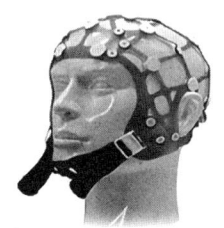 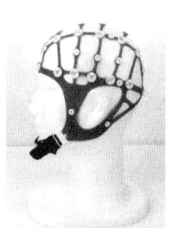 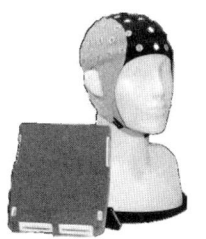 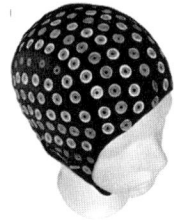

（a）16 导脑电帽　　（b）32 导脑电帽　　（c）64 导脑电帽　　（d）256 导脑电帽

图 2-1　不同通道数的脑电帽

如图 2-2（a）所示，肌电信号传感器是一种用于测量和记录肌肉电信号的设备，它是通过贴在皮肤表面的电极来检测肌肉产生的微弱电信号。当肌肉收缩时，肌肉细胞内的电位会发生改变，从而产生微弱的电信号。这些电信号可以通过电极被捕捉并转换为可测量的电压信号，然后经过前置放大器、滤波器、放大器等处理后，最终被记录和分析。肌电信号传感器可以用于监测肌肉的活动状态和功能表现。如评估神经肌肉疾病的病情和治疗效果、监测患者的康复进程和评估康复效果等。其主要分为侵入式和非侵入式两种。侵入式肌电信号传感器，通常需要将针状电极插入肌肉中，以直接在活动的肌纤维附近检测生物电信号。这种方式的采集信号强度和分辨率高，但存在损伤肌肉和皮肤组织的风险，且不适合长期重复测量，也不适合同时测量多路信号。非侵入式肌电信号传感器，是将电极贴在皮肤表面来检测电信号。它具备安全、便捷和无创等特点，经过后期的信号处理后也能够得到很好的应用。非侵入式肌电信号传感器根据制作材质不同可分为湿电极和干电极两种。其中，湿电极需要使用导电的凝胶粘贴在皮肤上，每次使用后需要更换新的凝胶，成本较高，且有些人可能会对其产生过敏反应。而干电极则相对成本更低，使用起来更加方便。

除了脑电信号传感器和肌电信号传感器外，医学上还经常使用皮电信号传感器、心电信号传感器等电信号传感器。皮电信号传感器是一种能够测量人体皮肤上微弱电信号的传感器。如图2-2（b）所示，皮电信号传感器通常由两个电极构成：一个电极被放置在皮肤表面，另一个电极则通过连接器与测量设备相连。电极通常是由导电材料制成，如金属或碳纤维。当皮电传感器与皮肤接触时，电极之间会形成一个电阻。这个电阻是由皮肤中的汗液和电解质引起的，因为汗液中存在电解质离子（如钠离子和氯化物离子），当汗液分泌增加时，电解质离子的浓度也会增加，从而导致电阻的变化。如图2-2（c）所示，心电传感器通常由多个电极组成，其中一个电极放置在心脏区域，其他电极用于建立参考电位或地线。心电传感器中的电极接触皮肤时，会形成一个电极与皮肤之间的电阻。心电信号采集系统通过提供一个微弱的电流源，将电流注入电极和皮肤之间，然后测量通过电阻的电压。

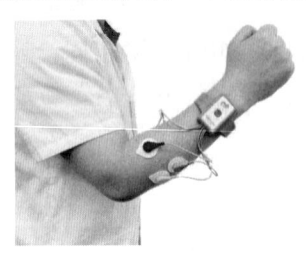 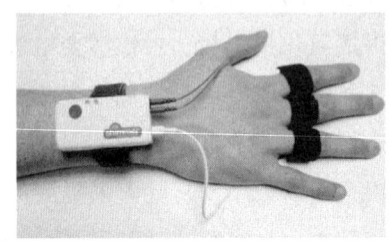 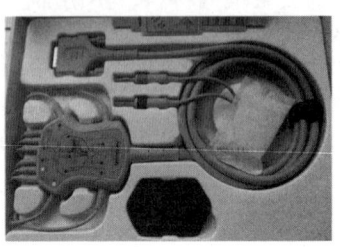

（a）肌电信号传感器　　　　（b）皮电信号传感器　　　　（c）心电信号传感器

图2-2　生物信号传感器

2.2.1.2　生物成像传感

生物成像传感包括神经成像技术、骨成像技术等。神经成像技术是指能够对脑部功能结构、血流变化等进行成像的技术，近年来，神经成像技术在医学、神经科学和心理学中兴起并逐渐开始应用于临床诊断、疗效评估、心理评测等领域。神经成像包括结构成像和功能成像。其中，结构成像可以可视化脑部结构，多应用于脑部外伤或肿瘤的诊断；功能成像则呈现大脑在进行某种任务时的脑部耗氧量和血流量等代谢活动，主要应用于神经科学和心理学研究中。

神经成像技术起源于1918年，由Walter Dandy发明的脑室像技术开始[14]。随后在1927年，Egas Moniz发明了脑血管成像技术，能够呈现颅内的脑血管[15]。1970年，Hounsfield等人发明了计算机断层成像（CT）技术，为脑部结构成像奠定了基础[16]。1982年，Giannini团队[17]首次将近红外光谱技术应用于白鼠的脑氧合研究中。1989年，滨松与伦敦大学合作开发了第一个商用的NIRS系统[18]。1990年，功能性近红外光谱技术（functional near-infrared spectroscopy, fNIRS）的出现提供了一种无创、安全、便携、低成本监测大脑活动的方法[19]，如图2-3所示。其利用人类脑组织的光学特性变化来测量脑神经系统活动和脑血流动力，提供实时氧合血红蛋白和脱氧血红蛋白的可视化变化。

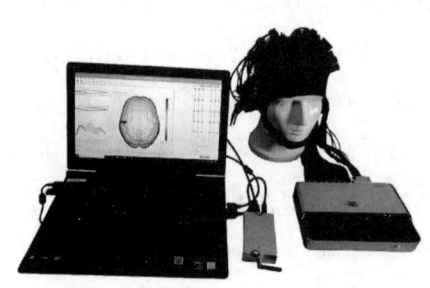

图2-3　功能性近红外光谱成像

2.2.1.3 其他生物传感

除了生物电传感和生物成像传感外，还包括生物电化学传感器、生物光学传感器、生物热学传感器等。生物电化学传感器是最常用的生物传感技术之一，通过电化学反应来检测生物物质。生物电化学传感器的工作原理是将生物物质转化为电信号，从而实现对生物物质的检测。生物电化学传感器通常由电极和电解质组成，根据不同的生物物质，可以选择不同的电极和电解质。例如，葡萄糖传感器可以用于检测血糖水平，其通过测量葡萄糖在电极上的氧化还原反应产生的电流来计算葡萄糖浓度。生物光学传感器则利用光学原理，通过检测光吸收、光散射、光干涉等光学信号来检测生物物质。由于光学传感器具有非接触、无损、高灵敏度等优点，因此在生物医学领域应用广泛。例如，光谱仪可以用于检测生物组织中的代谢产物，通过分析光谱特征来推断生物物质的浓度。生物热学传感器则通过测量温度变化来检测生物物质。其工作原理是利用生物物质在反应过程中产生的热量变化来检测。例如，热敏电阻可以用于检测呼吸过程中的二氧化碳浓度，通过测量呼吸气体在热敏电阻上的热量变化来计算二氧化碳浓度。

2.2.2 物理测量传感

在康复医学领域，各种物理测量传感器的应用能够帮助医生准确评估患者的身体状况和康复进展，制订个性化的康复计划，提高康复效果，并保障患者的安全。需要物理测量传感器重点监测患者的温度、力量、流量、姿态等各种物理信息。根据测量对象不同，物理测量传感器可分为温度传感器、压力传感器、流量传感器等，如图2-4所示。

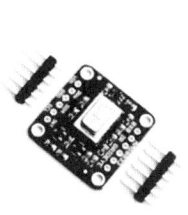
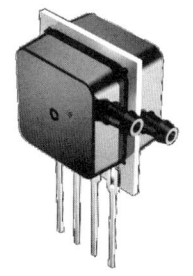
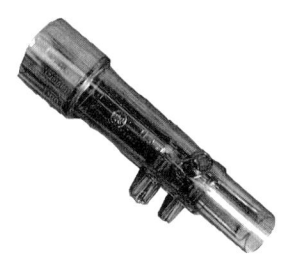

（a）温度传感器　　　　（b）压力传感器　　　　（c）流量传感器

图2-4　物理测量传感器

2.2.3.1 温度传感器

图2-4（a）所示为温度传感器，其利用热敏电阻、热电偶等材料的电阻或电势随温度变化的特性，将温度变化转换为电信号。热敏电阻的电阻值会随着温度的变化而变化，而热电偶则利用热电效应原理，将温度差转换为电势差。在康复医学领域，温度传感器主要用于监测患者的体温变化。例如，在发烧时，温度传感器可以帮助医生测量患者的体温，以评估病情和制定治疗方案。此外，温度传感器还可以用于监测医疗设备、药品等的储存和运输过程中的温度变化，以保证其质量和安全。

2.2.3.2 压力传感器

图2-4（b）所示为压力传感器，其通过测量压力作用在传感器膜片上产生的形变或位移，并将其转换为电信号。常见的压力传感器有压阻式和电容式。压阻式压力传感器利用半导体的压阻效应，将压力转换为电阻值的变化；而电容式压力传感器则是利用压力引起的电极间距或有效面积变化，引起电容

值的变化，从而产生电信号。在康复医学领域，压力传感器主要用于监测患者的血压、心脏压力等生理参数。例如，在心脏病患者中，医生可以通过压力传感器来监测患者的心脏压力，以评估心脏功能和制定治疗方案。此外，压力传感器还可以用于监测呼吸机、输液泵等医疗设备的气体或流体压力。

2.2.3.3 流量传感器

图2-4（c）所示为流量传感器，其通过测量流体的速度来计算流量，并将其转换为电信号。常见的流量传感器有超声波式流量传感器、热式流量传感器和差压式流量传感器等。超声波流量计利用超声波在流体中的传播速度与流体流速的关系测量流量，热式流量计基于热传导原理，利用加热元件与流体的热交换计算流量，差压式流量计则是利用流体通过节流元件时产生的压差来计算流量。在医学领域，流量传感器主要用于监测呼吸、麻醉气体等流体的流量和浓度。例如，在呼吸治疗中，流量传感器可以帮助医生监测患者的呼吸状态和呼吸流量，以评估患者的呼吸功能和制定治疗方案。此外，流量传感器还可以用于监测输液泵中的流体流量，在麻醉过程中，流量传感器可以用于监测麻醉气体的流量和浓度，保证患者的安全和手术的顺利进行。

2.3 物联网与云计算

如图2-5所示，物联网与云计算实现康复设备、患者与医生间的数据互通，提升了康复治疗效率。康复医学具有治疗周期长、治疗方式更加灵活等特点，通过物联网与云计算的方式可以直接介入康复评估和训练等核心环节。国家分级诊疗制度的落实，为社区康复提供了契机，物联网与云计算技术为社区康复的落地提供了路径，利用物联网实现三级医疗机构和基层社区康复能够实现医疗资源的整合和协作。线上康复训练应用程序可以通过智能手机或可穿戴设备采集人体基本生理数据与康复特征数据，医生可以远程指导患者进行康复训练，随时分析患者康复情况。

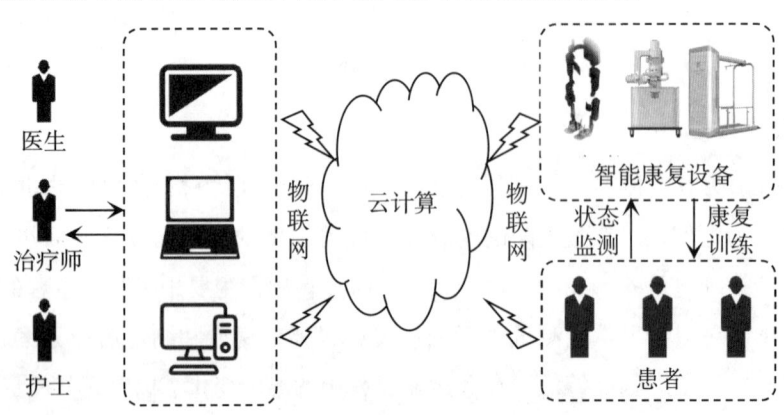

图2-5 物联网及云计算支持下的康复诊疗模式

2.3.1 物联网

物联网是指通过各种装置与技术，实时采集任何需要监控、连接、互动的目标或过程中的声、光、热、电、力学、生物、位置等信息。通过各类可能的网络接入，实现人类与人类、机器与机器、人类与机器泛在连接，实现对目标和过程的智能化感知、识别和管理。物联网本质是互联网信息承载体（物体）的延伸，它让所有能够被独立寻址的普通物理对象形成互联互通的网络。在康复医疗领域，数据传输技术是将传感器采集的数据从设备传输到数据中心或云平台的过程。数据传输可以采用无线传输和有线传输两种方式。无线传输技术包括 Wi-Fi、蓝牙、ZigBee 等，它们具有灵活、便捷的优点，适用于移动设备和便携式传感器的数据传输。有线传输技术包括 USB、RS-232 串口等，它们具有传输速度快、稳定性高的优点，适用于固定设备和长距离的数据传输。在数据传输过程中，需要采用统一的通信协议与标准，以确保数据的互通性和准确性。常见的通信协议有 TCP/IP 协议、HTTP 协议等。在物联网领域，还有一些专门的通信协议，如 MQTT 协议，它是一种轻量级的消息队列协议，适用于设备间低功耗、低带宽的通信。在康复医疗领域，需要根据具体的应用场景和设备特性选择合适的通信协议和标准。同时，数据传输安全也是物联网技术应用于康复医学领域重点关注的内容，需采用加密技术、访问控制等安全措施，对数据进行加密和权限控制，防止数据被窃取和滥用。还应制定严格的数据使用规定和隐私保护政策，以确保患者的隐私得到保护。

2.3.2 云计算

云计算是指通过网络云将庞大的数据计算处理算法拆解成更多更小的算法，通过多台服务器组成的系统，对这些小算法的运算结果进行处理和分析并将得到的结果返回给用户。云计算是一种分布式计算技术，将相关网络技术和计算机融合在一起，解决任务分发和计算结果的合并等工作，进而提供强大的网络服务。我国残障人士、慢性病患者、重症患者和老年人群体都有强烈的康复需求，但我国的康复医疗资源匮乏，传统的康复医疗机构和康复医疗人员已经不堪重负。云计算打破了传统诊疗过程，预防、监测及诊疗均可通过云端和智能手机实现，助推传统"面对面"的康复模式转移到线上或者线上线下相结合的康复模式。通过汇集康复数据，并利用云计算技术进行数据分析，医护人员可以获得更加精准的康复方案和更好的康复效果。同时，云计算技术还能协助康复机构建立健全的数据系统，利用人工智能技术进行康复数据分析，为康复治疗提供更加全面的参考和规划。

2.4 混合现实

混合现实（mixed reality，MR）是虚拟现实（virtual reality，VR）与增强现实（augmented reality，AR）的深度演进形态，通过空间计算与多模态传感器技术，将虚拟数字内容与真实物理世界实时融合，实现虚拟对象与现实环境的物理级交互。混合现实主要应用在康复医学教育、临床康复诊断以及医学研究三大领域。康复医学教育需要基于大量的实践和经验的积累，需要模仿真实场景和大量的运动，因此康复医学教育需要耗费大量成本。混合现实提供了一种可以在实验室建立真实和虚拟结合的模拟医学教育环境，帮助康复医学学习者在实验室就可以完成学习。因此，混合现实可以有效解决康复医学教学中教学资源匮乏的问题，改变传统康复医学学习的方式。同时，混合现实可以为康复医生和治疗师可视化地呈现患者的基本生理参数与康复特征数据，使他们做出更准确的康复评估，并制定精准的康复治疗方案。混合现实能够通过虚拟世界对康复数据进行可视化、形象化，并且具有良好的交互性。因此，相比传统康复医学研究，混合现实具有可以快速产生虚拟数据、实现真实世界和虚拟世界快速互动等优势。本节将从虚拟现实、增强现实和混合现实三个方面阐述现有关键技术。

2.4.1 虚拟现实

如图2-6（a）所示，虚拟现实技术在康复医学中的应用关键技术点包括虚拟环境构建、感知反馈技术、运动追踪技术、交互性设计和数据分析与评估等方面。VR的应用可以提高康复医学的服务质量和效率，为患者提供更好的康复治疗方案。VR可以构建高度仿真的虚拟环境，包括各种虚拟的场景、道具和人物等。这种虚拟环境可以模拟真实世界的物理规律和人体运动机制，为患者提供安全、无风险的康复训练环境。通过调整虚拟环境的参数和设置，医生可以根据患者的实际情况制定个性化康复方案。借助感知反馈技术，VR能够提供视觉、听觉、触觉等多感官刺激，增强患者的感知体验。在虚拟环境中，患者可以看到虚拟场景、人物和道具，听到虚拟的声音和对话，甚至感受到虚拟的触感和力反馈。运动追踪技术能够实时捕捉患者的身体动作和运动轨迹，并将动作和轨迹映射到虚拟环境中，可以帮助患者更好地掌控自己的运动能力和协调性，同时也可以为医生提供更加准确和全面的康复数据。交互性设计可以帮助患者与虚拟环境进行互动，进行各种虚拟的康复训练。例如，患者可以在虚拟环境中进行走路、跑步、伸展等动作，或者进行模拟的日常生活活动，如做饭、洗衣等。这些设计可以提高患者的参与度和康复效果，还可以通过记录和分析患者的数据，为医生提供全面的康复评估报告。对比患者在虚拟环境中的表现和实际情况，医生可以更加准确地评估患者的康复进展和治疗效果。

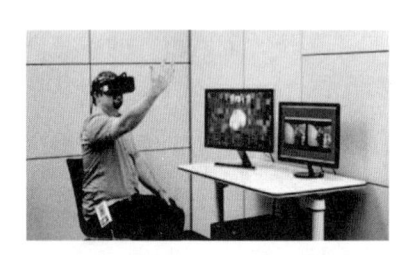

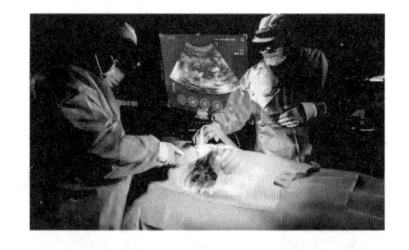

（a）康复治疗的虚拟现实技术　　（b）康复治疗的增强现实技术

图2-6　混合现实技术

2.4.2 增强现实

如图2-6（b）所示，增强现实技术在康复医学中的应用关键技术点包括实时跟踪和定位技术、虚拟现实与现实世界的融合技术、实时反馈与调整技术和数据分析与评估等方面。AR可以实时跟踪患者的位置和动作，并将虚拟信息准确地叠加到现实世界中。其可以帮助医生实时监测患者的运动状态和康复进展，也可以为患者提供更加精准和个性化的康复指导。AR可通过各种传感器和交互方式，如手势识别、语音识别等，实现患者与虚拟环境的自然交互。AR的交互性界面设计可以提高患者的参与度和康复效果，也可以为医生提供更加全面和准确的数据反馈。同时，AR也可以将虚拟的信息与现实世界进行无缝融合，为患者提供更加真实和沉浸式的康复训练环境。例如，患者可以通过AR眼镜看到虚拟的运动场景和人物，模拟实时监测患者的运动状态，并给予及时的反馈。通过AR眼镜或其他设备，医生可以观察患者的运动轨迹、姿势以及肌肉活动情况等，从而更好地评估患者的康复进展和治疗效果。AR 技术还可以根据患者的实际情况对虚拟环境进行调整，实现个性化的康复方案。日常生活中的动作和场景，从而更好地进行康复训练。最后，结合大数据分析技术，对患者的康复数据进行深入挖掘和处理，帮助医生更好地了解患者的康复特点和规律。通过综合分析和数据挖掘，医生可以为患者制定更加科学和有效的康复计划。

2.4.3 混合现实

如图 2-7 所示，混合现实是指通过在物理真实场景中呈现数字虚拟场景信息，在物理真实世界、数字虚拟世界和用户之间搭起一个交互反馈的信息回路，合并现实和虚拟世界而产生新的可视化环境。混合现实是增强现实与虚拟现实的深度演进形态，其打破了数字虚拟世界与物理真实世界的界限。随着科技的不断进步，采用可视化手段提供主动康复支持，在运动和认知训练中正发挥着日益重要的作用。通过可视化技术实时监测和展示患者的康复训练姿态和表现，患者可以清晰地看到自己的运动轨迹、姿势正确性、力量变化等信息。同时，患者可以得到实时的反馈和指导，及时调整姿势或运动方式，提高康复训练的效果和安全性。可视化技术可以根据患者的特点和需求进行个性化设计，使康复训练更加符合患者的兴趣。例如，通过游戏化的可视化界面，将康复训练变成一种有趣的活动，提高患者的参与度和满意度。同时，通过不断的视觉反馈刺激人脑运动皮质，影响皮质的电活动及兴奋性，促进脑功能重塑，诱发运动功能恢复，可进一步提高患者康复效率。

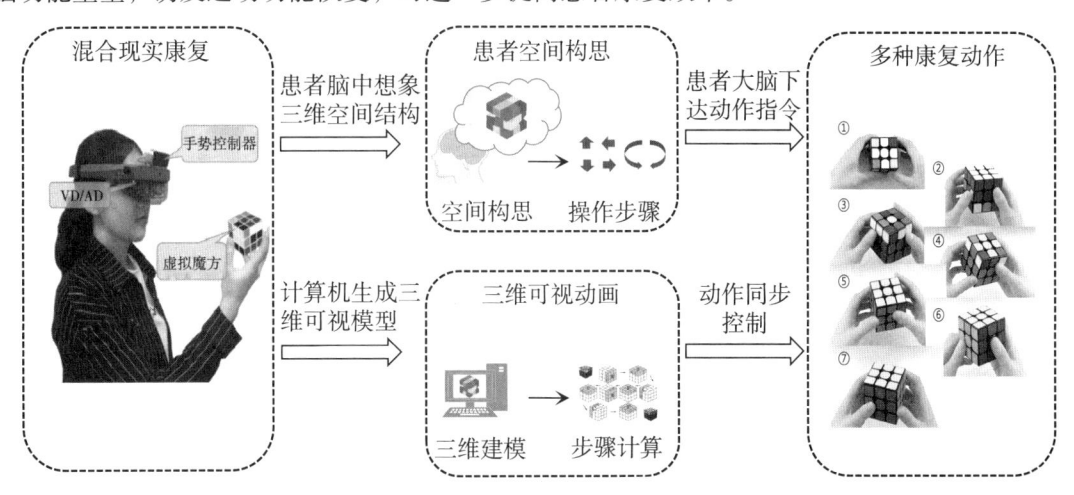

图 2-7 混合现实运用于康复治疗

MR 应用在康复治疗中可提供多种治疗场景，增加训练的趣味性、沉浸性和参与度，激发患者的主动性和积极性。同时，混合现实可以通过视觉反馈、生物反馈、神经反馈等方式，提高训练的精准度和效果，帮助患者超越极限和探索可能性。在康复治疗中，混合现实可以通过虚实结合，降低训练的风险和成本，增强训练的安全性和便捷性；还可以通过个性化和智能化的训练方案，满足不同患者的需求和偏好，提高训练的满意度和依从性。因此混合现实技术被越来越多地应用到了运动康复训练与认知康复训练中。其应用场景包括肢体运动康复训练、平衡协调康复、认知功能康复、疼痛管理等。MR 还可应用在康复医学教育中。康复医学教育需要基于大量的实践和经验的积累，需要真实场景和大量的运动模仿，因此康复医学教育需要耗费大量的成本。MR 提供了一种可以在实验室建立的真实和虚拟结合的环境，帮助康复医学学习者在实验室、会议室就可以更加真实地完成学习。因此，MR

可以有效解决康复医学教学中资源匮乏的问题，改变传统康复医学学习的方式。MR 还可以为康复医生和治疗师可视化地呈现患者的基本生理参数与康复特征数据，帮助医生和治疗师作出更准确的康复评估，并制定精准的康复治疗方案。因此，相比传统康复医学研究，MR 具有可以快速产生虚拟数据、真实和虚拟世界快速互动等优势。然而，其对环境光照、空间定位精度要求严苛，复杂场景下易出现虚拟物体锚定偏差、画面延迟或渲染失真，影响交互真实感。长时间的使用可能引发视觉疲劳或眩晕感，影响患者康复训练效率。

2.5 人工智能

2.5.1 机器学习

如图 2-8 所示，机器学习是通过构建算法模型，使计算机系统能够从数据中自动学习规律，优化性能并完成预测或决策任务。它主要为康复治疗提供临床辅助诊断，指导经验匮乏的医生做出诊疗决策，提升下级康复机构的康复治疗水平。

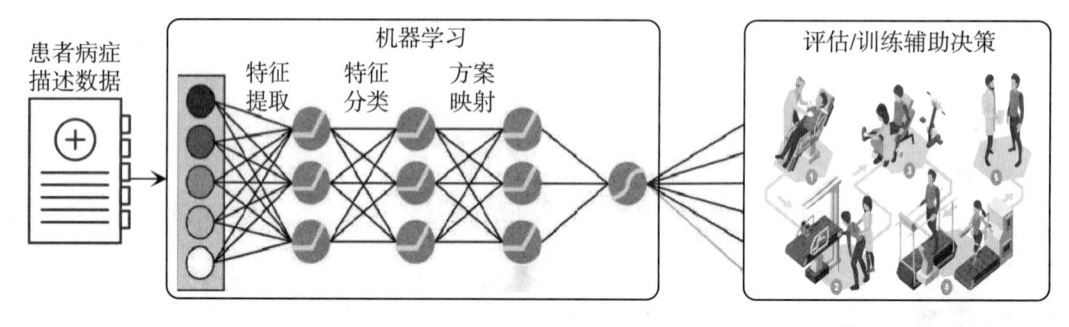

图 2-8 机器学习运用于康复治疗

有效的康复训练处方决策对提高患者的认知和运动功能具有重要作用。传统的康复训练决策主要根据患者的临床表现、临床量表评估和医师知识经验，这导致了治疗效果很大程度上依赖于医师的水平，且决策过程不够客观化、定量化和精确化。此外，人工决策无法对以往遇到的历史病例进行梳理和分析，可能会导致遗漏隐含信息，造成对病例数据极大的医疗资源浪费。基于机器学习的智能辅助决策技术能够利用计算机技术将海量的医学知识和病例数据整合，通过人工智能算法从中挖掘出隐含的信息，将医疗信息充分地利用起来，可实现个体化精准医疗。康复训练智能辅助决策系统的应用场景可以分为面向辅助治疗师决策和面向康复机器人的训练决策，前者输出参数通常包含现有的临床康复治疗项目和康复治疗手段，后者则更偏重输出康复机器人的训练参数。目前智能康复辅助决策系统在国内外的研究数量较少，且没有统一的标准。针对康复治疗中对经验丰富医师高度依赖的问题，已有研究尝试引入深度学习方法，构建个性化的康复方案推荐算法，相关研究的有效性在多个临床场景得到了验证。随着大语言模型的出现，通过指令微调和强化学习在大模型和医生的回复中找到结合点，得到一个全科医学大模型，可以向医师和患者提供内容翔实、表述流畅的决策建议。

2.5.2 机器人

如图2-9所示，机器人是以感知、决策、执行三大系统为核心，通过程序控制或人工智能技术实现自主/半自主操作的智能装置。其核心特征为环境感知能力、任务规划能力和动作执行能力的有机统一。康复机器人特指面向运动功能障碍患者，集成生物力学、临床医学与智能控制技术，通过人机协同实现运动辅助、功能代偿或神经重塑的医疗专用系统。康复机器人在患者康复中起着重要作用，以康复外骨骼机器人为例，根据人体运动功能分区，可分为上肢康复外骨骼机器人、下肢康复外骨骼机器人和手功能外骨骼机器人。

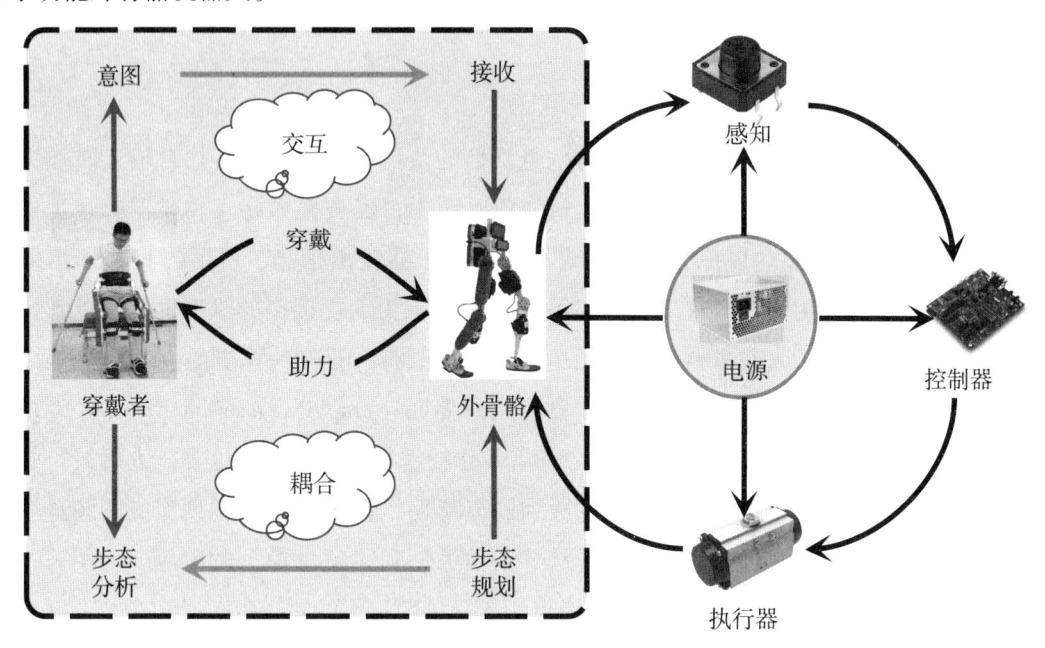

图2-9 康复机器人及其系统结构

如图2-10（a）所示，上肢康复外骨骼机器人能通过多自由度设计精准匹配人体肩、肘、腕等多关节的复杂运动特性，克服了传统末端牵引式设备在单点驱动模式下产生的关节运动学失配、运动范围受限及异常代偿运动等问题。其外骨骼构型通过仿生关节模块独立调控各部位运动，支持患者生理工作空间全覆盖，使患者前臂旋前/旋后等复合动作训练成为可能；同时，上肢康复外骨骼机器人集成了肌电信号感知与力学反馈的人机交互系统，提升患者主动训练参与度，推动上肢康复从被动牵引向精准代偿模式演进。

如图2-10（b）所示，下肢外骨骼机器人通过仿生驱动机构实现偏瘫患者站立平衡与步行功能重建。早期主要通过悬挂固定式方式为患者提供被动步态训练，而现代系统采用惯性传感器与地面反力融合检测技术实现动态减重调节和基于实时步态相位识别的自适应步态控制，结合仿生腿部机构带动患者下肢实现下肢协同步态运动康复训练，推动步行训练模式向神经可塑性驱动的主动康复模式转变。

如图2-10（c）所示，手功能外骨骼机器人通过刚柔融合技术实现脑卒中患者手功能障碍的精细化康复，其技术路径分为两类：刚性外骨骼系统采用高精度连杆机构实现掌指关节定位控制；柔性外骨骼则依托硅胶基人工肌肉和气动驱动技术，极大降低重量并实现指腹接触压力均匀分布，临床数据显示其抓握训练效率显著提升，推动手功能康复从单关节被动训练向多模态主动控制模式升级。

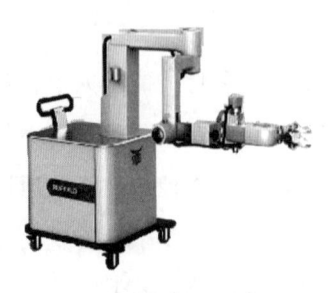

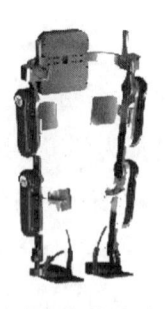

（a）上肢康复外骨骼机器人　　（b）下肢康复外骨骼机器人　　（c）手功能外骨骼机器人

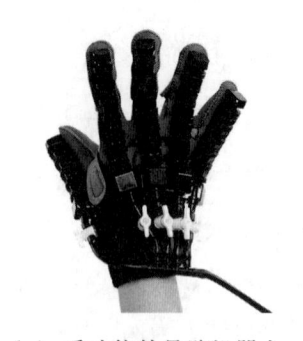

图 2-10　康复机器人

2.5.3　人机接口

人机接口通常是指人类与计算机或机器进行信息交换的接口，主要用于将用户输入转换为机器指令并将机器反馈呈现给用户的软硬件系统。在人机协作系统中，经典模型将人和机器都视为信息处理单元：人通过身体动作（如移动鼠标、按按钮或发声）向机器输出信息，机器再将处理结果反馈给人。早期的人机接口形式较为简单，19世纪发明的打字机被视为人机接口的雏形，它通过键盘输入机械地将文字印在纸上，实现了人与机器的"对话"。20世纪中期，随着计算机的兴起，人机接口经历了从穿孔卡片到命令行界面的发展，随后出现了图形用户界面（graphical user interface，GUI）等，使人与计算机的交互更加直观。进入21世纪以来，随着传感技术和计算能力的提升，人机接口的形态不断丰富。从传统的键盘、鼠标等物理控制器，发展到体感设备、虚拟现实/增强现实交互装置等传感器接口，再到直接利用生物电信号的接口，实现了从"人动手"到"意念控"的跨越。近年来，利用人体生物信号直接与机器通信的生物信号人机接口引起人们广泛关注，其中又以脑机接口（brain-computer interface，BCI）为代表。这类接口跳过了人体常规的神经肌肉输出通路，直接利用大脑或其他生理信号与设备交互，被视为人机接口技术的新前沿。BCI是在人脑与外部设备之间直接建立通信和控制通道的技术，利用大脑产生的电信号来控制计算机或机械装置。其中，康复脑机接口与交互技术（rehabilitation brain-computer interface and interaction，RBCII）是面向康复医学应用场景的人机接口技术以及人机交互技术。其主要通过采集脑电等神经信号，实现人脑与计算机之间的直接连接，从而使人类能够控制外部设备或与计算机进行交流。根据所依赖的信号类型和交互方式，BCI能够实现"以脑控机"的多种操作模式。在康复领域，BCI展现出广泛的创新应用，尤其在运动功能重建方面表现突出。其可绕过受损的神经肌肉通路，辅助实现脑卒中后肢体功能恢复、假肢控制以及脊髓损伤后的康复干预，在神经功能重建与神经可塑性促进方面已取得显著成果。

以脊髓损伤的辅助治疗为例，将RBCII与功能性电刺激（functional electric stimulation，FES）结合。当检测到患者的运动想象脑电信号时，系统触发对瘫痪肌肉的电刺激，使之产生实际收缩，产生与想象相对应的肢体运动反馈。这样一来，大脑的运动意图能够通过人机接口实时反馈到受损的神经肌肉通路中，形成"闭环"，促进神经可塑性重建。对于截肢者或高位瘫痪患者，假肢和辅助机械臂是恢复生活自理的重要工具[20]。而RBCII的出现，同样使得用大脑直接控制假肢成为可能。早在21世纪初，植入式脑机接口就在灵长类动物上实现了用脑信号控制机械臂取物的试验（如图2-11）。2012年，美国布朗大学等团队在 Nature 杂志上报道了脑机接口用于四肢瘫痪患者的里程碑案例[21]。

研究对象是一位脑干中风导致四肢瘫痪且无法言语的女性患者,通过手术在她的大脑运动皮层植入了 2 枚微电极阵列(每枚含约 100 根微电极)。这些侵入式电极记录患者想要移动手臂的神经元放电模式,经过解码算法翻译成控制机械臂的指令。

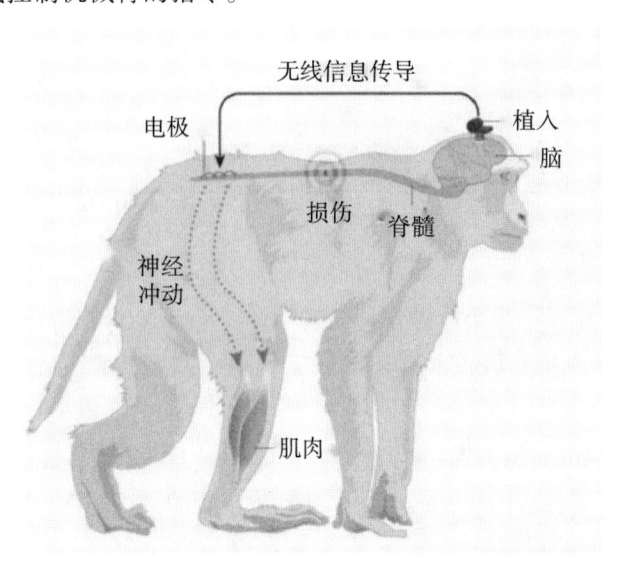

图 2-11 *Nature* 杂志中发表的侵入式脑电使脊髓损伤的猴子重新行走[21]

第3章 康复治疗技术

3.1 概 述

康复治疗涵盖了物理治疗、作业治疗、言语与吞咽治疗、康复工程等方面，因无创神经调控技术近年来在医工交叉大背景下高速发展，本章还增加无创神经调控技术一节，将围绕以下五部分进行介绍。

物理治疗（physical therapy，PT）是一种预防、治疗及处理人体局部或全身性的功能障碍或病变的医疗专业，采用非侵入性、非药物性的治疗来恢复身体原有的生理功能，其分为物理因子治疗（modality therapy）、运动治疗（movement therapy）和手法治疗（manual therapy），国际上称为3M治疗。主要包括电、光、声、磁、热、力等方法。

作业治疗（occupational therapy，OT）是应用有目的、经过选择的作业活动，对躯体和心理功能障碍者，以及不同程度地丧失生活自理和劳动能力的病伤、残者进行治疗和训练，以增强躯体、心理、社会功能，恢复或改善其生活自理能力（包括学习和劳动能力等），提高其生存质量的康复治疗方法，又称为职能治疗、职业治疗等。主要包括日常生活能力重建技术、认知和知觉功能训练技术、基础功能训练技术以及环境改造技术等。

言语治疗（speech therapy，ST）是通过口语训练或借助交流替代等措施改善患者的言语表达、理解、沟通等能力，使其重新获得最大的沟通和交流能力。其中吞咽治疗的目的是使吞咽器官重新获得运动功能，通过口腔器官运动及感觉训练、摄食训练、电刺激治疗等手段，促进患者吞咽功能最大程度地恢复，提高患者生活质量。

康复工程（rehabilitation engineering，RE）是一种通过技术、工程方法和科学原理的系统应用，满足功能障碍者在教育、康复、就业、交通、独立生活和娱乐等方面的需要，帮助其最大限度地恢复或代偿功能，实现全面康复的技术体系，其依靠补偿、代偿、适应三条途径，主要涵盖康复评定、康复治疗与训练、康复预防与保健、内置式假体和辅助器具等多领域技术与设备。

神经调控技术是指利用植入或非植入性技术，对神经系统进行调控、修复和替代的治疗方法。有创神经调控技术通过植入设备进行神经调控，存在一定的手术风险；相比之下，无创神经调控技术（noninvasive brain stimulation，NIBS）因其操作简便、经济实惠、安全性高及治疗效果显著等优点，近年来得到了快速发展。根据作用部位的不同，NIBS主要分为中枢神经调控技术和外周神经调控技术，中枢神经调控技术包括经颅直流电刺激（transcranial direct current stimulation，tDCS）、经颅交流电刺激（transcranial alternating current stimulation，tACS）、经颅随机噪声刺激（transcranial random noise stimulation，tRNS）、重复经颅磁刺激（repetitive transcranial magnetic stimulation，rTMS）和低强度经颅聚焦超声刺激（transcranial focused ultrasound stimulation，tFUS）等，外周神经调控技术则包括正中神经电刺激（median nerve electrical stimulation，MNS）、经皮耳迷走神经电刺激（transcutaneous auricular vagus nerve stimulation，taVNS）及经皮三叉神经电刺激（external trigeminal nerve stimulation，eTNS）等。

3.2 物理治疗技术

3.2.1 物理因子治疗

物理因子治疗（简称"理疗"），是一种利用人工或自然界物理因子作用于人体的治疗方法，以各种物理因子（声、光、电、磁、力等）为主要手段，通过神经、体液、内分泌等生理调节机制[22]，达到预防、治疗疾病的目的。常用物理因子疗法通常包括：电疗法（直流电疗法、低中频电疗法、高频电疗法）、光疗法（红外线疗法、紫外线疗法、激光疗法）、超声波疗法、磁疗法、水疗法、生物反馈疗法及其他物理因子疗法（如石蜡疗法、低温疗法、压力疗法等）。

1. 电疗法

电疗法是指利用不同类型电流和电磁场治疗疾病的方法，是物理治疗方法中最常用的方法之一[23]。根据所采用电流频率的不同，可将电疗法分为低频电疗法（0～1 kHz）、中频电疗法（1～100 kHz）、高频电疗法（100 kHz～300 GHz）三类，此外还有高压交变电场疗法、静电疗法等。电疗法的主要作用为减轻炎症反应、促进受损组织恢复（如消炎、消肿、软化瘢痕、松解粘连、促进组织愈合等），同时，电疗法还具备控制疼痛的作用，通过改善血液循环、控制炎症等方法缓解疼痛。此外电疗法还具备对神经肌肉的作用，如：兴奋神经肌肉、缓解肌肉痉挛等。

（1）直流电疗法

直流电疗法是利用恒定电流产生电解、电泳等生物物理效应，将低电压的平稳直流电通过人体一定部位以治疗疾病的方法。通常包括直流电疗法及直流电药物离子导入疗法。主要作用为促进血液循环、神经修复及消炎；通过药物离子导入靶向治疗，断续电流可刺激肌肉收缩，用于伤口愈合、软化瘢痕、溶解血栓。

适应证：周围神经损伤疾病、自主神经功能紊乱、神经症、高血压病、各类关节炎、慢性炎症浸润、静脉炎、瘢痕、粘连、慢性盆腔炎、颞颌关节功能紊乱等。

注意事项：保护正常组织，治疗前除去治疗部位的金属物。皮肤感觉障碍与血液循环障碍区使用小电流。进行直流电药物离子导入电水浴操作时，注意避免手、足、肢体接触盆壁的电极，防止发生电灼伤。

（2）低频电疗法

低频电疗法是指应用0～1 kHz脉冲电流治疗疾病的方法，低频电疗法包括：神经肌肉电刺激疗法、经皮神经电刺激疗法（transcutaneous electrical nerve stimulation，TENS）、功能性电刺激疗法、痉挛肌电刺激疗法、感应电疗法、电兴奋疗法、脊髓电刺激疗法等。

适应证：具有止痛与促进血液循环作用，适用于各种扭挫伤、肌筋膜炎、瘢痕、粘连、慢性炎症等软组织疾病；颈椎病、腰椎间盘突出症、各种骨关节疾病、脉管炎等血管疾病等。还具有兴奋神经肌肉作用，适用于各种神经炎、脑与脊髓损伤所致的肢体瘫痪、废用性肌萎缩、尿潴留、肌张力低下、弛缓性便秘、癔症性瘫痪、外周神经损伤等。

注意事项：禁用于心脏起搏器植入者、意识障碍者、骨折未愈者、孕妇腰骶部、下运动神经元损伤及电流不耐受者。皮肤微细损伤局部可用绝缘衬垫，局部感觉障碍区域治疗时，需采用低电流谨慎治疗。

(3) 中频电疗法

医学上将应用脉冲频率在1～100 kHz范围的电流治疗疾病的方法称中频电疗法。一般将中频电疗法分为等幅中频电疗法、调制中频电疗法、干扰电疗法等。其中，等幅中频电具有软化结缔组织、松解粘连、缓解肌痉挛、促进血液循环及炎症吸收作用；调制中频电兼具低频镇痛与中频促循环优势，具有减轻水肿、加速炎性物质代谢作用；干扰电是由两路中频交流电交叉，具有穿透力强的特点，可作用至深层组织，改善深层疼痛及功能障碍，临床上常用于肌肉骨骼疾病、周围神经损伤等[24]。

适应证：促进血液循环、消炎止痛：各种扭挫伤、肌筋膜炎、神经炎、颈腰椎病、各种关节损伤与疾病等；兴奋神经肌肉：废用性肌萎缩、尿潴留、中枢神经和周围神经伤病所致运动功能障碍等；软化瘢痕松解粘连：瘢痕与挛缩、浸润硬化与粘连、血肿机化、血栓性静脉炎、乳腺增生等。

禁用：心脏/起搏器/颈动脉窦/眼部；血栓/感染部位；孕妇躯干；膈神经/膀胱刺激器附近。慎用：皮肤破损/出血处；高低血压患者（需监测）；脂肪过多区域（需高强刺激，监测反应）。

(4) 高频电疗法

高频电疗法（100 kHz～300 GHz）有短波（属于射频范围）、超短波（超高频电场）、分米波/厘米波（特高频）及毫米波（极高频/微波谐振），常用短波与超短波治疗，可引起小动脉及毛细血管扩张。剂量按照治疗时患者的温热感程度划分为四级。①无热量（Ⅰ级剂量）：②无温热感；微热量（Ⅱ级剂量）：刚好能感觉的温感；③温热量（Ⅲ级剂量）：有明显而舒适的温热感；④热量（Ⅳ级剂量）：刚好能耐受的强烈热感。

适应证：软组织炎症[25]、骨关节病及溃疡；联合放化疗治疗皮肤癌、乳腺癌等实体肿瘤。

注意事项：在眼、睾丸、小儿骨骺等部位及心脏起搏器植入者、妊娠期患者慎用。治疗部位植入金属物品，皮肤应干燥，要注意询问患者治疗时的感受，严格控制治疗剂量，治疗中有不适反应及时停止治疗，对症处理。

2. 光疗法

光疗法是指应用人工光源或日光辐射治疗疾病的方法。光具有电磁波和粒子流的特点，光波是电磁波谱中的一部分，光疗法在伤病的康复中应用广泛且普遍，临床中常用的光疗法有红外线疗法、紫外线疗法、激光疗法等。

(1) 红外线疗法

红外线又称红外辐射，是光波中波长最长的不可见光。红外线是指波长范围760 nm～1 000 μm的不可见光，在光谱中位于红光之外，是光波中波长最长的部分。医用红外线是指波长在760 nm～400 μm的光线，根据它的波长不同可分为近红外线和远红外线。根据波长可将红外线分为短波红外线（0.76～1.5 μm）和长波红外线（1.5～400 μm）。

适应证：适用软组织损伤、炎症、溃疡、挛缩。

注意事项：禁用于恶性肿瘤、高热、急性炎症/扭伤、出血倾向、结核，慎用于感觉循环障碍者。红外线治疗时应保护眼部，可戴防护眼镜或以浸水棉花敷于患者眼部，以免引起白内障或视网膜热损伤。

(2) 紫外线疗法

紫外线是光波中波长最短的不可见光。医用紫外线常分为三段：长波紫外线（320～400 nm）、中波紫外线（280～320 nm）、短波紫外线（180～280 nm）。应用紫外线治疗疾病的方法称为紫外线疗法。紫外线作用于人体组织后主要产生光化学效应，故又有光化学射线之称。紫外线辐射可以调节免疫系统，它可以减少树突免疫细胞的数量，还会降低这些免疫细胞的活性。

适应证：紫外线疗法适用于表浅炎症、皮肤性疾病[26]、过敏及感染等，禁用于器官衰竭、出血、活动性结核、红斑狼疮和光敏性疾病。

注意事项：治疗中应注意保护患者和操作者的眼睛，避免超面积和超量照射。过度暴露在紫外线下对眼睛的影响包括急性暴露引起的光性角膜炎（雪盲症）和慢性暴露引起的白内障，也会引起结膜炎。

（3）激光疗法

激光疗法分为低能量与高能量两类：前者可通过无损伤光辐射激发生物反应，调节细胞功能；后者的光化效应可通过改善新陈代谢、血液循环，使水肿迅速被吸收，渗出物被排出体外，减轻治疗部位的疼痛[27-28]。

适应证：低强度激光常用于消炎愈创，高强度激光能高功率穿透深层组织，常用于切除病灶；禁用于恶性肿瘤、出血、心肺功能衰竭者。

注意事项：治疗时应特别注意对操作者与患者的眼睛进行防护，戴防护眼镜，避免激光直接辐射或由金属器械反射至眼部。

3. 超声波疗法

频率高于 20 kHz 的声波称为超声波，超声波是一种正常人耳不能听见的机械振动波，应用 500～5 000 kHz 的超声作用于人体以治疗疾病的方法称为超声波疗法。超声波通过介质传播，可在固体、气体、液体中传播，但不能在真空中传播。医用超声波在介质中主要以纵波形式传播，机械作用超声波疗法的是超声波对人体组织的基本作用。温热作用超声波作用于人体组织时，声能被组织吸收转变成热能。其他一些物理化学变化为空化作用、弥散作用等，超声波通过作用于人体会引起人体组织和器官功能的变化起到治疗作用。

适应证：各类软组织扭挫伤、乳腺炎、瘢痕、组织内硬结、前列腺炎、肾与输尿管结石、各类骨关节病、颈腰椎病、各类脉管炎、消化道溃疡、慢性胃炎、便秘、胆囊炎、脑卒中、脊髓损伤、各类神经痛、周围神经损伤、瘙痒症、鼻窦炎、耳聋、颞下颌关节功能紊乱、视网膜病变及眼内病变等。

注意事项：声头不能空载，会导致声头损坏，声头应尽可能垂直于治疗部位表面；声头不能在骨突部位停留，治疗不能引起疼痛。如治疗局部过热或疼痛，应移动声头或降低强度以免发生烫伤。禁用于恶性肿瘤局部（高强度聚集超声波治疗肿瘤时除外）、化脓性炎症、活动性结核局部、出血倾向局部、植入心脏起搏器局部、孕妇腹部、儿童骨骺部。

4. 磁疗法

将磁场作用于人体以治疗疾病的方法称为磁疗法，包括静磁场法（属于恒定磁场）和动磁场法，后者又分为旋磁疗法和电磁疗法。临床上多用脉冲磁场，即用脉冲电流通入电磁铁线圈所产生各种形状的脉冲磁场，如各种磁疗机所产生的磁场，其频率、波形和峰值可根据需要进行调节。

适应证：高血压病、各种关节病、冠心病、胃肠炎、支气管炎、各种神经痛、神经衰弱、扭挫伤、腱鞘炎、静脉炎、血栓性脉管炎、筋膜炎、肋软骨炎、颈腰椎病、肾结石、输尿管结石、肱骨外上髁炎、耳郭浆液性软骨膜炎、外耳道疖肿、神经性耳鸣、鼻炎、麦粒肿、角膜炎、溃疡、带状疱疹、痛经、臀部注射硬结、瘢痕、骨折愈合迟缓。

注意事项：植入心脏起搏器者、局部有出血倾向、孕妇下腹部慎用。

5. 水疗法

应用水治疗疾病的方法称为水疗法。水疗法的种类有很多，如冲浴、擦浴、浸浴、药物浴、淋浴、湿包裹、蒸气浴、气泡浴、漩涡浴、蝶形槽浴、步行浴、水中运动、水下洗肠等。因所应用的水温、水的成分以及作用方式、作用压力与作用部位的不同，其治疗作用及适应范围也不相同。浸于水中时，水的物理特性会对人体产生一系列生理学效应，从而对循环、呼吸、肌肉骨骼、内分泌等系统产生一定的影响，这是水疗康复治疗技术的生理学基础。水疗的主要治疗效应包括促进运动及感觉功能恢复、调节肌张力、缓解疼痛、镇静催眠、改善血液循环、促进创面愈合等。

6. 生物反馈疗法（BFT）

利用电子设备无创监测患者意识不到的生理活动（如肌电、皮温、心率、血压），将其处理量化为光、声、图像等可识别的信号反馈给患者。患者根据这些信号，通过大脑-身体的自我调节并控制生理反应。此疗法需大脑意识参与形成反馈闭环。其最终目标是让患者通过反复实践和自我总结，能在脱离仪器后仍保持对自身生理活动的控制能力。

适应证：神经损伤（脑卒中、脊髓损伤等）致运动障碍、痉挛、假肢训练；焦虑、抑郁、注意缺陷多动障碍（ADHD）、睡眠障碍、抽动症、应激障碍、头痛、磨牙、心身疾病（高血压、心律失常）；大小便失禁、便秘、肠易激、盆腔痛；其他：辅助治疗心血管病、哮喘、皮肤病、癫痫等。

7. 其他物理因子方法

（1）石蜡疗法

石蜡疗法是使用加热后的石蜡治疗疾病的方法，简称"蜡疗"，属于传导热疗法范畴。其产生的热量让人体感觉温热舒适，常用的石蜡疗法有蜡饼法、浸蜡法、刷蜡法等。具有无创伤、无痛苦、副作用少、疗效确切的特点，而且简单易行[29]。

（2）低温疗法

利用低温治疗疾病的方法称为低温疗法，分为两类：一类是冷疗法，即利用低于体温与周围空气温度，但在0℃以上的低温治疗疾病；另一类是冷冻疗法，即在0℃以下的低温治疗方法，其中-100℃以下的治疗为深度冷冻疗法，属于冷冻外科范畴。

（3）压力疗法

气压力波是近年新兴的物理性、非介入性的干预措施[30]。压力疗法是一种利用不同压力设备，通过不同压力调节作用于人体治疗疾病的方法。包括正压疗法、负压疗法、间歇性气压疗法等。

适应证：肢体创伤后水肿、淋巴回流障碍性水肿、截肢后残端肿胀、神经反射性水肿、肩手综合征、静脉淤滞性溃疡等。

禁用证：充血性心衰/肺水肿（加重负担）；急性深静脉血栓/血栓性静脉炎（血栓脱落风险）；淋巴/静脉回流完全阻塞（无效且危险）；严重周围动脉疾病/溃疡（ABI＜0.8禁用，加重缺血）；急性局部皮肤感染（加重感染）；严重低蛋白血症（＜2 mg/dL，恶化病情）；急性外伤/骨折（加重损伤）；未控制高血压等。

慎用：肿瘤（转移/生长风险，存在争议）；脑卒中/严重脑供血不足（影响脑血流）；表浅神经（压迫风险）。

不良反应：过大压力可致缺血、水肿，需严密监测。

3.2.2 运动治疗

运动治疗是以整合和运用解剖学、生理学、病理学、运动学、生物力学、运动控制和运动学习等作为理论基础，采用主动或被动运动为治疗手段，通过改善、代偿和替代的途径，来达到治疗疾病的一类康复治疗技术。包括常规运动疗法技术，改善关节活动范围的技术、增强肌肉力量的技术、牵伸软组织的技术、神经发育学技术、Bobath 技术、Brunnstrom 技术、Rood 疗法、PNF 疗法以及其他运动技术。

3.2.2.1 功能训练范畴

1. 改善关节活动的技术与方法

根据是否借助外力，可将改善关节活动技术分为主动运动、主动助力运动和被动运动三种。主动运动是指肌肉主动收缩所产生的运动，根据运动时有无外力的参与又分为随意运动、助力运动和抗阻力运动。主动助力运动通过结合肌肉主动收缩和外界力量帮助完成动作，外界力量可以来自器械、悬吊、健侧肢体或治疗师的辅助，如器械练习、悬吊练习、滑轮练习等；被动运动通过外力（治疗师或器械）活动肢体，肌肉不主动收缩，包含关节可动范围内的运动和关节松动技术，也可以是自己完成的被动运动，如滑轮练习、关节牵引、持续性被动活动等。研究表明，基于持续性被动运动锻炼的康复干预应用于膝关节损伤术后患者，能明显改善其膝关节功能，加快康复[31]。

2. 增强肌肉力量的技术与方法

肌力训练基于超量负荷原理[32]，通过肌肉主动收缩提升力量。其按收缩方式分为等长运动（静力性）和等张（动力性）运动；按受阻力情况分为非抗阻与抗阻训练。

（1）非抗阻训练：主动助力运动（肌力≤2级），包括徒手助力（治疗师辅助）和悬吊助力（滑轮装置减重），逐步减少助力以增强自主运动能力；主动运动（肌力≥3级）：肢体抗重力自主活动。

（2）抗阻训练（肌力≥3级）：等张运动（向心/离心收缩）、等长运动（静态对抗阻力）、等速运动（等速仪控制速度恒定），通过器械或人工施加阻力强化肌力。

3. 牵伸软组织的技术与方法

牵伸是通过外力拉长挛缩软组织，以改善关节活动度、降低肌张力的治疗方法，其核心在于延长软组织而非直接作用于关节。牵引主要分为自我牵引、手法牵引、主动抑制和机械牵引四类。其中自我牵伸是指患者利用自身体重主动伸展肌肉，如悬吊肢体；手法牵伸是治疗师手动控制牵拉方向、速度及持续时间，精准作用于受限关节或紧张组织；主动抑制是患者先自主放松目标肌肉，减少牵拉阻力，适用于非痉挛性肌群；机械牵伸是借助重量、滑轮或夹板等器械施加低强度持续外力（≥20 min），缓慢延长挛缩组织。牵伸可预防不可逆挛缩及运动损伤，主动抑制对神经损伤性肌痉挛效果有限，机械牵伸则强调长时、温和作用以重塑软组织延展性。

3.2.2.2 神经发育学疗法

1. 基于神经生理法则的治疗技术

神经发育疗法基于神经可塑性理论，通过诱导/抑制技术重建脑损伤后运动功能，通过促进神经可塑性和功能重组来改善运动、认知及日常活动能力。主要方法包括 Bobath 技术、Brunnstrom 技术、Rood 疗法、PNF 疗法。其中 Bobath 技术是脑卒中偏瘫患者常用的一类神经发育疗法，通过关键点控制、肢体摆放、姿势控制、反射抑制模式、运动控制，能够诱发正常姿势反应，实现肌张力正常化，从而帮助患者恢复正常运动模式[33]。Brunnstrom 技术是一种经典的针对中枢神经损伤引发的运动障碍的康复理疗方法，通过分阶段、分模式的规律康复训练指导，逐步恢复患者的肢体运动功能，在临床治疗中表现出良好的干预效果[34]。Rood 疗法主要以感觉刺激为主[35]，利用触觉/温度刺激激活正确运动模式。PNF 疗法是通过螺旋对角线动作增强协调性，治疗遵循近端至远端顺序，分阶段实施：先等长/离心控制，后由对称性向非对称性动作过渡，结合多感觉刺激（躯体/语言/视觉）强化训练。

强调患者与家属参与，并在实际场景中应用技能。通过激活病灶周围神经元树突重塑、建立新神经通路，系统化促进运动功能重建，降低残疾风险，适用于脑卒中偏瘫等运动障碍康复。

2. 基于运动控制理论的治疗技术

（1）运动学习治疗

运动学习治疗是一种结合神经科学、运动生理学和认知心理学的康复治疗方法，旨在通过特定的运动训练和重复练习，帮助个体改善运动功能、提高技能学习效率或恢复因疾病、损伤或发育障碍导致的运动能力受限。其中，代表性方法为运动再学习治疗，该方法是20世纪80年代初由澳大利亚物理治疗教授Carr J.H. 和 Shepherd R.B. 提出的一种针对脑卒中患者的运动疗法，把脑卒中患者运动功能的恢复视为一种再学习或再训练的过程，形成一套完整、系统、科学的脑卒中患者运动再学习训练方法[36]；基于神经可塑性，通过多模态反馈强化针对性训练，促进脑损伤后功能重组。

（2）强制性运动治疗（constrained-induced movement therapy，CIMT）

强制性运动疗法的理论基础是大脑的可塑性与功能重组。该方法结合日常生活能力训练，通过限制健侧上肢的活动，达到强制使用和强化训练患肢的目的[37]。其理论基础来自行为心理学和神经科学的研究成果"习得性失用"的形成及其矫正。

3.2.2.3 其他技术

包括淋巴引流术、有氧运动、心肺功能训练、医疗体操、呼吸训练、核心稳定性训练与悬吊训练等，其中呼吸康复是基本，可改善慢性意识障碍患者的肺功能，减少感染，加快脱机或拔管进程[38]。

3.2.3 手法治疗

手法是使用双手或单手来治疗疾病的方法，其定义或分类非常广泛，西方医学将传统骨科手法（包括来自北欧、巴黎、澳大利亚、北美等地的传统手法）、软组织手法（包括软组织松动术、肌筋膜松解术、肌筋膜激痛点治疗、拮抗松弛术等）和其他手法（高速复位手法、治疗性瑜伽等）统称为手法；而中华传统医学将正骨、推拿、按摩等用于治病或保健的，需要人手参与的方法统称为手法。

3.2.3.1 手法治疗范畴

物理治疗手法分中医、西医两类：中医推拿与按摩互通，多用于整体调理；西医手法可细分为三类，即按摩术（治软组织损伤）、关节松动术（缓解关节疼痛/活动受限）、推拿术（快速终末端手法，复位关节脱位/紊乱）。

3.2.3.2 常用技术

1. 关节松动术

关节松动术是康复治疗常用技术，治疗师在关节生理范围内通过被动运动调节振幅与速度，以缓解疼痛、恢复关节活动度，主要用于以疼痛及关节功能障碍为主要临床症状的神经肌肉骨骼系统疾病。主要体系包括Maitland、Kaltenborn及Mulligan，其中Maitland体系以科学规范的操作流程著称，强调分级施力与精准评估，临床疗效显著，成为全球应用最广的关节松动术。

（1）机制机理

关节松动术通过刺激本体、促进循环抑制疼痛，通过生理调节改善内环境、调节关节间隙、减轻压迫、阻断病理循环，无须强制复位。

（2）手法操作分级

关节松动术可分为四级：Ⅰ级——起始端小范围节律松动；Ⅱ级——无僵硬区大范围松动；Ⅲ级

——僵硬区大范围松动至终末端；Ⅳ级——牵伸僵硬区小范围松动至终末端[39]。

适应证：力学因素（非神经疾患）引起的关节疼痛、肌肉紧张及痉挛，可逆性关节活动降低，进行性关节活动受限，功能性关节制动等。

禁忌证：关节松弛或习惯性脱位，关节因外伤或疾病引起肿胀（渗出增加），关节的急性炎症，关节部位的恶性肿瘤或结核，未愈合的关节内骨折。

注意事项：治疗中应不断询问患者的感觉，根据患者的反馈来调节手法强度。治疗后如有轻微的疼痛多为正常治疗反应，通常在4～6 h后消失。

2. 中医推拿

中医推拿是以手法作用于人体体表特定部位或穴位，通过调节气血、疏通经络、平衡阴阳，达到防治疾病、保健强身目的的传统中医外治疗法。基于中医整体观与经络学说，通过推、拿、按、揉、点、拍等手法，刺激穴位与筋脉，改善局部血液循环，缓解肌肉紧张，调节脏腑功能，恢复机体阴阳平衡。

适应证：肌肉骨骼疾病（颈椎病、腰椎间盘突出、肩周炎、关节扭伤等）；内科疾病（消化不良、失眠、头痛、慢性疲劳综合征等）；儿科病症（小儿积食、夜啼、肌性斜颈等）；亚健康调理（免疫力低下、压力缓解、运动后恢复等）。

禁忌证：急性创伤（如骨折、脱臼、开放性伤口）、严重骨质疏松、恶性肿瘤、结核病活动期、皮肤感染、溃疡或出血倾向部位。妊娠期腹部及腰骶部慎用。严重心脑血管疾病或精神障碍患者禁用。

注意事项：需由具备资质的中医师或推拿师操作，避免盲目施力。力度适宜：手法需轻柔渐进，尤其对儿童、老年人及体质虚弱者。保持室温适宜，避免受凉，操作前后可辅以热敷增强疗效。个体差异：根据患者体质、病情调整手法与疗程，治疗后观察反应，出现不适及时停止。中医推拿通过摆动、摩擦等六类手法疏通经络、调理脏腑，尤擅治骨关节病。其手法强度依赖施术者经验。

3. 神经松动术

神经松动术基于神经解剖与动力学原理，通过牵伸/滑动调整神经张力，缓解卡压、改善血运及神经活动。神经松动术包括滑动神经松动术和张力神经松动术[40]。治疗需个体化评估，避免过度牵拉致继发损伤，骨折未愈、关节不稳或急性感染者禁止使用，神经松动术能够通过降低神经张力缓解疼痛[41]。

4. 肌肉松解术

肌肉松懈术是一种需要患者进行主动的、持续一定时间的肌肉收缩（等长收缩），从而放松关节处特定肌肉，以此来改善因肌肉紧张或短缩引起的关节活动范围受限的手法。临床多用于关节活动受限、软组织粘连、慢性疼痛、肌肉痉挛、姿势异常、神经卡压等[42-44]。骨折/脱位未愈、急性炎症/感染、恶性肿瘤、严重骨质疏松、脊髓压迫、开放性伤口、治疗区域严重水肿或皮肤破损禁用。

3.2.4 挑战与发展趋势

3.2.4.1 问题挑战

1. 主观性强

传统物理治疗技术（如关节松动术、推拿、肌力训练等）高度依赖治疗师的经验与手法熟练度，缺乏客观量化标准。例如，在关节松动术中，治疗师对关节活动范围的评估、施力强度及频率的选择多基于主观触诊与临床经验，不同从业者操作差异显著。手法操作缺乏实时生物力学反馈机制，易因力度不当引发关节囊损伤或软组织炎症，进一步加剧治疗风险。

2. 功能单一

传统理疗设备（如低频电刺激仪、超声波治疗仪、红外线热疗仪等）多采用预设的固定参数模式，无法根据患者的实时生理状态动态调节。以经皮神经电刺激为例，其刺激频率与强度常基于群体平均数据设定，难以匹配个体患者的疼痛阈值或神经肌肉激活特性，导致部分患者因刺激不足而疗效欠佳，或因过强刺激引发肌肉痉挛或皮肤灼伤。

3. 方案同质化

传统康复方案多基于疾病诊断的通用化模板设计，未能充分考虑患者的神经可塑性潜力、功能代偿模式及恢复阶段动态变化。例如，脑卒中后上肢功能康复常采用标准化的 Bobath 技术或强制性运动疗法，而忽视患者皮层重组速度、镜像神经元系统激活程度等个体差异，导致患者康复进程停滞。此外，静态评估工具（如 Fugl-Meyer 量表）无法捕捉神经重塑的动态特征，难以指导方案的实时优化，部分患者因"天花板效应"或"地板效应"错失最佳干预窗口。

4. 数据碎片化

传统康复诊疗中，患者功能评估主要依赖主观量表与离散时间点检测，缺乏连续性、多维度的数据支持。以步态分析为例，临床常通过目测或简易计时测试评估步行能力，而忽略步幅、足底压力分布、关节力矩等生物力学参数的精准采集，导致评估结果灵敏度不足。同时，数据管理多局限于纸质记录或孤立电子表格，无法整合影像学、电生理学及基因组学等多模态信息，阻碍基于大数据的预后模型构建与循证决策优化。

5. 患者参与度低

传统训练模式以被动式、重复性动作为主（如器械辅助抗阻训练、平衡台练习），缺乏趣味性与目标导向性设计，患者易产生倦怠感与抵触情绪。此外，传统模式忽视患者心理状态（如抑郁、焦虑）及社会环境（如家庭支持、经济负担）对康复的影响，导致生物－心理－社会医学模式难以落地。例如，缺乏虚拟现实或增强现实技术支持的训练场景，无法通过沉浸式体验提升患者的动机与认知参与，限制了神经功能重塑的深度与广度。

3.2.4.2 发展趋势

随着人工智能、机器人技术、虚拟现实及大数据等前沿科技的迅猛发展，神经康复领域正迎来一场深刻的智能化变革。传统物理治疗技术通过与高科技手段的深度融合，逐步实现了从"经验驱动"向"数据驱动"的转型，显著提升了康复训练的精准性、个性化程度及患者依从性。智能化技术的应用不仅能够动态优化治疗方案，还能通过多模态交互实现远程管理与实时反馈，为患者提供高效、便捷的康复服务。

1. 智能感知与动态调节

可穿戴设备与生物传感器的普及为实时监测患者生理数据提供了技术基础。例如，智能手环、柔性电子贴片等设备能够精准采集患者的运动轨迹、肌电信号、心率及血氧饱和度等参数，并通过人工智能算法分析数据特征，动态调整治疗参数。

2. 精准调控与靶向治疗

在神经调控技术领域，人工智能与影像导航的结合显著提升了治疗的精准性。此外，人工智能驱动的参数优化模型还可基于患者的个体差异（如脑网络连接特征、神经可塑性潜力），生成个性化刺激方案，缩短治疗周期。

3. 康复机器人辅助训练

康复机器人技术的突破有效解决了传统训练依赖人工、标准化不足的痛点。柔性外骨骼机器人能够模拟治疗师的关节松动手法，通过多自由度机械臂实现精准的被动-主动训练。

4. 虚拟现实与多模态交互

VR/AR技术的引入为神经康复注入了沉浸式体验与趣味性。通过构建虚拟超市、厨房等生活场景，患者可在模拟环境中完成抓取、行走、认知任务等训练，促进运动-认知功能的协同恢复。此外，AR技术还可叠加实时运动轨迹指导，帮助患者直观调整动作精度。多模态交互设计（如语音指令、手势控制）进一步提升了训练的社交互动性，缓解患者的心理抵触情绪。

5. 个性化模型与风险预测

基于大数据与生物力学建模的个性化康复方案成为研究热点。通过构建患者专属的肌肉骨骼数字孪生模型，系统可模拟不同训练强度下的关节负荷、肌肉激活模式及神经信号传递路径，预测康复过程中潜在的损伤风险。

3.3 作业治疗技术

3.3.1 治疗性运用活动

治疗性运用活动和活动分析是作业治疗师完成作业表现分析的核心技能[45]。治疗性运用活动包括日常生活能力训练、娱乐与休闲活动和职业康复三个部分。活动分析根据作业表现进行针对性地训练，再把活动融入日常生活中，以提高患者的功能水平，使其更好地融入生活[46]。

3.3.1.1 日常生活活动训练

1. 定义

日常生活活动（activities of daily living，ADL）的训练是一项综合整体的执行功能训练，分为基础性日常生活活动训练和工具性日常生活活动训练，主要包括进食、穿脱衣物、洗澡、修饰、上厕所、购物、做饭、家务处理等活动训练[47]。其目的在于尽快使患者能够安全独立地进行自理活动[48]。

适宜人群：病情稳定而日常生活活动受限的患者。

注意事项：病情不稳定或平衡能力和认知功能未达到上述要求的患者慎用。

2. 治疗方法

（1）基础性日常生活活动（basic ADL，BADL）

基本日常生活活动包括：居家转移、进食、穿脱衣物、洗澡、修饰、上厕所、基本的交流和个人卫生等；患者的日常生活活动能力常使用改良Barthel指数评定量表来进行评定。

①穿脱衣物训练：包括穿脱上衣、裤子、鞋子的训练等。

训练方法：布置环境、准备衣物和辅助用具；活动分析（如穿开襟上衣：将"上衣"里面朝外，衣领向上置于膝上；健手先帮助患手穿入袖口，健手再穿进衣袖；健手在患侧手的帮助下整理后襟并扣上纽扣）；安排合适难度的活动训练；根据患者表现，给予适量的帮助；安排课后作业；熟悉后，再完整完成穿衣活动。

②修饰训练：包括梳头、洗脸和口腔卫生清洁（刷牙、漱口）等的训练。

方法：同穿衣训练一样，活动变为洗漱活动。活动分析，如洗脸：将毛巾放入洗手台的水池中；打开水龙头，冲洗毛巾；拧干毛巾；擦脸；重复以上的步骤，直至将脸洗净。

③进食训练：进食活动训练包括饮水、进食固体/半固体食物等的训练。

训练方法：把餐具放在桌上；在餐桌旁坐稳，拿取餐具；让患者进行进食动作，分析进食动作缺失或错误情况；针对患者进食动作中的缺失或错误成分反复训练。

④转移训练：包括床椅转移、如厕等活动的训练。

训练方法：将轮椅置于患者健侧并与床夹角大约45°，移开脚踏板，刹住车闸；患者移向轮椅，健足稍前，患足稍后放置；健手抓住椅外侧的扶手，患者站起；利用健侧带动转动身体，移进轮椅；从轮椅转回床与上述步骤相反。让患者按照操作过程完成一次转移过程，分析其中出现的动作缺失或错误情况。

⑤洗澡训练

训练方法：准备洗澡换洗的衣物；转移到浴室；准备水；脱掉衣服；坐在浴椅上或移进浴缸里；淋湿身体，将沐浴乳或肥皂涂在健侧手上，再涂抹到患侧；擦洗身体；擦干身体；穿上衣服。

（2）工具性日常生活活动（instrumental ADL，IADL）

IADL包括使用电话、购物、做饭、家务处理、洗衣、服药、使用交通工具、处理突发事件以及在社区内的休闲活动等，这些活动需要使用一些工具才能完成。具体的操作方法与基本日常生活能力评估类似。

3. 注意事项

鼓励患者多用患手主动完成活动，把学会的技巧用于日常生活活动中。在训练前，治疗师应先评定患者与活动相关的其他功能水平，如动态坐位平衡水平、认知功能水平以及吞咽功能水平等。尽量在安全熟悉、真实、平衡稳定的环境下进行训练。注意患者安全防护，健手先试水温避免烫伤；浴室内放置防滑垫；避免切伤、割伤、烫伤、跌倒、扭伤；操作过程姿势和体位应正确。训练目标应由易到难，反复训练，必要时予以辅助。

3.3.1.2 娱乐与休闲活动训练

通过设计一些患者感兴趣的休闲、娱乐活动，主要包括书法、编织、插花、陶艺等，可以提高上肢与手的功能水平，帮助患者重塑信心。

适宜人群：各种身心疾病所导致娱乐休闲、社交活动受影响者，如脑卒中、脑外伤、脊髓损伤、烧伤、慢性疼痛、精神疾病等。

禁忌人群：病情不稳定、昏迷或有严重认知障碍不能合作者。

1. 治疗方法

使患者继续参与伤病前喜欢的娱乐休闲活动或培养新的兴趣爱好、探亲访友、聚会等而进行训练的技术。训练前，同ADL训练，先进行活动分析，再进行训练。

2. 注意事项

注意安全防护。分析患者活动中的缺失或错误的成分，予以反复练习及反馈。根据患者的需要和功能情况选择合适的活动，必要时需对活动进行调整。可选择在现实活动场所或真实社交场所搭建无障碍环境进行训练。

3.3.1.3 职业康复

1. 定义

职业康复是指综合地、协调地运用一系列的手段和措施，使身体或心理上有障碍的个体恢复或提升工作能力，其训练方法主要包括工作能力调适训练、工作能力强化训练以及工作模拟训练。

适宜人群：各种病、伤、残需重新工作并有工作潜力者。

禁忌人群：病情不稳定、意识障碍、严重认知障碍等不适宜从事训练或不宜再进行工作者。

2. 职业康复评定

职业评定全面考虑多种因素，以预测和规划合理的复工方案。功能性能力评估涵盖基本体能评估[49]、工作能力需求评估和职业能力评估[50]。

3. 治疗方法

（1）工作能力调适训练

通过肢体力量训练、心肺耐力训练、肌肉耐力训练、肢体柔韧性训练等方式提高康复期工人的基本体能。

（2）工作能力强化训练

采用分级方法，逐渐增加训练难度，以适应患者的恢复状况与实际工作密切相关的技能的进度和实际工作的要求。

（3）工作模拟训练

根据模拟参与者的工作岗位条件，进行模拟情境训练。多使用如工作样本、计算机或自动化工作模拟器、模拟工作站等工具和设备。

4. 注意事项

安全防护设施应准备齐全，工作台及工具符合人体工效学要求，在无障碍环境中进行训练。根据服务对象的工作需要和功能情况选择合适的活动，运动量适中，运动不应引起疼痛等特殊不适。

3.3.2 作业构成

作业构成是指以实现作业治疗的目标，对作业活动进行分解和分析后，所得到的各个组成部分或要素共同构成的一个完整的作业活动体系。其主要包括功能性作业活动、手功能、知觉功能、认知功能四个部分。作业治疗师通过不同的作业治疗技术、方法，来改善服务对象出现的功能性作业活动障碍、手功能障碍、知觉功能障碍以及认知功能障碍等。

3.3.2.1 功能性作业活动训练

1. 定义

功能性作业活动以帮助患者恢复或提高日常生活、工作、娱乐等方面的功能为目的，有针对性地选择和设计一系列作业活动。其包括生产性活动、手工艺活动、艺术活动、园艺活动、体育活动及娱乐活动。

2. 治疗方法

根据功能评定、需求评定及活动分析结果选择适合的功能性活动训练项目。规划好具体的功能性活动步骤，不同的娱乐活动步骤也不同，活动过程中治疗师进行评定、指导和反馈，必要时提供辅助器具或给予帮助，最后进行反馈与总结。

3.3.2.2 手功能训练技术

1. 定义

手功能训练技术是针对手部因创伤、疾病或发育障碍等原因导致的功能障碍，运用多种训练方法和工具，以恢复、改善或提高手部的运动、感觉、协调等功能，促进手部正常活动功能恢复，提高患者日常生活能力和工作能力的康复技术。主要包括灵活性训练、感觉训练、强制性使用训练及电脑辅助上肢功能训练等。

适宜人群：各种原因所致手部功能下降者，如脑卒中、手外伤等。

禁忌人群：病情不稳定、昏迷或严重认知障碍不能合作者。在感觉训练中，还包括活动性感染、弥漫性或器质性疼痛、开放性伤口、局部皮肤破损，感染者、心理问题引起的疼痛等患者。

2. 手功能评估

手功能评估技术用于评估个体手部的运动能力、力量、灵活性和协调性等，这种评估不仅包括对手的结构和功能的观察，还涉及特定的测试和量化指标，以合理评估手的整体功能状态。

（1）精细协调功能

采用撕纸试验、搭积木试验、画图试验、端球试验等方式进行测试，还可根据受检者的情况选择合适的专用评定工具：①Jebsen手功能评定系统；②Purdue钉板试验；③Minnesota操作评定系统；④Crawford小件灵活性评定系统。

（2）作业功能

评定与手相关的活动作业能力和日常生活活动能力的方法。包括改良Barthel指数评定量表评定，根据受检者的情况选择合适的专用评定系统：①Valpar工作范例评定；②Bennett手工具评定系统；③Carroll手功能试验；④Sollerman手功能试验。

3. 治疗方法

（1）灵活性训练

根据手功能评定和需求评定结果选择适合的灵活性训练项目，确定活动处方（包括活动内容、时间、速度等）再进行训练。常利用套环、串珠子、麻将或插钉板、拾起不同大小物体并放在容器内、双手打字等方式进行训练[51]。

（2）感觉训练

①脱敏治疗技术：它是一种通过反复、系统地训练，提高患者手部感觉阈值，从而降低异常敏感程度的治疗方法。

治疗方法：对于感觉过敏区域，可先采用不同触感的材料进行刷擦与轻拍，随着过敏反应的减弱逐步换用触感更强的材质；再将过敏部位放入不同触感级别的粒子中进行浸没刺激；同时使用可分级的音叉或电动振动器，先刺激过敏区域周围，再过渡到直接刺激该区域；此外还能通过按摩、敲击等方式对过敏区域施加刺激，并逐渐加大刺激量，以此帮助身体产生适应性和耐受性。

②感觉再教育技术：帮助患者重新学习、重新认识感觉信息，从而降低感觉阈值的训练方法。

治疗方法：可以运用冷、热、针刺、深压、材质辨别、触觉辨别、持续触压等多种手段，让患者配合执行"睁眼—闭眼—睁眼"的动作[52]；音乐疗法可通过聆听、演奏等方式调节情绪、缓解疼痛，辅助神经修复；本体感觉训练则分为两方面：一方面借助平衡板、平衡球等器械，或通过单脚、闭目站立开展平衡训练；另一方面通过被动活动患侧关节后，在健侧模仿活动对应位置，以提升关节位置的感知精度。

（3）强制性使用训练

强制性使用训练指限制健侧肢体，不断地重复使用和强化训练患肢[53]。

治疗方法：先制定训练处方，使用限制用手套（较大，不分指，不允许手部活动）或夹板限制功能较好手的活动；要求患者用功能相对较差的手完成日常生活活动；指导家属在日常生活中配合和监督，并确保患者的安全；保证一天穿戴限制性手套完成日常活动的时间不少于 5 个小时，仅在休息、洗澡、睡觉及影响安全的情况下解除健侧限制。

（4）其他治疗技术

包括手的力量训练、关节活动度训练、电脑辅助上肢功能训练等。

4. 注意事项

保障评定过程的安全性，尤其是手部肌腱、神经、骨关节损伤早期等。评定过程应时刻关注患者情绪变化，避免过度疲劳。评定应遵从无痛原则，不可加重疼痛或诱发新的疼痛。严格选择适应证。必须让患者及家属清楚训练过程并同意才能进行，根据患者需求和手部灵活情况，选择实用有趣的训练项目。

3.3.2.3 知觉功能训练技术

1. 定义

知觉功能是指人脑对直接作用于感觉器官的客观事物整体属性的反应能力。在感觉传导系统完整的情况下，大脑皮层联合区对感觉刺激的认识和整合出现障碍为知觉障碍。知觉障碍主要分为失认症、失用症、躯体构图障碍、空间关系障碍、单侧忽略。知觉功能训练技术是指运用特定的训练方法和手段，对患者的视觉、听觉、触觉、空间知觉、时间知觉等方面进行有针对性的训练，以恢复、改善或提高其知觉功能，增强患者对周围环境和自身的感知能力，提高其生活质量和功能独立性的康复技术。

适宜人群：患者相关结构无异常，但无法辨别和使用物品。

禁忌人群：意识障碍患者；病情不稳定者；有严重的认知障碍患者。

2. 评估技术

重点在于确定知觉障碍对日常作业活动的影响。

3. 治疗方法

（1）失认症的治疗技术

失认是指在感觉器官正常的情况下，由于大脑损伤，患者不能通过相应感觉感受和认识熟悉事物，但仍能通过其他路径识别该事物的一类情况。

①视觉失认的作业治疗[54]

通过反复鉴别各种常见物品、利用感觉和运动训练刺激对物品的认识、利用其他感觉能力代替或在物品上贴标签，以及融入日常生活训练改善视觉失认。

②触觉失认的作业治疗

通过刺激患者患侧肢体感受器、闭眼体会物品特征、用健侧帮忙感知，以及用质地鲜明物品替换等方式改善触觉失认。

③听觉失认的作业治疗

让患者辨别、模仿不同声音，或利用其他感官来提醒。

（2）失用症的治疗技术

失用症是指患者在无运动障碍、感觉障碍及共济失调等情况下，虽然能理解动作的目的和意义，却不能正确地执行或完成有目的的动作或行为的一种症状。

①运动性失用的作业治疗

特定动作前给予患者感觉刺激,给予暗示、提醒或教学,以及逐渐减少提醒,改用肢体提示训练。

②意念运动性失用的作业治疗

尽量让动作在无意识下进行,过程中可给予感觉刺激,增强动作输入,或者通过教学让其模仿,再逐渐减少教学次数。

③意念性失用的作业治疗

可以使用故事情节卡片,让患者完成排序组成故事,或者让患者按照系列动作完成活动,并说出活动的操作顺序,或简化日常活动步骤和加强单一活动反复训练。

④结构性失用的作业治疗

让患者临摹几何图形,也可多触及实体物品,或者将困难活动分解,道具按一定顺序摆好,再分开训练,最后进行综合性的训练。

(3) 单侧忽略的治疗技术

单侧忽略是指无法将注意力定向到对侧半间隙的刺激[55],这种缺陷不是感觉或运动功能受损导致的。评估方法包括 Albert 试验、字母删除试验以及临摹测验。在治疗与康复训练方面,可引导患者运用视觉扫描技术,通过划削作业、扫描作业训练,在训练、交流过程中多注重强化对患侧的利用。具体干预措施包括:让患者佩戴楔形棱镜、遮蔽病灶同侧眼,限制健侧上肢的活动,强迫患侧上肢的行为训练和密集活动训练、跨中线运动及空间性定向定位性训练。还可以在患侧区域用较为醒目的颜色标注提醒,改变房间内物品摆放位置等。

4. 注意事项

在进行作业治疗时应对患者进行全面的评估。训练要个体化,在治疗过程中根据患者的情况进行动态的调整。患者应在安全舒适的环境下进行治疗。治疗过程中,应做到循序渐进、多感官结合,避免疲劳。应给予患者心理支持。

3.3.2.4 认知功能训练

1. 定义

认知功能是指个体通过获取、处理和利用外部信息,以适应环境需求的基本功能。大脑处理、储存和运用信息的能力出现异常,导致个体在认知的一个或多个领域出现功能损害称为认知功能障碍[56]。认知功能障碍主要分为注意力障碍、记忆力障碍、执行功能障碍、定向力障碍和智力障碍。认知功能训练技术是对存在认知功能障碍或有认知提升需求的个体,进行有针对性、有计划地训练,以改善或提高其认知能力的一系列专业方法和手段。

适应证:脑萎缩、脑部炎症、阿尔茨海默病、缺血缺氧性脑病后遗症、中毒性脑病、脑瘫、老年变性脑病、脑血管性疾病、脑卒中、脑外伤等。

禁忌人群:不能配合训练者,如意识障碍、无训练动机者;不能耐受训练者,如病情严重、全身状况差等情况;不宜进行训练者,如病情不稳定者。

2. 评估方法

进行认知功能障碍评定时,患者必须意识清醒,能配合医务人员的指令,具有一定的言语理解和表达能力。评定环境应相对封闭,减少外界声音、行人等各种因素的影响。

(1) 意识状态评定

①意识状态的初步判断:根据意识障碍轻重的程度分三种(嗜睡、昏睡、昏迷),无论患者处于任何程度的意识障碍,均不适合进行认知功能的评定。

②格拉斯哥昏迷量表(Glasgow coma scale,GCS):GCS 总分为 15 分,最低分 3 分,8 分及以下为

重度损伤，9~11分为中度损伤，12分及以上为轻度损伤。低于8分提示有昏迷，高于9分提示无昏迷。

（2）认知功能障碍的筛查

①简明精神状态检查（mini-mental state examination，MMSE）

②蒙特利尔认知评估（montreal cognitive assessment，MoCA）

③认知功能筛查量表（cognitive abilities screening instrument，CASI）

3. 治疗方法

可采用的治疗技术有经颅直流电刺激（tDCS）、重复经颅磁刺激（rTMS）[57]、计算机辅助认知训练[58]、体感游戏联合高频rTMS、康复机器人联合传统手法、中医综合治疗、rTMS间歇性θ节律刺激、认知训练联合互动式头针、智能康复。当前，对认知功能的关注主要集中在空间定向、注意力集中、记忆保持及执行控制等关键领域。

（1）注意力障碍治疗技术

注意力障碍治疗技术是针对各种原因所致大脑及中枢神经系统障碍，进而引发注意的警觉、选择、持续等一个或多个成分功能异常所实施的训练。

①信息处理训练：利用患者感兴趣的游戏、示范活动和提供语言提示来吸引注意力，还可以通过患者喜爱的奖励强化注意力。

②以技能为基础的训练：让患者参与猜测游戏、删除作业，用秒表训练患者的时间感知，或者在噪声中训练患者按顺序或规律说出数字。

③综合性训练：根据患者的具体需求，设计日常生活场景中的注意力训练，如接待员的时间管理训练。

（2）记忆力障碍治疗技术

记忆力障碍治疗技术是针对记忆障碍所进行的，以提高记忆力或代偿记忆障碍为目的的训练技术。

①环境适应：保持环境的一致性，以减少对患者记忆的干扰。家用电器设计具有自动关闭功能的，确保电源和电线安全存放。使用绳索固定方式避免物品丢失。

②外在记忆辅助工具：利用记事本、备忘录、闹钟、手机等工具，辅助患者记忆日常生活信息。

③内在记忆辅助工具：引导患者将复杂任务分解，并通过重复练习来巩固记忆；逐渐增加回忆信息的时间间隔来强化记忆；通过预习、自我提问、阅读、陈述和检验来记忆信息；也可以使用图像法、关键词法、首字母缩略等方法。

（3）执行功能障碍治疗技术

执行功能障碍是指个体在高级认知功能，如计划、词语流畅性、工作记忆、反应抑制和定势转移等方面存在困难。执行功能障碍治疗技术包括以下几种。

①目标管理训练：训练内容包括自我指导策略、自我监控练习、认知技术、专注力练习、故事及经验分享和家庭作业。通过分解大任务为小任务，帮助患者专注于每个小目标，总结成功和失败的经验，提高目标意识和执行力。也可结合随机短信提示，帮助患者监控和完成每日目标。

②执行及解决问题的能力训练：包括手部动作转换训练、物品分类训练、数字排列训练、手动迷宫游戏和日常生活相关活动训练。

③镜像神经元疗法[59]：制作日常活动的视频，让患者观察并记住动作步骤，然后用运动想象来模仿视频中的动作。

④虚拟现实训练[60]：通过电脑模拟三维虚拟世界，提供多感官体验，如虚拟超市训练，以改善执行功能。

⑤体感游戏训练[61]：利用摄像头追踪和锁定关节，建立数字化骨架模型，分析运动方向和速度，以改善执行功能。

(4) 定向力障碍治疗技术

定向力障碍是指个体对时间、地点、人物等信息的混淆不清。

①现实定向疗法：引导其关注环境中的实时信息，帮助患者更好地理解当前的环境和情境。

②团体现实定向力疗法：在集体治疗中，治疗师与3~6名患者互动，通过布置含有现实信息的环境和交流互动，增强患者的定向力。

③认知刺激疗法：认知刺激疗法是一种心理社会干预，以小组形式进行，包括14次课程，每次45 min，持续7周。治疗中使用现实定向板辅助，并在每次课程开始时进行热身活动。

④个体认知刺激疗法：对于不能或不愿参与团体治疗的患者，这种疗法可以在家中进行在家属或朋友的帮助下，通过个性化的训练和互动，帮助患者改善定向力。

(5) 智力障碍治疗技术

成年人由于大脑受到损伤，使原来正常的智力受到损害，造成缺陷，这种情况称为痴呆。主要表现在记忆力、计算力、思维、语言、定向力减退，情感和行为障碍及人格的改变，独立生活和工作能力的丧失。

①生活能力的训练：早期以简单的日常生活活动训练为主。具体包括训练患者的日常生活起居，训练患者自己进食、穿衣、洗漱、如厕等。

②3R智力激发试验：回忆往事：通过回忆过去的事件和相关物体，激发患者的记忆；实物定位：激发患者对与其有关的时间、地点、人物、环境进行回忆；再激发：通过讨论、思考、推论激发患者的智力和记忆力。

③病房内的综合康复：痴呆病区内应设有各种康复训练室，组织患者集体参加各种康复训练。在康复病房内使用各种不同的颜色对各个区域进行标识，让患者通过颜色区分不同场所。

4. 注意事项

训练环境应从安静的环境开始，逐渐过渡到接近正常和正常环境。训练应由易到难，并记录训练情况。与患者及家属共同制定目标，让家属了解照顾技巧，并在非治疗时间督促和纠正患者的行为。治疗师应帮助患者了解自身障碍，注意正面引导，提高自信心和训练欲望。

3.3.3 环境改造

环境改造是一种在完成环境评定后，依据服务对象的能力和康复目标，对其居住环境进行优化布置与结构调整的技巧。环境改造主要包括居家环境改造、社区环境改造、工作环境改造三个部分。作业治疗师通过对环境的改造，满足人们在生活、工作、学习等方面的需求，促进个体的发展与健康，提高生活质量和幸福感。服务对象为即将出院，并经环境评定确定需要对居住环境进行改造的患者。

在改造前，务必确保有充分的理由，并与服务对象充分沟通，再制定详细的改造方案。若环境改造涉及当地物业、行政管理部门的审批和手续，应遵循相关规定获得批准后再实施改造方案。在进行环境改造时，要充分尊重服务对象的文化、宗教背景等因素，确保改造方案符合其个人偏好和需求。

3.3.3.1 居家环境改造

1. 定义

居家环境改造是指对住宅空间进行必要的调整和优化，以满足特定人群（如老年人、残疾人等）或特定需求（如无障碍通行、舒适生活等）的居住要求。

2. 改造策略

居家环境改造策略遵循以下流程以确保改造的有效性和适应性。

①环境与功能状况综合评定。

②环境改造的阶梯式分析：调整活动内容，适应现有环境条件重新布置物品位置；使用辅助器具，简化或替代某些活动；对物理结构进行改造。

③改造完成后，对需要训练的使用者进行环境适应训练，最后定期随访，及时采取调整和优化措施[62]。

3. 无障碍改造要求

家庭环境改造是指结合患者家庭经济条件、实际家庭环境进行个体化改造。内容包括：选择合适的轮椅；清除室内台阶与门槛，清理妨碍过道通行的杂物；改造推拉门窗，设关门把手；调整坐便器高度 0.45 m，两侧设高度 0.7 m 扶手；水龙头改造为单杠杆龙头，调整毛巾架、置物架高度，安装防跌扶手。

3.3.3.2 社区环境改造

1. 定义

社区环境改造指对社区环境场所的安全性、可进出性、物件的可获得性、使用者在实际情形中的作业表现等方面进行评定和资料收集，并根据评定结果制定物理环境改造方案的过程。

2. 改造策略

可以从健康教育、社区资源利用、功能训练与技巧性训练、活动调整、辅助器具的使用、物理环境改造六个方面进行改造。

3. 无障碍改造要求

设计和安装缘石坡道，关注人行横道与交通体验，在公共空间中配备必要的安全设施。

3.3.3.3 工作环境改造

1. 定义

对受检者的工作环境进行评估，涵盖安全性、出入便利性、人体工学以及在实际工作情境中的表现等方面，并进行相关资料的收集与分析[63]。

2. 改造策略

主要包括开展健康教育、功能训练与技巧性训练、工作调整、辅助器具应用、物理环境改造等。

3. 无障碍改造要求

合理规划物料存放；调整工作量、任务难度和优化工作程序，减少工作疲劳；适时引入辅助工具或设备；根据人体工效学原理，对工作场所的物品和工具进行适当的调整或改造，以适应患者的身体条件。

3.3.4 挑战与发展趋势

3.3.4.1 问题挑战

我国作业治疗自 19 世纪 80 年代引入后，已形成以任务导向训练、环境改造为核心的传统干预体系。随着智能传感、机器人等技术的发展，智能化转型在运动功能重建、认知康复等领域取得突破性进展，但在临床转化中仍面临多模态数据融合困难、人机交互安全性不足、治疗标准化与个性化矛盾等核心问题。

1. 评估体系的精确性与全面性不足

工具局限，多模态数据（肌电、运动轨迹、认知负荷）整合能力弱，无法解析代偿机制。如：脑卒中患者上肢功能评估中，表面肌电与关节角度数据的时空错位误差达 23%。作业治疗评估访谈、问询类量表居多，无法进行数据的整合。例如，患者的作业需求量表、活动表现、职业能力的评估等，大多需要患者或治疗师的描述，主观意愿强，差错率高。动态监测缺失，依赖单次诊室评估，缺乏真实生活场景的连续追踪（如居家烹饪时的平衡控制变化）。老年患者跌倒风险预测仅基于静态平衡测试，忽略环境干扰因素（如地面湿滑、照明不足等）。

2. 康复资源可及性与连续性缺陷

地域资源失衡，基层机构仍以传统手法为主，疗效差异扩大数倍。农村地区家庭康复指导覆盖率极低，患者功能退化风险升高。全周期管理断裂，急性期-恢复期-社区康复转介机制缺失，大部分患者出院后训练中断。

3.3.4.2　发展趋势

在作业治疗技术领域，传统康复治疗技术结合人工智能、机器人、大数据和虚拟现实等高科技，让治疗方式和内容更丰富、更趣味。以下是智能化趋势的关键应用方向以及具体实践。

（1）智能评估与监测技术

通过摄像头或传感器捕捉患者的动作轨迹，对动作轨迹进行分析并实时反馈训练效果。也可穿戴设备或传感器实时采集心率、呼吸频率、脑电波等数据，结合机器学习算法分析患者状态，也可开发混合评估系统，使用 AI 算法，打造智能家居改造系统，通过环境感知网络自动监测跌倒风险，实现居家环境动态功能监测。建立"动作质量-能量消耗-环境风险"三维评估模型。

（2）柔性机器人技术的临床突破

通过使用智能义肢，利用传感器实现更自然的运动控制。如哈佛大学研发的一款柔性外骨骼 Soft Exosuit，重量仅 4.5 kg，能够有效助力效率提升，通过脑机接口控制型外骨骼实现意念驱动；还配备有气动驱动式手套提供精度触觉反馈，使用 3D 打印定制化关节支具；用刚度梯度变化设计，机器人可辅助上肢运动训练，结合虚拟现实提升患者参与度。

（3）推动分层干预体系

在基层机构推广低成本适应性技术（如弹性绷带改造日常用品）；在高端医疗中心可开展数字疗法与机器人辅助技术实现精准康复。构建全周期管理网络，打通"医院-社区-家庭"数据链，利用 5G＋AR 技术实现远程实时指导。推动医保覆盖智能康复项目，降低患者经济负担。

（4）数据驱动与个性化治疗

利用 VR 技术模拟日常生活场景，整合患者病史、影像数据、训练记录等，通过机器学习预测康复效果并推荐个性化方案；使用家庭康复数据云平台实现异常参数预警。强化本土化创新，研发适配中国文化场景的评估工具（如广场舞动作分析评估平衡功能）；建立宗教习俗敏感型康复指南，训练跨文化沟通能力。

3.4　言语与吞咽治疗技术

3.4.1　失语症治疗

1. 定义

失语症是一种因大脑损伤引起的获得性语言障碍，患者主要表现为口语表达、听觉理解和阅读、书写能力损失。失语症多数由脑卒中或脑外伤引起，有时也可由脑肿瘤、阿尔茨海默病等其他中枢性神经损伤引起[64]。言语症状包括听理解障碍、口语表达障碍、阅读障碍、书写障碍。主要类型包括运动性失语、感觉性失语、传导性失语、经皮质运动性失语、经皮质感觉性失语、经皮质混合性失语、完全性失语、命名性失语。

2. 评定方法

①国内常用的失语症检查法包括汉语标准失语症检查[65]、汉语失语成套测验。

②国际常用的失语症检查法包括波士顿诊断性失语症检查、日本标准失语症检查、西方失语症成套测验[66]、Token 测验。

3. 治疗方法

（1）Schuell 刺激法[67]（见表 3-1）

表 3-1 失语症 Schuell 刺激疗法的主要原则

刺激原理	说明
利用强的听觉刺激	是刺激疗法的基础，因为听觉模式在语言过程中居于首位，而且听觉模式的障碍在失语症中也很突出
适当的语言刺激	采用的刺激必须能输入大脑，因此，要根据失语症的类型和程度，选择适当的控制下的刺激。难度上要使患者感到有一定难度但尚能完成为宜
多途径的语言刺激	多途径输入，如给予听刺激的同时给予视、触、嗅等刺激（如实物），可以相互促进效果
反复利用感觉刺激	一次刺激得不到正确反应时，反复刺激可提高其反应性
刺激应引出反应	一项刺激应引出一个反应，这是评定刺激是否恰当的唯一途径，它能提供重要的反馈而使治疗师能调整下一步的刺激
正确反应要强化，及时修正刺激	当患者对刺激反应正确时，要给予鼓励和肯定（正强化）。在得不到正确反应时，可能是由于刺激方式不当或不充分，要修正刺激

（2）以改善日常生活交流能力为目的的治疗方法

①交流效果促进法：是一套以增进沟通效果，帮助语言交流障碍者提高交流能力和效果的方法。

②功能性交际治疗：采用专门针对功能性交际方面的治疗手段，辅助失语症患者更好地恢复语言运用能力。

③小组治疗及交流板的应用：通过组织小组互动训练，搭配交流板（可视化沟通工具），营造真实交流情境，强化患者的沟通与社交能力。

（3）不同语言模式、不同程度的训练课题（见表 3-2）

表 3-2 不同语言模式的训练课题

语言模式	障碍程度	训练课题
听理解	重度	单词与画或文字匹配，是非反应
	中度	听短文做是非反应，正误判断，执行口头指令
	轻度	在中度基础上，理解更长、内容更复杂（新闻理解等）的文章
读理解	重度	画和文字匹配（日常物品、简单动作）
	中度	情景画与动作、句子、文章匹配，执行简单书写命令，读短文回答问题
	轻度	执行较长文字命令，读长篇文章（故事等）后提问

续表

语言模式	障碍程度	训练课题
说话	重度	复述（音节、单词、系列语、问候语），称呼（日常用词、读单音节词）
	中度	复述（短文），读短文，称呼，动作描述（情景画、漫画说明）
	轻度	事物描述，日常生活话题的交谈
书写	重度	姓名、听写（日常生活物品单词）
	中度	听写（单词、短文），书写说明性内容
	轻度	听写（长文章）、描述性书写、日记
其他		计算练习、钱的计算、写字、绘画、写信、查字典、写作、利用趣味活动等

（4）按失语症类型选择治疗课题（见表3-3）

表3-3 不同类型失语症训练重点

失语症类型	训练重点
命名性失语	口语命令、文字称呼
Broca失语（表达性失语）	构音训练、文字表达
Wernicke失语（感觉性失语）	听理解、会话、复述
传导性失语	听写、复述
经皮质感觉性失语	听理解（参照Wernicke失语训练）
经皮质运动性失语	参照Broca失语训练

（5）语言治疗软件训练

随着智能康复技术的迅速发展，将针对语言和沟通障碍的患者，采用专业的语言训练方法，结合新型语言治疗软件，帮助患者恢复语言表达能力（具体内容详见本书第五章）。

4. 注意事项

第一，通过语言功能、认知功能、心理状态等多方面评估，精准了解患者失语症类型、程度及可能影响治疗的因素，制定个性化方案；第二，掌握患者既往病史、基础疾病等，如有癫痫病史的患者，治疗时要避免刺激强度过大诱发癫痫；第三，与患者及家属沟通，向他们解释治疗目标、过程、可能效果和困难，使其做好心理准备，积极配合；第四，治疗室应安静、舒适、光线充足，减少干扰，让患者集中注意力；第五，依据患者耐受程度和病情调整治疗强度与时间，初期每次30～45 min，每天1～2次，随患者适应逐渐增加；第六，避免疲劳，若患者出现疲劳或注意力不集中，应及时休息；第七，根据失语症类型和程度选择合适方法，如表达性失语以口语表达训练为主，感觉性失语侧重于理解训练。同时，要多样化，结合听说读写及手势、图画等交流方式，激发患者兴趣和积极性。

3.4.2 言语失用治疗

1. 定义

言语失用症（apraxia of speech，AOS）是一种神经系统疾病导致的运动性言语障碍，影响大脑与规划产生言语的运动序列相关通路，其特征是无法协调产生言语所需的顺序和发音运动，并发失语或构音障碍，也可单独存在[68]。主要特征包括发音错误、不一致性、语音序列困难、启动困难、节奏异常、肌肉无力等。主要类型有获得性言语失用、发育性言语失用。

适应证：卒中、脑外伤、脑肿瘤或神经退行性疾病等。

禁忌证：严重认知障碍、严重听力损失。

2. 评定方法

言语失用评价表主要通过观察患者的自发语表现，结合特定的言语任务测试，对患者的言语失用情况进行量化评估，见表3-4。

表3-4 言语失用评价

元音顺序（①②③要说五遍）	观察指标
①（a-u-i）	正常顺序
	元音错误
	摸索
②（i-u-a）	正常顺序
	元音错误
	摸索
③词序（复述爸爸、妈妈、弟弟）	正常顺序
	元音错误
	摸索
④词复述（啪嗒洗手、你们打球、不吐葡萄皮）	正常顺序
	元音错误
	摸索

3. 治疗方法

（1）治疗原则

治疗应集中在异常的发音上，视觉刺激模式是指导发音的关键，建立或强化视觉记忆，向患者介绍发音部位和机制以指导发音。

Rosenbek八步训练法[69]：第一步，在视觉（口型）+听觉刺激下，患者同步跟读；第二步，呈现视觉刺激，让患者复述；第三步，在听觉刺激，让患者复述；第四步，在听觉刺激5秒后，再复述；第五步，利用文字刺激，让患者进行朗读；第六步，除去文字刺激后，让患者说出上一步朗读的目的词；第七步，提问后引导患者自发回答；第八步，引导患者在设定的游戏规则的情境下交流。

（2）针对言语失用症患者的语音序列障碍

Dabul与Bollier提出了下列治疗步骤。

①掌握单个辅音，标准是在20次发音尝试中，有18次发音位置正确。只有当特定的语音已掌握，才能进行下一步的训练。

②将掌握的辅音与元音/a/一起发，连续重复60次，并能在15秒内完成，可进行下一步训练。

③一旦患者对基本词汇形成稳固的发音位置，就可以尝试发困难词的单音，然后把这些分离的语音合成音节和词。

4. 注意事项

及时给予患者关于发音准确性、韵律等方面的反馈，使用正面、鼓励性的语言，如"这个音比上次清晰多了，继续加油"，同时通过配合示范和手势等直观方式，帮助患者理解。充分利用视觉、触觉等多感官刺激辅助治疗，如让患者看口型变化、触摸发音时的面部肌肉运动等，但要注意刺激的强度和频率，避免过度刺激引起患者不适。控制好治疗节奏，给患者足够的时间尝试发音和调整，不要急于求成。每个发音或任务可重复多次，确保患者掌握后再进入下一环节。

3.4.3 语言发育迟缓治疗

1. 定义

语言发育迟缓是指在发育过程中，儿童语言发育没有达到与其年龄相应的水平，但不包括由听力障碍引起的语言发育迟缓及构音障碍等其他语言障碍类型。言语特征包括语言理解困难、语言表达困难、社交沟通障碍、发育里程碑延迟、注意力缺陷、学习困难或行为问题等。主要类型分为表达性、感受性、混合性语言障碍，以及特定性语言障碍等。

适应证：语言理解或表达明显落后、社交沟通困难、语言理解困难、语言表达困难、特定性语言障碍等。

禁忌证：严重听力损失未矫正、急性疾病或感染、严重认知障碍等。

2. 评定方法

首诊时，应采集相关病史，排除其他原因导致的语言障碍；尽早发现并确定儿童是否存在语言发育迟缓及其程度和类型。目前常用的方法有如下四种。

（1）听力检查

鉴别是听力还是注意力障碍的问题，根据儿童年龄和发育情况选择检测方法。

（2）发育里程评定法

该方法又称为"发育里程碑评估法"，是通过评估儿童在特定年龄阶段所表现出的各种能力和行为，来判断儿童的生长发育是否正常。

（3）功能发育量表评定法

丹佛发育筛查法、Gesell发育量表、Bayley婴儿发育量表、韦氏学龄儿童智力检查修订版、韦氏学龄前儿童智力量表、构音障碍检查等。

（4）语言发育迟缓评价法

此方法从"符号形式与指示内容关系""促进学习有关的基础性过程"和"交流态度"三方面进行评定，进而对儿童的语言障碍进行诊断、评定、分类，并进行针对性的治疗。

3. 治疗方法

（1）注意力和记忆力的训练：听觉注意训练、视觉注意训练、触觉注意训练、注意的保持与记忆训练。

（2）交流态度与交流能力的训练：对视游戏训练、交往训练与交往能力提升训练。

（3）语言符号与指示内容关系的训练。

①第一阶段训练：事物的基础性操作。刺激儿童对外界的事物进行某种操作，并观察操作引起的变化过程，训练内容从单一的触摸、抓握等简单动作，发展到复杂的敲、拿和放置等动作。

②第二阶段训练：事物基础概念的训练。训练内容包括：通过模仿让儿童懂得身边日常用品的用途；匹配训练：以事物的形式特性为基础的操作性课题，如将两个以上物品放到合适的位置；选择训练：以功能特性为基础的操作性课题帮助儿童认识事物的特性和用途，建立事物类别的概念。

③第三阶段训练：本阶段的儿童处于事物的符号形式形成阶段。训练顺序：符号形式获得→语言理解→语言表达。训练方法有手势符号的训练、情景手势符号的训练、手势符号促进语言符号的训练、语言符号的理解训练、语言符号的口语表达训练、扩大词汇量的训练。

④第四阶段训练：两词句的语句训练。训练语句形式包括：主语＋谓语（主谓结构）；谓语＋宾语（动宾结构）；大小＋事物；颜色＋事物。三词句的语句训练，训练语句形式包括：主语＋谓语＋宾语；大小＋颜色＋事物。

⑤第五阶段训练：语句的顺序关系与规则、语句的逻辑关系能力的训练。训练语句形式包括：谁追谁；谁被谁追。训练程序：明确显示句子的内容—排列句子成分的位置及方位关系—进行语句的表达训练，并在生活的应用及泛化。

（4）文字训练

包括文字字形的辨别训练、文字符号与字义的结合训练、文字符号与音声符号的结合训练、文字符号与意义以及声音的构造性对应的结合训练、文字符号的辅助作用与文字训练、代偿性交流训练。

（5）语言环境与儿童语言发育

对于语言发育迟缓的儿童，单纯依靠语言训练是达不到预期效果的，语言训练的内容必须在语言环境中实践，因此家庭的环境也是非常重要的。

3.4.4 构音障碍治疗

1. 定义

构音障碍是指构音器官先天性和后天性的结构异常，以及发音相关的中枢神经、周围神经或肌肉疾病导致的一类言语障碍的总称。言语特征包括完全不能说话、发声异常、构音异常、音调和音量异常、吐字不清，严重者完全不能发音。主要分类为运动性构音障碍、器质性构音障碍和功能性构音障碍等。

适应证：脑卒中（中风）后恢复期、脑外伤、多发性硬化、帕金森、脑肿瘤、肌无力、先天性构音器官结构异常等。

禁忌证：脑卒中急性期（发病72 h内）、颅内出血未控制、癫痫频繁发作、严重心肺功能不全或全身感染未控制、重度痴呆、昏迷、谵妄状态、肌萎缩侧索硬化症晚期、多系统萎缩晚期、肌肉萎缩严重且无代偿等。

2. 评定方法

（1）中国康复研究中心构音障碍评定法

①构音器官的评定，评定方法包括：在观察安静状态下构音器官的同时，通过指示和模仿，使其做粗大运动并对部位、形态、程度、性质、运动速度、运动范围、运动肌力、运动的协调性等方面作出评价。

②构音评定，评定方法包括会话、单词检查、音节复述检查、文章水平检查和构音类似运动检查。

（2）弗朗蔡（Frenchay）构音障碍评定法

该评定法由英国弗朗蔡医院的Pamela博士编写，通过反射、呼吸、唇、下颌、软腭、喉、舌、言语8大项和28细则来评价构音器官运动障碍的严重程度。

（3）语音清晰度测试

从听者角度获得讲者语音信号的清晰程度。脑卒中后构音障碍患者构音器官运动功能与清晰度

(SI）相关，构音器官运动功能越好，语音清晰度越高。

3. 治疗方法

（1）放松训练训练方法

取放松体位，闭目，精力集中于放松的部位片刻后再放松。如可以做双肩上耸，保持，然后放松。

（2）呼吸训练

重度构音障碍患者呼气往往短而弱。呼吸训练可采取的体位有：仰卧位平静呼吸、过渡状态平静呼吸、坐位平静呼吸、站立位平静呼吸等。

（3）构音器官训练

口唇（噘嘴咧嘴、紧闭吹气、唇齿接触分离）、舌部（伸舌缩舌、左右摆动、上下运动、舌尖绕圈）、下颌（开合、左右及前后移动）、软腭（打哈欠、发"啊"音）训练。

（4）发音训练

①引导发音训练：从元音（如 a、o、u）开始，逐步过渡到辅音（如 b、p、f），再到练习连音（如"s…a，s…u"）音节、词语、句子。

②对伴有口颜面失用和言语失用的患者：言语治疗师画出口形图，告诉患者舌、唇、齿的位置以及气流的方向和大小，以纠正口颜面失用。嘱患者模仿治疗师发音，包括汉语拼音的声母、韵母和四声。

③减慢言语速度：利用节拍器由慢到快发音，可增加言语清晰度。

④音辨别训练：首先要让患者能分辨出错音，可以通过口述或放录音，也可以采取小组训练的形式，由患者说一段话，进行纠正。

⑤克服鼻音化训练：可采用引导气流通过口腔的方法进行训练①让患者两手掌放在桌面上向下推或两手掌放在桌面下向上推，在用力的同时发"啊"音②发舌根音"卡"。

⑥克服费力音的训练：让患者处在一种很放松的打哈欠状态时发声，理论是打哈欠时可以完全打开声带而停止声带的过分内收。

⑦韵律训练：可借助电子琴等乐器让患者随音的变化训练音调和音量，借助节拍器让患者随节奏发音，纠正节律。

⑧音节折指法训练：患者每发一个音，健侧一个手指掌屈，音速与屈指的速度一致。通过自身的本体感觉及视觉，建立较好的反馈通路，以自主控制说话。

⑨口部肌肉训练：口腔感知觉障碍治疗有冷刺激、热刺激、食物刺激法、视觉反馈刺激等。口腔运动障碍治疗有下颌运动治疗、唇运动治疗和舌运动治疗等。

⑩非言语交流方式的利用和训练：手势语、画图、交流板或交流手册。

4. 注意事项

强化正确发音：患者发音正确时，及时给予正面反馈，通过重复练习巩固正确发音模式；避免疲劳：每次训练时间建议为 20～30 min，根据患者情况适当调整。

3.4.5 吞咽障碍治疗

1. 定义

吞咽障碍是指不能安全有效地将食物由口腔输送到胃内，以取得足够营养和水分，由此产生的进食困难[70]。主要特征包括流涎、呛咳、发热、音质改变、体重减轻、痰液增多、吸入性肺炎、下咽无力感、食物残留、食物反流、食管阻塞感。按原因分类可分为神经原性、结构性、精神性吞咽障碍；按发生的部位分类可分为口腔期、咽期、食管期吞咽障碍。

适应证：脑卒中、脑外伤、帕金森病、多发性硬化症、肌萎缩侧索硬化症、头颈部肿瘤、放射治疗、重症肌无力、多发性肌炎等。

禁忌证：昏迷状态或意识尚未清醒；对外界刺激迟钝，认知严重障碍；吞咽反射、咳嗽反射消失或明显减弱；处理唾液能力低，不断流涎，口部功能严重受损等。

2. 评定方法

进食评估问卷调查（eating assessment tool-10，EAT-10）、反复唾液吞咽试验、洼田饮水试验[71]、改良饮水试验、染料测试。

3. 治疗方法

（1）口腔器官运动训练：口腔体操、口腔器官被动（主动、抗阻）运动

（2）口腔器官感觉训练：深层咽肌神经肌肉刺激、深浅感觉刺激、K点刺激

（3）咽喉部功能训练

①咽部功能训练：Maseko吞咽训练法、Shaker训练法[72][73]。

②喉部功能练习：发声笛训练、嗓音训练、舌-喉复合体训练。

（4）味觉和嗅觉训练：黑胡椒刺激、薄荷脑刺激

（5）气道保护训练：声门上吞咽法、超声门上吞咽法、门德尔松法、用力吞咽法

（6）摄食训练

①躯干姿势：坐位姿势、半坐卧位（头部维持在30°以上）、健侧卧位

②头部姿势：由于吞咽障碍的类型、严重程度不同，应先在吞咽造影检查时观察有效的吞咽姿势再选择针对性的姿势进行进食训练[74]，主要方法有空吞咽与交互吞咽、侧方吞咽、点头样吞咽、转头吞咽、低头吞咽等。

（7）神经肌肉低频电刺激

定义：神经肌肉低频电刺激治疗是使用针对吞咽障碍治疗的电刺激器，经过皮肤对颈部吞咽肌群进行低频电刺激，帮助维持或增强吞咽相关肌肉的肌力，并通过增强肌力和提高速度来改善吞咽功能。

治疗参数：该吞咽障碍电刺激仪器属低频电刺激范畴，其刺激参数为双向方波，波宽700 ms；输出强度0～15 mA，频率为变频固定，有固定通断比，使用专用体表电极，电极在颈、面部放置，有四种方法可供选择。治疗仪的输出波形虽为双向方波，但在正负半波（各为300 ms）之间有100 ms的间歇。这种输出波形与常用的低频电疗有明显不同。

适应证：各种原因所致神经性吞咽障碍；头、颈、肺癌症术后引起的面、颈部肌肉障碍。

禁忌人群：①严重痴呆并不停说话的患者（持续说话会导致经口摄食试验期间误吸）；②由于使用鼻饲管而严重反流的患者（此类患者易反复发生吸入性肺炎）；③药物中毒所致吞咽困难的患者（药物中毒的患者经口摄食试验期间可发生误吸）；④不能直接在肿瘤或感染区域使用，刺激会导致局部代谢率增加，加重病情；⑤带有心脏起搏器的患者慎用；⑥带有其他植入电极的患者慎用（包括埋藏式复律除颤器），电流可干扰其信号，导致功能紊乱；⑦不要在主动运动禁忌处使用；⑧癫痫发作患者慎用；⑨不能直接在颈动脉区域使用电刺激，否则可导致血压波动。

（8）球囊扩张术

定义：球囊扩张术是通过间歇性牵拉环咽肌激活脑干与大脑的神经网络调控，恢复吞咽功能的一

项技术。该技术用适当号数球囊导管,经鼻腔或口腔自上而下插入,通过环咽肌后注入适当水量,注水量的大小改变球囊直径,分级扩张操作更方便,安全性高[75]。

适应证:①神经系统疾病导致的环咽肌功能障碍、吞咽动作不协调,咽部感觉功能减退而导致的吞咽反射延迟;②头颈部放射治疗导致环咽肌纤维化,以及头颈癌症术后瘢痕增生导致的食管狭窄。

禁忌人群:①鼻腔、口腔或咽部黏膜不完整或充血严重、出血者;②呕吐反射敏感或亢进者;③头颈部癌症复发者;④食管急性炎症期;⑤未得到有效控制的高血压或心肺功能严重不全者;⑥其他影响治疗的病情未稳定者。

注意事项:①扩张前须做内窥镜检查,以确认舌、软腭、咽及喉无进行性器质性病变;②插管前可用棉签蘸1%丁卡因插入鼻孔以进行局部黏膜麻醉,降低鼻黏膜的敏感性,防止因移动导管时导致的鼻黏膜处疼痛、打喷嚏等不适,影响插管进程;③雾化吸入扩张后,可给予地塞米松+α-糜蛋白酶+庆大霉素雾化吸入,防止黏膜水肿,减少黏液分泌。

(9)针灸治疗

常取腧穴如天突、廉泉、丰隆,采用针灸、电针治疗都可兴奋咽喉部肌肉,防止肌肉失用性萎缩。多项研究结果提示表明:针刺对脑卒中后吞咽障碍有改善作用,针灸联合其他康复治疗的疗效较好,可提高患者的生活质量[76]。

(10)辅助器具口内矫治

口腔辅助器具适用于舌、下颌、软腭等器质性病变的手术治疗,以及口腔器官有缺损或双侧舌下神经麻痹导致软腭上抬无力,影响吞咽功能的患者,可用腭托等代偿,这些辅助器具需要与口腔科合作制作。

(11)手术治疗

环咽肌切断术、咽瓣形成术、会厌重塑、喉部悬吊、喉气管分离术、下颌骨固定或舌骨固定术等。

4. 注意事项

培养患者良好的进食习惯,做到定时、定量,端坐位进食。注意做好应对呛咳、误吸、血氧下降等情况的应对措施。

3.4.6 挑战与发展趋势

3.4.6.1 问题挑战

我国言语康复医学早期主要依赖传统发音训练、口部运动练习及简单语言刺激,受限于当时语言病理学理论薄弱和技术手段匮乏,康复效果有限。随着医疗体系改革与科技进步,该领域逐步引入现代语言学理论和智能技术,取得显著进展。然而目前在言语康复领域还存在以下一些问题。

1. 评估主观性强

临床仍依赖人工听辨和量表评分(如汉语失语症检查法),缺乏客观化、智能化的评估设备(如声学参数自动分析系统),导致误差风险高,尤其在方言区(如粤语)的语音障碍评估中标准化难度更大。

2. 康复方案同质化

训练多采用通用模板(如单词重复、句子仿说),未充分考虑病因差异及患者语言认知特点,难以实现精准干预。现有方法多集中于口部肌肉训练或传统干预,对大脑语言皮层的深层刺激技术(如神经调控)应用有限。例如,自闭症儿童的语言康复常陷入机械模仿的困境,难以实现语义理解能力的提升。

3. 语音生成调控技术待突破

现有设备（如电子喉、言语矫治仪）多基于固定参数调控，对舌、唇、声带协同运动的动态适配能力不足，且缺乏神经生理层面的靶向干预（如非侵入性脑刺激的精准定位）。

4. 多学科数据整合与协作机制不完善

言语康复涉及神经学、心理学、语言学等多学科数据，但缺乏统一的数据标准与共享平台，导致信息整合困难，个性化干预的水平有限。例如，脑卒中患者的语言恢复需结合神经影像与行为数据，但现有技术难以实现跨维度分析。此外，言语康复医学与心理学、教育学等领域的协作不足，如吞咽功能训练与语言能力提升的协同性未被充分挖掘。

5. 居家康复管理体系薄弱

患者出院后缺乏连续性支持，远程康复平台普及率低，家庭随访多停留于电话问询，无法实时监测患者语言功能变化（如词汇量波动、语法错误复发），导致康复效果易反弹。

6. 隐私与伦理问题

语音数据的采集与分析设计患者隐私，德国马克思·普朗克研究所（简称马普所）2025年的实验显示，通过10 min康复语音可重构个人声纹模板，语音生物特征可能被反推识别身份，现有的系统语音生物特征库的加密存储标准尚不统一，可能引发法律纠纷。

3.4.6.2 发展趋势

在医疗健康产业持续演进的当下，患者对言语康复服务的需求呈现出显著增长态势，与此同时，疾病种类的多样化与病情复杂程度的提升，为言语康复领域带来了前所未有的挑战。在言语康复技术沿着智能化路径持续发展的进程中，其在实际临床应用场景中的拓展以及应对技术瓶颈的突破等方面，有以下几个关键方向亟需予以重点关注并深入探究。

1. 多模态融合

整合眼动追踪（阅读障碍评估）、手势识别（手语转化）构建全息康复场景。强化个性化人工智能算法：利用机器学习整合病因、分型及康复进展数据，生成自适应的训练方案。联合神经科学、心理学、计算机科学等领域专家，构建跨学科团队，解决复杂疾病（如孤独症、脑损伤）的康复难题。例如，结合脑机接口技术提升失语症患者的语言重建效率。建立统一的言语康复数据库，整合临床、行为、生理数据，推动研究范式从单一治疗向全生命周期管理转变。

2. 个性化治疗引擎

整合脑影像、基因检测、语音行为等多维度数据，通过机器学习预测患者对特定疗法的响应，定制个体化康复路径。开发自适应系统，根据患者实时表现（如疲劳度、错误率）自动调整训练难度，避免过度负荷或无效训练。

3. 技术创新与智能化应用

推动人工智能驱动的精准评估与动态干预的发展，通过自然语言处理和深度学习技术，实现语音障碍的自动化评估（如发音清晰度、语速、语义理解等），并提供实时反馈和动态调整训练计划。结合虚拟现实与增强现实技术，利用沉浸式场景模拟社交互动环境，帮助患者克服交流焦虑，提升语言应用能力。例如，VR可模拟超市购物、会议发言等场景，训练患者在真实情境中的语言表达。此外，还可结合柔性传感技术开发非侵入式设备，实时监测舌、唇等发音器官的运动轨迹，并通过智能算法优化康复参数。例如，舌肌训练机器人可动态调整阻力，适应患者康复进度。

4. 远程康复生态

通过远程监测设备实现居家康复，降低患者就医成本。例如，智能语音分析仪可实时上传数据至云端，供治疗师远程调整方案。推广便携式设备和移动应用，将康复服务延伸至基层。例如，基于 App 的粤语发音训练工具可帮助方言区患者针对性改善语音问题。

5. 多维度构建方案实现数据价值与隐私保护平衡

在技术层面，运用数据匿名化与加密技术，如动态声纹混淆、同态加密或联邦学习；利用区块链溯源并控制访问，记录流转路径，基于智能合约设定设备权限；采用边缘计算与本地化处理，在设备端分析语音，开发离线 App。在管理层面，由伦理审查委员会进行前置审核，评估数据采集必要性。进行数据生命周期管理，采集阶段采用动态知情同意，存储阶段部署零信任架构，销毁阶段确保数据不可恢复。

3.5 康复工程

3.5.1 假肢

假肢又称"义肢"，是弥补先天性肢体缺失或后天截肢者肢体缺损，代偿其体功能的体外使用装置[77]。假肢可以按截肢部位、结构、主要用途、装配时间和动力来源分类。最常用分类方法如图 3-1 所示，是按截肢部位分为上肢假肢和下肢假肢[78]。随着科技的不断发展，也逐渐出现了植入式假肢[79]、感觉反馈假肢[80]以及融合脑机接口技术的假肢[81]。

3.5.1.1 上肢假肢

1. 定义

上肢假肢是用于弥补整体或部分上肢缺失者上肢外观缺陷和功能丧失的体外装置。根据截肢部位分为部分手、腕离断、前臂、肘离断、上臂和肩离断假肢，按用途分为装饰性假肢和功能性假肢，按力源分为自身力源、体外力源和混合力源假肢[82]。

2. 基本结构

上肢假肢基本结构包括接受腔、悬吊装置、假肢关节（肩关节、肘关节、腕关节）、手部装置、控制系统。接受腔连接残肢与假肢，对假肢的悬吊和支配起关键作用，分为全接触式与插入式，材质涵盖皮革、塑料、高分子复合材料（现代多用丙烯酸树脂 + 碳纤维）。悬吊装置又称固定装置，用于固定和牵引上肢假肢，通过背带、悬吊带、接受腔结构和附加固定装置及残肢解剖结构实现。肩关节连接肘关节与肩部接受腔，主要代偿肩部屈曲、外展功能，分为装饰性、索控式和混合型肩关节。肘关节连接上臂和前臂，模拟人体肘关节的屈伸功能，分为组件式（索控/电动）、柔式（硬/软性连接）和铰链式（单轴/多轴/倍增/手控锁型）等类型。腕关节连接假手与前臂，旨在代偿腕关节的屈、伸、尺偏和桡偏以及前臂的旋前和旋后动作，包括装饰性、索控式和电动式。手部装置是上肢假肢末端装置，主要用来代偿手部的外观和功能，包括装饰性、索控式、电动式和工具手等。控制系统含自身力源的控制索系统（分单式、双重和三重）和体外力源的肌电控制系统（分单通道、二通道和四通道）。

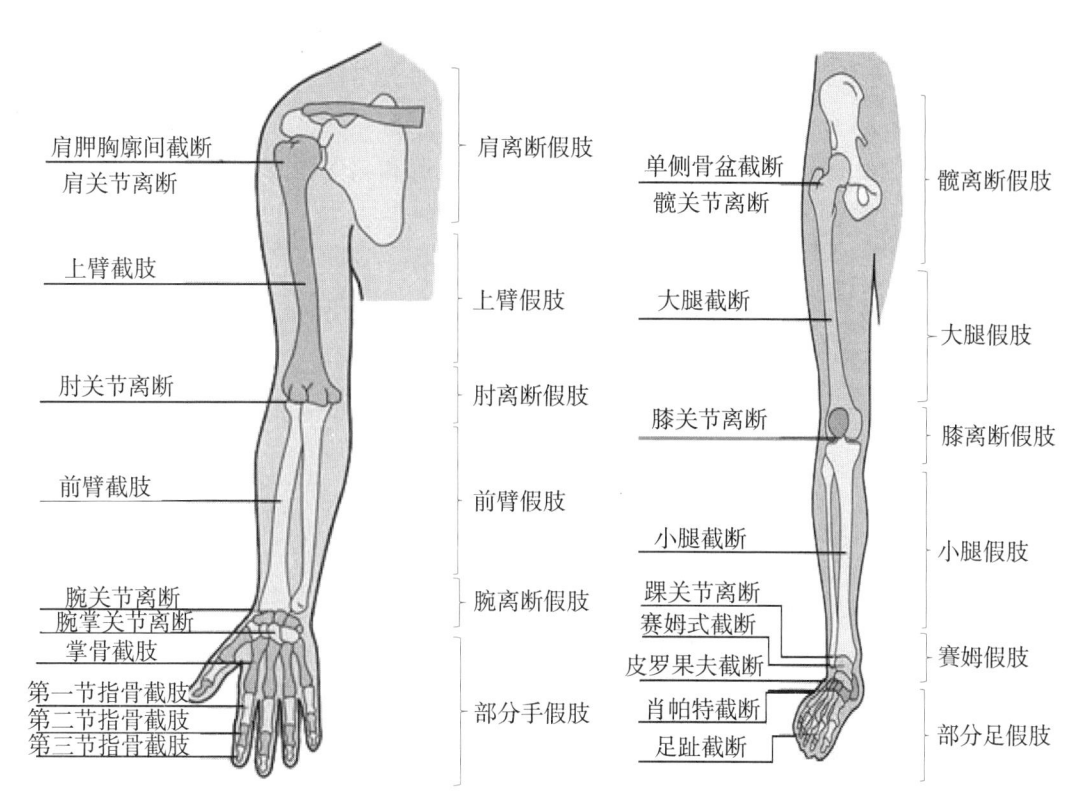

图 3-1　上肢假肢和下肢假肢截肢部位和分类

3. 适用范围、结构组成及选用原则

部分手假肢适配于腕关节保留者,含假手指(橡胶/皮革)与假手掌(装饰性/肌电式)。手指功能占上肢功能的90%[83],所以假手的灵活性至关重要[84],一般通过对捏运动进行评估[84-85]。腕离断假肢适用于腕关节离断或残肢≥前臂80%者,利用尺桡骨茎突悬吊,手部装置可选装饰/索控/电动/工具手。前臂假肢适用于残肢长为前臂25%~80%(肘下5~18 cm)者。接受腔设计多样(全接触式、明斯特式等)[86],腕关节可选用摩擦式、快换式、万向式等,手部装置与前者类似。肘离断假肢适用于肘关节离断或残肢≥上臂85%者,利用肱骨髁悬吊,肘关节可选手控锁型/单轴型,腕手装置同前臂型[87]。上臂假肢适用于上臂残肢长度保留30%~85%者(肩峰下9~24 cm)。接受腔包裹肩峰,悬吊靠"8"字带/控制索,可选装饰/索控/混合型(肌电+机械)。肩离断假肢适用于肩关节离断或残肢<30%者(肩峰下8 cm内)。肩部控制缺失,多选装饰性假肢(功能型装配难度高)。

3.5.1.2 下肢假肢

1. 定义

下肢假肢指用于替代或补偿髂骨至趾关节缺失的假肢。下肢假肢按截肢部位的不同,分为部分足假肢、赛姆假肢、小腿假肢、膝离断假肢、大腿假肢、髋离断假肢;按安装时间,可分为分临时假肢和永久性假肢;按结构可分为壳式假肢和骨骼式假肢;按功能用途,可分为作业用假肢、日常假肢和运动专用假肢;按控制方式,又可分为气压假肢、液压假肢和计算机控制假肢[88]。智能下肢假肢已成为近年来的研究热点,但性能指标和效果评价都尚无统一标准[89]。

2. 基本结构

如图3-2所示,下肢假肢的基本结构包括接受腔、髋关节、膝关节、踝足装置以及连接件。接受腔用于容纳残肢、承重和悬吊假肢,分为传统(皮革、金属和木材)与现代(热固性树脂)材质,悬吊方式包括气压、解剖、吊带等。髋关节模拟人体髋关节功能，连接板角度包括45°和60°，分为锁定式（稳定但费力）与非锁定式（助伸灵活）。膝关节模拟人体膝关节功能，按转动轴可分为单轴和多轴，按控制方式可分为机械控制、气压控制、液压控制和智能控制。踝足装置包括假脚和踝关节，根据其运动形式和功能可分为单轴踝假脚、静踝软跟假脚、储能脚和其他功能假脚。连接件包括各种连接管和连接头，用于连接各部件。

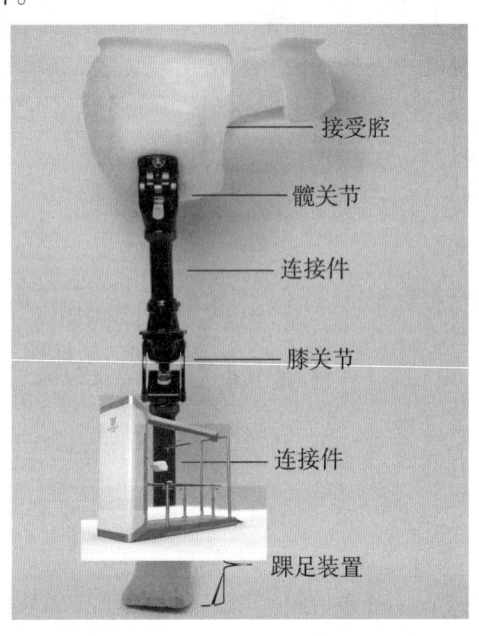

图 3-2 下肢假肢的基本结构

3. 适用范围、结构组成及选用原则

部分足假肢适用于足趾截肢、跖部截肢、跖跗关节离断或跗骨平面截肢的患者，包括小腿式和足套式。赛姆假肢适用于赛姆截肢术后患者，也可用于皮罗果夫截肢等经足踝部截肢术后的患者。需配备专用接受腔（适配残端形状）和低高度假脚（前足稳定，后跟弹性）。小腿假肢适用于小腿截肢者，由接受腔、踝足装置、连接件组成。接受腔有髌韧带承重式、包髌式和全接触式等，踝足装置包括SACH（静踝软跟）脚、动踝脚和储能脚。膝离断假肢适用于膝关节离断者，包括股骨髁上截肢和小腿极短残肢的患者。适配残端承重接受腔和特殊连杆膝关节（四连杆）及适宜假脚。大腿假肢适用于大腿截肢者，由接受腔（坐骨承重式、坐骨包容式、马罗解剖式等）、膝关节（单轴、多轴、锁控、气压、液压和智能控制等）及踝足装置构成。髋离断假肢适用于髋关节离断、半骨盆切除和大腿极短残肢者，结构包括加拿大式接受腔（坐骨承重）、带锁髋关节、稳定膝关节和适配假脚。

3.5.2 矫形器

矫形器，又称"支具"，是装配于人体四肢、躯干等部位的体外器具的总称，其目的是预防或矫正四肢、躯干的畸形，或治疗骨关节及神经肌肉疾病并补偿其功能[90]。矫形器可根据装配部位分为上肢矫形器、下肢矫形器和脊柱矫形器三大类[91]。

3.5.2.1 上肢矫形器

1. 定义

上肢矫形器是用于预防、矫正上肢关节畸形，保持或固定上肢关节的体外辅助装置。按静动态可分为静态和动态两类；按作用部位分为肩、肩肘、肩肘腕、肩肘腕手、肘、肘腕、肘腕手、腕、腕手、腕手手指、手及手指矫形器。

2. 常见上肢矫形器的制作材料、类型和适用情况

手指矫形器分固定性和动态性。①静态性：采用低温热塑板材/铝合金治疗指关节过屈/过伸畸形、槌状指等；②动态性：增加弹簧/橡皮筋等装置，用于肌腱/神经损伤后防粘连挛缩。

手矫形器分为两类：①静态性。通过材料固定关节治疗挛缩（如烧伤瘢痕、类风湿关节炎）[92]；②动态性。通过弹性元件辅助活动，用于神经损伤或骨折后功能恢复[93]。

腕手矫形器包含：①静态性。固定腕手功能位（背伸/休息位）治疗损伤或痉挛；②动态性。通过弹簧/橡皮筋辅助活动，适用于桡神经麻痹、肌腱术后康复等。

肘矫形器分静态（功能位/伸直位固定）肘矫形器和动态（活动式/定位盘锁定式等）肘矫形器，后者通过特殊装置矫正挛缩、恢复前臂旋转功能[94]。

肩矫形器采用轻质材料固定功能位（外展70°~90°）预防脱位（静态性）；通过塑料壳体与铰链提供运动助力，用于关节活动障碍康复（动态性）。

3.5.2.2 下肢矫形器

1. 定义

下肢矫形器是辅助或改善下肢功能的外部装置，通过施力或约束纠正、限制或辅助下肢运动。按作用部位分为髋矫形器、髋－膝矫形器、髋－膝－踝－足矫形器、膝矫形器、膝－踝－足矫形器、踝－足矫形器及足矫形器[95]。

2. 常见下肢矫形器的制作材料、类型和适用情况

（1）足矫形器

足矫形器分矫形鞋垫和矫形鞋：矫形鞋垫采用硅胶/塑料板材矫正足部畸形（扁平足、高弓足），用于弥补下肢不等长或进行足部保健（如糖尿病足）；矫形鞋由皮革/塑料制成，用于补偿下肢长度差异、足部缺损或矫正足踝畸形（如马蹄内翻足）[96]。

（2）踝－足矫形器

踝－足矫形器（ankle-foot orthosis, AFO）分为静态型AFO、动态型AFO、免荷型AFO。静态型AFO由塑性板材、碳纤维或金属支条等构成，用于限制踝部活动，矫正足下垂、内翻畸形；动态型AFO在静态型AFO的基础上增加铰链辅助踝屈伸，改善步态；免荷型AFO通过髌韧带、小腿或跟骨承重，实现免负重促进骨折、骨坏死愈合[97]。

（3）膝矫形器

膝矫形器（knee orthosis, KO）包括支条式KO、多轴铰链式KO、瑞典式KO、全塑料髁上式KO及软性KO。支条式KO由膝铰链和金属支条等构成，用于矫正膝过伸/内外翻畸形；多轴铰链式KO由多轴金属铰链和高温热塑板等构成，可限制膝关节异常活动；瑞典式KO由金属条构成，仅适用于控制膝关节的过伸；全塑料髁上式KO由高温热塑板成型而成，用于控制膝过伸和侧向异常活动；软性KO由特殊的内衬泡沫材料制成，用于辅助治疗膝关节内及膝关节周围软组织炎症、侧副韧带损伤、交叉韧带损伤。

（4）膝－踝－足矫形器

膝－踝－足矫形器（knee-ankle-foot orthosis, KAFO）分为支条式KAFO、全塑料KAFO、免荷型KAFO。支条式KAFO在AFO的基础上增加膝关节铰链、膝上支条和金属箍等部件，可稳定无力的膝关节，矫正膝内外翻/过伸畸形，控制踝足畸形，促进术后恢复；全塑料KAFO全部由高温热塑板制成，用于控制膝关节的侧向活动和过伸畸形，并矫正足部内外翻/足下垂畸形，改善步态；免荷型

KAFO的结构特点是增加了坐骨承重接受腔、马镫/滚动底和带锁膝铰链，以减轻下肢负荷，以辅助治疗胫腓骨上段、膝关节、股骨及髋关节部位的骨折及股骨头无菌性缺血性坏死。

(5) 髋-膝-踝-足矫形器

髋-膝-踝-足矫形器在膝-踝-足矫形器基础上增加髋关节铰链和骨盆带，分为标准型与带骨盆带型，用于腰髓及以下脊髓损伤、小儿麻痹后遗症的站立行走辅助。

(6) 髋矫形器

髋矫形器分固定性、内收外展控制式、先天性脱位型：固定性固定髋关节外展位（如全髋置换术后）；内收外展式控制屈伸及旋转（如脑瘫、青少年髋脱位）；先天性脱位型维持婴幼儿髋关节屈曲外展外旋位（如蛙式矫形器）。

(7) 截瘫助行矫形器

截瘫助行矫形器分互动式和往复式：互动式通过膝-踝-足矫形器与倒V形铰链，辅助T10以下截瘫患者的步态训练；往复式采用双侧髋-膝-踝-足矫形器及连接器实现交互行走，适用于T4以下截瘫患者步行功能重建。

3.5.2.3 脊柱矫形器

1. 定义

脊柱矫形器是穿戴于人体躯干部位，通过限制脊柱活动、改变脊柱异常力学关系，以维持躯干姿势、支持运动、保护病变部位、减轻局部疼痛、矫正畸形的体外辅助装置[98]。按功能可分为固定性脊柱矫形器和矫正性脊柱矫形器，按材质可划分为软性脊柱矫形器、支条式脊柱矫形器和塑性脊柱矫形器，按作用部位可划分为颈部脊柱矫形器、颈胸脊柱矫形器、颈胸腰骶脊柱矫形器、胸腰骶脊柱矫形器、腰骶脊柱矫形器和骶髂矫形器[99]。

2. 常见脊柱矫形器的制作材料、类型和适用情况

(1) 颈部矫形器

颈部矫形器主要制作材料包括聚氨酯泡沫、聚乙烯塑料板、尼龙搭扣和钢丝，常见类型有软性围领、硬性围领、费城颈托、钢丝颈托和塑性颈部矫形器。软性围领不能真正限制颈椎运动，适用于轻度颈部软组织损伤；硬性围领适用于颈部软组织损伤，预防颈部瘢痕组织的挛缩；费城颈托适用于中颈椎稳定性损伤、软组织扭伤、慢性劳损和稳定性的骨骼、韧带损伤及外伤急救；钢丝颈托可用于预防和治疗瘢痕挛缩和颈部畸形；塑性颈部矫形器可用于颈椎骨折、脱位和韧带损伤等情况。

(2) 颈胸矫形器

颈胸矫形器采用金属支条、塑料、聚乙烯高温板材和尼龙搭扣等材料，分为屈伸旋转控制式、屈伸侧屈旋转控制式、哈罗式和模塑式四类，分别适用于颈椎稳定性骨折/术后、颈椎及上胸椎损伤、上颈椎不稳定/术后和颈椎韧带损伤/术后。

(3) 颈胸腰骶矫形器

颈胸腰骶矫形器由铝合金支条和高温热塑板制成，分固定性和矫正性两类，前者适用于T8以上脊柱骨折，后者适用于矫正颈胸段脊柱侧凸或驼背，呼吸障碍患者需慎用以防影响呼吸功能。

(4) 胸腰骶矫形器

胸腰骶矫形器由金属板、热塑板、皮革或弹力材料等制作，包括屈伸控制式（泰勒支具）、屈曲控制式（朱厄特和贝勒尔支具）、屈曲侧屈旋转控制式（斯坦德勒支具）、全接触模塑式和软性胸腰骶矫形器。

3.5.3 助行器

助行器是辅助支撑体重、保持平衡和行走的器具统称，可增加稳定性、减轻下肢负荷、弥补肌力不足并提高活动能力，分助行杖与助行架两类。

3.5.3.1 助行杖

1. 定义

助行杖：辅助行走的杖类器具统称。按结构可分为手杖（单足/多足）与拐杖（肘拐/前臂支撑拐/腋拐）。

2. 结构特点和适用情况

①单足手杖：含把手、支撑杆、套头（钩形/丁字形/斜形/铲形），适合握力强、需单点支撑者（如偏瘫健侧、老年人）。

②多足手杖（三足/四足）：基座支撑面广，适用平衡能力差者。

③肘拐：含前臂套、把手、支撑杆，适用于前臂力弱但无须腋杖者。

④前臂支撑拐：带固定前臂托，适用于手部不宜负重者（如类风湿患者）。

⑤腋拐：含腋托、把手、支撑杆，适用于截瘫或严重外伤者。

3. 长度选择

①手杖：肘屈25°～30°、腕背伸时小趾前外侧15 cm至掌面距离。

②腋拐：身高 − 41 cm，把手高度与大转子平齐。

3.5.3.2 助行架

1. 定义

助行架里辅助行走的框架类器具统称。按轮数分无轮式（固定/交互/平行/前推式）与有轮式（两轮/三轮/四轮）。

2. 结构特点和适用情况

①固定式：三面金属框架，稳定性高，需上肢健全者。

②交互式：铰链交替移动，适用于下肢平衡弱者。

③平行式：微型平行杠结构，支撑面大，上肢力量强者。

④前推式：防滑基座 + 可调扶手，适用于不平整路面。

⑤两轮式：前双脚轮，省力但稳定性弱，适合上肢肌力不足者使用。

⑥三轮式：万向轮 + 双驱动轮，带刹车，适合外出需稳定者使用。

⑦四轮式：全轮灵活带座位，适用于长距离行走者。

3. 高度选择

测量标准与手杖一致。

3.5.4 轮椅

1. 定义

轮椅为带轮座椅，辅助功能障碍或行走困难者进行居家康复、周转运输及外出活动。按驱动方式分手动轮椅（含双手/摆杆/单手/电力辅助手动/脚驱动/护理者操纵）和动力轮椅（电动/机动）；按可折叠性分固定式、折叠式轮椅；按使用年龄分成人、儿童、婴幼儿轮椅；按用途分标准型、偏瘫用、截瘫用、竞技用、站立用、躺式、座厕轮椅[100]。

2. 基本结构

①普通轮椅基本结构含轮椅架、车轮、轮胎、手轮圈、靠背、刹车装置、倾斜杆、扶手/臂托、脚托/腿托及附件。

②轮椅架：核心结构，分固定式（强度高、耐用）、折叠式（便携）轮椅架，材质多为金属/玻璃纤维，表面镀铬或涂漆。

③车轮：大车轮（后轮/驱动轮，直径46~66 cm，配手轮圈）和小车轮（前轮/转向轮，直径5~20.3 cm）。

④轮胎：实心胎（易推动但重）和充气胎（避震需充气）。

⑤手轮圈：直径比大轮小5 cm，可增设推把辅助推动。

⑥靠背：分高低、可倾斜型，低靠背适合躯干控制佳者，高靠背反之。

⑦刹车装置：分凹口式（安全费力）和肘节式（易失效），偏瘫患者可加延长杆。

⑧倾斜杆：辅助跨越障碍及防后倾。

⑨扶手/臂托：高度22.5~25 cm，部分可调或加搭板。

⑩脚托/腿托：脚托分横跨/两侧式，腿托分固定/可拆卸/可调膝角。

⑪附件：轮椅桌、垫类、外展阻块等扩展功能。

3. 轮椅的选择

选用轮椅时最重要的考虑因素是轮椅的尺寸。乘坐轮椅者承受体重的主要部位为臀部坐骨结节周围、股骨周围、腘窝周围和肩胛骨周围。轮椅的尺寸，特别是座位宽窄、深浅与靠背的高度以及脚踏板到坐垫的距离是否合适，都会使乘坐者有关着力部位的血液循环受影响，并发生皮肤磨损，甚至压疮。轮椅尺寸主要关注：

①座位宽度：测量坐下时两臀间或两股之间的距离，再加5 cm，以确保两边各有2.5 cm的空隙。

②座位深度：测量坐下时后臀部至小腿腓肠肌之间的水平距离，减去5 cm。座位深度影响体重分布和局部受压情况，对于特定患者（如大腿短或有屈曲挛缩的患者）可能需要调整。

③座位高度：测量坐下时足跟至腘窝的距离，再加4 cm，在放置脚踏板时，板面至少离地5 cm。

④坐垫：常用泡沫橡胶垫或凝胶垫。坐垫厚度通常在5~10 cm，可在座垫下放置0.6 cm厚的胶合板以防止座位下陷。

⑤椅背高度：低椅背测量座面至腋窝的距离，减去10 cm；高椅背测量座面至肩部或后枕部的实际高度。

⑥扶手高度：测量坐下时，上臂垂直，前臂平放于扶手上，椅面至前臂下缘的高度，再加2.5 cm。

⑦轮椅全高：指手推把上缘至地面的高度，一般为93 cm。

此外，还要综合考虑患者的安全性、舒适性、操作能力、轮椅的重量、使用地点、外观等问题选择其他辅助件，如增加手柄摩擦面、安装臂托、选择轮胎等。

4. 临床应用

①普通轮椅：下肢残疾/偏瘫/截瘫老人，可折叠便携。

②高靠背可躺式：高位截瘫/体弱者，靠背可调至水平。

③电动轮椅：高位截瘫/偏瘫单手控制者，续航20 km，室内外通用。

④座厕轮椅：无法自理如厕者。

⑤竞技轮椅：球类/竞速专用。

⑥站立式轮椅：截瘫/脑瘫患者站立训练。

3.5.5 挑战与发展趋势

3.5.5.1 问题挑战

随着医疗技术革新与智能化技术的深度融合，康复工程领域虽取得显著进步，但仍存在技术融合与跨学科协作难、普适性生产不足以满足个性化需求、数据隐私与伦理风险和体验感差带来的低依从性等问题。

1. 跨学科协作难

康复工程需要整合人工智能、机器人、生物医学、材料科学等多领域技术，但学科间的壁垒导致研发效率低，且数据标准不统一，不同系统的兼容性差，限制了技术的规模化应用。

2. 个性化程度低

现有产品大部分批量化生产，未考虑患者的生理条件、损伤程度差异等，不足以满足患者个性化需求，而定制化设备开发周期长、成本高，难以覆盖所有患者群体。

3. 数据安全与伦理风险

生物信号、运动数据等敏感信息易被滥用或泄露，存在数据安全隐患，且脑机接口等技术可能引发伦理争议（如意识操控）。

4. 患者依从性低

设备舒适性不足（如笨重、发热）、操作复杂，影响患者持续使用意愿。心理因素（如挫败感）极易导致康复训练中途放弃。

3.5.5.2 发展趋势

未来，随着智能化技术的深度融合，将推动康复工程产品向智能化、精准化和个性化方向发展。康复工程将在以下领域有更长远的发展。

1. 智能感知与自适应调整

假肢、矫形器集成传感器与人工智能算法，实时感知患者运动和环境，自动调整参数，提供最佳支撑。

2. 虚拟现实训练与评估

虚拟现实结合康复设备，提供沉浸式场景，让训练更有趣有效。

3. 3D打印个性化定制

3D打印依据患者三维数据，快速设计打印适配、舒适的假肢、矫形器。

4. 外骨骼机器人辅助康复

外骨骼机器人融合机器人技术，为患者提供动力辅助，助力康复训练。

3.6 无创神经调控技术

3.6.1 电刺激技术

3.6.1.1 经颅电刺激技术

经颅电刺激是一种通过在头皮表面施加特定类型和强度的电流，直接刺激大脑皮层的无创神经调控技术。常见的经颅电刺激方法包括经颅直流电刺激、经颅交流电刺激和经颅随机噪声刺激。这些技术利用低强度电流（通常小于 3 mA）对大脑皮层的特定靶区进行调节，能够改变神经元的兴奋性，调节脑电波的节律，促进大脑的神经可塑性，有助于神经功能的修复[101]。

1. 经颅直流电刺激

（1）定义

经颅直流电刺激（tDCS）是一种非侵入性的，利用恒定、低强度直流电（1～2 mA）调节大脑皮层神经元活动的技术。

适应证：抑郁障碍，精神分裂症，物质使用所致障碍，强迫症，注意缺陷多动障碍，孤独症，焦虑症，创伤后应激障碍，睡眠障碍，疼痛，帕金森病，脑卒中，癫痫。

禁忌证：颅内金属物植入，使用植入式电子装置（如心脏起搏器）；刺激区域有痛觉过敏、损伤或炎症；颅内压增高；急性大面积脑梗死；存在严重心脏疾病或其他内科疾病；生命体征不稳定。

（2）作用机制

①改变皮质兴奋性。阳极刺激使膜电位去极化，增强神经元兴奋性；阴极刺激引发超极化，抑制神经元兴奋性。

②改变局部脑血流量。阳极刺激可增加电极作用区域的脑血流灌注，阴极刺激可使作用区域的局部脑血流降低可逆性。

③增加突触可塑性。tDCS 可促使大脑皮质神经元 N-甲基-D-天冬氨酸受体的表达以及 γ-氨基丁酸、多巴胺等的释放，从而发挥长时程增强及长时程抑制作用，进而增强突触效能并提高神经通路的信号转导效率。

④调节皮质兴奋/抑制平衡。阳极 tDCS 可降低刺激区域的抑制性递质 γ 氨基丁酸浓度，阴极 tDCS 可降低刺激区域兴奋性递质谷氨酸浓度，从而改变皮质的兴奋/抑制比值。

⑤调节局部皮质间的脑网络连接。tDCS 能增强皮质间或者皮质与皮质下的神经网络成分的连接活性，表明 tDCS 可增强受刺激区域与相关区域的功能连接，从而影响大脑功能。

⑥影响脑内神经递质。tDCS 可有效激活大脑内啡肽系统，表明 tDCS 能改善内啡肽缺乏引起的人类心理、生理功能紊乱[102]。

（3）注意事项

tDCS 治疗耐受性及安全性良好。tDCS 的耐受性受多种因素影响，例如个体的皮肤完整性和导电性、颅骨厚度或痛觉阈值等。常见的不良反应包括电极处皮肤刺痛、轻微的疲劳感、灼烧感、瘙痒感、头痛等。功能磁共振成像研究表明，tDCS 不会导致被治疗者大脑组织水肿、血脑屏障失衡及脑组织结构的改变。所有不良反应及刺激后电极处的皮肤红斑在停止刺激后可自行缓解，不会造成安全问题。

2. 经颅交流电刺激

（1）定义

经颅交流电刺激（tACS）通过施加低强度交流电（正弦波双向刺激）调节目标脑区神经振荡节律，同步或解耦不同脑区活动，从而调控神经元兴奋性及功能通路。

适应证：精神分裂症、抑郁症、强迫症、双相情感障碍、阿尔茨海默病、注意缺陷与多动障碍、慢性失眠、成瘾性疾病、疼痛、帕金森病等。

禁忌证：颅内感染，颅内肿瘤，颅内有金属植入物；癫痫；脑积水；电极放置部位皮肤受损；对电极凝胶或黏合剂过敏；体内有植入电子器械（如心脏起搏器）；严重心脏疾病。

（2）作用机制

①调节内源性的大脑振荡：通过施加特定频率的交流电刺激，诱导内源性神经振荡与刺激频率同

步,这种同步化设计可影响远距离大脑区域之间长程振荡连接的耦合或解耦,从而调节大脑的网络活动。

②诱发神经可塑性效应,增强神经回路的功能:tACS 的持续性效应主要以长时程增强(long-term potentiation,LTP)和长时程抑制(long-term depression,LTD)两种形式发生,当突触前动作电位出现在突触后电位之前时,会发生 LTP,即突触连接的增强;相反,如果突触前动作电位出现在突触后电位之后,则会发生 LTD,即突触连接的减弱。这些现象是引发持续性 tACS 效应的主要原因,他们通过增强或减弱神经同步化来发挥作用[103]。

(3)注意事项

tACS 安全性良好,可进行每天两次的刺激、可在妊娠期使用,或使用大剂量刺激,而无须担心临床症状恶化[104]。

3. 经颅随机噪声刺激

(1)概述

经颅随机噪声刺激(tRNS)通过施加低强度(±1 mA)随机波动强度与频率的交流电,以双相模式激活多频段神经网络(全频谱 0.1~640 Hz,高频 101~640 Hz)[105],调控神经可塑性。

适应证:抑郁症;疼痛;注意缺陷多动障碍;精神分裂症;弱视/近视;耳鸣;多发性硬化等。

禁忌证:颅内感染;颅内肿瘤;颅内有金属植入物;癫痫病史或癫痫;脑积水;电极放置部位皮肤受损;对电极凝胶或黏合剂过敏;带有植入式电子设备(如心脏起搏器、神经刺激器等);严重心脏疾病。

(2)作用机制

tRNS 使用随机频率和振幅的交流电,通过在线效应和离线效应进行神经元活动的调节[106]。

①在线效应(随机共振)。tRNS 通过叠加宽频随机电噪声(0.1~640 Hz),增强神经系统对亚阈值信号的检测能力,提高信噪比,从而提升信号检测。

②离线效应(钠通道激活)。高频 tRNS(101~640 Hz)通过重复开放钠离子通道,诱导内向电流持续流入,引发神经元膜去极化,从而增强皮层兴奋性。

(3)注意事项

tRNS 是一种双相刺激,它与极性无关(即它既不是阳极刺激也不是阴极刺激),因此,在治疗过程中应仔细考虑电极的放置,以避免刺激不需要刺激的部位。

3.6.1.2 外周电刺激技术

1. 正中神经电刺激

(1)定义

正中神经电刺激(MNS)是一种通过对正中神经施加低频电刺激来治疗神经系统疾病的无创神经调控技术。该技术通过在腕部正中神经施加低频电刺激[107],激活上行网状激活系统,经脊神经—脑干—丘脑通路作用于大脑皮层,改善神经元功能[108]。

适应证:意识障碍;认知障碍;慢性疼痛;高血压和心绞痛的辅助治疗;缺血相关性室性心律失常;小脑共济失调及其他运动协调障碍。

禁忌证:妊娠;频发心律失常;频发癫痫;植入心脏起搏器;多器官功能障碍。

(2)作用机制

增加脑血流量,减少神经元坏死并促进修复:MNS 治疗后血流灌注增加的区域主要分布在双侧感觉运动区、丘脑、枕叶皮质及顶上小叶等区域,通过增加脑缺血区的血液供应,减少神经坏死并促进受损神经元的修复与再生。

调控神经递质:MNS能够激活上行网状激活系统中的神经元,刺激通过丘脑中继,进一步激活蓝斑释放去甲肾上腺素、前脑基底核释放乙酰胆碱、中脑及下丘脑释放多巴胺,以及下丘脑外侧区释放食欲素-A蛋白并增加食欲素受体的表达。这些神经递质的释放有助于调节神经系统的功能,改善神经活动,并可能促进神经恢复。

兴奋大脑皮质和脑干网状结构:MNS通过刺激正中神经激活脑干网状结构及大脑皮质,且对大脑皮层的激活区域覆盖范围广,有利于最大限度去除皮质抑制,改善整体神经活动,促进神经系统的恢复[109]。

(3) 注意事项

MNS耐受性良好,治疗过程中可能会出现刺激局部皮肤发红、头晕、头痛等不适,治疗停止后可自行缓解。

2. 经皮耳迷走神经电刺激

(1) 定义

经皮耳迷走神经电刺激(taVNS)是一种通过刺激迷走神经耳支调节中枢神经系统的无创神经调控技术[110]。

适应证:癫痫;抑郁症;脑损伤后意识障碍;心血管疾病;胃肠道功能紊乱;胃肠道炎症;胃肠道疼痛。

禁忌证:妊娠;耳部损伤或皮肤病;严重感染;颅内压高或正进行性升高;体内有电子植入物;生命体征不稳定。

(2) 作用机制

①调节自主神经活动。通过刺激耳部的迷走神经耳支,taVNS可以影响自主神经系统,具体表现为增强副交感神经活动、抑制交感神经活动,调节自主神经功能。

②调节中枢神经系统的功能连接。taVNS可诱发远场脑干电位,远场脑干电位是指在迷走神经激活后,由脑干产生的神经电活动的反应,这一反应通常用于评估脑干及中枢神经系统对外部刺激的响应。此外,taVNS还能有效改善大脑的静息态脑功能连接。

③调节免疫反应并抑制炎症。taVNS通过激活由α7烟碱型乙酰胆碱受体介导的胆碱能抗炎通路,实现免疫调节与炎症抑制的双重作用,发挥神经保护效应。

(3) 注意事项

taVNS的常见不良反应包括头痛、头晕、皮肤刺激等,这些副作用轻微且短暂。与持续刺激相比,间歇刺激所产生的不良反应更轻,且个体化的刺激强度校准能进一步提升治疗舒适度[111]。

3. 经皮三叉神经电刺激

(1) 概述

经皮三叉神经电刺激(eTNS)通过面部电极刺激三叉神经分支(眼支V1、上颌支V2、下颌支V3),调节感觉输入及神经网络活动,逐渐成为临床上有效的辅助治疗选择。

适应证:儿童注意力缺陷多动症;偏头痛;抑郁症;癫痫;创伤性脑损伤;纤维肌痛症;意识障碍;创伤后应激障碍。

禁忌证:妊娠;刺激部位损伤或皮肤病;严重感染;颅内压高或正进行性升高;植入心脏起搏器

等电子植入物；生命体征不稳定。

（2）作用机制

①三叉神经与多个大脑皮层、脑干及脊髓的神经网络相互连接，具有广泛的神经调节作用，eTNS的治疗作用涉及许多重要的生理和病理过程。

②扩张血管、抗炎。eTNS通过激活三叉神经的感觉神经，引发血管活性分子（如降钙素基因相关肽、垂体腺苷酸环化酶激活多肽、一氧化氮等）的释放，从而引起脑血管扩张并抑制炎症。此外，三叉神经通过与面神经和翼腭神经节的连接，可促进副交感神经纤维释放血管活性分子。

③调节神经递质：eTNS可抑制谷氨酸过度释放，同时，eTNS可增强γ-氨基丁酸能信号，进一步抑制谷氨酸神经元的放电率，有助于抑制与脑皮层扩散性去极化相关的异常活动。此外eTNS还可以调节多巴胺、催醒素及肌酸的释放。

④调节自主神经系统：eTNS通过调控交感（去甲肾上腺素、神经肽Y释放）与副交感（乙酰胆碱介导）神经系统，改善心血管功能并发挥抗炎作用。

（3）注意事项

相关研究提示，刺激部位的不同可能会产生相反的结果，如刺激三叉神经节可使血压下降，而刺激三叉神经眼支及上颌支则会使血压升高，当刺激电流超过3 mA时，刺激上颌支会使血压下降[112]。因此要根据患者的情况选择适宜的刺激部位。

3.6.2 重复经颅磁刺激

1. 定义

重复经颅磁刺激（rTMS）是利用磁场脉冲作用于大脑皮层，使神经元细胞去极化或超极化并诱发电位改变，从而影响脑内代谢和神经电活动的生物刺激技术。rTMS刺激范式主要包括高频rTMS（≥5 Hz）与间歇性爆发刺激（intermittent theta burst stimulation，iTBS），可增强皮层兴奋性；低频rTMS（≤1 Hz）与连续性爆发刺激（continuous theta burst stimulation，cTBS），可抑制皮层活性。

适应证：脑卒中后运动/语言障碍，癫痫，帕金森病，肌张力障碍，多发性硬化，痉挛，抑郁症，焦虑障碍，强迫症，创伤后应激，物质成瘾，神经痛，偏头痛，纤维肌痛，复杂区域疼痛综合征，耳鸣，失眠，认知障碍，意识障碍。

禁忌证：颅内有金属植入物，植入心脏起搏器，颅内压升高，急性脑卒中，癫痫史，孕妇，皮肤损伤，严重心肺疾病，电解质紊乱，生命体征不稳定。

2. 作用机制

①调节大脑皮层的兴奋性：高频刺激增强神经元活动，诱导长时程增强，促进谷氨酸能传递；低频刺激则降低皮质兴奋性，诱导长时程抑制，增强γ-氨基丁酸抑制效应；

②调节突触可塑性：rTMS通过调节N-甲基-D-天冬氨酸受体、γ-氨基丁酸、多巴胺等神经递质系统，影响神经递质的传导，重塑突触功能。

③改善脑血流与代谢：低频rTMS可减少脑血流量（如大脑中动脉），调节脑血管反应性；此外，rTMS的不同频率刺激对皮层代谢有不同影响，高频刺激可能导致局部代谢水平增高，而低频刺激则可能导致局部代谢水平降低。

3. 注意事项

rTMS治疗的不良反应包括头痛、头晕、刺激局部刺痛或麻木感，严重者可能会诱发癫痫发作，但发生率低，且在治疗停止后可自行缓解。治疗前注意评估患者是否存在禁忌证，除用于治疗癫痫外，其他疾病患者存在癫痫发作为 rTMS 治疗的禁忌证。

3.6.3 低强度经颅聚焦超声刺激

1. 定义

低强度经颅聚焦超声刺激（transcranial focused ultrasound stimulation，tFUS）是一种将低强度超声聚焦作用于脑部靶区，超声能量透过完整的颅骨传递到脑神经组织进行刺激的新型神经调控技术。与其他非侵入性神经调控技术（如 rTMS 和 tDCS）相比，tFUS 具有更高的空间分辨率，且能够到达深部脑区。

适应证：意识障碍促醒；抑郁症；精神分裂症；帕金森病；急慢性头痛；创伤后应激障碍；特发性震颤等。

禁忌证：出血性疾病或有出血倾向；急性感染性疾病；植入心脏起搏器或局部金属植入物；治疗部位皮肤破损；严重心、肝、肾功能不全。

2. 作用机制

①机械相互作用。tFUS 主要通过超声波的机械相互作用诱导神经调节。这种机械作用可以影响细胞膜的通透性，进而改变细胞内外的离子浓度梯度，影响神经元的兴奋性。

②影响神经递质水平。tFUS 可以影响抑制性神经递质 γ-氨基丁酸的释放和重摄取过程。而 γ-氨基丁酸的降低可能与超声诱导的神经可塑性有关，这种可塑性变化可持续数分钟至数小时，类似于长时程增强/抑制（LTP/LTD）效应。

③改变大脑功能连通性。tFUS 作用于目标区域后，目标脑区与全脑网络的功能连接性显著增加，基于独立成分分析的结果显示，与目标脑区相关的显著网络和默认模式网络的连通性均增强，提示 tFUS 可调节大规模脑网络活动[113]。

3. 注意事项

tFUS 治疗耐受性良好，在治疗过程中可能会出现轻至中度的短暂头晕、疲劳、焦虑及步态不稳等症状，治疗停止后症状会自然消失，无须特殊处理。如有明显不适，可暂停治疗[114]。

3.6.4 挑战与发展趋势

3.6.4.1 问题挑战

无创神经调控技术，虽然已经取得了许多进展，但仍然面临若干挑战，尤其是在个性化、技术精度和协同调控等方面。当前的一些技术仍存在难以高效整合不同刺激方式、精确调控和确保长期效果等问题。

1. 个性化不足

现有的大部分无创神经调控设备缺乏足够的个性化调控能力。特别是在脑电图和其他生理信号解码方面的技术还不够成熟，难以实现根据每位患者的生理特征和神经状态实时调整治疗方案。

2. 同步性局限

传统技术（如 tDCS、rTMS）难以精准调控深部脑区或微小功能核团，同时，在中枢-外周联合神经调控一体化刺激技术中，如何精准协调不同刺激方式之间的刺激时序与强度，确保两者的协同作用，是目前的技术难点。

3. 安全性较低

大多数无创神经调控技术在短期治疗中显示出较好的效果，但长期效果尚未得到广泛验证。此外，虽然这些技术被认为是非侵入性的，但对患者长期使用的安全性评估依然不充分。仍需通过更多临床数据支持来进一步确认。

3.6.4.2 发展趋势

随着神经科学与人工智能技术的交叉融合，无创神经调控技术正加速向智能化、个性化和精准化方向演进[115]。结合先进的算法和多模态调控手段，有望解决现有问题，提供更高效的治疗方案。

1. 个性化治疗

未来的无创神经调控技术将能够更加精准地根据每个患者的神经活动状态、健康状况和治疗需求进行个性化调整。例如，结合脑电信号解码、深度学习算法以及实时反馈调整，能够为每个患者量身定制最适合的治疗方案，确保患者在最佳的挑战水平下进行训练，从而提升治疗效果。个性化脑-机交互方法的推广，将在这一趋势中扮演重要角色。

2. 中枢-外周神经调控协同优化

中枢-外周联合神经调控一体化刺激技术将在未来得到更广泛的应用，通过精确整合 TMS、tDCS、FES 等技术，实现从大脑到外周肌肉的全面调控。通过多模态刺激技术的协同作用，可以增强神经网络的重塑效率，优化康复过程，特别是在神经系统受损的患者中，将大幅提高治疗效果。

3. 智能化与闭环反馈系统的应用

未来的无创神经调控系统将更加智能化，依托人工智能和机器学习技术，实时监测并分析患者的生理信号（如 EEG、EMG 等），实现动态适应性调整。这些系统将能够根据实时反馈自动优化刺激参数，不仅能提升治疗的个性化效果，还能确保治疗的长期持续性和安全性。闭环控制系统的发展，将显著提高康复效果并增强治疗的精准性[116]。

4. 长期效果与安全性优化

随着技术和治疗数据的积累，未来无创神经调控技术将越来越注重评估长期效果，并对使用中的安全性进行优化。通过持续的临床试验和患者反馈，进一步完善治疗方案，确保疗效持续并降低潜在副作用。

第4章 康复亚专科

4.1 概述

康复医学是一门新兴的学科,近半个世纪以来发展迅速,并越来越受到人们的重视。早在1984年,卫生部(现称国家卫生健康委员会)发出通知,要求全国高等医学院校增设"康复医学"课程,1996年,又要求在全国二级以上综合性医院设立康复医学科[117]。康复医学作为现代医学体系的重要支柱,是以功能恢复为核心、以多学科协作为特色的综合性医学分支。其服务对象涵盖疾病、创伤、衰老等因素导致功能障碍的各类人群,通过系统化的评估与干预手段,致力于实现患者生理功能、心理状态及社会参与能力的整体恢复。世界卫生组织将康复服务定位为健康服务体系的基本构成要素,强调其"减少残疾影响,促进社会融合"的核心价值[118-119]。

学科发展历程折射出医学模式的深刻变革。20世纪中期,康复医学的雏形主要聚焦于二战伤残军人的功能重建,此时的技术体系以骨科康复和神经损伤康复为主导。物理因子治疗、假肢矫形技术、基础运动疗法构成早期三大治疗支柱。随着循证医学的发展,20世纪70年代心肺康复取得突破性进展,美国心脏协会将心脏康复纳入冠心病二级预防体系,标志着康复医学开始向内科领域延伸。进入21世纪,肿瘤生存率的提升催生了肿瘤康复专科,而人口老龄化则推动了老年康复的快速发展,到目前,已形成了覆盖全生命周期、多系统疾病的康复医疗网络,发展成为多个康复亚专科,如骨科康复学、神经康复学、心肺康复学、重症康复学、肿瘤康复学、老年康复学和儿科康复学等。本章节着重阐述以上各专科的常见疾病康复,同时也是目前智能化普及最广泛和最亟需的康复领域。

4.2 骨科康复

4.2.1 概述

随着现代生活方式的改变,骨科疾病的发生率呈现逐年上升的趋势,尤其是骨折、关节炎、脊柱问题等骨科疾病逐渐成为影响人群健康的重要因素。骨科疾病通常与机械外伤、老龄化、运动损伤、长期不良姿势、职业性负荷等密切相关,这些疾病不仅给患者的生活质量带来严重影响,也为社会和家庭带来了巨大的经济负担。随着医疗技术的不断进步,骨科康复已成为提高患者生活质量、促进恢复功能的重要手段。

骨科康复是康复医学的重要分支,主要通过系统化的康复评估和治疗,帮助患者恢复骨骼、关节、脊柱等疾病或损伤所导致的功能障碍。骨科康复结合临床医学、运动学、物理治疗学等领域的最新技术，采用个性化的康复方案，以减轻患者疼痛、改善功能、预防残疾及提高患者生活自理能力为核心目标。康复治疗手段包括物理治疗、作业治疗、运动训练、矫形器使用等，以此促进骨骼、关节、肌肉的功能恢复。骨科康复的最终目的是在帮助患者恢复正常生活功能的基础上，提升其生活质量，最大限度地减少疾病或损伤带来的负面影响。在不同的康复阶段，骨科康复目标有所不同：在急性期，重点是减轻疼痛、保持关节活动度、预防并发症；在恢复期，强调通过强化训练恢复运动功能，提升患者的自我照顾能力；在长期康复期，帮助患者恢复工作能力和社会角色，确保患者能最大程度地回归正常生活。

骨科康复学主要针对骨折、关节置换、脊柱疾病等常见病种进行研究与治疗，尤其在骨折及术后康复、脊柱侧凸康复等方面有着重要的研究价值。骨折及术后康复作为骨科康复中的重要内容，涵盖了从手术后恢复到日常生活功能恢复的全过程，通过个性化的治疗方案帮助患者恢复骨骼、关节的功能，促进术后早期活动和运动能力的恢复。脊柱侧凸则是影响青少年和成人群体的重要骨科疾病，通过专门的康复手段，改善患者的姿势问题、减轻脊柱压力并增强肌肉力量，从而缓解症状、提高生活质量。本节将围绕以上两大疾病的康复进行阐述。

4.2.2 骨折及术后康复

4.2.2.1 概述

骨折是骨或软骨组织受暴力作用，导致骨组织部分或全部连续性中断，常见于生活、工业交通、运动意外及战伤，是临床常见病、多发病。骨折分类多样，按原因分为创伤性骨折、疲劳性骨折和病理性骨折；按程度分为不完全骨折和完全骨折；按稳定程度分为稳定性骨折和不稳定性骨折；按是否与外界相通分为闭合性骨折和开放性骨折。按部位分为脊柱骨折、长骨骨折、骨盆骨折、肋骨骨折、颅骨骨折和其他部位骨折[120]。

骨折愈合是恢复骨连续性和强度的过程，分为撞击期、诱导期、炎症期、软骨期、硬骨期、重建期六个时期。临床治疗旨在促进骨折愈合，最大程度恢复损伤部位解剖和功能。临床愈合标准包括局部无压痛和纵向叩击痛、无异常活动、X 线片显示骨折线模糊且有连续性骨痂通过、功能测定达标（上肢能平举 1 kg 物体数分钟，下肢能连续徒手步行 3 min 且不少于 30 步）、连续观察 2 周骨折处不变形[121]。

骨折愈合需要良好固定、充足血供和有利力学环境，但长时间制动会引发多种并发症，如固定肢体肿胀、肌肉萎缩、肌力下降、组织粘连、关节囊挛缩、关节僵硬等，还可能出现坠积性肺炎、压疮、骨化性肌炎、损伤性关节炎等。骨折后康复治疗能协调固定与运动矛盾，预防或减少并发症，促进骨折愈合[122]。

4.2.2.1 康复评定

1. 一般功能评定

①关注骨折对位对线、骨痂形成，留意是否有延迟愈合、未愈合、假关节形成、畸形愈合等不良情况，以及有无感染、血管神经损伤、关节挛缩、骨化性肌炎等并发症。

②关节活动度：用量角器测量受累关节及骨折相邻关节活动范围。

③肌力：用徒手肌力检查方法测试受累及相邻部位肌群肌力。

④感觉功能：对合并感觉功能障碍患者，评定浅感觉、深感觉及复合感觉。

⑤疼痛：一般采用视觉模拟评分法。

⑥肢体周径和长度：骨折后肢体长度和周径可能变化，用皮尺测量，测量四肢长度取自然伸展位，骨盆无倾斜；测量周径时皮尺松紧以可稍移动为宜。

⑦步态：下肢骨折患者评定下肢负重、步行能力，步行能力可用功能独立性测量（FIM）评分。评分标准见表 4-1。

表 4-1 功能独立性测量（FIM）评分

评分	级别	级别标准
7分	完全独立	不用辅助设备或用具，在合理的时间内至少能安全地步行 50 m
6分	有条件独立	步行者可独立步行 50 m，但需要使用拐杖、下肢假肢或支具、矫形鞋、步行器等辅助装置完成行走；用轮椅者能独立操作轮椅（手动或电动）移动 50 m 距离（包括拐弯、接近椅子或床、爬 3% 的坡度及过门坎、开关门）
5分	监护或准备	在监护、提示或诱导下，独立行走或用轮椅移动不少于 50 m。患者在家庭内行走，行走者能独立行走较短距离（17～49 m）不用任何器具；或能独立操作轮椅（手动或电动）17～49 m，不需要提示
4分	最小量帮助	在最低限度接触性帮助下，移动至少 50 m。患者用力 >75%
3分	中等量帮助	在中度接触性帮助下，移动至少 50 m。患者用力 50%～74%
2分	最大量帮助	在最大限度接触性帮助下，移动至少 17 m。患者用力 25%～49%。至少需要 1 人帮助
1分	完全帮助	患者用力 <25%。至少需要 2 人帮助，不能独立行走

2. 日常生活活动能力评定

上肢骨折患者重点评定生活自理能力，如穿衣、洗漱等，常用 Barthel 指数或 FIM 量表；下肢骨折患者重点评定步行、上下楼梯等能力，步行能力参考 FIM 量表评定。

3. 生存质量评定

骨折导致肢体功能障碍和活动受限，影响患者生活质量，可根据情况用生活满意指数 A（life satisfaction index A，LSIA）量表评定。

4.2.2.3 康复治疗

1. 愈合期治疗

（1）良肢位

创伤早期抬高患肢，肢体远端高于近端，近端高于心脏，促进静脉血、淋巴液回流消肿，关节固定于功能位，未固定关节也常放于功能位，防止关节畸形挛缩。

（2）运动疗法

主动运动是预防和消除水肿有效方法。包括伤肢未固定关节各轴位主动运动（必要时助力），注意增加活动强度应不影响骨折端稳定；固定部位肌肉等长收缩训练，预防失用性肌萎缩，促进骨折愈合；关节内骨折尽早功能训练，固定 2～3 周后短时取下外固定进行主动或被动运动，运动后原位固定；健肢和躯干保持正常活动，改善全身状况，防止合并症。

(3) 物理因子治疗

电疗法用超短波，骨折 1 周内无热量，1 周后微热量，10～15 min/次，1 次/天，15～30 次为 1 疗程，石膏外可进行，有金属内固定物禁用；光疗法用紫外线，亚红斑量或红斑量，每日或隔 1 天/次，3～5 次为 1 疗程，骨折 48 h 后可加红外线照射；磁疗法用脉冲电磁疗法，20 min/次，1 次/天，20 次为 1 疗程；低强度超声波有助于骨痂形成（每平方厘米小于 0.1 W），骨未愈合儿童忌用。

(4) 淋巴引流按摩

在骨折部位近心端进行淋巴引流按摩，使用向心性手法，15 min/次，1～2 次/天。

2. 恢复期治疗

(1) 增加关节活动度

主动运动牵伸挛缩、粘连组织，缓慢温和进行，在不引起明显疼痛的情况下，逐步增加幅度；被动运动和关节牵引针对组织挛缩、粘连严重或关节僵硬患者，关节近端固定，重量以耐受酸痛感、不产生肌肉痉挛为宜，小重量长时间牵引更有效，可配合温热疗法；间断功能固定，关节挛缩顽固时，运动与牵引间歇用夹板或石膏托固定患肢，随关节活动范围增大更换，也可用弹性支架持续牵伸；理疗热疗能促进血液循环、改善关节活动、软化瘢痕，松解粘连用碘离子导入和音频治疗；按摩促进血液循环、松解粘连。

(2) 肌力恢复练习

肌力 0～1 级：进行被动运动、助力运动、水疗及水中运动，辅以按摩、低频脉冲电刺激；肌力 2～3 级：以主动运动为主，辅以助力运动、摆动运动、水中运动；肌力 4 级：以抗阻运动为主，采用渐进抗阻练习或等速练习仪训练。

(3) 作业疗法

进行实用技能练习，上肢练习如取物、穿衣等动作，下肢练习如坐、立、步行等动作，通过作业治疗及文体活动改善动作，促进运动技能恢复。

(4) 手法治疗

温热疗后进行，着重深推和按压，牵张纤维粘连、消除肿胀，后期手法增强，减轻疼痛，促进肌肉活动，牵张粘连组织，每次 15 min 左右，1～2 次/天。

(5) 夹板和矫形器的应用

关节挛缩严重时，治疗间歇用夹板或矫形器固定患肢，减少纤维组织弹性回缩，随关节活动范围改善更换。

4.2.3 脊柱侧凸康复

4.2.3.1 概述

脊柱侧凸，又称"脊柱侧弯"，是常见复杂的脊柱三维畸形疾病，表现为冠状面侧向弯曲、矢状面生理曲度异常、横断面椎体旋转。国际脊柱侧凸研究学会定义，用 Cobb 法测量人体站立位全脊柱正位 X 线片，Cobb 角大于 10°即为脊柱侧凸。我国脊柱侧凸发病率为 1%～2%，其中约 20% 继发于其他病理过程，80% 为特发性脊柱侧凸，青少年特发性脊柱侧凸最常见，且女性患者居多。

脊柱侧凸病因多样，发病机制不明，与年龄、神经肌肉功能、骨骼发育、创伤及遗传等因素有关，一般认为是综合因素所致。儿童青少年时期，脊柱侧凸功能障碍多无明显症状，易被忽略，但不及时干预会严重损害形体、心理、心肺功能和生活质量，导致脊柱运动功能障碍、骨盆倾斜、腰背部疼痛、心肺功能障碍、下肢瘫痪、排便功能障碍等，还会引发心理问题。近年来，我国脊柱侧凸发病率上升，成为影响儿童青少年健康的第三大"杀手"，早期筛查可监测脊柱健康，避免错过最佳诊疗时机。

4.2.3.2 康复评定

1. 查体评估

（1）一竖四横评估法

男受检者上身裸露、女受检者上身穿内衣，脱鞋。自然直立于水平地面，双足与肩等宽，双目平视，手臂自然下垂，掌心向内，从背面观察受检者。观察内容包括：①脊柱是否呈一条直线；②双肩是否等高，头部是否居中；③双侧肩胛下角是否等高；④双侧骶凹是否等大对称；⑤双侧髂嵴是否等高。若一竖四横双侧对称则认为正常，出现不对称则为阳性。

（2）前屈试验

受检者背向检查者，直膝、合足、立正，双臂伸直合掌，低头后缓慢向前弯腰至90°左右，双手合掌置于双膝前。检查者眼睛应与受检者背部在同一高度，目光平行，从颈椎至腰椎，记录脊柱是否对称。背部脊柱两侧任何部位都等高则认为正常。若出现任何部位不对称、不平行则为前屈试验阳性，提示有椎体旋转可能，高度怀疑脊柱侧弯。双下肢不等长的受检者应采用坐位进行前屈试验。

（3）躯干旋转测量仪检查

受检者在前屈试验体位下，用躯干旋转测量仪测量脊柱各段躯干旋转角度（angle of trunk rotation，ATR）及部位，背部不对称最严重处ATR≥5°为阳性。

（4）脊柱运动试验

前屈试验阳性或ATR≥5°时，需进行脊柱前屈、背伸、左侧弯、右侧弯和左右扭转运动各2次。脊柱运动试验评定表见表4-2。

表4-2 脊柱运动试验评定

脊柱侧凸类型	侧凸程度	检查结果
无侧凸	—	前屈试验均无异常且ATR<5°
功能性脊柱侧凸	—	脊柱运动试验前ATR≥5°，脊柱运动试验后ATR<5°
特发性脊柱侧凸	侧凸Ⅰ度	前屈试验阳性或ATR≥5°，脊柱运动试验后进行躯干旋转测量仪检查，且5°≤ATR<7°
特发性脊柱侧凸	侧凸Ⅱ度	前屈试验阳性或ATR≥5°，脊柱运动试验后进行躯干旋转测量仪检查，且7°≤ATR<10°

（5）波纹图像法

通过观察光栅投影在体表产生的等高线波纹图像，测量背部左右两侧纹波间距得出高度差，1个波纹间距代表5 mm高度差，脊柱两侧高度差大于5 mm则高度怀疑脊柱侧凸，侧凸越严重高度差越大。

2. 量表评估

主要包括美国脊柱侧凸研究学会22项问卷量表和脊柱侧凸支具量表。

3. 影像学评估

（1）X线检查

通过站立位脊柱全长正位X线片了解Cobb角变化，Cobb角大于10°可诊断脊柱侧凸。

(2) CT 检查

必要时通过脊柱 CT 三维立体重建观察骨发育情况。

(3) MRI 检查

必要时通过脊柱 MRI 检查观察脊髓、神经根、肌肉、韧带等情况。

4.2.3.3 康复治疗

脊柱侧凸常用康复治疗方法有运动疗法、支具、牵引、手法治疗、电刺激等。对于青少年特发性脊柱侧凸，2011 国际脊柱侧凸矫形和康复治疗协会指南推荐：Cobb 角小于 10°时，只需定期观察；Cobb 角为 10°~20°时，一般选择特定性运动疗法；Cobb 角为 20°~45°时，推荐支具治疗，同时配合运动疗法；Cobb 角大于 45°时，可考虑手术治疗。脊柱侧凸主要治疗目标是控制和减小 Cobb 角，此外，临床专家们越来越关注与患者生活质量相关的其他指标[123]。

1. 非手术治疗

(1) 定期观察

包括周期性评估与门诊复查，这是治疗脊柱侧凸的第一步和预防弯弧进展的关键步骤，观察周期或次数视患者的 Cobb 角而定，一般从 2~3 个月至 6~60 个月不等，支具治疗患者需每隔 3 个月或半年复查，建议随访至骨骼发育成熟或生长发育结束。

(2) 运动疗法

特发性脊柱侧凸发病机制与神经系统对肌肉调控异常、脊柱两侧椎旁肌肌力不对称减弱、肋椎关节韧带发育不良等有关。通过功能训练和力量训练，加强脊柱侧凸肌肉强度，增加肋椎关节韧带柔韧性，恢复大脑对肌肉进行正常调控，提高脊柱平衡姿态。当脊柱侧弯度数在 10°~20°时，采取适当运动疗法可减轻侧弯、减少其加重风险。

①一般性运动疗法：包括牵伸和力量训练，常见的方法有瑜伽、普拉提、平衡球、游泳、跳绳、吊单杠、靠墙站立、三点支撑、五点支撑、简易脊柱扭转、单腿背部伸展等，对于延缓脊柱侧弯也有辅助作用。较为严重的脊柱侧凸常会影响肺功能，此时配合系统呼吸训练，如缩唇呼气训练、深呼吸训练、膈肌呼吸训练、吹气球训练等，可以帮助患者提高肺功能，改善生活质量。

②特定性运动疗法：国际上针对脊柱侧凸的运动疗法统称为脊柱侧凸特定运动疗法（physiotherapeutic scoliosis-specific exercises，PSSE），主要包括施罗特疗法、DoboMed 疗法、侧移疗法、里昂疗法、脊柱侧凸科学训练疗法、巴塞罗那脊柱侧凸物理治疗学校疗法和脊柱侧凸功能性个体化治疗七大疗法。大部分 PSSE 的训练原理为在 3D 主动矫正模式下配合特定的运动与呼吸训练，控制姿势稳定。包括神经运动控制、本体感觉训练和平衡训练等，同时注重患者日常的训练与结合，并对其进行教育指导。PSSE 主要应用于：Cobb 角小于 25°的轻度特发性脊柱侧凸；配合支具治疗，减少支具的相关副作用（肌肉无力、背部形态不对称等）；延缓支具的使用，减少脊柱僵硬，提高脊柱灵活性；改善成年期脊柱侧凸曲线进展时带来的背痛、呼吸功能障碍、挛缩和进行性畸形障碍等症状。

(3) 支具治疗

支具治疗的作用机制是根据生物力学三点或四点力矫正规律，通过支具内部衬垫在畸形突出部位施加外力矫正。适用于儿童青少年特发性侧凸，Cobb 角在 25°~40°，正在发育，或有明显进展趋势的患者，对先天性侧凸或骨发育成熟期侧凸无效。支具种类多，常见有 Boston 支具、色努支具等，分胸腰骶硬支具及颈胸腰骶硬支具。临床医生根据患者情况制定最佳方案，支具穿戴每日不少于 23 h，使用至骨生长发育成熟，停用指标包括身高、Risser 征、Cobb 角等情况。智能骨科康复中 3D 打印材料将聚焦于新型柔性材料的研制，能提升支具佩戴的舒适性。

(4) 牵引治疗

将外力施加于身体部位，拉长挛缩或短缩软组织。脊柱牵引分有创和无创，有创牵引用于重度脊柱侧凸术前准备，且多为单纯纵向牵引。以 Halo 重力牵引为例，用于矫正早期发病的脊柱侧弯畸形，适合胸廓发育不全或呼吸障碍患者，使用前需全面评估，安装金属 Halo 装置，根据患者情况调整牵引重量和时间。无创牵引相对柔和，方法有悬吊牵引等，多通过纵向牵引脊柱以减少侧凸。

(5) 手法治疗

轻度特发性脊柱侧弯青少年脊柱周围肌肉力量和肌张力不平衡，关节松动可松解紧张侧肌肉、降低肌张力，促进血液循环、改善关节活动度、松解粘连、缓解疲劳，对促进轻度患者康复有一定效果。

(6) 物理因子疗法

电刺激疗法通过在侧凸部位的特定位置放置两组电极，输出电刺激波，使椎旁肌交替收缩和舒张，从而矫正脊柱侧弯。临床上多采用经皮电刺激疗法，治疗前通过影像确认电极位置。其他物理因子疗法也被应用于特发性脊柱侧凸的辅助治疗。其中，热疗能够促进血液循环、放松肌肉。磁疗法可以抑制中枢神经系统的兴奋性，从而缓解肌肉痉挛、改善疼痛。超声波疗法通过其热效应和非热效应来缓解症状。

(7) 中国传统疗法

针灸作为中医传统康复方法，能够疏通经络、活血化瘀、调和气血、改善局部血液循环。研究表明，针灸对特发性脊柱侧凸的治疗效果良好，能够改善 Cobb 角并减轻疼痛，如选用华佗夹脊穴进行拨针疗法。正骨推拿手法也是一种有效的中医传统疗法，其通过理筋整复和杠杆定位等技法，联合牵引，能够显著改善特发性脊柱侧凸症状，并通过刺激"阿是穴"促进血液循环，缓解脊柱侧弯。

(8) 虚拟现实技术疗法

采取新兴治疗手段，通过构建沉浸式虚拟环境，提升患者参与度和治疗依从性。研究显示，儿童使用虚拟现实辅助技术疗法后，Cobb 角显著改善，还能开发多样化互动场景，激励患者积极参与治疗。

(9) 心理康复

关注青少年患者心理情绪，避免不良心理影响成长。青少年患者因身体形态不同常存在紧张焦虑心理，乐观积极参与治疗的患者康复效果更好，心理康复在青少年轻度特发性脊柱侧弯康复中至关重要。

2. 手术治疗

手术的目的是保持躯干平衡稳定、改善畸形脊柱外观、阻止侧弯曲度发展，实现永久性三维畸形脊柱矫正，降低并发症发生率，纠正患者身心各方面问题。特发性脊柱侧弯胸椎侧凸度数大于40°，腰弯大于35°，或1年内侧凸度数增长超过5°，以及先天性侧凸局部侧凸角度大于40°，或先天性畸形影响心肺功能的患者，通常需手术矫形。手术方式包括后路手术、前路手术以及前后路联合手术。

4.2.4 挑战与发展趋势

4.2.4.1 问题挑战

1. 评估维度失衡

当前骨科康复的量化评估体系仍主要依赖关节活动度测量、徒手肌力测试等传统单一指标，这种碎片化的评估方式存在明显的局限性。在骨愈合质量评估方面，仅依靠X线片判断愈合情况，缺乏对骨痂生物力学性能的定量分析。同时，软组织张力评估多依赖主观触诊，无法精确量化瘢痕组织弹性模量变化，且现有方法难以捕捉三维运动链中的异常代偿模式。研究表明，不同评定者使用传统量角器测量时，结果差异可达±8°～12°（$p < 0.05$），这种测量误差会直接影响康复进程中的负荷递增决策，可能造成骨折端应力分布异常或关节囊过度牵拉，这些都是导致术后关节僵硬、异位骨化等并发症的重要潜在因素。

2. 方案泛化困境

现行骨科康复临床路径多基于解剖部位分类（如股骨骨折、肩袖损伤等），这种分类方式存在明显的机械性缺陷。关键问题在于忽视了患者个体间的重要差异：①骨代谢状态差异（如骨质疏松患者骨形成速率降低40%～60%）；②内固定稳定性差异（锁定钢板与髓内钉的力学环境截然不同）；③年龄相关修复能力差异（老年患者血管化进程延缓35%以上）。临床数据显示，采用统一康复方案时，骨质疏松患者训练中出现微骨折的风险增加2.1倍，而年轻高功能需求患者因刺激强度不足，肌肉横截面积增长停滞提前2～3周，最终导致28%的患者需要延长康复周期，增加二次手术风险。

3. 院外依从性衰减

骨科康复效果与术后黄金期（前3个月）的干预连续性密切相关，但现有居家康复体系存在显著缺陷。主要问题包括：①缺乏实时生物力学监测设备，患者自行训练时关节力矩误差可达正常值的30%～45%；②动作模式缺乏即时矫正，错误动作重复导致错误运动模式固化；③疼痛反馈机制缺失，恐惧-回避行为发生率高达38%。追踪数据显示，居家康复阶段训练依从性每降低10%，最终关节活动度损失将增加6°～8°。更严重的是，未及时纠正的错误训练会诱发慢性炎症反应，6个月后发展为持续性功能障碍的比例达21.5%，迫使患者重新进行补救性治疗，导致医疗成本增加。这种恶性循环突显出现有院外康复支持系统的不足。

4.2.4.2 发展趋势

1. 智能化评估系统

未来骨科康复将引入基于人工智能的智能评估系统，利用多模态传感器（如动作捕捉设备、肌电图、压力传感器等）实现对关节活动度、肌肉力量等关键指标的客观量化评估。智能系统能够自动校正测量误差，减少人为因素的干扰，为康复计划的制定提供精准的数据支持。

2. 个性化训练方案

借助大数据分析和机器学习算法，根据患者的年龄、身体素质、损伤类型及程度等个体特征，生成可动态调整的个性化康复训练方案。通过实时监测患者的康复进展，智能系统能够自动优化训练强度和进度，确保康复训练的科学性和高效性。

3. 监测与反馈机制

利用可穿戴设备和物联网技术，实现对患者康复训练的实时监测和智能反馈。患者在自主执行康复训练时，系统能够通过语音或视觉提示纠正不规范动作，确保训练效果。同时，智能监测数据可实时传输至医生端，便于医生及时调整康复方案，提高患者的依从性。

4. 混合现实技术的应用

结合虚拟现实和增强现实技术，为患者提供沉浸式的康复训练体验。通过模拟真实生活场景，激发患者的主动参与度，提升康复训练的趣味性和效果。同时，VR/AR技术能够为医生提供直观的康复训练数据，进一步优化康复方案。

通过上述智能化手段的应用，骨科康复领域将逐步实现评估的精准化、训练的个性化以及管理的智能化，从而显著提升康复效率和患者满意度，为骨科康复医学的发展注入新的活力。

4.3 神经康复

4.3.1 概述

随着我国老龄化问题的日益突显，神经系统疾病的发病率不断上升，特别是脑卒中和脊髓损伤的发病率居高，且有着高致死率、高致残率、高复发率的特点，80%左右的患者存在不同程度的功能障碍（运动、感觉、言语、吞咽、认知、心理障碍等）[124]。这对于家庭和社会都造成了严重的负担并将导致一系列不可预测的问题，传统医疗模式已难以应对全生命周期康复需求，神经康复学作为现代康复医学的战略支点，正通过重塑理论体系与创新技术手段，构建起破解神经系统疾病康复困境的系统化解决方案。

神经康复学是康复医学的重要分支之一，以中枢及周围神经系统疾病或损伤所致功能障碍为研究对象，综合运用临床医学、康复医学及神经科学理论，通过系统化的康复评估和治疗，促进患者神经功能重塑与整体功能恢复。其核心目标在于突破传统医学对疾病病理的单一关注，转向以患者为中心，通过多维度、个性化的康复策略，最大程度恢复患者的运动、感觉、认知及社会参与能力，实现从生理修复到社会回归的全面康复[125]。神经康复的根本目的在于实现三级康复目标：①初级目标：在疾病急性期，尽早开始康复治疗，以缓解功能障碍，预防肌肉萎缩、关节挛缩等继发损伤；②中级目标：在疾病恢复期，通过科学的康复措施降低残疾程度，提升患者生活自理能力，恢复其基础社会功能；③高级目标：在疾病后期，制定个性化家庭和社区康复计划，开展持续巩固性康复或职业康复训练，提升适应能力，助力患者回归家庭和社会，重建职业能力与社会角色。

在临床实践中，神经康复学聚焦于脑卒中、脊髓损伤、脑外伤、神经退行性疾病、周围神经病等神经系统疾病的康复诊疗。通过整合药物治疗、物理疗法（如神经发育疗法、功能性电刺激）、作业治疗（生活技能重建）、言语吞咽训练、认知行为干预及心理支持等，构建起立体化康复体系。治疗过程中特别强调神经可塑性原理的应用，借助重复性任务训练、镜像疗法等促进神经通路重建，同时运用机器人辅助技术、虚拟现实等智能手段增强康复效能。神经康复以脑卒中康复和脊髓损伤康复为两大核心病种，本节将围绕以上两大疾病的康复进行阐述。

4.3.2 脑卒中康复

脑卒中（stroke），俗称"中风"，是一种急性脑血管疾病，常因脑血管破裂或阻塞，导致脑部缺血、缺氧，引发神经功能障碍。脑卒中分为两大类：缺血性脑卒中和出血性脑卒中。缺血性脑卒中是由脑血管栓塞或血栓形成引起的，而出血性脑卒中则是由脑血管破裂导致出血引发的。脑卒中在中国的发病率逐年上升，且具有高致死率、高致残率和高复发率。每年大约有200万人发生脑卒中，其中70%~80%的患者因严重残疾无法独立生活，给家庭和社会带来巨大的负担。

随着脑卒中康复领域的不断发展，循证医学的研究成果表明，康复治疗是减少脑卒中患者致残率的最有效手段,尤其是对运动、语言、认知等功能的恢复具有重要作用。康复治疗不仅仅局限于医院内的治疗,更需要在患者的康复过程中加入长期、个性化的方案,关注患者在家庭和社会中的功能恢复,最大程度地提高其生活质量和社会参与能力。

4.3.2.1 康复评定

神经功能评定是脑卒中康复的重要组成部分,它为制定治疗方案、评估康复效果提供了科学依据。常用的评定工具包括以下几种。

(1) 神经功能损伤程度的评定

脑卒中患者的神经功能损伤评定是康复治疗的基础。通过评定神经功能的损伤程度,能够帮助医生了解患者的临床表现及病情严重程度,从而为制定治疗计划提供依据。常用的评定工具包括以下两种。

①格拉斯哥昏迷量表:是评估患者意识障碍严重程度的"金标准",广泛应用于急诊、重症监护及神经康复领域,尤其适用于颅脑损伤、脑卒中、代谢性脑病等导致的意识水平下降。具有快速、标准化、可重复性强等特点,能客观量化意识状态,指导临床决策与预后判断[126]。它根据患者的睁眼反应、语言反应及运动反应进行评分,总分15分(最低3分,最高15分)。其中,13~15分为轻度意识障碍,9~12分为中度意识障碍,低于或等于8分为重度意识障碍(昏迷,需紧急干预,如气管插管)。分数越低表示昏迷程度越严重。通过格拉斯哥昏迷评分量表(Glasgow coma scale, GCS)评分,可以帮助医生判断患者的意识状态。

②美国国立研究院脑卒中评分表[127]:这一评分表主要用于评估脑卒中后神经缺损的严重程度,包括多个项目,如语言、运动、感官功能、平衡等,总分42分。其中,0~1分:正常或近乎正常;1~4分:轻型卒中;5~15分:中度卒中;16~20分:中重度卒中;大于20分:严重卒中。可用于急性期快速量化神经功能缺损,指导溶栓/取栓决策,评估短期预后。

(2) 运动功能评定

运动功能的评定是脑卒中患者康复治疗中的关键环节。通过评定患者的运动功能,可以确定治疗目标,选择适当的康复方案。常见的评定方法包括:

①Brunnstrom分期法[128]:这是评定脑卒中后运动恢复的重要工具。它将运动恢复分为五个阶段,分别描述了患者从完全瘫痪到部分恢复正常功能的过程。Brunnstrom偏瘫功能评价见表4-3。

表4-3 Brunnstrom偏瘫功能评价

分期	评价
Ⅰ期:弛缓期	无随意运动,患侧上肢无任何肌肉收缩迹象
Ⅱ期:联合反应期	患侧上肢出现联合反应,共同运动、痉挛开始出现
Ⅲ期:痉挛期	共同运动明显,患侧上肢可随意发起共同运动,痉挛加重
Ⅳ期:部分分离运动期	痉挛开始减弱,出现脱离共同运动的活动
Ⅴ期:分离运动为主期	以分离运动为主
Ⅵ期:协调运动期	共同运动消失,痉挛基本消失;运动协调近于正常

②简化Fugl-Meyer评定法[129]:这一评定方法主要用于快速评估脑卒中患者运动功能恢复情况,包括上肢、下肢、平衡、四肢感觉功能和关节活动度等多个方面,如上肢评定包括:肩关节屈曲、肘关节伸展、腕关节背伸、手指抓握与释放,总分48分。其中,大于等于36分:轻度运动障碍(生活

基本自理);18~35分:中度运动障碍(需部分辅助);小于等于17分:重度运动障碍(依赖性强)。简化Fugl-Meyer评定法是一种科学的定量评定方法,适用于快速筛查。

③上田敏偏瘫功能评价:是一种基于Brunnstrom偏瘫恢复六阶段理论发展而来的详细分级评定方法,主要用于评估脑卒中偏瘫患者的运动功能恢复情况。该评定方法通过12级评分对偏瘫患者的上下肢、手指运动功能进行评估,并通过标准化的动作和检查方法,确保评定结果的客观性和一致性,特别强调患侧下肢功能障碍与移动能力之间的高度相关性,适用于脑卒中等中枢神经系统损伤导致的偏瘫患者。

(3) 平衡功能评定

脑卒中患者常常会出现平衡障碍,影响他们的日常生活和运动能力。因此,平衡功能的评定对于康复治疗至关重要。常见的评定工具包括以下两种。

①三级平衡检测法:根据患者能否在不同程度的外部干扰下保持平衡,评定其平衡功能的级别。第一级表示患者能够在静态状态下保持平衡,第二级表示患者在某些动态运动下能保持平衡,第三级则表示患者在外部干扰下仍能保持平衡

②Berg平衡评定量表:通过14项测试项目,评估患者的平衡能力。每项测试得分从0到4分不等,总分为56分,得分越高表示平衡功能越好[130],包含以下14个项目:从座位站起(不使用手支撑);无支持站立2 min;无靠背坐位(双脚着地或放在凳子上)保持2 min;从站位坐下;转移到另一把椅子上(有扶手或无扶手);闭目站立;双脚并拢站立;站立时双手向前伸展并向前移动;站立时从地面捡起物品;站立时转身向后看;360度转身;站立时交替将一只脚放在台阶或凳子上;一脚在前,一脚在后站立;单脚站立。每个项目根据完成情况分为0到4分:4分:完全独立完成,无须辅助;3分:需要轻微辅助或监护;2分:需要尝试多次才能完成;1分:需要较多辅助;0分:无法完成或需要大量辅助。Berg平衡评定量表是一种广泛应用于评估老年人和神经系统疾病患者平衡能力的标准化工具,适用于老年人、脑血管病患者、帕金森病患者、脊髓损伤患者、骨关节疾病患者以及其他神经系统疾病患者。

(4) 日常生活活动能力评定

脑卒中患者常常会遇到自理能力丧失的问题,因此日常生活活动能力的评定是康复治疗中不可忽视的一部分。常见的评定工具有以下两种。

①Brathel指数:评估患者的日常生活能力,包括个人卫生、穿衣、走动、吃饭等方面。通过这一评定可以帮助医生了解患者的独立生活能力。

②功能独立性评定:FIM量表是一个用于评估患者自理能力的工具,通过评定患者的进食、洗澡、穿衣等功能,帮助医生了解患者在日常生活中的独立性。

4.3.2.2 康复治疗

脑卒中康复治疗的目标是调动患者的潜力,促进神经功能的重建或再生,恢复患者的功能,并减少后遗症。康复治疗通常在患者生命体征稳定48 h后开始,这样可以避免加重原发病。脑卒中的康复治疗是一个长期的过程,早期干预能显著提高康复效果,帮助患者更早恢复自理能力。

①超早期康复:脑卒中发病后的24 h内,进入超早期康复阶段。此时,患者的生命体征尚不稳定,康复治疗主要在神经科病房或ICU病房进行,治疗内容以床边治疗为主,包括良肢位摆放、体位转换和被动运动训练。目标是减少并发症,防止肌肉萎缩和关节挛缩。

②早期康复:在脑卒中发病后的1至2周,患者的生命体征稳定,但仍可能出现肢体软瘫、肌力

低下等症状。此时，康复治疗的目标是预防废用综合征、肢体痉挛等，并为后续康复打基础。治疗措施包括被动训练、主动被动结合训练、机器人辅助训练等[131]。

③痉挛期康复：在脑卒中发病后 4～12 周，进入痉挛期，患者肌张力增高，可能出现肢体痉挛。此时的康复目标是通过训练抑制痉挛肌，促进拮抗肌的活动，恢复正常的运动模式。常用方法为神经促通技术（如 Bobath 技术、PNF 技术等）[132]。

④恢复期康复：恢复期的康复目标是改善患者的步态、恢复步行能力、提高日常生活能力。常见的治疗方法包括步态训练、患侧 ADL 训练、站立训练等。

4.3.2.3 预后

脑卒中的预后与多种因素相关，包括患者的年龄、病灶部位、损伤程度以及早期康复治疗的情况等。通过合理的评估和科学的治疗，许多脑卒中患者能够恢复部分功能，提高生活质量[133]。常用的评估工具，如 Brunnstrom 分期、Fug-Meyer 评定、FIM 量表等，都能有效地预测脑卒中的康复效果。

4.3.3 脊髓损伤康复

脊髓损伤是指脊髓受到损害导致支配脊髓以下部位的运动和感觉功能丧失。如图 4-1 所示，根据脊髓损伤的具体部位，通常表现为四肢瘫痪、膀胱功能障碍、直肠功能障碍等。脊髓损伤根据损伤的水平和损伤的程度分为不同的类型。根据损伤的水平，脊髓损伤可以分为截瘫（下肢和躯干的功能丧失）和四肢瘫（四肢功能丧失）；根据损伤的程度，脊髓损伤又可以分为完全性损伤和不完全性损伤。

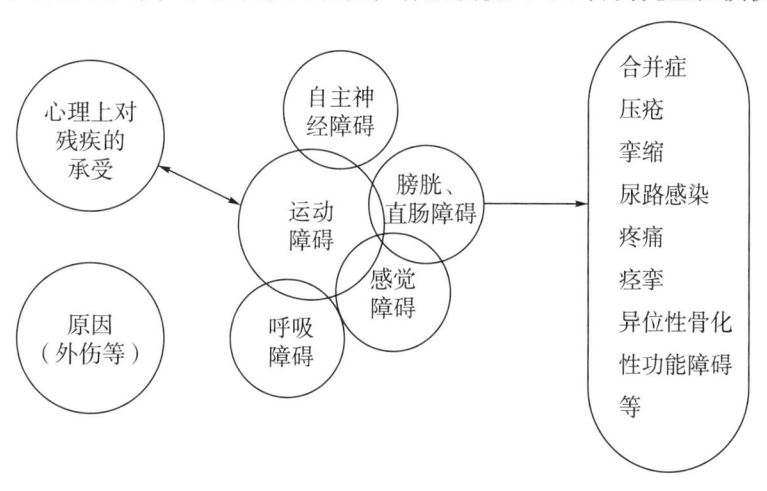

图 4-1 脊髓损伤的基本障碍

随着交通事故、工伤、运动损伤等原因的增多，脊髓损伤的发病率持续上升。脊髓损伤患者不仅面临严重的肢体瘫痪问题，还经常伴随有感觉障碍、呼吸功能受限、泌尿系统功能障碍等问题，这些都对患者的生活质量产生了极大的影响。因此，脊髓损伤的康复治疗至关重要，尤其是在康复治疗过程中，需要密切关注患者的生理、心理及社会适应能力的恢复。

4.3.3.1 康复评定

脊髓损伤的康复评定是康复治疗的重要基础。评定的目的不仅是确定脊髓损伤的程度和损伤水平，还能为制定个性化治疗方案、评估治疗效果以及预测预后提供科学依据。常见的评定方法包括以下三种。

1. 脊髓损伤神经平面的确定

确定脊髓损伤的神经平面是评定损伤程度和制定治疗方案的重要依据。通过运动功能和感觉功能的评定，可以明确脊髓损伤的具体部位。例如，脊髓损伤的病变往往表现为在损伤水平以下的感觉丧失和运动障碍，因此，通过对患者上下肢的肌肉力量、关节活动度和感觉功能的评估，可以帮助医生准确判断脊髓损伤的位置和损伤的严重程度。

2. 脊髓损伤分级

根据损伤的程度，脊髓损伤分为完全性损伤和不完全性损伤。完全性损伤指脊髓的所有功能（包括运动、感觉、反射等）完全丧失；而不完全性损伤则意味着某些功能可能会保留，特别是部分运动或感觉功能仍然可以恢复。为了评定脊髓损伤的类型，常用 ASIA 分级法[134]（美国脊髓损伤协会分级）进行评定。ASIA 分级法通过对损伤水平以下的感觉和运动功能的恢复情况进行分类，并对脊髓损伤的恢复潜力进行预测。ASIA 损害分级见表 4-4。

表 4-4 ASIA 损害分级

级别	脊髓损伤类型	运动感觉功能
A	完全性	无感觉、无运动，骶段无任何感觉运动功能保留
B	不完全性	在神经平面以下（包括骶段）存在感觉功能，但无运动功能
C	不完全性	在神经平面以下有运动功能，且大部关键肌肌力 <3 级
D	不完全性	在神经平面以下有运动功能，且大部关键肌肌力 ≥3 级
E	正常	感觉和运动正常

3. 脊髓休克期评定

脊髓损伤后的脊髓休克期通常出现在损伤后的数小时或数日内，表现为弛缓性瘫痪、反射消失、括约肌功能丧失等症状。随着时间的推移，一些患者可能会恢复一定的神经功能[135]，反射活动和自主活动也会逐渐恢复。因此，及时评估脊髓休克期的结束对于制定后续的康复方案至关重要。脊髓休克期的评定主要依靠神经系统的临床表现，包括肌肉的张力、反射活动、感觉的恢复等。

4.3.3.2 康复治疗

脊髓损伤的康复治疗涵盖了从急性期到回归社会期的整个过程。治疗的重点和目标根据脊髓损伤的不同阶段而有所变化。总体来说，脊髓损伤的康复治疗分为三个阶段：急性期康复、恢复期康复和回归社会期康复。每个阶段的治疗目标都是促进患者功能的恢复，防止并发症，最大化患者的独立生活能力。

1. 急性期康复治疗

急性期是脊髓损伤后的初期阶段，通常在损伤后的数天到数周内进行。此时患者通常处于脊髓休克期，存在较严重的运动和感觉障碍。治疗的主要目标是控制和缓解损伤部位的疼痛、减少肢体功能的进一步丧失，并防止并发症的发生。常见的急性期康复治疗方法包括以下三种。

①高压氧治疗：通过在高压氧环境[136]下进行治疗，每次吸氧 60～90 min（分 2 次，间隔 5 min 吸空气），每日 1 次，10 次一疗程，可以改善组织的氧供，促进神经修复，减轻脊髓损伤后的继发性神经损伤。

②物理因子治疗：如通过电刺激、超短波治疗等方式刺激肌肉，保持肌肉的功能，防止肌肉萎缩和关节僵硬。超短波治疗可在伤后 24 h 内开始，可用 27.12 MHz 短波，损伤后 72 h 内采用无热量（Ⅰ级剂量）短波，避免热效应加重水肿，每次 10～15 min，每日 1 次，损伤区域存在金属内固定物、有出血倾向患者禁用。

③肌肉活动维持：对未完全瘫痪的肌肉进行轻度活动训练，保持肌肉的张力和活动度，减少废用性肌肉萎缩。

2. 恢复期康复治疗

进入恢复期后，脊髓损伤患者的生命体征逐渐稳定，脊髓休克期的症状开始缓解，此时的治疗重点是恢复患者的运动能力和自理能力。恢复期的康复治疗包括以下两种。

①肌力训练：通过针对性的肌力训练，增强残余肌肉的力量，尤其是脊髓损伤水平以上的肌肉。训练包括等长收缩、等速收缩和主动运动。

②站立训练：训练患者保持站立姿势，增强躯干肌肉的力量和稳定性，为后期的步态训练打下基础。可进行直立适应性训练，使用站立架或斜床站立，逐步增加站立角度，直至接近90°，每天一次，每次15～30 min。

③步态训练[137]：对于不完全性损伤的患者，步态训练是恢复行走能力的关键环节。训练内容包括步态分析、步态辅助器具的使用、步态稳定性和协调性的训练。平衡差者可用助行器，从四角助行器逐步过渡到两脚助行器，进行平地行走、障碍跨越等训练。

3. 回归社会期康复治疗

回归社会期是脊髓损伤患者康复的最终阶段。此阶段的主要目标是帮助患者重新融入社会，恢复家庭角色和社会功能。回归社会期康复治疗内容包括以下三种。

①心理干预：脊髓损伤患者常面临情绪问题，如焦虑、抑郁等，心理干预能够帮助患者调整心理状态，积极面对康复过程。

②职业康复：通过职业前评估，帮助患者确定适合的工作或职业目标，为回归社会和劳动市场做好准备。

③社会适应训练：通过模拟社会生活的训练，帮助患者适应社会环境，重新建立社交关系和生活方式。

4.3.3.3　预后及预防

1. 预后

脊髓损伤患者的预后与多种因素密切相关，主要包括损伤的程度、损伤部位、康复治疗的及时性和质量等。完全性脊髓损伤的患者恢复的可能性较低，而不完全性脊髓损伤患者通常恢复较好，尤其是上肢的功能。脊髓损伤的预后不仅依赖于神经修复的程度，还与患者的心理状态、社会支持系统及治疗过程中并发症的预防密切相关。

2. 并发症预防

脊髓损伤患者常见的并发症包括压疮、泌尿系统感染、肺部感染、深静脉血栓形成等。这些并发症不仅影响患者的生活质量，甚至可能危及生命，因此，预防并发症的发生对于康复治疗至关重要。常见的并发症预防措施包括：

①压疮预防：长期卧床的脊髓损伤患者容易发生压疮，尤其是在骨突部位，如骶部、足跟等。预防压疮的关键是保持体位的变换、保持皮肤清洁和干燥，并使用减压垫等辅助器具。

②泌尿系统感染预防[138]：脊髓损伤可能导致膀胱功能障碍，患者容易发生尿潴留和尿路感染。因此，定期排尿、使用导尿管以及适当的膀胱训练至关重要。

③肺部感染预防：脊髓损伤患者的呼吸功能可能受限，导致排痰困难，肺部感染的风险较高。通过呼吸训练、咳痰训练和体位引流等手段，可以有效预防肺部感染。

④深静脉血栓预防[139]：由于脊髓损伤患者活动受限，容易形成深静脉血栓。通过进行下肢被动运动、穿戴弹性袜以及进行抗凝治疗，可以有效预防深静脉血栓。

4.3.4 挑战与发展趋势

4.3.4.1 问题挑战

神经康复医学在我国的历史可以追溯到20世纪50年代，当时主要以中药针灸、物理治疗为主，但是由于受医疗水平和技术条件的限制，效果并不理想。随着我国医疗事业改革的推进，神经康复医学发展取得了显著进步，然而，在神经康复发展中仍存在神经康复评估主观性强、误差大，神经康复训练方案单一、缺乏个性化，神经调控技术调控方式单一、参数不明确、调控靶点模糊，出院后居家康复管理不当、随访不足等问题。

1. 康复评估主观性强

当前神经康复评估体系存在主观性强、量化不足等核心问题，制约了康复治疗的精准化发展。临床上常用的评估工具（如神经功能缺损量表、Fugl-Meyer运动功能量表、Berg平衡量表、MMSE及MoCA认知量表等）主要通过主观观察和定性描述进行评分，存在一定的局限性，首先，评估结果依赖医生经验，易受主观判断影响，导致不同评估者得出的结论偏差较大；其次，现有量表多采用静态评估模式（如单次检查或固定时间点测量），难以动态追踪患者功能恢复的连续变化；最后，部分量表评分维度存在"天花板效应"（如高分段患者进步难以体现）或"地板效应"（低分段患者退步无法识别），导致敏感度不足。这些问题使得康复疗效评估缺乏客观量化标准，既影响个性化方案的动态调整，也阻碍康复治疗的循证优化。

2. 康复训练方案单一

当前神经康复领域面临的关键挑战在于康复训练方案单一、缺乏个性化等问题。在临床实践中，常规神经康复训练主要依赖器械辅助的步态练习、上肢被动运动等模式化训练方案，其核心机制基于重复性动作刺激。常规康复训练体系存在一定的局限性，一方面，标准化训练参数与动态神经重塑进程难以实时匹配，很难根据患者的实时生理指标、功能代偿特征及神经可塑性动态进行自适应调节；另一方面，常规康复训练的生物反馈机制呈单向输出特征，缺乏多模态感知与闭环调控能力，导致患者主动参与度不足，神经运动功能再学习的闭环调节机制难以有效建立。这种单一的训练手段在促进特定神经环路重塑及功能重组方面效能受限。

3. 神经调控技术调控参数不明确

现阶段针对神经康复的神经调控技术主要面临以下发展瓶颈：在调控方式层面，现有技术如经颅磁刺激、经颅直流电刺激等仍以单一模态物理干预为主，缺乏多模态联合调控策略及新型生物反馈调控技术的创新应用；在参数优化方面，刺激强度、频率、时序等关键参数缺乏基于神经可塑性机制的系统性研究，个体化治疗方案制定仍存在经验性选择困境；在靶点定位方面，对神经损伤后功能重组机制的认知不足，导致调控靶区选择多依赖解剖学定位，缺乏基于动态功能连接组学的精准导航技术支撑。这些技术瓶颈严重制约了神经调控技术在脑卒中、帕金森病等神经疾病康复中的精准化临床应用。

4. 居家康复管理不当

部分患者及家属出院后随访不及时，居家康复效果欠佳甚至导致废用综合征；同时，缺乏康复知识、对康复的期望值过高和康复方法不当等，如超出了正常解剖生理的活动范围、训练强度过大，可能导致过用或误用综合征。这些问题不仅影响了患者的恢复进程，还可能加重病情。同时出院后患者的可穿戴设备普及率低、家庭环境监测精度不足，且不同设备的数据难以整合，导致医生无法全面掌握患者的真实状态。这些问题使得居家康复管理缺乏规范性、精准性与高效性。

4.3.4.2 发展趋势

随着智能化时代的到来，康复机器人技术和神经调控技术等新兴手段极大地推动了神经康复医学的发展，但与国际先进水平相比，我国神经康复医学仍面临智能化手段不完善、技术应用不成熟、设备普及率低和专业人员匮乏等挑战，面对患者日益增长的康复需求和疾病复杂性的挑战，未来神经康复的智能化趋势需要重点关注以下四个方向。

1. 智能化技术的应用

随着人工智能技术的逐步发展，人工智能已被引入神经康复医学。通过人工智能的协助，将多模态神经影像（如MRI、PET和CT）结合功能评估量表等，对大脑的结构和功能进行综合评估，实现对神经疾病的早期诊断、个性化治疗方案的制定，以及康复进程的监测，从而为患者提供更好的康复效果。

2. 脑机交互技术的应用

通过实时监测大脑活动，反馈用户的脑电信号或功能性脑成像数据，结合虚拟现实技术形成人-机-环同步，提供感知多维度的沉浸式康复体验，实现对大脑和肢体运动感觉功能的调节和康复训练[140]。

3. 神经调控技术的应用

现阶段神经调控技术存在调控方式单一[141]、参数不明确、调控靶点模糊等问题，未来神经调控的智能化趋势是基于影像学导航实现精准靶点治疗，实现中枢-外周实时闭环一体化刺激，并通过对神经信号的解码进行实时反馈和参数调整。

4. 大数据技术的应用

随着5G互联网技术的发展，大数据技术正在逐渐应用于医疗领域。利用可穿戴设备、云平台等技术的居家康复管理，通过对居家患者的康复数据进行分析，医生可以更好地了解患者的病情并提供和调整更加个性化的治疗方案。

4.4 心肺康复

4.4.1 概述

随着我国人口老龄化进程加速及生活方式转变，心血管疾病与呼吸系统疾病的发病率逐年攀升，冠心病与慢性阻塞性肺疾病（chronic obstructive pulmonary disease，COPD）作为两大高致残率、高复发率的慢性病，已成为威胁公众健康的常见心肺疾病问题。数据显示，我国40岁以上人群中COPD患病率高达13.7%，其病程中反复出现急性加重导致肺功能不可逆损伤，患者常因呼吸困难丧失劳动能力，甚至需长期依赖氧疗；而冠心病患者即使接受支架或搭桥手术后，仍有30%以上存在活动耐力下降、焦虑抑郁等身心障碍，传统医疗模式对这类慢性病的全周期管理存在显著局限。在此背景下，心肺康复医学作为现代康复医学的重要支柱，以多学科整合的干预策略，通过重塑心肺功能、打破"疾病－失能－心理障碍"的恶性循环，为患者构建从急性期到社区家庭的全链条康复体系，成为应对慢性心肺疾病挑战的有力解决方案。

心肺康复是以心血管疾病与呼吸系统疾病患者为对象，基于精准评估制定个体化干预方案，综合运用运动训练、呼吸模式重建、营养管理、心理支持及健康教育等多元化手段，旨在改善患者心肺功能、提升运动耐力、缓解症状并优化生活质量的系统性医学实践[142]。其核心理念突破传统生物医学模式，将治疗焦点从单纯控制疾病进展转向以患者功能恢复与社会参与为导向的整体健康管理[143]，涵盖生理、心理及社会功能的多维度康复目标。通过科学设计的运动处方（如靶心率调控下的有氧训练、抗阻运动）、呼吸再教育（如腹式呼吸与缩唇呼吸联合应用）以及行为干预（如戒烟、饮食调整），心肺康复不仅能延缓疾病进程、降低急性发作风险，更能通过神经内分泌调节与免疫稳态重建，实现身心协同修复[144]。

因冠心病与慢性阻塞性肺疾病在慢性心肺疾病中具有典型性与代表性，本章节以冠心病与慢性阻塞性肺疾病的康复为核心展开。冠心病作为全球首位致死性疾病，其康复涵盖急性心肌梗死后的早期离床活动、支架术后分级运动训练及长期生活方式重塑，通过心肺运动试验精准制定运动强度，可有效改善心肌灌注、降低再狭窄风险，并借助体外反搏等无创技术增强冠状动脉血流。COPD则以气流受限不可逆为特征，其康复重点在于打破"呼吸困难－活动减少－肌肉萎缩"的恶性循环，通过呼吸肌训练（如缩唇呼吸、阻力呼吸器）、体位引流排痰提升通气效率，结合家庭氧疗与无创通气支持，显著延长患者步行距离并减少急性加重住院率。选择这两种疾病，不仅因其高患病率与疾病负担的公共卫生意义，更因二者康复策略集中体现了心肺康复的核心理念——通过跨学科协作与技术创新，将被动治疗转化为主动功能重建，从"生存延续"迈向"生命质量提升"。本章节将深入解析其评估工具、阶段化康复流程及前沿智能康复应用的发展需求，为临床实践提供理论支撑与操作范式，助力患者重返社会、重拾生命尊严。

4.4.2 冠心病康复

4.4.2.1 概述

冠心病是由冠状动脉功能改变或器质性病变引起的心肌缺血缺氧，主要表现为心肌梗死、心绞痛、慢性冠心病及心源性猝死。冠心病康复通过运动、医学教育、心理、营养等手段帮助患者恢复正常生活状态，提高生活质量[145]。冠心病康复治疗对象包括稳定期的心肌梗死患者、冠脉手术后患者等。康复目标是克服运动恐惧、提高运动耐力、改善心血管危险因素[146]。治疗分为三期：急性期住院期（Ⅰ期）、出院后康复（Ⅱ期）及慢性期康复（Ⅲ期）[147]。根据最新指南，急性期患者应进行Ⅰ期康复，稳定期患者进行Ⅱ期康复，出院患者进行Ⅲ期康复。冠心病康复治疗禁忌证包括不稳定型心绞痛、严重心力衰竭、高血压等[148]。

4.4.2.2 运动风险评估及康复评定

1. 运动风险评估

运动是心脏康复的主要部分，为患者提供安全和有效的运动治疗，分两个步骤：①必须对患者进行危险分层，并评估患者运动风险。②根据危险分层及运动处方原则提供个体化运动处方。评估内容包括：病史、了解近期心血管检查结果、服用的药物种类、剂量、服用方法和是否存在不良反应、日常饮食和运动习惯、体检（重点心肺，肌肉骨骼系统等也应检查）。

2. 康复评定

（1）心肺运动试验

心肺运动试验（cardio pulmonary exercise testing，CPET）是一种综合评估心肺功能及运动耐量的方法，通过监测受试者在递增运动负荷下的生理反应，帮助诊断心肺疾病、评估运动能力及制定康复计划。通常选择踏车或平板跑步机，以恒定功率递增（如每1～3 min增加10～25 W）。静息期：记录基线数据（心率、血压、血氧饱和度）。热身：低负荷运动（如无阻力踏车）1～2 min。递增负荷期：逐步增加运动强度，直至受试者达到最大耐受或终止标准。恢复期：低负荷或无负荷运动5～10 min，观察生命体征恢复情况。心肺运动试验是一种相对安全但具有一定风险的检查，需严格掌握禁忌证以确保受试者安全。

禁忌证：急性心肌梗死（病程<48 h）或不稳定型心绞痛、未控制的心律失常（如室性心动过速、高度房室传导阻滞）、急性心包炎、心肌炎或感染性心内膜炎、主动脉夹层、重度主动脉瓣狭窄、未控制的高血压（静息血压>180/110 mmHg）或低血压（收缩压<90 mmHg）、急性肺栓塞、呼吸衰竭或哮喘持续状态、活动性咯血、气胸等。

（2）6 min步行试验

6 min步行试验是一种简单、低成本的临床评估方法，通过测量患者在平坦走廊内6 min内自主步行的最大距离，综合评估其心肺功能、运动耐量及日常活动能力，广泛用于心力衰竭、慢性阻塞性肺疾病、肺动脉高压等心肺疾病患者的病情评估、康复效果监测及预后判断。该试验能客观反映患者生理状态与实际生活能力的关联性，结合血氧、心率等实时监测数据，为制定个体化康复方案提供重要依据，具有操作便捷、经济高效的特点，尤其适用于基层医疗及社区康复场景。

（3）心电运动试验

心电运动试验（又称运动负荷试验）是通过逐步增加运动强度（如跑步机或踏车），实时监测患者心电图、血压及症状变化，评估心脏功能和筛查心肌缺血的临床检查。试验前需连接心电图导联并记录静息数据，运动中按标准方案（如Bruce协议）分级提升负荷，持续监测ST段偏移、心律失常等指标，若达到目标心率或出现胸痛、血压异常等终止指征则立即停止，结束后观察恢复期数据并综合分析结果，心电运动试验的应用范畴为协助临床诊断和确定功能状态。

①协助临床诊断：冠心病诊断、鉴定心律失常、鉴定呼吸困难或胸闷的性质、确定功能状态、判定冠状动脉病变严重程度及预后、评定心功能、体力活动能力和残疾程度以及评定康复治疗效果。心电运动试验的应用见表4-5。

表4-5 心电运动试验的应用

领域	目的	应用
医疗医学	早期诊断	评估心功能、指导康复治疗（如制定运动处方、判定预后和病情、预测危险性、评定疗效等）
康复医学	常用作亚极量或极量运动试验，运动强度高	常用作低水平或症状及心电限制性运动试验，运动强度较低

②确定功能状态：确定患者运动的安全性、为制定运动处方提供定量依据、有助于提高运动训练效果和安全性、协助患者选择必要的临床治疗。常用的心电运动试验方案有活动平板试验、踏车试验、手摇车试验、等长收缩试验、简易运动试验等，其中应用最广泛的是活动平板中的改良Bruce方案。运动试验分类特征及其适应证见表4-6。

表4-6 运动试验分类特征及其适应证

分类	运动终点	对象
低水平运动试验	运动中最高心率小于120次/分，比安静时增加小于20次/分左右，收缩压增加不超过20~40 mmHg	适用于急性心肌梗死后1周左右的患者
症状及心电限制性运动试验	运动至出现症状，ST段缺血性下移或血压异常，运动诱发心律失常	通常应用于急性心肌梗死后14天以上的患者

注：主观劳累计分值（15级计分法）达到13~15分可作为低水平运动试验的终点。

4.4.2.3 康复治疗

冠心病的康复治疗，重点是体力康复，配合心理康复，包括对患者及其家属进行宣教，为职业康复打下基础。冠心病康复治疗包括三个阶段，分别是Ⅰ期康复（院内康复期）、Ⅱ期康复（院外康复早期或门诊康复期）和Ⅲ期康复（院外长期康复）[149]。

1. Ⅰ期康复

Ⅰ期康复即院内康复期，为住院期冠心病患者提供康复和预防服务。康复方法包括早期病情评估、患者教育、运动康复和日常生活指导。早期评估涵盖症状、体征、用药及危险因素。患者教育包括戒烟、自救、生存教育和循证用药。运动康复于入院24 h内开始，若病情不稳定可延迟至3~7天后，强调循序渐进，从被动运动逐步过渡到床旁行走、病室内步行及楼梯或踏车训练。监测指标包括心率、血压、运动能力和生活质量评分等。适应证包括急性冠脉综合征恢复期、稳定型心绞痛、PCI和CABG术后6个月内的患者。禁忌证包括不稳定型心绞痛、心功能Ⅳ级、未控制的严重心律失常和高血压等。Ⅰ期康复的目标是缩短住院时间，促进日常生活及运动能力恢复，减少心理痛苦和再住院，避免卧床带来的不利影响，并为Ⅱ期康复做准备。

2. Ⅱ期康复

Ⅱ期康复是指患者在出院后1~6个月进行的心脏康复治疗，通常在社区医疗中心或专门的心脏康复机构进行。康复方法包括运动训练、生活方式的改变、心理干预和药物治疗等。运动训练是Ⅱ期康复的核心内容，包括有氧运动和抗阻训练，旨在提高患者的心肺功能和运动耐力。监测指标主要包括心率、血压、运动能力（如6 min步行距离）和生活质量评分等。适应证包括急性冠脉综合征恢复期、稳定型心绞痛、PCI和CABG术后6个月内的患者。禁忌证包括不稳定型心绞痛、心功能Ⅳ级、未控制的严重心律失常和高血压等。在康复过程中，应根据患者的具体情况进行个体化调整，确保康复的安全性和有效性。

3. Ⅲ期康复

Ⅲ期康复是指为发生主要心血管事件1年后的院外患者提供的预防和康复服务。这一阶段的康复内容包括维持已形成的健康生活方式和运动习惯，继续运动康复和纠正危险因素，以及社会心理状态的恢复。康复方法主要包括运动康复、生活方式干预、心理支持和药物治疗。运动康复可在家中自行进行，无须医院监护[150]，运动形式以有氧运动和力量训练为主，如快步走、慢跑、游泳、骑车、哑铃、弹力带等。生活方式干预包括健康饮食、戒烟限酒、体重管理和睡眠改善等。心理支持则通过心理咨询、支持小组等方式帮助患者缓解焦虑和抑郁情绪。药物治疗则依据循证医学原则，控制心血管危险因素，如使用阿司匹林、他汀类药物等。监测指标包括心率、血压、运动能力、生活质量评分等。定期评估心肺功能和运动能力，建议每 6 个月评估一次，以优化康复方案。适应证包括临床稳定的冠心病患者、陈旧性心肌梗死患者、稳定型劳力性心绞痛患者、冠状动脉旁路移植术后患者、心脏移植术后患者等。禁忌证则包括病情不稳定、严重心律失常、未控制的高血压、严重心力衰竭等。Ⅲ期康复强调维持健康的生活习惯和坚持循证药物治疗的重要性，同时关注患者的社会心理状态，以促进其全面康复和回归社会。

4.4.3 慢性阻塞性肺疾病（COPD）康复

4.4.3.1 概述

慢性阻塞性肺疾病是呼吸系统常见疾病，多由呼吸道感染诱发，严重影响患者的肺功能并限制其活动能力。随着人口老龄化和环境污染加剧，COPD 发病率、致残率和病死率显著上升。我国成人 COPD 患病率为 8.6%，40 岁以上高达 13.7%，患病人数近 1 亿[151]。目前临床治疗以药物对症处理为主，包括降低气道高反应、解除支气管痉挛、抗感染等，但无法彻底治愈。肺康复作为综合干预方法，通过运动锻炼、健康教育和行为改变，旨在减轻呼吸困难、提高运动能力、改善生活质量[152]。早期或缓解期的康复介入对改善预后和延缓病程发展尤为重要。COPD 是呼吸系统常见疾病，多由呼吸道感染诱发，随着病程的逐渐发展，COPD 会严重影响患者的肺功能，同时引发多系统不良效应，并限制患者的活动能力[153]。

4.4.3.2 康复评定

对 COPD 患者进行康复评估是制定个体化康复治疗措施的重要步骤[154]，推荐对所有需要肺康复治疗的患者进行评估，评估项目分为临床评估、检查评估、功能评估和问卷评估四部分[155]。

1. 临床评估

临床评估通过获取患者的病史和体征信息，重点评估以下内容：

①现病史：COPD 的发病诱因、病程及症状（如咳嗽、气短、活动受限等）；

②既往史：是否存在呼吸系统相关疾病或其他慢性病；

③共患病：如心血管疾病、糖尿病等；

④体格检查：观察患者体重、体位及气道症状等。

2. 检查评估

推荐采用胸部 X 线片、胸部 CT 或肺血管影像学检查，明确呼吸系统的结构损害及程度。必要时进行心电图、超声心动图及电子支气管镜检查。

3. 功能评估

功能评估内容包括：肺功能；咳嗽峰流速；最大吸气压；最大呼气压；跨膈压；膈肌超声；心肺运动试验；6 min 步行试验；1 min 坐-站试验；徒手肌力检查；等长测力计；等张肌力检查。

（1）肺功能评估

包括肺活量测定、通气功能检查、换气功能检查、呼吸力学检查、小气道功能检查、血气分析等。可按最大自主通气量（maximal voluntary ventilation，MVV）占预计值的百分比并参照临床表现对肺功能障碍的程度进行分级，见表 4-7。

表 4-7 肺功能障碍的分级

肺功能障碍程度	MVV 占预计值	临床表现	全国分级
基本正常	>80%	无	无
稍减退	60%～79%	活动耐力差，无发绀	轻度
明显减退	40%～59%	快步、上坡、上楼、中度劳动后气短，可有发绀	轻度
严重减退	30%～39%	平地步行、轻劳动后气短，中度发绀	中等
极度减退或衰竭	<30%	休息时气短，不能平卧，明显发绀	重度

（2）呼气峰流速评估

如有条件可通过测量咳嗽时的呼气峰流速评估慢性呼吸系统疾病（chronic respiratory disease，CRD）患者的气道廓清能力。

（3）总呼吸肌功能评估

最大吸气压和最大呼气压测定是临床最常用的、可信的、非创伤性的评价呼吸肌功能的指标。

（4）膈肌功能评估

可通过膈肌超声检查评估 CRD 患者的膈肌功能；膈肌超声检查可通过测量膈肌厚度、膈肌增厚比率、膈肌活动度评估膈肌功能。

（5）运动试验

常用的方案有活动平板试验、心肺运动试验或 6 min 步行试验。

4. 量表评估

（1）焦虑抑郁程度

医院焦虑抑郁量表是常用的焦虑抑郁评估方法，可用于 COPD 患者自评，应在康复治疗开始前，对患者进行评估。

（2）睡眠情况

匹兹堡睡眠质量指数量表（Pittsburgh sleep quality index，PSQI）可用于评估 COPD 患者最近 1 个月的睡眠质量。

（3）健康相关生活质量

对于 COPD 患者，圣乔治呼吸问卷（St. George's respiratory questionnaire，SGRQ）、慢性呼吸系统疾病问卷（chronic respiratory disease questionnaire，CRQ）及慢性阻塞性肺疾病评估测试（COPD assessment test，CAT）是常用的健康相关生活质量评估方法，根据临床实践情况，可单一使用或组合使用。

4.4.3.3 康复治疗

慢性阻塞性肺疾病的康复治疗核心是运动治疗，包括有氧运动和力量训练，旨在改善患者的呼吸功能、运动耐力和生活质量，减轻呼吸困难症状，并促进其社会参与。

1. 运动治疗

（1）定义

运动治疗是肺康复治疗的重要组成部分，可有效改善 COPD 患者的运动耐力、肌力和生活质量[156]。包括有氧运动、肌力训练和全身训练，以提高患者的整体功能状态。

适应证：处于稳定期的COPD患者；安静状态下动脉SaO_2 >90%或$PaCO_2$ <55 mmHg；可接受和耐受康复训练的长期家庭机械通气的慢性呼吸衰竭患者。

禁忌证：①合并呼吸系统其他疾病：双肺多发肺大疱、严重肺动脉高压（静息肺脉压>45 mmHg）、急性肺栓塞或肺梗死、近1个月内自发性或复发性气胸等；②合并严重心血管疾病：急性心肌梗死（3～5天）、不稳定型心绞痛、未控制的心律失常（如频发房性或室性早搏或静息心率>120次/min）、未控制的高血压（收缩压高于180 mmHg，舒张压高于100 mmHg）等；③其他身体状况：影响运动能力或运动导致恶化的非心肺疾病、夹层动脉瘤、下肢血栓、高度视力障碍、关节病变、周围血管疾病、严重的认知功能或精神障碍等。

（2）康复方法

①有氧运动：包括步行、慢跑、游泳、骑车等，有助于提高心肺功能和耐力。步行训练和功率自行车是常用的训练方式，步行训练的初始强度通常以六分钟步行测试平均速度的80%为基准。针对体力较弱的患者，初期单次训练时长可从10 min起步，逐步延长至30 min，避免过度负荷。训练频率建议为每周3～5次，总疗程建议持续6～12周[157]，部分研究显示，8～12周的规律训练可显著提升运动耐量。

②肌力训练：针对上下肢和呼吸肌，如举哑铃、扩胸运动、呼吸操等，增强肌肉力量和耐力。下肢肌力训练对日常活动能力的提升至关重要，上肢肌力训练主要针对肩胛带和吸气辅助肌群。

③全身训练：如桥式运动、康复操等，综合提升身体状况。

（3）监测指标

①心率和血压：确保训练安全。②血氧饱和度：监测呼吸状态。③运动能力：通过6 min步行试验评估。④呼吸困难评分：使用改良英国医学研究委员会呼吸困难量表和Borg量表。

2. 呼吸训练

呼吸训练旨在恢复横膈肌活动，改善呼吸效率和氧气利用率。常用方法包括：①双手置上腹部法（仰卧或坐位，双手对抗腹部起伏以强化膈肌运动）；②胸腹触觉引导法（分置胸腹的手部触觉反馈，确保呼吸以腹部主导）；③抬臀呼气法（仰卧抬臀，利用内脏重力推动膈肌上移，增加潮气量）；④缩唇呼气法（缓慢缩唇呼气维持气道正压，防止小气道塌陷）。此外，可结合呼吸体操（扩胸、弯腰等全身动作）及半桥式呼吸法（针对膈肌粘连患者）等综合训练，通过多维度技巧提升呼吸协调性与效率，减少辅助呼吸肌代偿，优化气体交换功能。训练效果的监测指标包括肺功能指标（如用力肺活量、第一秒用力呼气容积）、呼吸困难评分（如改良英国医学研究委员会呼吸困难评分）、生活质量评分（如慢性阻塞性肺疾病评估测试）和运动耐力测试（如6 min步行距离）。

呼吸训练适用于稳定期COPD患者、存在呼吸困难影响日常生活的患者、长期卧床导致呼吸功能下降的患者以及有呼吸肌疲劳或呼吸肌功能障碍的患者。急性加重期患者、严重心脏病患者、未控制的高血压患者和严重认知障碍无法理解和配合训练的患者禁用。

3. 体位引流

利用重力作用，使分泌物沿支气管的走向流到大支气管开口处，进而引流至总支气管内，最后咳出。多用于分泌物较多不易咳出者。因为病变部位大多集中于中下肺叶，所以常采用头低足高位。对COPD患者，通常采用改良法引流，可先取90°侧卧位，枕放于季肋下。若引流后痰液排出不多，可改变体位（45°仰卧或45°俯卧）。改良法姿势引流体位的主要引流肺部节段见表4-8。

表 4-8 体位和对应的引流部位

体位		引流部位
左侧卧位	90°侧卧	右中叶外、内区，右下叶上前底、外底区
	45°仰卧	右中叶内段，右下叶上、内底、后底区
	45°俯卧	右下叶上、后基底、外底区
右侧卧位	90°侧卧	左上叶、舌叶上、下区，左下叶上、外基底、前底区
	45°仰卧	左下叶、舌叶上、下区，左下叶前底区
	45°俯卧	左下叶上后底、外底区

体位引流的实施需遵循以下关键要点：首先明确病灶部位并选择相应引流体位（如病变广泛可轮流更换体位）；单部位引流时间控制在 5～10 min 内，总时长不低于 30 min。引流频率需根据痰量调整——痰量多者每日 3～4 次（建议饭前进行），痰量少者每日 1～2 次。操作时需配合手法干预：治疗者以空拳侧部有节奏叩击胸背部，或使用电按摩器进行颤动，同时指导患者进行腹式呼吸并主动咳嗽，以促进痰液排出。有效引流的标志为痰量显著增加。需注意禁忌证：①急症（如活动性出血、未控制的气胸）；②剧烈疼痛或不合作者；③严重呼吸困难、心肺功能衰竭及高龄体弱者慎用，避免加重病情。

4. 气雾剂吸入疗法

气雾剂吸入疗法是将药物制成气雾颗粒，通过吸入使药物直接作用于呼吸道和肺部，具有局部药物浓度高、全身不良反应少等优点。常用吸入方法包括气雾剂的四步吸入法：摇匀药罐、呼气、吸气时按下药罐释放药物、屏息后缓慢呼气。监测指标主要有肺功能指标、呼吸困难评分、生活质量评分和运动耐力测试。适用于哮喘、COPD、支气管炎等呼吸道疾病患者；对药物成分过敏、严重支气管痉挛、严重心血管疾病等患者禁用。

5. 吸氧疗法

吸氧疗法是通过吸入氧气改善低氧血症，提高动脉血氧分压（PaO_2）的治疗方法。常用方法包括鼻导管吸氧、面罩吸氧和经鼻高流量氧疗（HFNC）。监测指标主要包括血气分析中的 PaO_2 和 $PaCO_2$、氧饱和度（SaO_2）以及患者的呼吸困难症状和活动耐力。适应证包括慢性阻塞性肺疾病引起的慢性呼吸功能不全，尤其是休息时 $PaO_2 < 6.7$ kPa（50 mmHg）且伴有肺动脉高压、肺心病、红细胞增多、大脑皮层受损或心绞痛的患者，以及 $PaO_2 > 6.7$ kPa 但伴有夜间失眠、噩梦或用力性呼吸困难的患者。禁忌证则包括未纠正的低氧血症、严重通气功能障碍和二氧化碳潴留导致的呼吸性酸中毒等。

4.4.4 挑战与发展趋势

4.4.4.1 问题挑战

随着健康中国行动的推进，心肺康复在慢性病防治中的地位显著提升。然而，与发达国家相比，我国心肺康复仍面临评估手段单一、智能化技术整合不足、个性化干预能力薄弱、居家康复管理规范性不足等核心问题。

1. 康复评估客观性和连续性差

当前心肺康复评估体系依赖传统方法（如心肺运动试验、六分钟步行试验等），存在客观性不足、动态追踪能力弱等问题。首先，传统评估需依赖复杂设备和专业人员，耗时长、成本高，难以实现高频次监测，导致评估结果多为静态单点数据，无法反映患者康复过程中的动态变化；其次，部分评估工具（如 Borg 呼吸困难量表、CAT 评分等）依赖患者主观反馈，易受个体感知偏差影响，量化精度不足；最后，现有评估体系缺乏对多维度生理数据（如呼吸模式、心肺耦合状态）的整合分析，难以精准识别早期功能异常。这些问题导致康复方案调整滞后，影响患者康复效率与安全性。

2. 康复训练方案标准化与个性化矛盾突出

当前心肺康复训练方案存在"标准化过度、个性化不足"的矛盾。临床实践中，运动处方多基于固定强度分级（如靶心率法）或通用指南制定，缺乏对患者实时心肺状态（如氧摄取效率、呼吸代偿能力）的动态适配。例如，心力衰竭患者在训练中可能出现心率储备不足但呼吸代偿过度的情况，而传统方案难以实时识别并调整负荷，易导致训练不足或过度疲劳。此外，训练模式单一（如固定功率自行车训练）导致患者参与度低，依从性差，尤其对长期康复患者效果受限。

3. 居家康复数据闭环未形成

当前心肺康复随访机制缺失，患者居家康复期间的血氧饱和度动态趋势、运动治疗依从性等关键数据未与医疗机构实现实时互通，导致医生难以及时获取患者康复进展并实施精准干预；同时设备协同性不足，家庭场景中使用的血氧仪、智能手环等监测设备因数据格式异构，产生"信息孤岛"现象，多维度健康数据无法有效整合分析，影响康复效果评估的科学性。

4.4.4.2 发展趋势

1. 多模态智能评估

融合深度学习、医学影像分析与实时生理监测技术，构建动态心肺功能评估体系。通过动态学习算法连续采集心电、呼吸、血氧数据，构建个体化基线模型，实时识别功能异常（如早期心肌缺血、呼吸模式紊乱）；同时需要发展非接触式评估技术，如基于光流法的呼吸成像技术，通过摄像头捕捉胸腹运动，无创评估肺通气效率与对称性，适用于术后患者的远程监测。

2. 自适应交互式训练

结合柔性仿生技术与多感官反馈机制，实现训练负荷的实时调控，采用智能柔性辅具，整合闭环呼吸调节算法，根据胸腔压力、氧饱和度动态调整辅助力度，同步支持排痰与呼吸肌训练；利用 VR 沉浸式训练虚拟场景模拟登山、骑行等任务，结合实时心率变异性分析，动态调整运动强度，提升患者参与度。

3. 全域数据驱动的康复管理

依托 5G 与边缘计算技术，构建"医院-社区-家庭"三级数据闭环。可以采用联邦学习框架，在保护隐私的前提下，整合多中心数据优化 AI 模型，提升个性化方案准确性，确保生理数据存储与传输不可篡改，降低远程监护风险。同时，利用智能居家终端，通过低代码交互界面整合家庭设备数据，自动生成康复报告并推送预警信息至医生端。

4.5 重症康复

4.5.1 概述

重症康复主要针对病情趋于稳定的慢性意识障碍患者、急性重症肺炎患者等早期重症患者，旨在通过一系列综合性治疗手段，降低并发症发生率，加速患者生理及心理功能恢复，从而改善其生存质量，并促进其后期社会参与。其核心目标在于协助患者尽早回归家庭与社会，提升生活品质，而非完全干预疾病本身的发展进程。重症康复的范畴广泛，包括但不限于肢体关节的主被动活动、肌力训练、肺康复训练、作业治疗、言语治疗以及心理治疗等。同时，重症康复还涵盖对重症监护后综合征的管理，如慢性器官功能障碍、认知及意识障碍等。

重症康复是在康复医学、重症医学及护理学等多学科协作框架下开展的综合性干预治疗体系。通常在患者入住重症监护病房期间即开始实施，主要针对呼吸系统、神经系统、循环系统重症以及多器官功能衰竭等疾病类型。在秉持早期康复理念并确保医疗安全的前提下，更应突出"重症"特点，在充分评估患者病情的基础上，尽早选用适宜的康复技术进行干预治疗，旨在加速重症患者的康复进程，缩短住院时间，降低医疗费用，并最大限度地恢复患者的躯体功能和身心健康。通常建议在患者进入ICU后24至48 h内尽早启动重症康复，并根据患者的疾病类型、意识状态以及是否接受机械通气等具体情况，制定个体化的康复计划[158]。

早期康复是改善ICU幸存者近期及远期预后，并提升其生命质量的重要策略。通过康复前评估、个体化康复计划制订、康复过程严密监测、不良事件的预防以及康复效果的评估与反馈，可以确保早期康复在ICU内的安全有效实施[159]。重症康复以重症呼吸康复和意识障碍损伤康复为两大核心病种，本节将围绕以上两大疾病的康复进行深入阐述。

4.5.2 慢性意识障碍康复

4.5.2.1 概述

意识是指机体对自身及周围环境刺激所做出的应答反应的能力。其内容涉及高级神经活动，包括定向、感知、记忆、情感和行为等。意识障碍（disturbance of consciousness，DOC）是指个体对外界环境刺激缺乏反应的精神状态。慢性意识障碍（prolonged DOC，pDOC）是指意识丧失超过28天的意识障碍。意识的觉醒主要取决于大脑和脑干的功能。任何引起大脑皮层、皮质下结构、脑干网状上行激活系统等部位损害或功能抑制的因素，都可能导致DOC。意识包括两个维度，即觉醒状态和意识内容。DOC患者主要表现为觉醒度、意识内容和运动水平三方面的功能障碍。因此，按照意识水平分类，可将pDOC分为：昏迷、植物状态（vegetative state，VS）或无反应觉醒综合征（unresponsive wakefulness syndrome，UWS）以及最小意识状态（minimally consciousness state，MCS）。DOC通常是中枢神经系统疾病进展的初期体征。因此，临床医师应有意识地观察和评估患者的意识变化，并进行早期干预，以降低长期神经功能损伤风险。

DOC的致病原因复杂，与颅脑外伤、脑卒中、心搏骤停等疾病的发生密切相关，其中颅脑外伤为主要致病因素。随着急症医疗体系的完善和重症治疗技术的发展，颅脑损伤患者的死亡率逐年降低，但随之而来的是越来越多的患者预后不良且生存质量欠佳。据报道，我国每年新增DOC患者7万～15万例，总治疗费达300亿～500亿元，给患者家庭和社会医疗系统造成沉重负担。

4.5.2.2 康复评定

DOC主要包括VS或UWS以及MCS。DOC康复评估是神经重症康复的重要研究方向，不仅事关DOC患者的预后判断及康复方案的制定，也是合理分配医疗资源的重要依据。然而，现阶段针对DOC的评估方法众多，但每种方法均具有其适应范围和局限性。

1. 行为量表评估

临床常用的DOC行为学评估量表包括格拉斯哥量表、全面无反应量表（full outline of unresponsiveness，FOUR）、改良后昏迷恢复量表（coma recovery scale-revised，CRS-R）、威塞克斯脑损伤矩阵量表（wessex head injury matrix，WHIM）、中国南京持续性植物状态（persistent vegetative state，PVS）评分量表、格拉斯哥匹兹堡昏迷量表（glasgow-pittsburgh coma scale，GCSP）等。其中，GCS操作简单、结果客观、易于遵循，但不包含脑干反射，因而广泛应用于急性DOC评估；FOUR是GCS的辅助评定量表，在脑干和呼吸功能评定方面具有良好的优势，可用于闭锁综合征的临床诊断鉴别；CRS-R主要用于区分意识障碍患者细微的行为差别，并可监测意识的恢复情况，对VS、UWS和MCS的临床鉴别诊断具有重要作用。大量临床研究肯定了行为学量表对DOC患者意识水平的评估价值，然而，由于DOC患者外在行为反应的缺失并不能作为诊断患者意识丧失的直接证据。此外，行为学量表对意识水平的评估主要依赖于刺激-反应模式，患者自身状况和操作者评估技能的高低也会不同程度地影响评定结果，从而增加误诊率。因此，临床上单纯应用行为学量表评估DOC患者的意识水平往往不够全面，需结合神经影像学、神经电生理学和血清标志物等手段进行综合评估[160]。

2. 神经影像学评估

神经影像技术是对DOC患者大脑的功能连接模式、激活状态以及代谢水平的直接测量，可弥补行为学量表对意识水平评估的不足。CT和MRI是颅脑损伤患者最为普及的影像学检查方法，可有效识别脑积水、脑出血以及脑梗死等并发症，对DOC患者的病情变化和预后预测具有重要价值[161]。随着神经影像学技术的发展，在常规CT、MRI的基础上，衍生出DTI、fMRI和PET等技术。其中，DTI可通过定量分析脑组织内水分子的弥散运动确定非均向性值，以分析脑白质纤维结构的完整性。fMRI主要用于检测大脑皮层氧合血红蛋白浓度，在DOC临床类型鉴别诊断方面具有独特优势，尤其是对VS、UWS和MCS，可弥补行为学量表和体格检查的不足。PET可通过测量葡萄糖代谢有效地评估功能障碍的程度和范围，以及通过γ-氨基丁酸受体显像识别不可逆的神经元结构损伤，而残余或正在恢复的皮层功能可通过检测其对外部刺激的响应性[162]。

3. 神经电生理评估

临床上常用的神经电生理检查方法主要包括脑电图（electroencephalogram，EEG）和诱发电位（evoked potential，EP），其中EP又包括体感诱发电位、脑干听觉诱发电位和事件相关电位。EEG已被广泛用于评估颅脑损伤、代谢性脑病和中毒性脑病等患者的意识水平。EEG背景电活动的异常改变与意识水平和脑损伤程度密切相关。"$\delta+\theta/\alpha+\beta=5.432$"可作为诊断VS、UWS和MCS的临界点，其比值越大表明患者预后越差[163]。EP主要是借助神经传导通路的改变反映脑干、丘脑以及大脑皮层的损伤情况，其客观性强且不受睡眠及麻醉影响。其中，体感诱发点位（somatosensory evoked potentials，SSEP）主要用于评估感觉功能传导通路的完整性，其检测的N20是SSEP判断DOC患者预后状况的主要指标之一。双侧N20的消失对预测缺血缺氧性昏迷患者不良反应发生的阳性率和特异性率均高达100%。BAEP主要用于评估意识障碍患者脑干功能的完整性。V波消失通常提示脑桥结构及功能的严重损坏，约90%的患者将死亡或长期处于VS/UWS。P300波可更加客观地监测意识障碍患者意识恢复的情况，对监测DOC患者残存的认知功能具有一定的价值[164]。此外，失匹配性负波可有效地避免SSEP和BAEP对意识评估的局限性，其出现往往提示患者具有一定程度苏醒的可能性。

4. 血清生物标志物

血清生物标志物测定是临床动态监测疾病进展和预后预测的有效手段。常用的血清预后标志物包括神经元特异性烯醇化酶（neuron-specific enolase，NSE）、神经丝轻链蛋白（neurofilament light chain，NfL）以及S100β蛋白等。NSE和S100β是目前比较公认的中枢神经系统损伤的敏感标志物，其表达水平与脑损伤程度呈正相关[165]。NfL是反映神经元损伤的重要标志物，其水平高低可直接反映神经元的受损程度。然而，尽管研究发现涉及 DOC 预后评估的血清标志物不断增多，但其特异性和敏感性均不甚理想，而且缺乏血清标志物与意识状态相关性的研究。

4.5.2.3 康复治疗

基于意识障碍的网络机制的观点认为，在足够的神经组织得以保存的情况下，利用行为疗法、药物、外科或神经调控疗法调节脑网络中的某些关键节点（如皮质、纹状体、苍白球、丘脑或小脑），即可促进神经环路功能的部分恢复。临床上常用方法包括行为学疗法、药物疗法、高压氧治疗、中医中药治疗、神经调控治疗等。

1. 行为学疗法

行为疗法大致可包含物理治疗、感官刺激、音乐疗法等。其中，感官刺激在治疗 DOC 方面已有较长的历史。通过提高外界环境对患者的刺激，从而满足神经的重塑和恢复。研究表明，感官刺激对 DOC 患者的恢复具有潜在价值。例如，每日 40 min 听觉刺激（如由熟悉的声音讲述与患者相关的故事）可以提高患者行为反应。此外，在急性 DOC 中的发现也表明，给予 DOC 患者听觉刺激，比不刺激有更明显的行为学变化。近期研究证实，包括感官刺激和音乐疗法的多种刺激形式均具有一定程度的促醒作用，但目前尚不明确哪些具体方法和刺激剂量能使 DOC 患者获得最大收益。

2. 药物疗法

DOC 药物治疗主要应用对氨基酸轴和单胺酸轴这两个主要神经递质轴有效的药物，包括唑吡坦、巴氯芬、盐酸金刚烷胺、哌醋甲酯、左旋多巴等。唑吡坦是一种作用于 γ-氨基丁酸受体的非苯二氮卓类镇静剂，具有调节睡眠周期和镇静催眠等作用。唑吡坦能改变 γ-氨基丁酸受体构象调节意识水平，并有助于增加特定脑区代谢活动和改善意识水平。巴氯芬是一种 GABA-1b 受体激动剂，可能提升 VS 患者的意识水平，但仅限于鞘内给药。盐酸金刚烷胺在脑损伤初期可能加速恢复，但其长期效果尚不明确。哌醋甲酯是一种中枢激动药，通过抑制多巴胺和去甲肾上腺素的再摄取来增强神经兴奋性，可能有助于脑损伤后的神经回路脑葡萄糖代谢正常化，但对 DOC 患者的治疗效果尚不清楚。临床研究显示，服用左旋多巴 3 个月后，TBI 患者意识水平均有不同程度的提高。其他药物如溴隐亭、莫达非尼亦可能对 DOC 患者有益，但因研究样本量小，其具体作用和临床效果尚不明确。

3. 脑深部电刺激

脑深部电刺激系统通过外科手术植入的电极和脉冲发生器。通过脉冲发生器向特定区域传入电流，促使神经元去极化。丘脑底核是位于大脑底部的一组神经元核团，负责整合和处理主要来自大脑皮层的感觉输入。靶向丘脑底核的 DBS 可增强该区域神经元活动，进而增加全脑网络活动和神经功能重建[166]。此外，研究发现靶向苍白球内侧部的 DBS 能够增强受试者在认知任务中的表现，并且能够增加内侧和外侧前额叶皮质的 θ 振荡。由于大脑结构精细复杂且具有高度异质性，如何根据一般规律精准植入 DBS 调控电极是一大挑战。此外，刺激参数的调整是实现疗效的关键环节，这些参数包括触点和触点组合、频率、电压和脉宽等。目前，DBS 在 DOC 治疗中的应用尚未形成标准化参数，仍需大规模、大样本的高质量临床试验验证。

4. 经颅磁刺激

经颅磁刺激是一种无创神经调控技术，通过电磁感应产生电场刺激神经细胞，从而调控皮层脊髓兴奋性。据报道，MCS 患者在接受 rTMS 治疗后患者脑网络连通性明显增强，表明 rTMS 可改善 MCS 患者的意识水平[167]。靶向背外侧前额叶区 10 Hz 的 rTMS 能够显著增强大脑功能连接，以及改善部分患者皮层网络连通性，并有助于改善行为表现。此外，研究发现 rTMS 能够改善 DOC 患者运动功能和意识水平，并有助于阐明意识与皮层整合和皮层分化之间的联系。

5. 经颅直流电刺激

经颅直流电刺激是通过紧贴于头皮对应的大脑功能区的电极产生微弱直流电，引起静息膜电位去极化或超极化，从而改变大脑皮层兴奋性和影响局部脑血流。重型颅脑损伤后的 DOC 通常由局部病灶引起的继发性颅脑损伤，进而影响脑干网状上行激活系统。保持脑灌注压和脑血流量是预防和减轻继发性脑损伤的关键因素。据报道，tDCS 可通过调控毛细血管后括约肌的活动，进而调节区域脑血流量和改善脑网络简介。因此，对于重度颅脑损伤、脑卒中后伴随脑灌注功能障碍的 DOC 患者而言，tDCS 是一种便捷、经济且有效的康复治疗方法。

6. 迷走神经电刺激

迷走神经电刺激系统（vagus nerve stimulation，VNS）由一个脉冲发生器和一个刺激电极组成，脉冲发生器通过导线到达刺激电极向迷走神经周期性地发出电脉冲，阴极感应产生动作电位激活多种神经元，并通过各种途径传播到大脑。迷走神经包括躯体和内脏传出神经和传入神经，分布于整个中枢神经系统。研究发现，迷走神经能够通过调控孤束核（nucleus of solitary tract，NTS）调节脑干活动，并通过 NTS 到达中缝背核、丘脑、杏仁核和海马体。现阶段，迷走神经电刺激已被证实能增加前脑、丘脑和网状结构的代谢活动。既往研究表明，VNS 具有调节人类大脑活动和缓解 DOC 的治疗潜力[168]。此外，经皮无创耳廓 VNS 显著改善了一例 DOC 患者的大脑功能网络和意识水平评分。这些结果表明，VNS 可以促进大脑皮层信号的传导，并有助于增强大脑代谢活动，从而导致行为改善。

7. 正中神经电刺激

正中神经电刺激是一种无创神经调节疗法，其使用一对固定在腕部皮肤上的扁平金属圆盘电极产生电场，并通过神经轴突产生电流。通过自下而上的神经传导，MNS 可以调控大脑神经元的可塑性。MNS 虽然属于周围神经电刺激，但已有研究证实 MNS 对 pDOC 患者或持续性 VS 患者具有良好的促醒作用。此外，针对大面积脑梗死引起的 DOC 患者，MNS 有助于增强患者的觉醒水平，以及改善运动和感觉功能。

8. 低强度聚焦超声

低强度聚焦超声刺激（low intensity focused ultrasound stimulation，LIFUS）是一种新兴的无创调控方法。研究发现，超声能够影响组织细胞电活动，包括肌肉、周围神经以及中枢神经系统。此外，LIFUS 可穿过颅骨聚焦于大脑深层结构，同时还具有较高的大脑空间精度[169]。也就是说，LIFUS 能够在非侵入情况下诱导大脑神经元兴奋或者抑制。后续研究表明，靶向右额下回的 LIFUS 显著增强了健康受试者大脑中有关情绪和认知调节的功能网络，这一发现首次证明 LIFUS 能够调节人类神经网络活动。

9. 时域干涉电刺激

时域干涉电刺激（temporal interference stimulation，TIS）是一种新型的非侵入性脑刺激技术，通过在大脑表面施加两个频率相近且幅值相同的中频正弦电流，利用干涉作用在大脑内部产生低频的包络波形，从而实现对深部脑区的精准调控[170]。TIS 利用神经元对低频电信号的响应特性，能够靶向激活特定的脑区而不影响周围区域。现阶段，TIS 临床研究显示出其在促进运动、感觉和自主神经功能恢复方面的潜力。在基础研究中，TIS 已被证明可以有效激活深部脑区的神经元，并在动物模型中验证了其安全性和有效性。然而，其在人体中的应用仍需进一步研究和验证，并需要更精确的计算模型和优化算法来揭示其作用机制。值得强调的是，TIS 突破了传统经颅电刺激在刺激深度和靶点聚焦方面的限制，为 DOC 的治疗带来新的可能。

4.5.3 急性重症肺炎康复

4.5.3.1 概述

急性重症肺炎又称急性爆发性肺炎或中毒性肺炎，是肺炎发生后进一步合并呼吸衰竭或累及其他系统的一种危重表现，多数患者因各类病原体的感染导致严重脓毒症、脓毒性休克的发生，导致血压急速下降、烦躁不安或意识障碍等症状，甚至危及生命。重症肺炎患者多伴有急性肺损伤或呼吸衰竭，并可进一步发展为急性呼吸窘迫综合征。近年来，全球范围内重症肺炎的患病率不断攀升，目前已成为重症医学与呼吸内科重点研究方向。重症肺炎的发病率为3.24/1 000人每年，85岁以上人群入住ICU的比例是青年人群的5倍，其总体死亡率高达30%，给全球造成严重的疾病负担，已成为医疗领域亟需解决的难题。

临床救治重症肺炎除了需要广泛、强效、及时的抗感染治疗，以及目标集束化器官支持治疗外，早期康复治疗对于提高疗效、防止二重感染、减轻全身并发症以及在卫生经济学方面都有极为重要的意义。对于重症肺炎患者，应加强监护，保障康复技术操作的标准化和安全性。帮助患者尽早离床，避免长期卧床导致的并发症。在康复评定基础上，确定阶段性康复目标。同时制定超早期标准化ABC-DE组合康复程序（A唤醒、B呼吸训练、C适度镇静、D谵妄的监控、E早期移动或运动练习）。此外，还应选用针对性物理因子治疗及中医药辨证施治、加强营养支持和多学科合作。

本节主要从康复医学、康复治疗以及康复护理三个方面系统地介绍重症肺炎的康复流程及具体治疗方法，致力减轻呼吸重症患者的生理、心理等方面的功能障碍，对呼吸功能进行早期维持和康复，减缓病情的进展和恶化，为患者病情好转后进一步的康复打下良好基础。

4.5.3.2 康复评定

1. 呼吸功能评定

呼吸功能评定包括一般评定、实验室评定、影像学及超声评定以及量表评定。①一般评定：呼吸频率及节律、呼吸运动模式、胸廓活动度、对称性、呼吸肌等评估；咳嗽及咳痰能力的评估；肺部听诊。②实验室评定：血液生化、血气分析、血氧饱和度监测。③影像学及超声评定：胸部X线、CT、超声等[171]。量表评定呼吸功能评定：如潮气量、肺活量及气道阻力等；生活质量评定、吞咽能力评定等。

心肺运动负荷试验是对意识改善、已逐渐下床活动的患者评估呼吸功能的重要手段。此外，对于机械通气患者，还需要进行人工气道评定；人工气道建立并辅以呼吸支持后，应定期评估患者呼吸及氧合情况，判断缺氧是否得到缓解，气道是否通畅；若呼吸时听到哨鸣音、呼吸困难或吸痰时吸痰管进入不畅，均应进一步检查确定气道内状况；定期评定痰液黏稠度：过黏或有痰痂提示气道湿化不足；痰液清稀，量多，需不停吸引，提示湿化过度[172]。

2. 运动功能评定

重症肺炎患者运动功能评估是判断患者适合开展哪种运动功能干预的前提。常见功能评定包括肌张力、肌力、关节活动度和活动能力、运动模式、协调性和平衡能力等。肌张力和关节活动度无论患者清醒与否均可评定，其他评估则须在意识清醒条件下实施。其中，肌张力评定推荐采用改良Ashworth量表；肌力评定推荐徒手肌力测试；关节活动度评定推荐采用关节活动测量仪进行主动或被动关节活动度评定；活动能力评定包括转移、行走和体力活动消耗水平；转移和行走能力评定推荐采用DE Morton活动指数进行评定。体力活动消耗水平推荐采用自觉疲劳程度量表进行评定；对于脑损伤患者推荐采用 Brunnstrom 运动功能恢复六阶段分级评定；对于脊髓损伤患者，采用美国脊髓损伤学会制定的标准评定。对于存在意识障碍、严重认知障碍、严重情感障碍或生命体征不稳定等情况的患者不适用。

3. 心脏功能评估

康复过程中的心脏功能（循环）管理是在对重症肺炎患者意识、配合度及肢体运动功能等综合评估基础上，制定并实施相应的物理治疗，改善心脏和全身功能低下的状态，预防治疗过程中心血管事件的发生。在参照概述中提及的康复介入及暂时中止时机基础上，心脏康复治疗还应关注禁忌证：2 h 内体重变化 ±1.8 kg 以上；不稳定性心绞痛发作时；导致血流动力学不稳定的恶性心律失常；确诊或疑似动脉夹层手术前；重度主动脉瓣狭窄手术前；心衰急性期。

4. 营养状态评估

常用的营养筛查和评估工具有营养风险筛查 2002（nutritional risk screening 2002，NRS 2002）、主观全面评定（subjective globe assessment，SGA）、微型营养评估（mini nutritional assessment，MNA）、营养不良通用筛查工具（malnutrition universal screening tools，MUST）、重症营养风险（nutrition rish in the critically，NUTRIC）评分等。美国肠外与肠内营养学会在 2020 危重症患者营养支持治疗实施与评价指南中指出：所有无法充分经口进食的患者在进入 ICU 时都应进行营养风险筛查；营养风险高的患者较风险低的患者在接受营养治疗后可能获益更多。该指南推荐使用 NRS 2002 和 NUTRIC 评分。SGA 是应用广泛的营养评估工具，是临床营养评估的"金标准"。SGA 是评估危重症患者入院营养状况的可靠工具，且与预后相关。

5. 吞咽功能评估

吞咽管理对于重症肺炎患者至关重要，涵盖吞咽障碍评定、康复技术应用及误吸（含隐性误吸）的预防。评定方面，对机械通气时间大于 24 h、存在神经肌肉病变或气道/食管损伤的重症肺炎患者，无论意识状态如何，均建议进行吞咽功能评估。意识障碍患者可通过吞咽器官检查（如口唇、舌、软腭活动度）及咽反射评估间接了解吞咽功能基础状态；意识清醒且可合作的患者则需进一步评估实际进食与吞咽能力，包括临床床旁评估（如反复唾液吞咽试验）、改良曼恩吞咽能力评估量表（推荐使用）、染料测试（主要用于意识障碍伴气管切开患者的误吸风险评定）、洼田饮水试验（因需患者配合指令，不适用于意识水平显著下降的重症患者），以及摄食评估（经口喂少量半流质食物，观察口腔控制能力、吞咽动作协调性、进食前后喉部声音变化及误吸征象）。仪器评定可提供更客观精确的信息，包括吞咽 X 射线造影录像（VFSS）、食管动力学检查（HRM），以及作为首选仪器检查方法的软管内窥镜吞咽功能检查（FEES）。FEES 能直接观察吞咽动作全过程、实时检测误吸与咽腔残留、评估咽喉部感觉功能与结构异常、明确异常吞咽模式，并对于判断重症患者（尤其气管切开者）是否具备安全拔除气管套管的条件具有重要价值。

4.5.3.3 康复治疗

在临床药物治疗、氧疗及机械通气保证患者生命体征平稳，且肺炎得到控制并进入康复期后，在呼吸、循环康复的基础上，仍需继续治疗和护理。此阶段的治疗目标是促进肺部功能的恢复，减少并发症的发生，以及防止病情反复发作。

适应证：对言语、治疗活动等刺激有反应；心率 40～130 次/分；收缩压 90～180 mmHg，舒张压 60～110 mmHg；呼吸频率 5～35 次/分；血氧饱和度≥90%，机械通气 FiO_2≤60%，呼气末正压≤8 cm H_2O；多巴胺≤10 μg/（kg·min）或去甲肾上腺素/肾上腺素≤0.1 μg/（kg·min）。

禁忌证：患者生命体征不稳定；新出现急性冠脉综合征、致命性心律失常、急性左心衰、急性心肌炎、心包炎、肥厚梗阻型心肌病；近期心内/静脉血栓；急性脑血管病变，颅内损伤；不稳定的颈椎骨折和脊髓损伤，神经功能恶化，需颅内压监测及脑室引流；昏迷或躁动（Richmond 躁动-镇静评分 ≤-3 或 Richmond 躁动-镇静评分>2 分）；人机不同步，人工气道难以固定维持。

1. 康复治疗方法

急性重症肺炎的康复目标为改善重症肺炎出院患者呼吸困难症状和功能障碍，减少并发症，缓解焦虑抑郁情绪，降低致残率，最大程度恢复患者日常生活活动能力、提高其生活质量。需开展康复治疗的主要功能障碍包括：①呼吸功能障碍：表现为咳嗽、咳痰、呼吸困难、活动后气短，可伴有呼吸肌无力及肺功能受损等；②躯体功能障碍：表现为全身乏力、易疲劳、肌肉酸痛，部分可伴肌肉萎缩、肌力下降等；③心理功能障碍：伴随恐惧、愤怒、焦虑、抑郁等情绪问题；④日常生活活动能力及社会参与能力障碍：无法独立完成穿脱衣、如厕、洗澡等。无法实现正常人际交往和无法重返工作岗位。

目前，临床上用于重症肺炎患者肺康复治疗的主要方法包括：呼吸康复、心脏康复、运动康复、吞咽康复、营养支持以及心理康复干预等，在这些肺康复治疗方法中，运动锻炼、呼吸训练是相对核心的内容，不仅可用于重症肺炎的治疗，其他肺部疾病或合并肺损伤的疾病也同样适用。

（1）呼吸康复技术

呼吸康复技术包括体位训练、气道廓清技术、呼吸训练、咳嗽训练、运动训练、物理治疗和中医传统疗法等。

①体位训练：患者处于特殊训练体位，可增高呼吸气流流速、促进痰液清除、改善氧合和患者的血流动力学状态，但可能引起心血管变化，尤其对危重患者应严密监测。

②气道廓清技术：气道廓清技术可以在短期内有效地清除气道分泌物，改善呼吸功能。研究表明，呼气正压仪、主动循环呼吸技术、体位引流、高频胸壁振荡等气道廓清技术均能获得较好疗效。

③呼吸训练：有一定认知功能且情绪稳定的重症患者在胸廓放松基础上，可以通过各种呼吸运动和治疗技术来重建正常的呼吸模式。包括腹式呼吸训练、抗阻呼吸训练、深呼吸训练、呼吸肌训练等多种方法和技术。

④咳嗽训练：对神志清晰，依从性好，咳痰能力下降的患者，应训练正确的咳嗽、排痰方法，常用的咳嗽训练有手法协助咳嗽、物理刺激诱发咳嗽法等。

⑤运动训练：在严密监测的基础上，建议对没有禁忌证的危重患者尽早进行运动训练，包括主动运动和被动运动。对气管切开机械通气的患者进行颈部屈伸抬举训练，对撤离呼吸机有辅助作用。

⑥物理治疗：膈肌电刺激和超声等物理治疗可以作为呼吸康复治疗的辅助手段。临床常用的超短波肺部抗炎治疗应该谨慎，因为有引起肺纤维化的可能。

⑦中医传统疗法：合理地运用中医传统疗法作为综合治疗方案的一部分，如穴位按压、针灸推拿等，都可发挥有效作用。

（2）心脏康复技术

通过基本安全性评估，根据患者标准化 5 问题（standardized 5 questions，S5Q）评估分级，用于确定不同层级心脏康复介入内容的评估工具。内容涉及体力耐力、行为能力及心脏负荷训练。

0 级：不能配合（S5Q=0）。2 h 翻身 1 次；良姿位置放；被动关节活动 2～3 次/天；神经肌肉电刺激。

1 级：少量配合（S5Q<3）。2 h 翻身 1 次；良姿位置放；支具运用；抬高床头 30～50 cm；被动关节活动 3 次/天；床边被动单车训练；神经肌肉电刺激，气压治疗。

2～3级：中度配合（S5Q=3）。每隔2h翻身1次；良姿位置放；支具运用；床上直立坐位20 min/次，3次/天；被动床椅转移；被动/主动关节活动及肢体训练3次/天；被动/主动床边下肢单车训练；神经肌肉电刺激。

4～5级：完全配合（S5Q=5）。肌肉分级评分≥48；伯格平衡量表（Berg balance scale，BBS）坐位平衡评分可达到2～3分；BBS坐到站项目评分可达到0～2分；BBS站立项目评分可达到0～2分。训练项目：主动进行床椅转移；床边坐20 min，3次/天；被动/主动关节活动，3次/天；上下肢主动及抗阻训练；主动床边或坐位上下肢单车训练；1人辅助下站立→自主站立→步行；日常生活活动训练；神经肌肉电刺激。

（3）运动康复技术

对于神经重症无反应或不能主动配合的患者（RASS<-2；S5Q<3），早期运动治疗方案包括：良肢位摆放，床上被动体位转换，全时段；关节肌肉被动牵伸；被动四肢及躯干关节活动度维持；床上被动坐位，不同角度体位适应性训练；电动斜床站立；神经肌肉电刺激。

对于反应良好或可以主动配合的患者，运动治疗方案包括：床上转移、床上被动或主动坐位适应性训练；床边坐位、床椅转移等；每次自觉疲劳程度Borg 11～13可进行ADL相关练习、运动控制及平衡能力训练、生活活动能力前期训练等[173]。

（4）吞咽康复技术

吞咽障碍改善技术推荐采用吞咽肌低频电刺激、口腔感觉运动训练（包括舌肌被动训练、冰酸刺激、气脉冲感觉刺激、K点刺激、口面部震动刺激）等；使用通气说话瓣膜，有助于促进吞咽及生理气道功能恢复，减少肺炎发生。对于气管切开患者，多数建议先拔除气管套管，再考虑经口进食。

（5）营养支持

除上述各种排痰、咳痰指导外，重症肺炎患者在早期肺康复治疗期间还应评估患者的营养状态，视情况考虑为其结合营养治疗。重症肺炎患者早期多处于高代谢状态，尽早地为患者进行胃肠内营养支持治疗，对维持患者呼吸及循环等功能的平衡状态均有重要意义。对于无法经口进食且接受机械通气呼吸支持治疗的患者，可早期通过胃管使用合适的肠内营养制剂。但在营养支持治疗期间，还需注意消化性溃疡的预防，避免胃扩张发生，视情况缩短患者胃管的长时间留置[174]。此外，营养支持治疗期间还需随时调整营养制剂摄入量，避免营养过剩或营养不足等情况发生。

（6）心理康复干预

为了帮助患者调整情绪、疏解压力，可设计能够产生愉悦效应并转移注意力的作业疗法。通过专业心理学培训的护理人员和康复治疗师也可以开展专业的心理咨询，包括正念放松治疗和认知行为治疗。应注意避免使用让患者重复叙述创伤经历的干预方式，以免造成二次心理伤害。如出现精神障碍，建议精神专科介入。

4.5.4 挑战与发展趋势

4.5.4.1 问题挑战

重症康复是一种需要超早期介入的综合康复体系。随着危重症患者抢救成功率的提高，重症康复逐渐成为临床关注的热点。然而，由于重症患者通常会经历全身炎症反应、多器官功能障碍和长期卧床等阶段，康复过程中面临着医疗资源相对缺乏、评估主观性强、训练个性化程度低、出院后康复支持体系薄弱等问题与挑战。

1. 医疗资源缺乏

当前重症康复医学领域普遍面临着医疗资源相对缺乏的问题。康复设施和设备的数量有限，而且分布不均，导致一些地区的患者无法获得及时早期的康复介入治疗，临床-康复一体化的模式仍较难开展。此外，康复专业人员，包括康复医师、物理治疗师、职业治疗师、言语治疗师等专业人员依然存在较大的供需缺口。同时，高昂的康复设备和技术的成本也限制了一些医疗机构和患者的康复选择。

2. 评估主观性强

重症患者起病急，病情复杂、进展迅速，患者在康复期间的生理状态和病情变化难以预测，因而需要长期、动态监测或随访，以评估康复效果和调整治疗计划。传统的评估方法（如床旁呼吸功能评估、神经功能评估或循环功能评估）主要依赖于医生的经验和临床症状的观察，往往存在主观性和滞后性。严重影响重症康复的安全性、精准性与高效性。

3. 训练个性化程度低

由于重症患者往往伴随多器官功能障碍或衰竭，传统标准化方案难以满足患者的多样化需求，尤其对认知障碍、多系统功能受损患者的适应性不足。此外，重症患者在治疗过程中承受巨大的心理压力，如焦虑、抑郁、恐惧等情绪问题，但目前仅有34%的机构能开展个性化心理干预，其个性化康复支持往往未能充分满足需求，导致患者心理状态恶化，影响康复效果。

4. 出院后康复支持体系薄弱

当前社区康复资源整合度低，患者出院或回归社会后的职业康复、社交支持等环节断裂[175]。此外，家庭护理人员缺乏专业培训，60%的重症患者出院后无法获得持续康复指导。经济负担（ICU日均费用3 000～8 000元）加剧家庭资源配置压力[176]。

4.5.4.2 发展趋势

面对患者日益增长的重症康复需求和疾病复杂性的挑战，针对当前重症康复面临的诸多问题，未来重症康复的智能化发展需要重点关注以下几个方向。

1. 智能风险预警

随着科技的飞速发展，多层级远程智能监测预警平台为重症康复风险预警提供了新的思路和手段。智能风险预警系统是一种利用人工智能、大数据等先进技术，对疾病风险进行实时监测、分析和预警的系统。其在医疗领域，尤其是重症监护环境中，正逐渐成为改善患者预后和优化医疗资源分配的关键工具。

2. ICU远程呈现

远程诊疗作为智能重症康复远程呈现技术的核心模块，通过先进的数字化技术，打破传统医疗模式的时空限制，为重症康复提供高效支持。远程会诊与查房依托5G、物联网与高清影像传输技术，实现患者生命体征数据的实时同步与多模态交互，专家团队可突破地域限制，通过AR标注、VR全景观察等方式深度参与病情讨论，区块链存证技术则保障诊疗全流程的可追溯性。

3. 出院后智能康复

重症患者出院后依托可穿戴设备、云平台等远程呈现技术进行远程序贯康复和居家康复管理。通过可穿戴设备实时采集患者的生理数据（如心率、血压、血氧等），通过5G或物联网技术上传至云平台，结合AI算法分析数据趋势，提供个性化康复建议；同时，医护人员利用视频通话、AR/VR等远程呈现技术，实时指导患者进行康复训练。系统自动跟踪康复进度，出现异常数据触发预警，医护人员可及时干预，必要时启动急救响应程序。此外，平台还提供康复教育、心理支持及家属指导，形成全方位康复闭环[177]。

4.6 肿瘤康复

4.6.1 概述

近年来,以乳腺癌和肺癌为代表的全球肿瘤发病率持续上升,成为公共卫生领域的重大挑战[178]。随着医学技术的进步,肿瘤诊断与治疗手段不断完善,患者生存率逐步提高,越来越多的肿瘤被视为可防、可治、可控的慢性疾病[179]。这一转变凸显了肿瘤康复的重要性,科学干预不仅能减轻治疗副作用,还可显著提升患者生存质量。2017年,世界卫生组织在"康复2030倡议"中倡导为非传染性疾病患者提供高质量康复服务,将肿瘤康复列为优先领域,旨在满足患者在复杂治疗后的多元化需求,涵盖生理功能恢复、心理支持及社会适应,以实现全面健康优化。肿瘤康复是一个系统的治疗过程,包括功能评定、治疗方案制定和实施、预后评估等环节。本节将从理论基础、常见疾病和临床意义三个方面,系统阐述肿瘤康复的基本框架。

肿瘤康复源于对肿瘤生物学特性的深入认识及患者多层次健康需求的综合关注,理解肿瘤发生发展机制是全周期康复的关键。尽管其具体机制尚未完全阐明,但分子病理学显示,正常细胞增殖、分化及凋亡受精细网络调控,癌变则涉及内外因素复杂作用,多种风险因素均可能影响细胞癌变[180]。癌症常始于原癌基因激活或抑癌基因失活,这些基因用于调控细胞周期、DNA修复、凋亡及增殖等生命活动[181]。肿瘤治疗方法多样,各有其独特机制与副作用:手术可切除肿瘤组织,但会造成创伤及功能障碍;化疗可杀伤肿瘤细胞,但同时毒害正常细胞,导致骨髓抑制、胃肠反应及免疫下降;放疗则引起局部放射性损伤,影响器官功能[182]。肿瘤康复医学基于对治疗副作用的认识,通过针对性措施促进机能恢复。例如:针对手术后肌肉萎缩与关节受限,采用物理治疗与运动疗法(如热敷、按摩、关节训练),改善循环与力量[183];对化疗引发的骨髓抑制,通过营养与药物支持提升造血与免疫功能;对放疗导致的组织纤维化,应用超声波、激光等物理因子治疗,减轻纤维化并改善功能。肿瘤康复涵盖多种疾病,其中乳腺癌和肺结节尤为常见。乳腺癌是女性最常见的恶性肿瘤,发病率逐年上升[184]。手术为其主要治疗手段,但因切除范围广,常引发上肢功能障碍、淋巴水肿及心理问题。采用根治术切除乳房组织及腋窝淋巴结时,会破坏上肢淋巴循环和神经支配,导致淋巴水肿及肌肉力量下降,患者可能出现上肢肿胀、疼痛及活动受限,严重影响日常生活。随着胸部影像学检查普及,肺结节检出率上升[185]。部分肺结节需手术治疗,切除肺组织后肺功能受损,患者呼吸功能下降,表现为气短、呼吸困难及活动耐力降低,常在爬楼梯或快走时感到呼吸急促,日常活动受限。术后患者因手术刺激及肺部炎症常出现咳嗽、咳痰,痰液黏稠不易排出等症状,增加肺部感染风险。

4.6.2 乳腺癌术后康复

1. 概述

乳腺癌是女性最常见的恶性肿瘤,严重威胁女性健康,常由家族史、基因、生殖因素、激素及环境等引发[186]。早期无明显症状,后期可见乳房肿块、乳头回缩、"酒窝征"及橘皮样变等,淋巴结转移可触及腋窝肿大。目前,筛查普及及综合治疗(手术、放疗、化疗、靶向及免疫治疗)的优化,显著提高了患者的生存率，但生活质量常因上肢功能障碍、淋巴水肿、疲劳及社会角色改变受损。早期康复干预对改善患者生活质量及恢复能力至关重要。治疗以手术为主，辅以放疗、化疗等，晚期患者可通过新辅助治疗争取手术机会。研究显示，治疗后疲乏发生率达90%，肩关节活动受限发生率67%，上肢无力发生率28%，横行腹直肌肌皮瓣乳房重建术后躯干功能障碍发生率23%，淋巴水肿发生率34%，肩痛/臂痛发生率68%。游离腹壁下穿支血管皮瓣转移乳房重建术虽能减少腹直肌损伤，但仍有类似并发症风险。

2. 康复评定

乳腺癌术后康复评估是制定个性化治疗方案的基础，涵盖多维度内容。功能评估聚焦上肢，通过肩关节活动度、肌力及握力测试，结合姿势观察判断状态。并发症评估以淋巴水肿为核心，用周径法、生物电阻抗测量，并观察重建乳房皮瓣愈合。疼痛评估采用VAS量表量化，记录诱因与性质。

日常活动能力通过巴氏指数（MBI）和Lawton-Brody工具性日常生活能力评估量表测定自理及复杂场景能力。心理状态用汉密尔顿焦虑量表（HAMA）、汉密尔顿抑郁量表（HAMD）及乳腺癌患者生命质量测定量表（FACT-B）等评估患者情绪状态与生活质量，发现焦虑或抑郁。体能评估以简明疲乏量表（brief fatigue inventory, BFI）判断疲劳，6 min步行试验（6MWT）通过测量步行距离，评估心肺功能。并存疾病评估关注基础病控制、放化疗副作用风险（如骨髓抑制、心脏毒性）与内分泌治疗的骨质疏松风险。评估贯穿全程，通过动态监测指标，调整方案，精准促进患者功能恢复与生活质量提升。

3. 康复治疗

乳腺癌康复治疗是一个系统工程，需要根据患者的具体情况制定个性化方案。康复治疗包括运动疗法和淋巴引流等多种方式，通过综合干预改善患者的生理功能、心理状态及社会活动能力。

运动疗法在乳腺癌康复中占据核心地位。该疗法通过系统性运动训练改善患者功能，主要包括针对性的肩关节活动训练和渐进性抗阻训练。《中国乳腺癌患者生活方式指南》建议：18～64岁患者每周进行150 min中等强度或75 min高强度有氧运动，并配合每周2次力量训练；65岁以上患者则需根据自身情况适当调整运动强度和时间，同时应避免久坐少动。对于肩关节活动受限患者，可采用爬墙法、牵拉法等特定训练方式；对于疲乏或上肢无力者，则可选择步行、慢跑或太极等运动形式，以提升肌力与柔韧性。

淋巴引流是针对乳腺癌术后淋巴水肿的特殊治疗方案，乳腺癌术后，约20%的患者可能出现淋巴水肿，需排除复发等疾病后确诊[187]。早期干预可逆转，治疗方法包括淋巴引流、20～30 mmHg低压力绷带及举重训练等，以改善水肿并维护肢体功能。心理问题（如抑郁、焦虑延缓康复）需要通过鼓励患者倾诉、放松（如瑜伽、集体活动）[188]。康复干预可显著改善患者生理功能、心理状态，提升其生活质量。

心理康复贯穿整个治疗过程。术前需进行充分的康复宣教，缓解患者心理压力，促进其积极参与治疗。术后可能出现的抑郁、焦虑等心理问题会延缓康复进程，因此需要鼓励患者及时倾诉，并通过瑜伽、集体活动等方式使其身心放松。研究表明，运动和行为干预比单纯药物治疗更能有效管理慢性症状，多模式康复计划可显著改善患者的症状，帮助患者缓解疲劳及提升幸福感。

4. 预后

乳腺癌术后预后受多种因素影响，包括身体、心理和社会功能恢复。身体方面，大多数患者术后6个月通过康复训练可恢复肩关节活动度、改善上肢肌肉萎缩和淋巴水肿，提升日常生活能力；心理方面，可通过心理康复缓解焦虑抑郁，重塑信心，参与干预者术后3～6个月焦虑降低、生活质量提升，少数需长期支持[189]；社会功能方面，成功康复者多能回归家庭和社会，通过职业指导调整工作或加入社交支持小组重建关系，但部分面临就业歧视和隔离。复发风险是预后关键，定期复查、健康管理和规律康复可提高免疫力、改善生活方式。

4.6.3 肺癌术后康复

1. 概述

肺癌发生机制尚未完全明确，但研究表明，肺癌的发生与吸烟、空气污染（$PM_{2.5}$、PM_{10}）、职业暴露（石棉等）、遗传因素及慢性炎症相关[190]。良性结节边界清晰、生长慢，多由炎症或感染引起；恶性结节边界不规则、生长快，具有转化风险。人工智能和精准医学提升了诊断水平，但早期发现与避免过度医疗的平衡仍是挑战[191]。手术治疗可根据结节特征和患者状况选择胸腔镜或开胸手术，范围包括楔形、肺段或肺叶切除。微创胸腔镜因创伤小、恢复快更常用，手术需要精准定位、完整切除并保护健康组织，预防并发症。术后并发症中，肺功能下降（呼吸困难、活动耐力降低）最常见，严重者可致慢性呼吸功能不全。此外，还有由手术创伤、疼痛及胸廓受限引发的肺不张、感染。超60%患者在术后出现焦虑、抑郁，影响其依从性与恢复[192]。免疫力下降及排痰功能减弱会增加肺炎风险，肺叶切除者胸膜粘连多发，进一步降低患者呼吸功能与生活质量。

2. 康复评估

肺癌术后康复评估涵盖肺功能、呼吸肌力量、胸廓活动度、心理状态及并发症风险等多方面。肺功能通过 FVC、FEV1 及血气分析（PaO_2、$PaCO_2$）评估通气与氧合状态；呼吸肌力量用 MIP 和 MEP 测定，指导训练以预防并发症；胸廓活动度结合胸围测量与影像学检查，制定扩张计划；心理状态通过 HAMA 和 HAMD 量表筛查焦虑抑郁，支撑干预；并发症风险评估依托症状、炎症指标及痰培养，预防感染。肺不张和胸膜粘连依赖影像学检查调整方案。通过多维度评估，为患者制定个性化康复计划，预防并发症，提升康复治疗效果，帮助患者恢复正常生活。

3. 康复治疗

肺癌术后康复治疗需要分阶段实施。呼吸功能训练是核心内容，通过腹式呼吸、缩唇呼吸等特定技巧增强肺功能。这些训练可增强呼吸肌力量，改善通气功能，促进术后恢复。运动康复则通过循序渐进的活动提升患者心肺功能和运动耐力。心理康复贯穿始终，通过专业咨询和行为干预缓解患者焦虑、抑郁情绪。

肺癌术后康复需根据患者病情、手术类型、年龄及体况个性化设计，分早期、中期、后期三阶段，目标依次为控制疼痛与并发症、提升体能与肺功能、恢复生活能力与降低复发风险。早期通过腹式与缩唇呼吸训练、适度活动及营养支持，促进排痰、缓解疼痛；中期增加步行等运动及肺计量训练，优化饮食；后期恢复日常活动、保持运动、戒烟并定期复查，辅以心理干预提升生活质量。康复方案需动态调整。术后并发症如感染、胸膜粘连、肺功能下降及慢性炎症需重点防治。感染通过咳嗽排痰、雾化治疗及监测及时干预；胸膜粘连用胸廓扩张与按摩缓解；肺功能下降靠呼吸训练与有氧运动改善；炎症结合中西医（如推拿、生物标志物监测）管理。多学科协作降低并发症发生率。

超过60%患者术后产生焦虑、抑郁情绪，心理干预需贯穿全程，轻度靠教育疏导，中重度用认知行为疗法或药物治疗。患者教育教授呼吸技巧、运动及生活方式调整，辅以支持小组提升依从性[193]。未来，人工智能实时监测、大数据优化策略及中西医结合将推动精准化、多学科康复发展，提升身心恢复效果。

4. 预后

肺癌康复预后受多因素影响，涉及身体、心理和社会功能恢复。身体方面，早期处理并配合系康复与健康管理的患者，肺功能多可接近正常，呼吸困难等症状逐渐缓解；病情复杂或依从性差者可能存在残留障碍，需进行长期管理。心理上，诊断与治疗易引发焦虑、恐惧，专业干预多能帮助患者接受现状并重建信心，少数需持续支持。社会功能方面，大多数患者通过职业与社交康复回归正常生活，少部分功能受限者需额外支持。此外，定期随访与健康生活方式对降低复发风险、改善长期预后也至关重要。

4.6.4 挑战与发展趋势

4.6.4.1 问题挑战

我国肿瘤康复医学发展面临多重挑战：一是观念普及不足，公众对肿瘤康复重要性认识不够；二是技术应用滞后，新兴智能技术如康复机器人、电刺激与磁刺激技术等在国内尚不成熟，设备普及率低；三是专业支持体系薄弱，康复治疗师、营养师和心理咨询师等专业人员匮乏，基层难以支撑智能技术的高效实施，个性化适配也因缺乏本土化数据而不足[194]。此外，患者治疗后焦虑、抑郁及社交孤立现象普遍，社会支持体系如职业康复和社区服务滞后，患者回归家庭和工作时面临歧视或经济难题，影响其生活质量与社会参与。

1. 肿瘤康复观念普及不足

我国肿瘤康复起步较晚，许多医护人员和患者对康复的重要性认识不足，认为治疗后静养即可恢复，忽视了康复的积极作用。例如，乳腺癌术后患者缺乏早期指导易致淋巴水肿或肩关节受限；肺结节术后未及时进行呼吸训练可能使肺功能下降。传统康复手段（如物理治疗和运动疗法）虽广泛应用，但效果因个体差异和技术局限不稳定，限制了传统康复技术在肿瘤康复中的应用效果。

2. 肿瘤康复基层保障薄弱

尽管近年来技术有所进步，我国肿瘤康复与国际先进水平相比仍存在不足。新兴智能技术逐步引入，例如康复机器人通过机械辅助提升乳腺癌患者上肢功能恢复的精准度和依从性，电刺激与磁刺激技术促进放化疗后神经和组织修复。然而，这些技术在国内尚不成熟，设备普及率低，尤其基层医疗机构缺乏专业设备和人员，康复方案的标准化和个性化程度难以满足多样化需求。

3. 肿瘤康复专业支持不足

肿瘤康复涉及多学科协作，但康复治疗师、营养师和心理咨询师短缺，尤其在基层难以支撑智能技术的高效实施。此外，社会对患者的心理支持不足，患者治疗后易产生焦虑、抑郁情绪，以及存在社交孤立现象。社会支持体系（如职业康复和社区服务）滞后，患者回归家庭和工作时面临歧视或经济难题，影响其生活质量与社会参与。

4.6.4.2 发展趋势

面对患者日益增长的康复需求以及肿瘤疾病的复杂性带来的挑战，结合当前我国肿瘤康复在观念、技术、专业支持和社会保障等方面存在的诸多问题，未来肿瘤康复的发展亟待引入创新理念与技术手段。智能化技术的兴起为肿瘤康复带来了新的机遇，但同时也带来了技术应用、数据整合、人才培养等方面的挑战，这些都需要我们重点关注并加以解决。

1. 提升康复观念

加强公众教育，提升医护人员和患者对肿瘤康复重要性的认识。通过线上线下多种渠道，普及肿瘤康复知识，减少对康复的误解和忽视。利用社交媒体、社区讲座、医院宣传栏等形式，向患者和医护人员宣传康复理念和方法。同时，借助智能评估技术，通过人工智能分析实时数据和整合影像、基因信息，动态监测患者病情，提升医患对康复重要性的认知。

2. 推广创新技术

推广新兴智能技术，提升肿瘤康复效果，人工智能、大数据、精准医学及中西医结合的进步为其带来发展潜力[195]。例如，推广康复机器人、电刺激与磁刺激技术等，提升康复的精准度和依从性。同时，优化传统康复手段，结合大数据和人工智能技术，根据患者的实时状态调整物理治疗和运动疗法的强度和方式，提升康复效果的稳定性和个性化程度。此外，通过远程康复平台和可穿戴设备，将优质康复资源下沉到基层，缩小城乡差距，提升基层医疗机构的康复服务能力。利用远程康复平台为基层患者提供在线康复指导，通过可穿戴设备实时监测患者的康复状态，及时调整康复方案。

3. 完善多学科协作

完善康复治疗师、营养师、心理咨询师等多学科协作机制，优化个性化康复方案。利用大数据技术整合患者多维度数据，为患者提供精准的康复治疗。例如，通过多学科团队协作，为患者制定包含康复治疗、营养支持和心理疏导的综合康复方案。同时，加强专业人员培训，提升康复治疗师、营养师和心理咨询师的专业能力，满足患者的多样化需求。

4. 强化社会支持

优化智能心理支持技术，结合本土文化进行适配，缓解患者心理压力。例如，利用智能心理状态评估系统，通过语音识别和情绪分析技术，为患者提供心理疏导和康复指导。同时，完善社会支持体系，加强社区心理支持服务，帮助患者回归家庭和工作。通过社区康复服务，为患者提供职业康复指导和心理支持，减少患者面临的歧视和经济难题，提升患者的生活质量和社会参与度。

4.7 老年康复

4.7.1 概述

老年人指年龄≥60岁（发展中国家）或≥65岁（发达国家）的群体。随着全球人口老龄化趋势加剧，中国人口结构已呈现"倒金字塔"形态，老龄化进程已不可逆转[196]。老年人常因身体机能衰退、慢性疾病或神经系统病变导致功能障碍，以帕金森和阿尔茨海默病为代表的老年疾病发病率不断上升，严重影响生活质量。因此，老年康复作为综合性医疗服务的重要组成部分，旨在帮助老年患者恢复健康与生活能力，提升其生活质量。

老年康复是使残疾或患有精神障碍的老年人重新恢复健康的一种综合性的医疗服务形式。它是老年福利的一个组成部分。老年康复机构主要是将医疗、保健、功能训练和功能再造等设施融合在一起进行综合性治疗，以求使老年患者最大限度地恢复健康和劳动能力。康复医疗一般不用药物，而是根据老年人的特点，坚持长久的功能训练。一般设有体疗医师、功能矫正医师、心理治疗医师等。老年康复旨在通过医疗、功能训练及心理干预等综合手段，帮助老年患者恢复健康与生活能力，强调早期介入以提升生存质量[197]。其核心原则包括非药物主导的长期功能训练（如体疗、心理治疗）以及多学科协作[198]。

老年病的医学康复包括视听、感知、运动、认知功能及心肺功能等康复，其目的是使伤病老年人达到"病而不残、伤而不残、残而不废"。因此,制定适合老年人的专业康复治疗计划是改善老年人功能障碍及预防不良事件的显著有效措施,并且提倡在疾病急性早期就及时开展康复治疗,以最大限度提高患者的生存质量及减少医疗消费。在老年群体中,帕金森病作为常见的神经系统变性疾病,其运动功能障碍(如震颤、肌强直)和认知障碍对老年人生活能力影响显著,康复治疗可有效改善症状并延缓病情进展。阿尔茨海默病是最常见的痴呆类型疾病,其认知功能下降和行为问题严重威胁老年人的独立生活能力,康复干预(如认知训练、行为疗法)对维持患者功能至关重要。这两种疾病代表了老年康复中运动与认知功能障碍的典型挑战,其康复策略具有广泛借鉴意义。

4.7.2 帕金森康复

1. 概述

帕金森病(Parkinson's disease,PD),又名"震颤麻痹",是最常见的神经系统变性疾病之一。根据全球流行病学数据显示,该病患病率年为15～328/10万人。其中,65岁以上人群患病率约为1%;发病率为年10～21/10万人。帕金森病多见于中老年,呈隐袭性发病,50岁以上的患者占总患病人数的90%以上;该病为慢性进展性疾病,5～8年后约半数患者需要帮助。震颤、强直、运动不能(或运动减少)与姿势和平衡障碍为其主要表现。患者可出现顽固性便秘、大量出汗、皮脂溢出增多等其他表现,相当一部分患者有认知障碍,晚期可有痴呆、忧郁症[199]。帕金森病越来越受到关注,成为康复领域里的一个重点对象。

2. 康复评定

在对帕金森病患者进行康复治疗前,应先了解患者的临床类型和分级,了解用药前后的症状变化,在对其进行系统的全面的评估后,针对其相应的功能问题,进行相关的康复治疗。

(1)身体功能评定

身体功能评定包括:关节活动度、肌力、平衡协调能力、心肺功能、言语吞咽能力、构音障碍等。

①关节活动度评定:关节活动度(range of motion,ROM)是指关节在各个方向上能够活动的最大范围。量角器是测量关节活动度的常用工具,通过将其放置在关节的特定位置,测量关节的角度变化。

②肌力评定:肌力是指肌肉在收缩时能够产生的最大力量。通常采用徒手肌力测试(manual muscle testing,MMT),通过徒手抵抗患者的肌肉收缩,评估肌力等级。也可以采用器械肌力测试,使用专门的器械,如等速肌力测试仪,精确测量肌肉的力量和耐力。

③平衡协调功能评定:平衡协调能力是指身体在静止或运动状态下保持平衡和协调的能力。评估身体的平衡和协调能力,确定是否存在平衡障碍或协调不良,可以用于诊断神经系统疾病或损伤,如小脑病变、前庭功能障碍等,并为康复治疗提供依据,制订个性化的康复计划。

④心肺功能评定:心肺功能是指心脏和肺部在静息或运动状态下维持血液循环和气体交换的能力。通常采用心电图、肺功能测试、运动负荷试验、血气分析等进行评估。

⑤言语吞咽评定:言语吞咽评定是使用反复的吞咽试验来评估吞咽反射,诱发吞咽能力的方法,包括洼田饮水试验(由日本学者洼田俊夫提出的评定吞咽障碍的方法,分级明确清楚,操作简单,根据患者主观感觉评定,要求患者意识清楚并能够按照指令完成)、多伦多吞咽障碍床旁筛查测试(验证版)[200]。

⑥构音障碍的评定:主要方法包括呼吸功能评估、共鸣功能评估、发声器官功能评估(包括主观感知评估和客观性评估)、构音器官功能评估以及社会心理评估等。使用较普遍的有Frenchay构音障碍评定法和折叠CRRC版构音障碍评定法。

(2)日常生活活动能力评定

日常生活活动能力评定常采用改良 Barthel 指数和功能独立性评定量表。

(3)认知功能评定

可对患者采取简易精神评估，也可对注意力、记忆力、感知能力、想象能力、思维和语言能力等进行评估。常用量表为简易精神状态检查量表[201]。

(4)综合评定

统一使用帕金森病评分量表，该量表观察项目多，比较精细，目前广泛应用于帕金森病的临床研究和疗效评估。

3. 康复治疗

针对帕金森病应采用综合治疗，包括药物治疗、康复治疗、手术治疗、心理治疗及生活护理等。目前这些治疗只能缓解症状，不能阻断病情的发展，更无法治愈。帕金森病是一种慢性进展性疾病，康复不能改变疾病本身，但可以改善症状，减轻功能障碍，提高患者的活动能力及患者的生存质量。

(1)运动疗法

帕金森病针对典型症状（震颤、肌强直、运动迟缓、步态异常等）进行运动疗法，改善患者现有的功能障碍，预防继发的功能障碍[202]。

(2)物理因子治疗

热疗可改善肌强直；经皮神经电刺激可改善血液循环、改善肌紧张以及增加肌力；肌电生物反馈，缓解肌肉紧张；经颅磁刺激改善脑部血液循环。

(3)作业疗法

早期可以通过对手的训练来改善精细活动，鼓励患者保留自己的习惯和爱好，尽可能参与日常生活活动。中晚期，随着疾病的发展，患者的活动能力逐渐受限，应最大程度地维持原有水平，加强日常生活活动及安全防范。尽量做到照顾者给予最小帮助，患者尽量自己完成[203]。

(4)吞咽治疗

运动迟缓和肌肉僵硬会导致唇舌活动较差，出现口腔准备期、口腔期功能障碍，可引起患者营养不良甚至吸入性肺炎。

(5)认知治疗

早期患者认知障碍的主要表现为执行力下降、记忆力下降、空间辨识能力下降。晚期会严重影响患者的生活质量。可通过记忆力训练、逻辑思维能力训练等进行康复治疗。

(6)构音训练

帕金森病属于运动过弱型构音障碍，主要表现在音量、音质改变上，如嗓音嘶哑、音量下降、清晰度下降等。治疗方法包括呼吸训练、放松训练、构音训练等。

(7)中医传统治疗

①中药。

八珍汤、天麻丸、六味地黄丸、复方白芷注射液等。

②针灸。

主穴：百会、风府、风池、曲池、阳陵泉、外关、太冲。配穴：肝肾阴虚加三阴交，气血不足加足三里、合谷，淤血阻塞加血海。

③耳针。

穴位：肝、肾、肾上腺、皮质下。

4. 康复结局

帕金森病是一种慢性且逐渐进展的神经系统疾病，主要影响运动功能，包括震颤、肌肉僵硬、运动缓慢和平衡障碍等症状。目前，帕金森病尚无根治性方法，且无法完全治愈，患者的预期生存期通常约为5~20年。在疾病的早期阶段，如果能够得到及时的诊断和正确的治疗，多数患者在病程的前几年内仍可保持一定的工作能力和生活自理能力。治疗方法包括药物治疗、物理治疗和手术治疗等，旨在控制症状和改善生活质量。随着病情的进展，患者可能会经历更严重的肌强直和全身僵硬，这使得日常活动变得越来越困难。在疾病的晚期，个体差异显著，患者的状况因人而异。一些患者可能会因为严重的运动障碍而最终需要长期卧床，这增加了患者患肺炎、压疮、静脉血栓等并发症的风险，这些并发症往往是导致死亡的主要原因。然而，通过合理的治疗计划、良好的家庭护理和及时的医疗干预，一些患者能够保持较长时间的生活自理能力，病程的进展也相对较慢。定期进行物理治疗和职业治疗可以帮助患者维持运动功能，延缓病情恶化。语言治疗对于经历语言障碍的患者也至关重要。社会支持和心理健康同样重要，加入支持小组和进行心理咨询可以帮助患者及其家庭应对疾病带来的心理和情感挑战[204]。

4.7.3 阿尔茨海默病康复

1. 概述

阿尔茨海默病（Alzheimer disease，AD）是一种进行性的神经退行性疾病，主要影响大脑，导致患者记忆丧失、认知功能下降和行为改变。它是最常见的痴呆症类型，通常从轻微的记忆问题开始，逐渐恶化，最终影响日常生活能力。病因尚不完全清楚，但与大脑中淀粉样蛋白和tau蛋白的异常积累有关。目前尚无治愈方法，但药物可以减缓病情进展，改善症状。AD潜伏期和前驱期长达20年，平均病程8~10年，65岁以上人群患病率为10%~30%，60岁后，发病率每10年翻倍。AD起病隐匿，早期表现为记忆力下降，难以与正常衰老区分，许多患者就医时已到中晚期[205]。

2. 康复评定

认知功能损害是痴呆的主要临床表现，对老年人进行认知功能评估是AD筛防的重要环节。认知损害可涉及记忆、学习、语言、执行、视空间等认知域，其受损程度可影响日常生活能力或社会职业功能，甚至出现精神、行为和人格异常。阿尔茨海默病康复评定主要包括认知功能评估、日常生活活动能力评估、行为和心理症状评估。

（1）认知功能评估

简易智力状态检查量表（mini-mental state examination，MMSE）是1975年由Folstein编制的，广泛用于认知筛查。满分为30分，耗时5~10 min，得分越高代表认知功能越好。MMSE包括定向力、记忆力、注意力和计算力、回忆能力和语言能力测试[206]。得分≤27分提示认知障碍，适用于痴呆筛查。MMSE评分正常但患者有记忆下降等问题时，建议使用蒙特利尔认知评估量表[207]。

（2）日常生活活动能力评估

日常生活活动能力是指一个人为了满足日常生活的需要，每天所进行的必要活动。它反映了人们在家庭（或医疗机构内）和在社区中最基本的能力。日常生活独立是轻度认知障碍（mild cognitive impairment，MCI）和痴呆诊断中的必要条件，MCI是正常认知和痴呆的过渡阶段，认知功能存在一定功能损害，但日常生活不受影响，而痴呆则是存在多种认知功能受损（记忆功能伴随着执行或语言功能等），日常生活呈不同程度依赖。

（3）行为和心理症状评估

行为和心理症状的临床表现通常分为精神状态异常和社会行为异常。精神状态主要在与患者及亲属交谈的情况下进行评估，包括抑郁、焦虑、幻觉及妄想等；社会行为通常根据对患者行为的观察来确定，包括攻击、尖叫、躁动、徘徊及睡眠障碍等。综合评估痴呆的精神行为症状常用神经精神量表、AD行为病理评定量表、CERAD痴呆行为评定量表。评估痴呆患者的抑郁和焦虑的常用量表为汉密尔顿抑郁量表和汉密尔顿焦虑量表。

3. 康复治疗

（1）娱乐疗法（recreation therapy，RT）

娱乐疗法，也称休闲疗法或休闲娱乐康复，旨在通过各种方法和技术，挖掘患者现有技能，激发兴趣，帮助他们学习新技能，改善日常生活和社区功能，促进身体、认知、情感和社会功能的恢复。该疗法包括多种干预形式，如芳香疗法、太极、音乐、跳舞、戏剧等[208]。

（2）运动疗法

适当的运动锻炼有助于保持大脑健康，相关研究表明，高水平的运动锻炼能减少认知功能损害的风险。对于无肢体障碍老年MCI患者来说，有氧运动是较好的选择。

（3）经颅磁刺激技术

TMS是用于脑神经功能恢复及重建的技术，在神经功能障碍、精神疾病等方面均取得显著疗效，具有简便、依从性好、无不良反应等优势。TMS可通过不同频率的刺激达到治疗的效果，其中频率＞5 Hz为高频，主要发挥兴奋作用；频率≤1 Hz为低频，主要为抑制作用，重复TMS可调节MCI患者认知相关脑区的神经活动，继而改善患者认知功能[209]。

（4）计算机化认知训练

随着科学技术的发展以及计算机的普及，计算机化认知训练（computerized cognitive training，CCT）已成为认知康复治疗的常用手段。CCT是基于神经可塑性基础理论而设计，通过与计算机技术研发的程序及软件系统相结合，对认知域所设定的任务进行认知功能训练，而MCI阶段大脑具备高度可塑性。CCT种类丰富，可依据个人喜好及自身特点变动，且便于评估，能提高日常锻炼及生活的认知能力，相较于传统认知康复训练更加完善。

（5）经颅直流电刺激术

经颅电刺激术是一种非侵袭性脑刺激技术，通过特定的、低强度电流作用于特定脑区域，对皮质神经元产生抑制或兴奋作用。经颅直流电刺激技术兼具多种优势，包括耐受性、经济性、长期有效性以及安全性等，其临床价值已获广泛认可。该方法可通过改变突触重塑、海马长时程增强、调控脑源性神经营养因子等改善认知功能。

（6）高压氧治疗

大脑是最大的氧气消耗器官，高压氧是治疗各种神经疾病的常用方法，高压氧环境可有效增强大脑活动及多任务处理能力。另外，高压氧治疗与其他干预方式相结合能有效提高MCI患者的临床疗效。

4. 康复结局

尽管目前尚无根治阿尔茨海默病的方法，但通过综合管理和适当的治疗，可以在一定程度上缓解症状，改善患者的生活质量。康复的主要目标是减缓病情的进展，提高患者的自理能力，以及改善其日常生活的质量。康复措施通常包括药物治疗、认知训练、行为疗法和家庭支持。目前，美国食品药品监督管理局（FDA）批准的用于治疗阿尔茨海默病的药物主要有胆碱酯酶抑制剂（如多奈哌齐、加兰他敏）和NMDA受体拮抗剂（如美金刚）。这些药物能够在一定程度上改善认知功能和行为症状，延缓病情的发展。通过专门的认知训练程序，如记忆训练、注意力训练等，可以帮助患者维持现有的认知功能，延缓功能退化的速度。这种训练通常需要在专业人士的指导下进行。针对阿尔茨海默病患者常见的行为问题，如焦虑、抑郁、幻觉等，可以通过行为疗法进行干预。这包括认知行为疗法、环境调整、音乐疗法等，旨在减轻患者的心理压力，改善其情绪状态。此外，家庭成员的支持对于阿尔茨海默病患者的康复至关重要。家庭成员需要了解病情，学习如何与患者有效沟通，提供必要的生活照顾，同时也要关注自身的情绪和压力管理。

4.7.4 挑战与发展趋势

4.7.4.1 问题挑战

中国老年康复医学的雏形可追溯至20世纪80年代，早期以传统康复手段为主。然而，受限于当时的医疗水平和技术条件，康复效果较为有限。进入21世纪后，随着智能技术的快速发展，智能康复（intelligent rehabilitation，IR）和数字化健康管理技术逐渐应用于老年康复领域，显著提升了干预效果。尽管如此，与国际先进水平相比，我国仍面临智能化技术应用不成熟、设备普及率低、专业人才短缺等问题[210]。

1. 健康监测技术局限

现有健康监测设备在老年人群中的适用性不足，尤其是在慢性病（如高血压、糖尿病）的动态监测方面，缺乏精准化、个性化的诊断工具。多数设备未实现数据互联互通，导致健康数据碎片化，影响临床决策的实时性和全面性。老年人对智能穿戴设备（如智能手环、远程监测设备）的接受度较低，技术使用门槛较高，限制了智能健康管理的推广。

2. 跌倒评估与干预不足

现有跌倒风险评估工具（如Tinetti步态评估、Berg平衡量表）多为通用型，未能充分考虑个体差异（如肌力、平衡能力、认知状态及环境因素）。尽管部分康复方案整合了跌倒预防措施（如平衡训练、肌力强化），但因缺乏针对性设计，干预效果有限。部分老年人因运动恐惧症或认知障碍，依从性较低，影响康复效果。现有跌倒监测设备（如惯性传感器、智能地板）在实时预警和应急响应方面仍存在技术瓶颈，导致跌倒后救援延迟。

3. 认知障碍康复效果不佳

现有康复方案多采用标准化模式，未能充分考虑个体的生理状态、心理需求（如抑郁、焦虑）及社会参与度。个性化评估工具（如老年综合评估）的临床应用仍不充分，难以动态捕捉老年人的功能变化。受限于医疗资源（如康复师短缺、设备不足），社区及基层医疗机构难以提供定制化康复服务。

4. 老年康复个性化程度低

现有认知康复方法（如药物干预、传统认知训练）缺乏个体化调整，难以匹配患者的认知损害特征（如记忆、执行功能或语言障碍）。新兴技术（如虚拟现实认知训练、人工智能辅助干预）在临床应用中尚未普及，且缺乏多学科协作机制（如神经科学、心理学、语言治疗）。认知康复的长期效果受限于患者的神经可塑性和康复依从性，亟需更精准的神经调控策略。

4.7.4.2 发展趋势

随着5G互联网技术的发展，大数据技术正在逐渐应用于老年康复领域。利用可穿戴设备、云平台等技术的居家康复管理，通过对居家老年人的康复数据进行分析，医生可以更好地了解老年人的病情并提供和调整更加个性化的康复方案。

1. 智能健康监测技术

随着物联网和可穿戴设备技术的发展，智能健康监测技术已被引入老年康复医学。通过实时监测老年人的生理指标（如心率、血压、血糖等）和运动数据，结合环境传感数据，提供多维度的健康数据收集，做到对慢性病的早期预警、个性化康复方案的制定以及康复进程的监测，从而为老年人提供更好的康复效果[211]。

2. 智能平衡与防跌倒技术

通过实时监测老年人的重心位置、步态特征和运动状态，结合智能算法和辅助设备（如助步器、智能鞋垫等），提供实时反馈和干预，降低跌倒风险，提升老年人的独立生活能力[212]。

3. 智能认知康复技术

通过虚拟现实、脑机接口和多模态数据融合技术，提供沉浸式认知训练环境，帮助老年人提升记忆力、空间认知、反应速度等多项认知功能。通过模拟日常生活中的情境（如虚拟购物、方向判断等），增强老年人对现实世界的认知应对能力[213]。

4. 大数据与个性化康复管理

随着5G互联网技术的发展，大数据技术正在逐渐应用于老年康复领域。利用可穿戴设备、云平台等技术的居家康复管理，通过对居家老年人的康复数据进行分析，医生可以更好地了解老年人的病情并提供和调整更加个性化的康复方案[214]。

4.8 儿童康复

4.8.1 概述

随着我国出生缺陷防治体系不断完善及儿童健康管理意识增强，儿童康复医学面临新的发展机遇与挑战。统计显示，我国0～17岁残疾儿童约817万，其中脑性瘫痪、孤独症谱系障碍等神经障碍患儿占比超60%。儿童康复是康复医学的重要分支，它以儿童为对象，通过医疗、教育、社会支持等多维度干预，预防残疾、治疗疾病并促进身心健康发展，旨在恢复或补偿儿童的功能缺陷，提升其生活质量和参与社会的能力。儿童康复面对的是生长发育中的特殊群体，包括各类发育障碍（先天性疾病、后天性疾病，急性疾病、慢性疾病）、损伤及个人或环境因素所导致的功能障碍儿童。儿童康复的根本目的在于实现三级康复目标：①初级目标：在疾病早期，通过新生儿筛查和发育监测实现高危儿早期识别，预防继发性功能障碍；②中级目标：在疾病干预期，采用多学科协作模式改善运动、认知、言语等核心功能，提升生活自理能力；③高级目标：在功能维持期，通过家校社协同干预促进儿童社会适应能力发展，构建支持性成长环境，最终实现"功能障碍改善—社会参与提升—生命质量优化"的立体化康复目标[215]。

脑性瘫痪、孤独症谱系障碍及智力发育障碍在内的神经发育障碍疾病是儿童康复常见疾病。通过整合药物治疗、物理疗法（如感觉统合训练、神经肌肉电刺激法）、作业治疗（游戏互动训练）、言语认知训练、社交技能培养及家庭支持系统等,构建起多维干预体系。治疗过程中着重应用神经可塑性原理,采用基于运动学习理论的重复强化训练、多感觉通道整合干预等手段促进神经功能代偿,同时结合机器人辅助互动系统、增强现实情景模拟等智能康复技术提升治疗效果[216]。儿童神经康复以脑性瘫痪康复和孤独症谱系障碍康复为两大重点领域,本节将针对上述疾病的康复策略进行系统阐述。

4.8.2 小儿脑性瘫痪康复

1. 概述

脑性瘫痪(cerebral palsy,CP)简称脑瘫,目前国际公认的最新定义为"一组运动和姿势发展的永久性障碍,导致活动受限,这归因于发育中的胎儿或婴儿大脑中发生的非进行性干扰[217]。"脑性瘫痪的运动障碍常伴有感觉、知觉、认知、交流和行为障碍,以及癫痫和继发性肌肉骨骼问题[218]。按运动障碍类型及瘫痪部位分为六种类型:①痉挛型四肢瘫;②痉挛型双瘫;③痉挛型偏瘫;④不随意运动型;⑤共济失调型;⑥混合型[219]。脑性瘫痪全球发病率约为1.5‰~3‰,我国1~6岁儿童发病率约为2.48‰,患病率约为2.46‰,其中,男性占比偏高,痉挛型占比约58.85%。重症脑瘫的比例上升与危重新生儿救治技术提升相关,早产儿存活率增加为主要风险因素[220]。70%~80%的新生儿病例源于产前因素(早产、先天畸形、宫内感染等),仅10%与出生窒息相关。病因研究聚焦胚胎发育生物学,强调脑发育缺陷或损伤发生于产前、围产及出生后三阶段。

2. 康复评定

脑性瘫痪的评定是制定康复方案的核心环节,需系统评估患儿生理、心理及社会功能,结合个体与环境因素制定干预策略。

(1) 身体功能与结构评定

①肌张力评定:通过改良Ashworth量表评估痉挛程度,观察静息、姿势及运动性肌张力异常,分析肌肉形态、硬度及关节活动受限情况。

②肌力评定:采用徒手肌力检查六级分级法,评估肌肉收缩力量、幅度与速度,或通过器械(握力计、等速测试仪)量化等长、等张及等速肌力。

③反射发育评定:检测原始反射、姿势反射及平衡反应,判断中枢神经系统成熟度,识别病理反射。

④步态分析:结合力学与解剖学原理,分析步行异常模式(如剪刀步态),评估下肢功能及康复效果。儿童步态发育至5岁趋近成人。

⑤感知觉和认知觉评定:涵盖视觉、听觉、触觉、本体感觉等处理能力,以及记忆力、注意力、问题解决等认知功能。

⑥言语与精神功能评定:筛查语言发育迟缓及构音障碍,通过韦氏智力测验、瑞文推理测验等评估智力水平。

(2) 活动与参与评定

①粗大运动功能发育评定:评估抬头、翻身、行走等基础动作发育。

②精细运动功能评定:检测手眼协调、抓握能力,结合游戏观察小年龄患儿表现。

③日常生活活动功能评定:分析自理(进食、穿衣)能力、功能性活动(转移、行走)能力、家务参与能力及交流能力,关注实际生活场景中的独立性。

④社会适应能力:评估教育参与、生活(如游戏能力)、人际交往及规则遵守情况,重点识别情绪行为问题(如焦虑、自制力不足)。

3. 康复治疗

脑性瘫痪康复以多维整合为原则，通过医疗、教育、社会等多维手段，融合中西医技术，最大限度恢复患儿身心功能，提升独立性与生活质量。核心治疗策略包含以下几种。

（1）物理治疗

①物理因子疗法[221]。

物理因子疗法包括功能性电刺激疗法（经皮神经电刺激法、神经肌肉电刺激法、仿生物电刺激法等）、传导热疗法（石蜡疗法、泥疗等）、水疗法（涡流浴、伯特槽浴、步行浴、游泳运动、水中功能训练等）、生物反馈疗法（肌电生物反馈疗法、脑电生物反馈疗法及重复经颅磁刺激等）。其中水疗兼具运动与理疗双重价值，可改善肌张力与运动协调。

②运动疗法[222]。

运动疗法指采用主动和被动运动，通过改善、代偿和替代的途径，改善运动组织（肌肉、骨骼、关节、韧带等）的血液循环和代谢，促通神经肌肉功能，提高肌力、耐力、心肺功能和平衡功能，减轻异常压力或施加必要的治疗压力，纠正躯体畸形和功能障碍。运动疗法中主要采用Bobath疗法（抑制异常姿势、促通正常运动模式）和Vojta疗法（反射性翻身与爬行激活），以增强肌力、平衡及心肺功能、矫正关节畸形。

（2）作业治疗[223]

聚焦生活技能重建，通过穿衣、进食等日常任务训练精细动作，结合感觉统合训练（如平衡台、触觉刺激），提升手眼协调与环境适应能力，培养患儿的自我问题解决能力。

（3）言语治疗

针对80%伴言语障碍的患儿，开展呼吸控制（如腹式呼吸）、发声训练（音调调节）及共鸣练习（口腔运动），改善患儿构音障碍与语言发育迟缓，强化其非语言交流能力。

（4）药物治疗

依据分型个体化用药：痉挛型首选肉毒素局部注射、鞘内巴氯芬泵入或抗痉挛药物（如地西泮）；肌张力障碍者使用多巴胺调节剂（左旋多巴）或抗胆碱能药物，重度病例可联合深部脑刺激术。

4.8.3 孤独症康复

1. 概述

孤独症谱系障碍（autism spectrum disorder，ASD）是一组以社交沟通障碍、兴趣或活动范围狭窄及重复刻板行为为主要特征的神经发育性障碍[224]。孤独症谱系障碍全球患病率约1%，男性高发（男女比例4.5:1～5.8:1）。其中，我国海南地区患病率达6.2‰，总患儿数超百万，居精神残疾首位。病因以多基因遗传为主，胎儿期环境因素（如风疹、巨细胞病毒感染）及免疫异常（T细胞亚群改变）可能与发病相关，具体机制仍需深入研究[225]。

2. 康复评定

（1）发育评定[226]

主要应用于5岁以下的婴幼儿。可用于发育评定的量表有丹佛发育筛查测验、Gesell发展诊断量表、贝利婴儿发育量表等。

（2）心理学评定

①智力：使用韦氏智力测验、瑞文推理测验等量化认知水平；

②适应能力：使用文兰适应行为量表、社会生活能力评定量表分析生活技能。

(3) 孤独症评定

①筛查：三级筛查程序（初级保健→一级→二级）降低漏诊风险，警惕假阳性/假阴性；

②诊断：儿童孤独症评定量表是常用的诊断工具。该量表共15个项目，每个项目分4级评分：总分<30分为非孤独症，总分30～36分为轻至中度孤独症，总分>36分为重度孤独症。该量表适用于2岁以上的人群。此外，孤独症诊断观察量表和孤独症诊断访谈量表修订版是目前国外广泛使用的诊断量表，我国尚未正式引进和修订。

(4) 心理教育评定量表

国内修订后的心理教育评定量表修订版针对3～7岁患儿，分功能发育（模仿、认知等）和病理（情感、社交等）两维度，需联合儿童孤独症评定表、家长访谈综合评估。

(5) 孤独症治疗评估量表

孤独症治疗量表（autism treatment evaluation checklist, ATEC）通过沟通/语言、社交、感知觉、健康行为四个主要维度，共77个项目量化症状严重度（总分180分），动态追踪康复进展。

3. 康复治疗

(1) 教育和训练行为

①行为干预方法。

行为分析疗法（applied behavioral analysis, ABA）：通过正/负强化系统矫正异常行为，高强度个体化训练促进患儿语言、社交等能力发展。

结构化教学法（treatment and education of autistic and related communication handicapped children, TEACCH）：基于认知理论设计个性化课程，针对性改善社交、感知觉缺陷。

图片交换交流系统（picture exchange communication system, PECS）：利用视觉辅助工具激发主动沟通意愿，适用于各年龄段儿童。

②社交与情感能力开发：聚焦对视、表情识别、轮流等待等基础能力，结合虚拟现实技术增强沉浸式学习。

③早期干预模式。

地板时光：地板时光训练也将人际关系和社会交往作为训练的主要内容，其以患儿的活动和兴趣决定训练的内容。训练中，训练者在配合患儿活动的同时，不断制造变化、惊喜和困难，引导患儿在自由愉快的时光中提高解决问题的能力和社会交往能力。训练活动分布在日常生活的各个时段；

Denver模式：针对1～5岁患儿，融合行为分析疗法与自然情景教学，通过亲子互动强化语言与沟通。

(2) 药物治疗

①抗精神病药：利培酮、阿立哌唑（FDA批准）可用于缓解攻击性、多动及易激惹等症状。

②抗抑郁药：锂盐作为一种抗抑郁药物，常被用于治疗双相情感障碍相关的躁狂症或用于情绪不稳定的ASD患者。

③多动、注意缺陷治疗药物：阿托西汀可用于改善注意力缺陷，α_2受体激动剂（可乐定）可调节情绪。

(3) 家庭支持

①家长深度参与：通过培训提升家庭干预技能，促进康复效果向日常生活迁移。

②家校协同：建立家庭-学校合作机制，优化社交、学业及行为管理策略。

③社区资源整合：构建医疗-教育-社会福利联动的支持网络，助力患儿长期发展。

4.8.3.2 健康宣教与预防

ASD儿童预后较差，需长期多维度支持。早期干预、家庭参与可提升社交及适应能力，部分可达正常水平。预防需加强病因研究，推进优生优育及围产期保健，避免产伤、窒息，优化家庭养育环境。

4.8.4 挑战与发展趋势

4.8.4.1 问题挑战

儿童康复医学在我国的发展始于传统康复手段的应用，如物理治疗、作业治疗等，但受限于技术条件与个体化评估不足，难以满足儿童复杂多样的康复需求。尽管近年来儿童康复领域在早期干预、家庭康复支持等方面取得一定进展，对比国际先进水平，我国仍面临覆盖范围有限、介入时机滞后、动态评估体系不完善、临床研究缺乏等核心挑战。

1. 儿童康复服务覆盖范围有限

罕见病、遗传代谢性疾病等特殊需求的覆盖不足，这类疾病的精准康复需多学科协作和高精尖设备支持，但多数地区缺乏专业康复中心。具体而言，罕见病康复依赖基因治疗、酶替代疗法等前沿技术，但国内自主研发能力较薄弱，部分治疗依赖进口且费用高昂。此外，早期干预体系尚未完全融入围产期医疗体系。

2. 康复介入时机滞后

在重症监护治疗过程中，临床救治的优先级往往导致早期康复干预被忽视，致使部分重症患儿错过神经功能恢复的关键窗口期。更为突出的问题是，重症患儿从ICU向康复科转诊的标准化多学科协作机制尚未建立，导致部分出院患儿面临康复服务断层。

3. 高质量多中心临床研究缺乏

国内儿童康复领域的大样本、多中心随机对照试验研究较少，多数研究规模小、证据级别低。部分康复技术（如机器人辅助训练、虚拟现实技术）直接借鉴国外经验，缺乏针对中国儿童体质、文化背景及疾病特征的循证验证。

4.8.4.2 发展趋势

随着智能化技术的引入，可穿戴设备、多感官协同刺激、交互式场景模拟等创新手段显著提升了康复的个性化和精准性。然而，对比国际先进水平，我国仍面临智能化技术融合不足、设备普及率低、城乡资源失衡、动态评估体系不完善等核心挑战。面对儿童康复需求的快速增长及疾病复杂性的加剧，未来需重点关注以下几个智能化趋势与技术发展方向。

1. 人工智能与多模态数据融合

人工智能技术的应用为儿童康复带来了突破，如通过机器学习算法整合多模态数据（行为、语言、生理信号等），实现认知能力评估的客观化与动态化。然而，现有系统仍存在数据对齐困难、模型泛化能力不足等问题。未来需进一步优化多源数据融合算法，构建跨模态关联模型，提升评估与干预方案的精准性，同时需解决小样本场景下的模型鲁棒性问题。

2. 交互式场景模拟与沉浸式技术

虚拟现实与增强现实技术通过模拟真实场景，为儿童提供趣味化、沉浸式的康复训练环境，但当前技术存在场景适配性不足、交互反馈延迟等瓶颈。需结合脑机接口技术，实现神经信号与虚拟环境的实时同步,增强训练的感知-运动闭环反馈,提升儿童参与度与康复效率。

3. 智能设备普及与基层下沉

智能康复设备(如可穿戴传感器、智能引导机器人)的研发虽取得进展,但城乡应用存在显著"断层"。基层医疗机构因技术培训不足、设备操作复杂,难以有效利用智能化工具。未来需推动设备轻量化、操作简易化设计,构建"医院-社区-家庭"三级智能康复网络,通过远程协作与云端资源共享,破解城乡技术发展差距困局。

4. 动态评估与心理因素整合

现有疗效评估多依赖单一功能指标,忽视心理状态、社会适应等长期影响。需融合生物传感器、心理测评工具与数字孪生技术,构建动态评估体系,实时跟踪儿童康复进程中的生理与心理变化。同时,通过人工智能预测模型分析康复轨迹,为家庭与治疗师提供前瞻性干预建议,推动儿童全面康复目标的实现。

5. 技术伦理与数据安全

智能化技术的深入应用涉及儿童隐私保护与伦理风险,需建立严格的数据加密与访问控制机制,确保多模态数据(如行为视频、脑电信号)的合规使用,并制定儿童康复人工智能技术的伦理指南,避免算法偏见对个性化方案的干扰。

综上,智能儿童康复的深化发展需要以技术融合创新为核心,攻克数据、设备、评估与伦理等多维挑战,构建覆盖全周期、全场景的智能化康复生态,为儿童功能障碍的早期干预与全面发展提供坚实支撑。

第5章 智能康复技术临床应用

5.1 智能骨科康复

5.1.1 概述

当前，骨科康复领域存在康复评估主观性强、康复训练方案个性化程度低、患者依从性难以保障等突出问题，这些问题严重影响骨科康复的规范性、精准性与高效性。在骨科康复评估方面，传统骨科康复评估模式多依靠医护人员主观判定，凭借肉眼观测、手法触诊等方式衡量关节活动度、肌肉力量、肢体协调性等关键指标。以膝关节置换术后患者关节功能评估为例，不同评估人员在测量屈膝角度时，因施力手法、观测视角以及经验水平差异，常导致测量结果出现显著偏差。康复指标评估准确度低，会严重干扰后续康复计划的精准制定，致使康复医师对康复训练强度、进度把控失准，从而造成康复医师对康复进程的误判。训练强度过大可能会导致患者因过度康复训练诱发二次损伤，延长康复周期，增加康复不确定性。而进度把控失准会延误康复医师对患者开展针对性训练的最佳时机。在骨科康复训练方面，骨科疾病患者在年龄结构、身体素质、损伤类型及程度等维度呈现高度异质性，理想康复方案应当精准适配个体特质。然而，临床实践常受人力和时间成本约束，多推行普适性康复训练模板。例如，老年髋部骨折与年轻运动创伤性骨折患者群体，在身体机能储备、组织修复能力与机能恢复速率方面存在巨大差异。在统一的康复训练模式下，老年患者易因训练强度过高不堪重负，加剧机体损耗；年轻患者则可能因训练量、度不足，无法充分刺激机体修复，延缓关节功能与肢体活动能力复原，造成患者生活自理能力恢复延缓，住院时长被迫延长，医疗资源无端消耗等。同时，冗长和不适宜的康复训练方案可能导致患者在自主执行康复训练时懈怠、擅自减量或随意变更训练内容等问题的出现。以腰椎间盘突出症腰背肌锻炼医嘱执行为例，临床要求患者遵循既定频次、规范动作开展日常训练。但由于工作繁忙、对疼痛耐受度低等，部分患者擅自削减康复训练次数、简化康复训练动作，腰部核心肌群强化训练效果降低，腰部稳定性难以有效巩固，病情反复风险激增，腰椎间盘突出症复诊率提升。综上所述，低效的骨科康复模式既会加重患者身心负担、延缓康复进程，又会造成有限医疗资源的浪费与低效利用。骨科康复领域现存问题多且互为因果，而智能化手段的蓬勃发展为攻克这些困境带来了崭新契机与可行路径。

智能骨科康复评估技术框架如图5-1所示。智能骨科康复是运用人体姿态评估、多模态骨关节评估等先进评估技术，以及3D打印假体、减重步行训练机器人技术等先进康复辅具训练技术，系统性攻克传统骨科康复进程中面临的评估主观性强、康复训练方案个性化程度低、患者依从性难以保障等关键难题，以智能化方法全方位重塑骨科康复诊疗模式，实现规范、精准、高效、个性化的医院-社区-居家三级康复服务的骨科康复方法。在骨科康复评估环节，智能骨科康复评估主要借助惯性测量单元、姿态估计传感器、肌电传感器、压力传感器等高精密智能传感器对骨科患者肢体关节的运动学参数、动力学数据以及肌肉电生理活动特征进行实时、连续且多维的采集监测。智能骨科康复评估基于机器学习算法对海量数据深度分析处理，替代传统主观视觉与手法触诊评估的模糊性与个体差异局限，将关节活动度、肌肉力量等评估指标量化，精确评估患者骨科术后或骨骼肌肉损伤后每一阶段的功能恢复状态，为后续康复训练策略制定提供坚实客观的依据。在骨科康复训练方面，智能骨科康复训练主要依靠减重步行训练机器人技术、3D打印假体等智能康复辅具。智能康复辅具内嵌智能控制算法，依托大数据整合海量骨科伤病案例、不同年龄段与体质人群康复特征，以患者实时训练反馈评估不同康复训练阶段的恢复成果，自适应调整康复训练强度、频次与内容。智能康复辅具能实现对患者不同康复状态下的个性化适配，打破传统普适性骨科康复训练弊端，激发患者机体的最佳康复潜能。综上所述，智能骨科康复能够在骨科康复评估和训练中实现客观化康复评估、个性化康复训练，进而提升患者康复治疗的依从性，实现骨科康复的规范性、精准性、高效性和个性化。

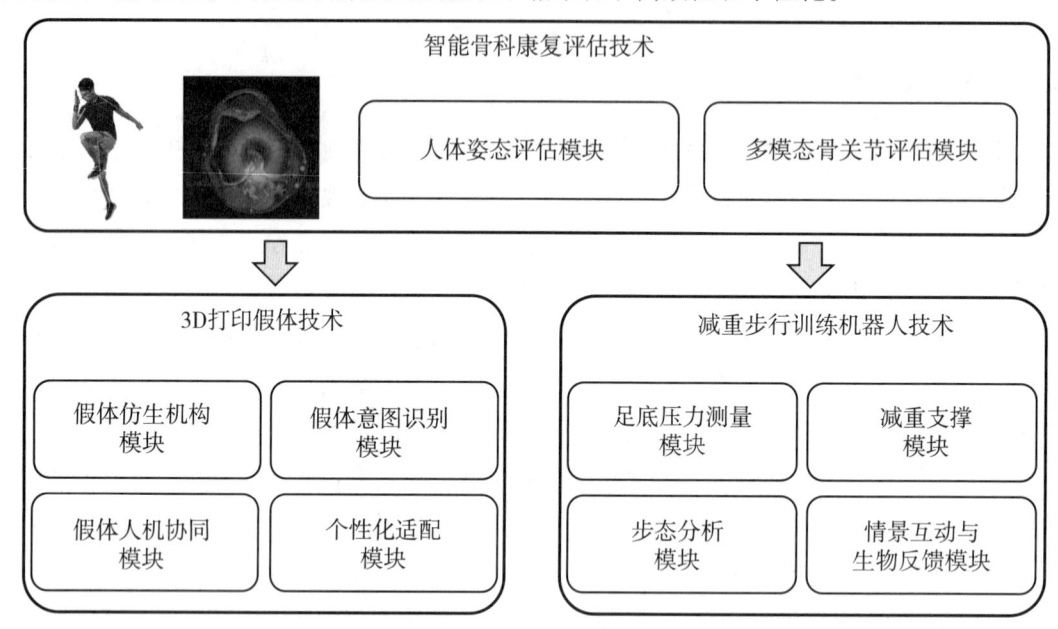

图 5-1　智能骨科康复评估技术框架

本节将选取智能骨科康复中所涉及的较为典型的智能化方法及其临床应用进行具体介绍。首先，介绍以人体姿态评估技术和多模态骨关节评估技术等融合人工智能手段为代表的智能化骨科康复评估技术。接着，介绍以3D打印假体技术和减重步行训练机器人技术为代表的在临床中已普遍应用的智能化骨科康复训练技术。然后，以下肢骨折及术后和脊柱侧弯等两种临床骨科康复常见疾病为例，分别介绍利用多模态骨关节评估与减重步行训练机器人技术治疗下肢骨折、利用人体姿态评估与3D打印假体治疗脊柱侧弯的智能化康复临床路径。最后，展望智能骨科康复的发展方向。

5.1.2　技术现状

5.1.2.1　智能骨科康复评估技术

1. 技术框架

智能骨科康复评估技术框架如图5-2所示，它以多模态数据采集为基础，通过在患者肢体关键部位部署微型惯性测量单元实时获取三维运动学数据，同步利用多视角高清视觉传感器阵列采集人体动态姿态序列图像，并通过医学影像技术获取患者关节影像。系统首先对原始数据进行时空对齐预处理，包括传感器信号的温度漂移补偿、零偏校正以及图像数据的几何畸变矫正和感兴趣区域提取。随后构建特征工程体系，从校准后的数据中提取关节角度序列、运动轨迹平滑度等运动学特征，结合骨骼关键点坐标矩阵、肢体比例系数等形态学参数，以及医学影像中提取的静态特征，形成时空特征张量。

在智能决策层面，采用时空卷积网络、长短时记忆网络等深度学习架构，通过迁移学习优化模型参数，实现对骨科康复临床评估指标的精准预测。最终，评估系统基于评估结果为制定个性化、高效的康复治疗方案提供关键依据，并通过可视化界面、语音提示等多种方式向患者与医护人员反馈评估信息与康复建议。

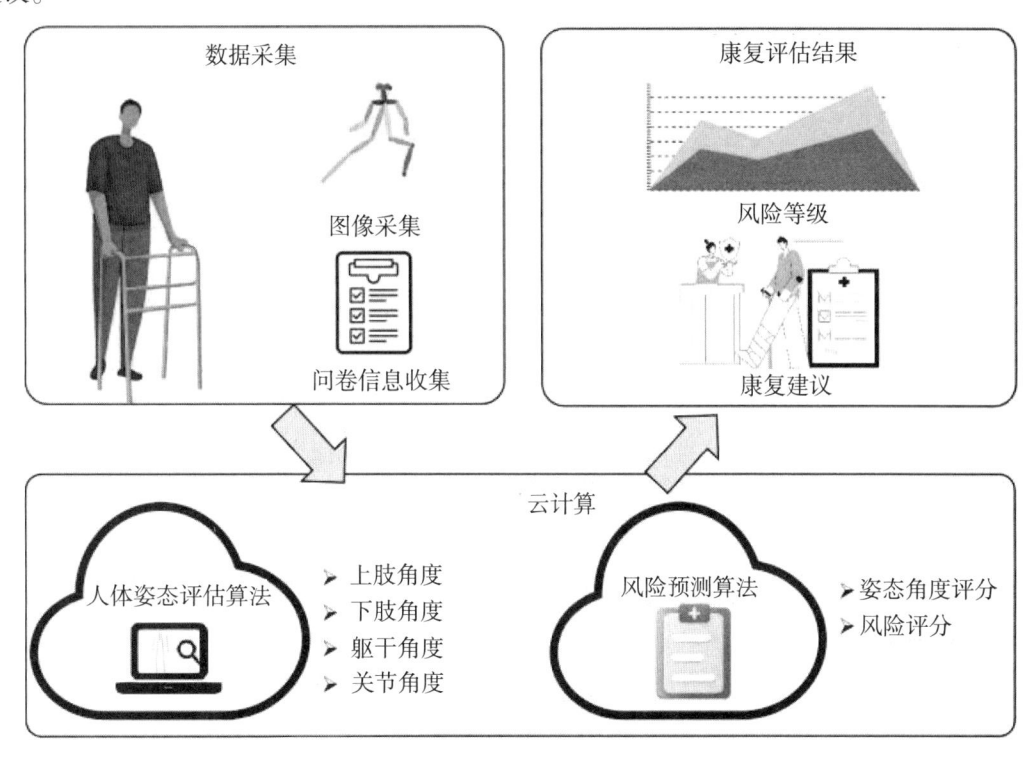

图 5-2 智能骨科康复评估技术框架

2. 功能模块

（1）人体姿态评估模块

人体姿态评估模块通过结合计算机视觉和传感器技术，对人体关节位置、肢体角度及动作轨迹等姿态信息进行检测、分析和量化评估。该模块通过在人体关键部位布置惯性传感器获取运动数据，利用摄像头采集图像和视频提取姿态特征，再基于采集的运动及姿态数据，通过深度学习方法评估人体姿态的正确性、平衡性和协调性。

智能骨科康复评估技术采用多模态数据融合架构实现精准评估。在数据采集环节，系统于人体关键运动节点（如肩、肘、腕、髋、膝、踝关节）部署微型惯性测量单元，同步采集三维加速度、角速度及磁场数据；同时采用多视角高速视觉传感器阵列，以不小于 25 f/ls 的帧率获取多维度动态序列图像。在数据预处理阶段，针对惯性传感器数据，运用滤波算法去噪，进行校准以统一数据标准；针对图像或视频数据，进行图像大小调整、色彩空间归一化、裁剪等操作，提升数据质量。在特征提取阶段，从惯性传感器数据中计算速度、位移、角加速度等运动特征，针对图像数据，采用深度学习中的卷积神经网络等算法定位人体关键点，如肩部、肘部、手腕、髋部、膝盖、脚踝等位置，并计算肢体的长度、角度、弯曲程度等几何特征。在模型训练与评估阶段，根据提取的特征类型与应用需求，选择合适的深度学习模型，例如，针对惯性传感器的时序数据可采用循环神经网络或长短时记忆网络，针对图像特征可采用卷积神经网络。利用大量标注好的数据集训练模型，定义损失函数和优化算法来调整模型参数，并使用独立的测试数据集评估模型性能，根据评估结果对模型进行优化改进。在姿态评估与决策阶段，根据康复训练需求设定相应的姿态评估标准，将提取的特征输入训练好的模型，对人体姿态进行评估。基于评估结果提供决策支持与反馈，如通过视觉展示正确动作示范、听觉提示动作错误点、触觉反馈异常姿态等方式，帮助用户调整姿态。

（2）多模态骨关节评估模块

在康复治疗过程中，可以通过CT、X线、MRI等多模态医学图像来评估患者的状态[227]。CT能够提供高分辨率的三维结构成像，适用于骨骼细节的评估。X线具有简便、成本低、成像快的特点，是骨关节康复中最常用的影像检查工具，适合骨折对位和对线恢复、关节空间变化、骨痂监测、关节稳定性评估以及动态评估。MRI具备高分辨率、多平面、多参数成像能力，被广泛应用于骨关节康复评估。

MRI在骨关节康复评估中的核心优势在于其全面、精确和动态的成像能力，它能够对骨骼、软组织及功能状态提供多维度支持，是提升骨关节康复治疗科学性和效果的重要工具。MRI的高分辨率、多平面和多参数成像能力，能够清晰显示骨骼及软组织的解剖结构，特别适用于骨折及术后相关康复过程的评估。在骨折康复中，MRI能直观观察骨折断端的骨痂形成情况，是评估骨折愈合进度的重要手段。MRI可准确显示骨痂的大小、密度及在骨骼上的分布范围，可对骨折愈合的不同阶段（纤维性骨痂期、骨性骨痂期及骨痂重塑期）进行精确分期。分期结果不仅有助于评估康复效果，还可辅助制定个性化康复计划，从而提升康复效果。从软组织成像的角度看，MRI能清晰显示肌肉、肌腱、韧带及软骨等结构，广泛应用于康复评估。例如，MRI可直观显示损伤后的水肿范围、出血情况以及肌肉纤维的撕裂程度，为肌肉拉伤制定康复计划提供关键依据。对于肌腱和韧带损伤，尤其是前交叉韧带撕裂后的康复评估，MRI能够清晰呈现韧带重建后的形态及信号强度变化，从而判断是否存在二次损伤、松弛或与周围组织的粘连情况。在软骨修复的评估中，MRI可以准确测量软骨厚度、表面平整度及内部信号改变，评估修复质量和康复进程。从功能成像角度而言，MRI所具备的磁共振波谱技术可检测组织内代谢产物的变化。在骨坏死康复阶段分析骨髓脂肪与水分比例改变，从代谢层面推断骨组织活力恢复状况，为康复进程给予定量依据。其中，磁共振弹性成像技术（magnetic resonance elastography, MRE）能测量组织弹性特征，在肌肉萎缩康复中意义重大。肌肉萎缩常伴有弹性变化，MRE可量化该变化以评估肌肉弹性恢复情况，进而为客观判断康复效果提供数据支撑。

3. 典型算法

（1）OpenPose

OpenPose是一种开源的实时多人姿态估计库，由卡内基梅隆大学和Adobe开发，于2016年4月23日在GitHub上首次发布。它基于卷积神经网络架构，能够自动从图像数据中提取特征，实现对人体姿态的评估，OpenPose姿态估计技术如图5-3所示。OpenPose的神经网络包含用于检测人体关节点位置和用于预测部分亲和力场（partial affinity fields, PAFs）[228]的两个分支。PAFs是描述人体各部位连接关系的关键概念。通过预测PAFs，系统将关节点连接成完整的人体骨架。

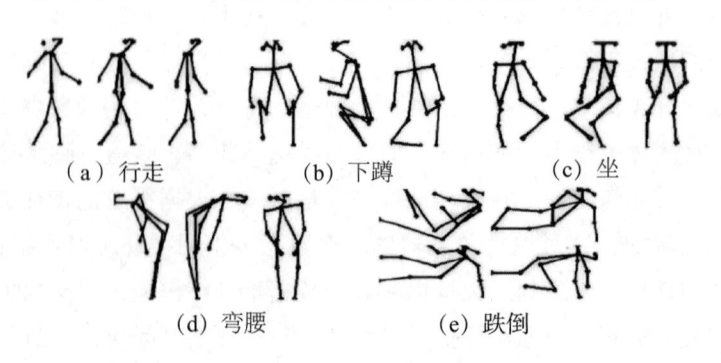

（a）行走　　（b）下蹲　　（c）坐

（d）弯腰　　（e）跌倒

图5-3 OpenPose姿态估计技术

OpenPose 采用多阶段训练策略，逐步优化性能。首先，单独训练关节点检测分支，然后，训练 PAFs 预测分支，最后，联合微调两个分支，以提升整体姿态估计的精度。具体流程可总结为以下五个步骤。①将图像或视频帧输入 OpenPose 系统。②提取边缘、纹理和颜色等特征，用于关节点检测和 PAFs 预测。③检测人体关节点，输出每个关节点的热图，峰值位置表示关节点的潜在位置。④预测 PAFs，用于表示人体各部分之间的连接关系。⑤根据热图和 PAFs 结果，连接关节点，形成完整骨架，并分析动作和姿态。

OpenPose 凭借高效捕捉人体关键姿态信息的能力，被广泛应用于智能骨科康复评估中[229]，其优势可归纳为以下八点。①非接触测量：无须在患者身上安装传感器或标志物，仅通过摄像头捕捉动作即可完成姿态估计和运动分析，大幅减少了患者负担，提高了依从性。②实时监测反馈：可实时检测并生成关节角度、运动幅度等关键参数，并快速反馈给治疗师和患者，便于实时调整康复方案，提升训练效果。③高精度估计：基于深度学习技术，能够准确识别和定位人体关节点，生成精确的骨骼模型，为运动分析和康复评估提供可靠数据支持。④多目标处理：在群体康复场景下，能够同时分析多个患者的姿态，为每位患者生成独立报告，显著提高评估效率。⑤操作简便：作为开源库，OpenPose 提供了易用的接口，研究人员和开发者可以快速获取并根据需求定制功能，降低开发成本。⑥强扩展性：可结合深度学习等技术，实现动作分类与识别，挖掘更多价值，为康复评估提供更全面的支持。⑦数据可溯性：能够记录患者训练数据，形成康复曲线，方便回顾和调整康复计划，直观呈现效果变化。⑧适用范围广：适用于医院、诊所等专业场景，同时可扩展到家庭或健身房，患者可以自主使用设备进行评估，实现灵活监测。综上所述，OpenPose 在群体康复训练环境中表现出色，不仅能够高效处理多目标任务，还能为每位患者生成独立且详尽的运动评估报告，是智能骨科康复评估的重要工具。

尽管 OpenPose 拥有诸多优势，但其性能在某些特定场景下仍存在局限性。在复杂环境中，关节点检测的准确性可能受环境干扰，出现定位偏差或误判的情况。在光照条件不稳定的场景中，OpenPose 的表现可能进一步受限。同时，对于某些极为细微的骨科相关运动表现，如肌肉在病变初期的微弱震颤，OpenPose 的检测灵敏度尚不足以全面捕捉此类关键信息。这些挑战可能影响康复评估，是 OpenPose 亟待解决的难点。

（2）基于深度学习的骨关节 MRI 辅助评估算法

MRI 具有多轴面、多序列、软组织分辨率高及无创等优点，能够从不同方位采集到详细、准确的图像。以膝关节康复评估为例，MRI 对前十字韧带撕裂、半月板撕裂的临床诊断表现出较高的准确性，已成为诊断膝关节损伤的首选方法。由于 MRI 中图像的数量庞大、细节繁多，准确解释 MRI 是一项耗时的工作，而且不同医师可能会给出不同的主观诊断结果，因此，基于深度学习算法辅助医师进行 MRI 诊断的方法近年来受到了越来越多的关注。其主要可分为基于卷积神经网络的辅助评估算法和基于 Transformer 的辅助评估算法。

卷积神经网络（convolutional neural network，CNN）是常用的图像分类方法，可通过增加卷积层数精确提取图像边缘、板块等低级信息和部件、类别等高级信息。在 MRI 图像诊断分类任务中，基于 CNN 提出的 MRNet 架构对膝关节 MRI 冠状面、矢状面和轴面的图像进行分类诊断，并基于逻辑回归的方法进行结果整合，最终得到患者膝关节异常、前交叉韧带撕裂与半月板撕裂的患病概率[230]。David 等基于 Resnet18 网络和迁移学习、数据增强方法，针对固定数量切片、多平面切片以及多平面多目标任务网络进行训练与验证[231]。基于 Resnet 网络残差模块结构提出的 ELNet 结合了多层归一化与模糊池化方法以保证网络的轻量级，网络在没有迁移学习的情况下可以取得较好的性能[232]。通过在 MRNet 与 ELNet 的基础上添加特征金字塔网络和金字塔细节池化结构以增强与捕捉 MRI 中用于诊断分类的关键特征，相较原始网络提升了诊断分类性能[233]。但是基于 CNN 的 MRI 辅助评估算法没有利用图片序列的长程依赖关系信息和整个数据集层面的全局信息，这制约了其准确率的提升。

Transformer 由 Vaswani 等人在2017年提出。它最初是被用于处理时间序列任务的网络模型。Transformer 使用自注意力机制使得网络可以关注全局各部分序列之间的相互依赖关系，有效提升了网络性能。Transformer 在语言处理中的优异表现，使它成为目前最主流的语言处理技术，并成功应用到了计算机视觉。在医学图像处理领域中，图像间存在明确的序列关系，包含重要的远程依赖和语义信息，因而 Transformer 也在医疗图像处理领域得到了较多应用。基于 Transformer 和 U-Net 的全局和局部特征融合提取方法，计算分割结果中骨肉瘤的绝对面积和相对面积，通过设定阈值（相对面积＞0.1）判断肿瘤大小，进而实现对骨肉瘤康复的智能评估[234]。而序列自适应 Transformer 和原型优化策略通过两阶段训练提取 MRI 的全局和局部特征实现 MRI 的智能诊断[235]。以视觉 Transformer 为基础，将输入图像转换为特征图，通过 Transformer 编码器学习特征，解码器重建图像，同时利用组掩码模型学习进行预训练实现对膝关节 MRI 的智能诊断[236]。然而，Transformer 的计算量高，而且会随着输入序列的长度增加成幂增长，这制约了 Transformer 在小样本数据中的应用。

5.1.2.2 3D 打印假体技术

1. 技术框架

3D 打印假体技术框架如图5-4所示，该技术在骨科康复中主要用于制造与患者解剖结构高度匹配的假体。通过患者的 CT 或 MRI 数据，3D 打印技术能够精确构建个性化假体，用于修复骨折、置换关节、修补颅骨缺损及其他骨骼缺损。假体常采用钛合金、医用聚醚醚酮或生物陶瓷等材料。这些材料不仅具有优异的生物相容性，还能通过3D打印实现多孔结构设计，仿生模拟天然骨骼的微观环境，从而促进骨组织的长入，提高假体稳定性和长期效果。此外，3D 打印假体具有轻量化设计、生产周期短、精准匹配患者解剖特征的优势，为复杂病例提供了个性化解决方案。

3D 打印假体技术旨在为肢体缺损患者提供功能更完备、适配性更佳的辅助器具，其核心功能模块涵盖假体仿生机构、假体意图识别、假体人机协同以及个性化适配模块[237-238]。假体仿生机构模块构成3D打印假体的基础结构部分。3D 打印工艺凭借高精度逐层堆积成型能力，依据人体肢体的解剖学数据，精准复现骨骼、关节等关键部位的形态特征。在材料选择上，综合考量生物相容性、机械性能等要素，针对不同部位选用适配材料。如承重部位采用高强度且具备一定韧性的碳纤维增强复合材料；关节处则运用具有良好耐磨与弹性恢复特性的高分子聚合物，以确保假体能模拟自然肢体的运动学性能，实现屈伸、旋转及复合动作，为后续功能实现提供稳固的机械基础，使假体在日常活动场景下能稳定运行，耐受反复受力。假体意图识别模块赋予假体理解使用者操控意愿的能力。基于肌电信号采集系统，电极阵列紧密贴合残肢肌肉群，捕捉肌肉收缩产生的微弱电信号，涵盖信号幅度、频率、相位等多维信息。部分系统还融合脑电信号采集，捕捉大脑皮质运动区相关电位变化，反映运动想象等深层意图。所获信号经放大、滤波等预处理流程去除噪声干扰，再通过特征提取算法提炼关键特征，利用机器学习或深度学习分类模型，建立意图类别与信号特征间的映射关系，精准识别如抓握、伸展、行走起步等动作意图，驱动假体实时响应，缩短动作延迟，提升操控精准度。假体人机协同模块聚焦于假体与使用者残肢间的交互界面优化。从物理接触层面出发，运用先进的压力分布测量技术与生物力学分析手段，设计出贴合残肢曲面、能均匀分散压力的接受腔结构。材料选取柔软且透气的硅胶类材质，结合刚性支撑结构，在保证舒适佩戴的同时维持假体定位稳定性，避免局部压力集中造成皮肤损伤或血液循环受阻等问题。借助内置的多模态传感器，实时采集残肢与假体相对位置、接触压力动态变化等数据，构建闭环反馈机制，持续微调假体姿态，保障长时间佩戴使用过程中的舒适性与安全性，提升假体使用依从性。个性化适配模块贯穿3D 打印假体的全流程设计与制造环节。首先对患者进行个性化三维扫描成像，构建高精度残肢数字模型，精确解析肢体残端形态、肌肉走向、骨骼剩余结构等个体特质，依此规划假体整体架构。功能参数依据使用者的日常活动强度、职业动作需求精细调校，设定适宜的关节活动范围、力量输出级别，确保假体在工作、生活场景中皆能适配。外观设计兼顾审美偏好，融入色彩、纹理定制选项。后续借助定期回访、假体使用数据监测，跟踪患者身体机能演变及假体磨损情况，动态更新适配参数，维持假体全生命周期内的性能最优状态，保障患者长期使用效益最大化。综上所述，3D打印假体的各核心功能模块相互协同，在数据与物理层面深度集成，从结构支撑、人机交互、操控理解到持续适配优化，全方位重塑3D打印假体性能，推动肢体康复辅助器具向智能化、定制化大步迈进，拓展患者功能恢复边界，提升生活质量与社会融入度。

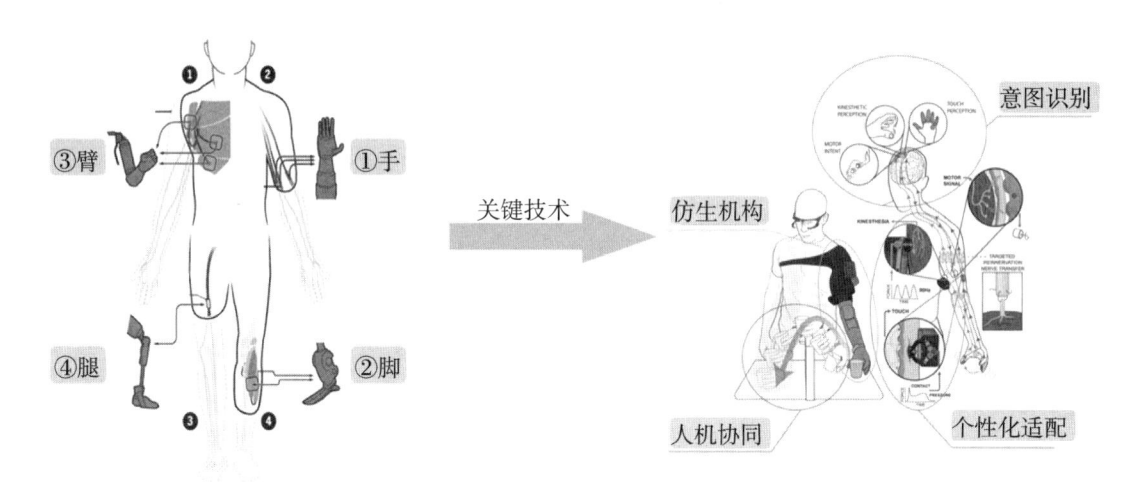

图 5-4　3D 打印假体技术框架

2. 功能模块

（1）假体仿生机构模块

智能假体如图 5-5 所示，其机械结构模块主要包含肢体连接、关节、肢体主体三大部分。肢体连接部分主要采用舒适且贴合人体的设计，如定制的接受腔。3D 打印技术可以根据患者残肢的具体形状进行高精度的个性化制造，确保接受腔与残肢紧密贴合，减少运动时的摩擦和不适感。接受腔材料一般有软性材料用于缓冲，以及硬性材料提供支撑，其内部可能还会有衬垫等结构来进一步提高舒适度。关节部分可以通过 3D 打印将关节设计成具有复杂的内部结构，通过精密的机械传动来实现灵活的运动，模拟自然关节的屈伸动作。同时，一些关节采用了多轴设计，能够适应多种不同的运动模式，如在不同角度和速度下的行走、跑步等动作。关节部分还可以根据使用者的力量和活动需求进行参数调整，如调整关节的阻尼，以控制运动的速度和稳定性。肢体主体部分包括假体的上臂、前臂、大腿、小腿等部分。3D 打印可以制作出具有合适强度和重量的肢体主体。例如，采用碳纤维增强的复合材料进行 3D 打印，能够在保证足够强度的情况下减轻假体的重量，使患者更容易操控。

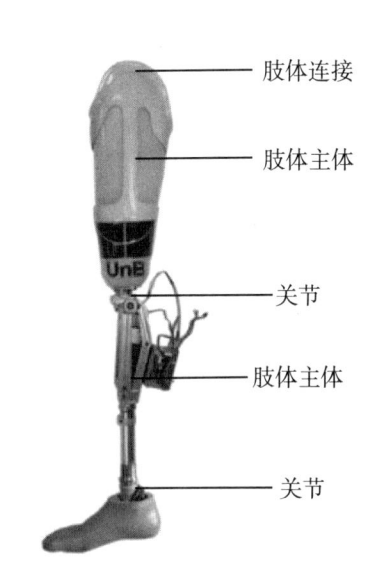

图 5-5　智能假体

（2）假体意图识别模块

意图识别模块旨在准确解读使用者的动作意图，使假体能够做出自然、精准的动作，从而更好地辅助使用者完成各种日常活动，提高生活自理能力和生活质量。其主要通过肌电检测患者的意图信息。肌电信号通过表面肌电电极采集，这些电极通常是贴在残肢皮肤表面，靠近目标肌肉群的位置。电极的数量和位置的选择取决于要识别的动作类型和肌肉分布情况。例如，手部假体可能会在小臂的屈肌和伸肌等位置放置电极，以捕捉与手指伸、手腕旋转等动作相关的肌电信号。肌电信号非常微弱，为了后续能够对其进行有效处理，需要使用放大器对信号进行放大。同时，由于人体处于复杂的电磁环境中，肌电信号容易受到各种干扰，如来自周围电器设备的电磁干扰、人体自身的其他生理电信号的干扰等，因此，在放大后需要进行滤波处理。常用的滤波方法包括高通滤波、低通滤波和带通滤波。例如，一般会采用带通滤波器，让肌电信号的主要频段（通常为 10～500 Hz）通过，滤除低频和高频的干扰信号。预处理好的信号通过对时域和频域特征采集输入深度学习模型实现对患者的意图进行分类，进而达到基于肌电信号的意图识别的目的。

（3）假体人机协同模块

假体感知模块主要通过压力传感器、姿态传感器、触觉传感器等多模传感器实现人－肢交互。假体的压力传感器分布在假体与人体接触的部位，能够感知残肢与假体之间的压力变化。当患者行走或使用假体进行其他动作时，压力传感器可以实时检测压力信号。例如，在行走过程中，不同的步态阶段会产生不同的压力分布，压力传感器将这些信号传递给控制系统，以便对假体的运动进行调整。如果压力过大，系统可以适当放松假体的连接部分或调整关节角度，以避免对残肢造成伤害。姿态传感器通常安装在假体的关节或主体部分，包括加速度计和陀螺仪。这些姿态传感器数据可以帮助假体更好地模拟自然肢体运动，并为平衡控制提供依据。触觉传感器安装在假体的接触表面，如假手的手指部位。触觉传感器能够模拟人类的触觉感知，区分不同的触摸对象。例如，当假手抓取物体时，触觉传感器可以感知物体的硬度、粗糙度、形状等信息。这有助于使用者更好地控制抓取力度，实现更加精准地操作。进而实现患者外周－中枢上行触觉传感通路的重塑。

（4）个性化适配模块

假体个性化适配主要包含利用三维激光建模的机构适配和基于控制算法的人机交互适配。利用三维激光建模的机构适配利用三维激光扫描或结构光扫描技术获取残肢的外部几何形状，精确记录残肢表面的点云数据，包括长度、周长、弧度等信息，结合 CT、X 线、MRI 等医学影像来获取残肢内部的骨骼结构、肌肉分布以及血管神经走向等信息。这有助于设计假体的内部结构，使其更好地与人体组织相适应。根据采集到的数据，使用计算机辅助设计软件进行假体设计。康复医师可以根据患者的年龄、性别、活动水平、职业等信息，对假体的外形、功能和连接方式进行个性化定制。同时，通过物理紧耦合算法等控制算法进行假体的个性化参数调整、自适应控制策略构建、个性化运动模式匹配。个性化参数调整主要是对运动范围的调整和力量输出的适配。每个人的运动范围阈值和力量需求各不相同，通过控制算法可以根据使用者的实际情况来调整假体关节的运动范围和假体的动力输出。假体的自适应控制策略包含基于学习的自适应和环境感知自适应。控制算法可以结合感知模块获取的环境信息，如地面的平整度、物体的重量和质地等，对假体进行自适应调整。个性化运动模式匹配主要针对步态和手部动作进行匹配。根据步长、步频、手部动作、支撑相和摆动相的时间比例等个性化的运动参数，控制算法可以调整假体的运动模式，使其与使用者的自然步态和自然手部动作相匹配。

3. 典型算法

（1）间接意图假体驱动控制算法

间接意图假体驱动控制算法的核心目标是通过间接的身体信号来推测用户的运动意图，并据此智能驱动假体动作，以实现更加自然、流畅的步态控制[239]。传统假体需要依靠用户的肌肉信号来控制动作，但这种方式经常受到外界干扰，如用户出汗或者电极移动。间接意图假体驱动控制算法通过假体内的传感器捕捉用户的髋部动作和地面的反馈，推测用户的行动计划。其不需要用户明确提供指令或依赖复杂的环境分类算法，而是通过捕捉髋关节角度、残肢加速度等生物力学信号，实时调整假体的膝关节和踝关节动作参数，使假体的运动与用户的自然步态紧密协同。

间接意图假体驱动控制算法的结构如图 5-6 所示，它从传感器采集用户残肢关节角度和角速度数据、残肢的线性加速度等信号，结合假体自身的实时运动状态进行信号处理。信号在滤波、去噪后提取步频、髋关节摆动幅度和角速度变化率等关键步态特征。算法基于特征采用启发式规则或数据驱动模型，推断用户的摆动意图。启发式规则通常基于用户步态的生物力学规律，如髋关节角度快速增加可能意味着步速加快，而角速度变化缓慢可能表明用户在缓慢行走。对于更复杂的意图推断，可通过机器学习算法对多种运动意图进行分类。基于推断出的运动意图，系统将根据用户的步态需求生成控制输出，动态调整假体的运动参数，以适应不同的运动水平。此外，假体的多关节参数会同步优化，以确保准确完成运动任务。

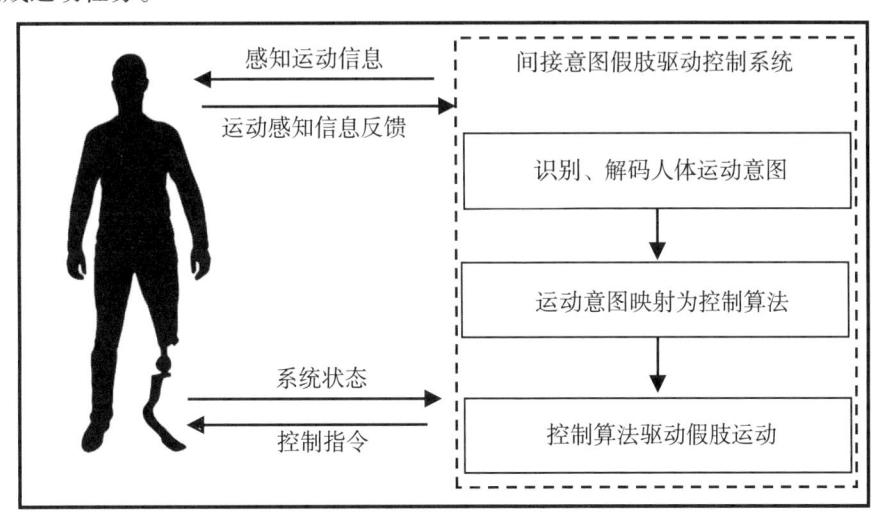

图 5-6　间接意图假体驱动控制算法结构

（2）肌电意图识别算法

以下肢假体为例，目前不依赖主动的神经肌肉人类输入进行控制，而是使用动力学传感来驱动预编程活动的自主控制器。这些设备采用有限状态机来调整膝关节和踝关节阻抗或基于预定义的状态定位关节，如步态模式和运动模式。步态模式的转换可以通过测量假体中的固有传感器触发，而运动模式之间的转换通常需要来自用户的输入。现有的自主控制方法足以在良好的环境中帮助截肢者行走，但对于需要动态用户意图或适应如徒步旅行、跳跃、抓取物体不同环境的未受约束的任务，难以实现精准控制。肌电在意图识别上的有效性[240]，提高了假体的适应性和多功能性。在目前的文献中，有两种显著的方法来整合用户的外周神经信号（肌电信号）以控制下肢假体：监督肌电控制和直接肌电控制[241]。

如图 5-7 所示，监督肌电意图识别算法是肌电假体控制通过分析和学习用户的肌电信号，帮助假体系统精确地识别用户的意图并转化为假体的动作[242]。其依赖于大量的标注数据训练模型并在实际使用中做出正确的决策。本质上，监督肌电运动控制器建立在依赖自主运动模式的假体控制上，其中每种模式下的关节力学都由低水平自主控制主导。通过这种方式，监控肌电图控制器作为有限状态机的一部分，它仅在运动模式转换时调整假体关节的力学。监督肌电意图识别算法在假体以及外骨骼等设备中广泛应用，具体应用可以根据控制任务的复杂性分为以下几类。

①简单运动控制：对于基本的动作控制，如打开和闭合假体手指，监督肌电意图识别算法可以通过训练数据识别不同的肌肉信号模式，并为其分配相应的动作。

②步态识别与行走控制：对于下肢假体，监督学习可以通过识别不同步态的肌电信号（如抬腿、

跨步、站立等）来控制假体的运动模式。步态识别任务比简单动作控制更复杂，因为步态识别任务需要分析和预测用户的整体步态。

③高级功能和多任务控制：一些高级的肌电控制系统不仅能控制基本运动，还能处理复杂的任务，如协调不同的肢体部位进行复杂的动作。

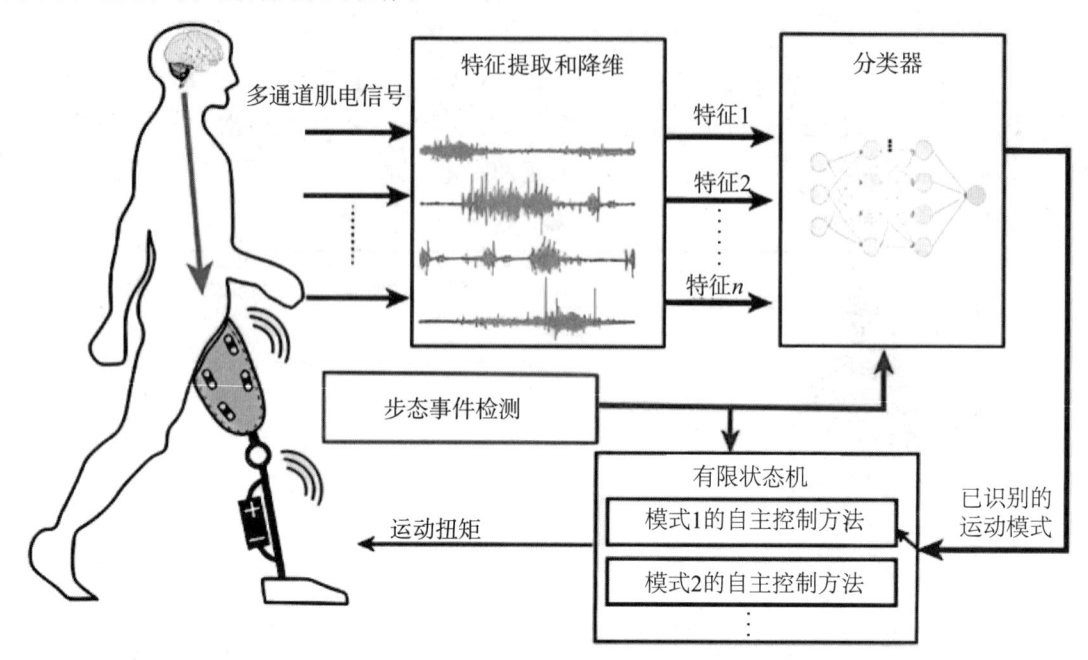

图 5-7　假体监督肌电意图识别算法[243]

如图 5-8 所示，直接肌电意图识别算法是一种通过 EMG 直接控制假体的运动控制方法。其无须复杂的中介算法或步骤，而是通过肌电信号直接反映肌肉活动状态，并用于驱动假体的运动。直接肌电意图识别算法常见于假体、外骨骼以及各种可穿戴机器人设备中，特别是在简单的动作控制和有精确控制需求的场景中。由于直接肌电意图识别算法是用来自人体用户肌肉活动的主动和连续输入来确定假体动力学，因此，直接肌电意图识别算法模仿了完整肌肉骨骼系统中的生物神经控制途径，使用残留拮抗肌对的传出神经信号直接调节假体关节的阻抗、角度、扭矩。

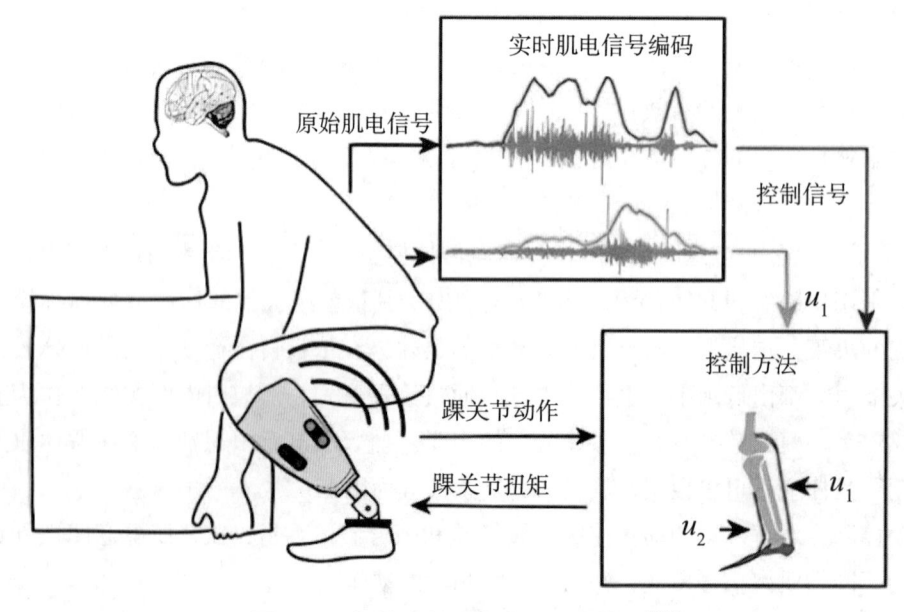

图 5-8　假体直接肌电意图识别算法[244]

直接肌电意图识别算法依赖于从肌肉活动中提取的 EMG，假体或外骨骼的控制系统根据这些信号来直接执行用户的运动意图。其基本流程如下。

①肌电信号采集：通过放置在皮肤表面的电极或插入皮下的电极，实时捕捉肌肉的电信号，作为肌肉收缩和放松程度的评估依据。

②信号放大与滤波：肌电信号通常非常微弱，需要通过放大器进行放大。同时，信号中会包含噪声（如运动噪声、电气噪声等），因此需要通过滤波器来去除高频噪声，以提取有效信号。

③直接控制输出：在没有复杂中间处理的情况下，经过处理的肌电信号直接作为控制信号输出给假体的驱动系统。例如，信号的强度可以对应假体的动作强度，信号的频率或模式可以控制假体的不同动作或功能。

④假体运动执行：假体的电机、伺服电机或执行器根据肌电信号的变化进行精确的动作执行。例如，用户收缩前臂肌肉时，假体手部可能会相应握紧；放松肌肉时，手部会松开。

5.1.2.3 减重步行训练机器人技术

1. 技术框架

减重步行训练机器人技术（body weight support treadmill Training，BWSTT）是一种应用于智能康复医学领域的专用设备，通过模块化集成技术实现对运动功能障碍患者的精准减重、步态分析与神经重塑训练。如图 5-9 所示，其核心技术框架包含足底压力测量、智能减重、步态分析和情景互动与生物反馈四大功能模块。足底压力测量模块基于传感阵列实时采集全足掌动态压力数据，通过多模态信号处理技术分析足弓支撑功能与关节负荷分布，并建立动态过载预警机制。智能减重模块采用气动与机械复合结构，通过可调节刚度的悬挂系统实现不同康复阶段的负载支撑，结合重心追踪算法确保支撑力与人体力学轴线精准匹配。其轻量化设计采用高强度合金与碳纤维复合材料，在保障结构强度的同时降低设备自重。步态分析模块整合多模态动作捕捉技术，同步获取时空参数与关节运动学数据，基于运动学模型构建下肢关节联动分析系统，结合机器学习算法自动识别异常步态模式并生成量化评估报告。情景互动与生物反馈模块通过虚拟现实技术构建沉浸式训练场景，将实时步态参数转化为多维度反馈信号，结合力触觉补偿装置引导患者主动调整动作模式，形成"感知-反馈-矫正"的神经重塑闭环。减重步行训练机器人技术的四大模块深度协同，足底压力数据驱动减重支撑系统动态调节支撑力，步态分析结果指导情景互动模块生成训练任务，生物反馈信号反哺优化控制策略。系统采用分层控制架构，底层硬件层负责传感器数据采集与执行机构驱动，中层算法层完成运动状态解析与控制策略生成，顶层协调层实现模块间的信息交互与任务调度。在控制策略层面，融合模型预测控制与自适应控制算法根据人体运动学特征实时优化支撑力分配与助力模式，确保人机动作高度同步。电源管理系统采用高能量密度储能方案，结合智能充放电技术保障长时间稳定运行。临床应用表明，该系统可有效改善患者步行能力、平衡功能及步态对称性，其智能化特征显著提升了康复训练的安全性与效率，为运动功能障碍患者提供了科学、精准的康复解决方案。系统通过模块化设计实现功能扩展，可适配不同康复阶段与疾病类型的个性化需求，其技术架构涵盖机械工程、生物力学、人工智能等多学科领域，形成从生理信号感知到运动功能重建的完整技术链。

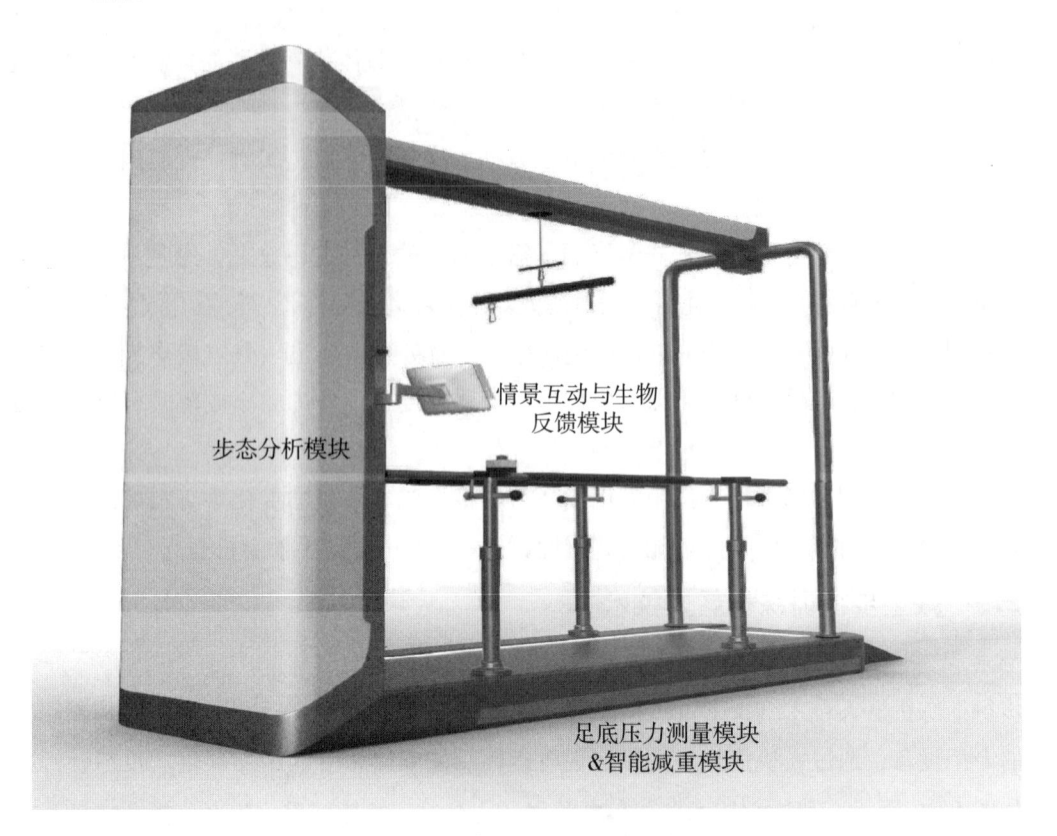

图 5-9 减重步行训练机器人技术框架

2. 功能模块

（1）足底压力测量模块

足底压力测量模块是减重步行训练机器人技术的核心组成部分，其通过分布式压力传感网络与专用数据处理系统，实现对患者步行过程中足底力学特征的精准监测与分析。该模块由传感器阵列、信号调理电路及专用算法构成，通过仿生学布局与多模态数据处理技术，为康复治疗提供客观的压力分布评估依据。足底压力测量模块的物理结构基于人体工程学原理设计，传感器阵列按照足底解剖学特征分布于跑台表面，覆盖足跟、足弓、跖骨等关键受力区域。传感器采用微型压阻式元件，具有高灵敏度与快速响应特性，能够实时捕捉动态压力变化。信号调理电路集成于跑台框架内部，负责对传感器输出的模拟信号进行放大、滤波及模数转换处理，确保数据采集的稳定性与准确性。当患者进行步行训练时，足底与跑台接触产生的压力通过传感器阵列转化为电信号，经信号调理电路预处理后传输至步态处理模块和智能减重模块。

（2）智能减重模块

智能减重模块是实现患者安全康复训练的核心装置，其通过机械结构与智能控制技术的融合，为运动功能障碍患者提供个性化的身体支撑。该模块由支撑框架、力传递机构、驱动系统及专用控制算法构成，通过动态调节支撑力的大小与作用点，满足不同康复阶段的训练需求。模块内置补偿减重控制算法结合减重训练跑台的特性，实现支撑力的智能化管理。补偿减重控制算法通过融合足底压力数据与患者运动状态信息，实时计算所需支撑力的大小与作用点。当患者进行步态训练时，补偿减重控制算法根据步行动态调整支撑力分布，确保在摆动相提供适度助力，在支撑相分担下肢负荷。补偿减重控制算法内置多阶段支撑策略，能够根据康复进程自动调整支撑力等级。在训练初期，补偿减重控制算法提供较高比例支撑力以减轻患肢负担。随着患者功能恢复，逐步降低支撑比例直至实现完全负重。阶梯式减重方案通过自适应控制机制实现，确保训练强度与患者能力相匹配。智能减重模块还具备安全保护功能，当检测到支撑力超出预设阈值或患者出现异常动作时，补偿减重控制算法立即触发紧急制动系统，同时调整支撑力分布以维持身体平衡。其人机交互界面支持治疗师手动设置支撑参数，或通过预设程序自动执行标准化训练方案。在临床应用中，智能减重模块通过动态调节支撑力，有效降低患者步行时的下肢负荷，促进正常步态模式的重建。智能减重模块与步态分析系统协同工作，将支撑力数据与运动学参数结合，为康复评估提供多维依据。其轻量化设计与人性化结构提升了患者的使用舒适度，延长了有效训练时间。

（3）步态分析模块

步态分析模块是实现运动功能评估与康复方案优化的核心单元，其通过多模态传感器网络与专用数据处理系统，对患者步行过程中的时空参数与关节运动学特征进行精准解析。该模块由光学动作捕捉系统、惯性测量单元及数据融合处理平台构成。通过分布式传感器布局与动态数据采集技术，为康复治疗提供客观的步态评估依据。步态分析模块的硬件系统采用多模态传感器融合架构，包括红外摄像头阵列与惯性测量单元。红外摄像头按特定几何布局安装于跑台周边，形成立体视觉监测区域，能够实时捕捉患者身体关键点的三维运动轨迹。惯性测量单元集成加速度计、陀螺仪与磁力计，通过可穿戴式设计固定于下肢关键关节，同步采集关节角度变化与运动加速度数据。两种传感器类型形成互补，确保在复杂运动场景下仍能获取完整的步态信息。当患者进行步行训练时，步态分析模块通过光学与惯性传感器同步采集运动数据。红外摄像头捕捉的人体关键点坐标与惯性传感器测量的关节角度数据，经数据融合处理平台进行时空对齐与降噪处理，生成步态周期内的运动轨迹曲线。系统通过分析步长、步频、支撑相/摆动相比例等时空参数，结合关节活动度、足底压力等数据，构建三维步态运动模型。系统内置的步态分析算法，基于减重训练跑台的特性，实现对压力数据的深度挖掘与分析。该算法通过多维度特征提取，识别压力中心轨迹、接触面积变化及区域压强差异等关键参数，结合患者当前的减重支撑比例，动态调整分析策略以适应不同负载条件下的压力分布特征。步态分析算法通过建立足底压力与下肢关节负荷的映射关系，评估足弓支撑功能与关节受力状态。在患者减重训练过程中，该算法实时监测压力分布变化，识别异常受力区域并触发预警机制，同步向智能减重模块发送补偿指令，确保训练安全性。同时，压力数据与步态分析模块协同工作，通过时空参数关联分析，揭示患者步行模式与力学特征的内在联系，为个性化康复方案制定提供科学依据。

（4）情景互动与生物反馈模块

情景互动与生物反馈模块是实现智能化康复训练的关键组件，其通过多模态交互技术与实时反馈机制，将患者的运动数据转化为沉浸式训练体验。该模块由虚拟现实生成系统、力触觉反馈装置及交互控制平台构成，通过动态场景构建与生物信号融合技术，提升患者训练参与度与康复效果。情景互动与生物反馈模块的硬件系统采用开放式架构，集成高分辨率投影设备、力触觉反馈手套及可穿戴式振动器。虚拟现实生成系统通过广角投影镜头创建360°全景训练场景，支持自然环境模拟与任务导向型训练模式。力触觉反馈装置分布于跑台扶手与支撑结构，能够根据患者动作实时调整阻力反馈，增强运动感知体验。可穿戴式振动器通过精准定位肌群位置，提供触觉提示以引导正确发力模式。当患者进行训练时，情景互动与生物反馈模块实时采集步态分析与足底压力数据，将其转化为虚拟场景中的动态元素。例如，步长不足时触发地面光带引导，关节角度异常时生成语音矫正指令。系统通过生物反馈机制，将抽象的运动参数转化为直观的视觉、听觉和触觉信号，形成"感知－反馈－矫正"的神经重塑闭环。

3. 典型算法

(1) 基于足底压力的异常步态分析算法

基于足底压力的异常步态分析算法的核心思想是通过动态捕捉足底压力分布的时空演化规律，构建非线性动力学模型，实现对病理步态模式的精准识别与实时预警。该算法以生物力学理论为基础，将步态视为由神经肌肉系统驱动的非线性动力系统，通过分析足底压力数据的动态特征揭示步态周期中的异常行为。与传统基于统计分类的方法不同，基于足底压力的异常步态分析算法专注于通过确定性压力数据捕捉系统内部的动态特性，特别适用于具有时变特性的神经康复场景。该算法假设步态周期中足底压力的变化可通过微分方程描述，例如建立包含关节角度、地面反作用力及肌肉激活状态的状态空间模型。通过分析足底压力中心轨迹、压力分布对称性等动态特征，该算法能够识别步态模式中的支撑相和摆动相并定位异常行为的发生机制。基于足底压力的异常步态分析算法的核心原理之一是吸引子学习。吸引子是用于描述系统演化趋向稳态的数学概念。正常步态的动态行为在相空间中形成稳定的吸引子，如周期性的COP轨迹与对称的压力分布模式。该算法通过捕捉吸引子的特征，将其存储为记忆单元。当病理步态发生时，足底压力的动态轨迹将偏离正常吸引子，基于足底压力的异常步态分析算法通过计算当前轨迹与记忆吸引子的欧氏距离或马氏距离，判断异常程度并定位异常类型。基于足底压力的异常步态分析算法的另一关键在于稳定性与实时性保障。通过设计基于Lyapunov函数的稳定性判据，确保学习过程中特征参数估计的收敛性。实时处理模块采用并行计算架构，将数据采集、特征提取与模式识别流程控制在50 ms以内，满足临床实时分析的需求。

(2) 补偿减重控制算法

补偿减重控制算法的核心思想是通过实时分析人体运动的动态特性，构建个性化生物力学模型，实现对康复训练中支撑力的精准调节与动态补偿。该算法以生物力学理论为基础，通过多传感器融合技术获取关节运动学参数与足底压力分布数据，揭示步态周期中下肢负荷的动态演化规律。与传统静态减重方法不同，其专注于通过确定性运动数据捕捉支撑力需求的时空变化特征，特别适用于具有时变特性的神经康复场景。补偿减重控制算法的理论基础包含下肢多刚体动力学模型与非线性控制理论，假设人体运动可通过微分方程描述关节力矩与支撑力的耦合关系。学习过程中，补偿减重控制算法首先通过滤波融合多源数据，通过时序模型识别步态相位，构建包含支撑力分布、关节角度变化的动态特征空间。通过运动模式吸引子学习分析足底压力中心轨迹、关节角度变化率等特征，提取支撑相和摆动相的典型运动模式。

5.1.3 临床应用

5.1.3.1 下肢骨折及术后康复

1. 概述

骨折是临床上常见的创伤性疾病，而术后康复对骨折患者的全面恢复至关重要。通常，骨折术后康复分为初期、中期和末期三个阶段。在初期，康复的重点在于减轻疼痛、控制炎症和肿胀，并预防肌肉萎缩、关节粘连和僵硬，主要通过物理治疗和药物管理来实现。随着骨折逐渐愈合，进入中期，康复的焦点转向提高关节活动度和增强肌肉力量，同时改善步态和平衡。在此阶段，患者在治疗师的指导下，从被动关节活动逐步过渡到主动活动。到了末期，康复旨在恢复患者的日常生活活动能力和运动能力，继续加强肌肉力量和关节稳定性，并进行更复杂的运动训练以确保全面恢复。下肢骨折术后的康复流程通常包括康复评定、方案制定、方案实施、定期评定、出院指导五个阶段。随着智能技术的不断发展，信息技术、传感器技术和机器人技术的应用，使得康复治疗变得更加精准、高效和个性化。

2. 康复流程

下肢骨折术后康复流程可以通过智能技术的融合应用实现精准化、高效化和个性化的康复服务。整个流程贯穿康复评定、方案制定、方案实施、定期评定、出院指导五个关键阶段，每一阶段均结合最新技术与临床实践，为患者提供最佳康复体验，下肢骨折术后智能康复流程如图5-10所示。接下来详细介绍智能康复技术在这五个阶段的运用。

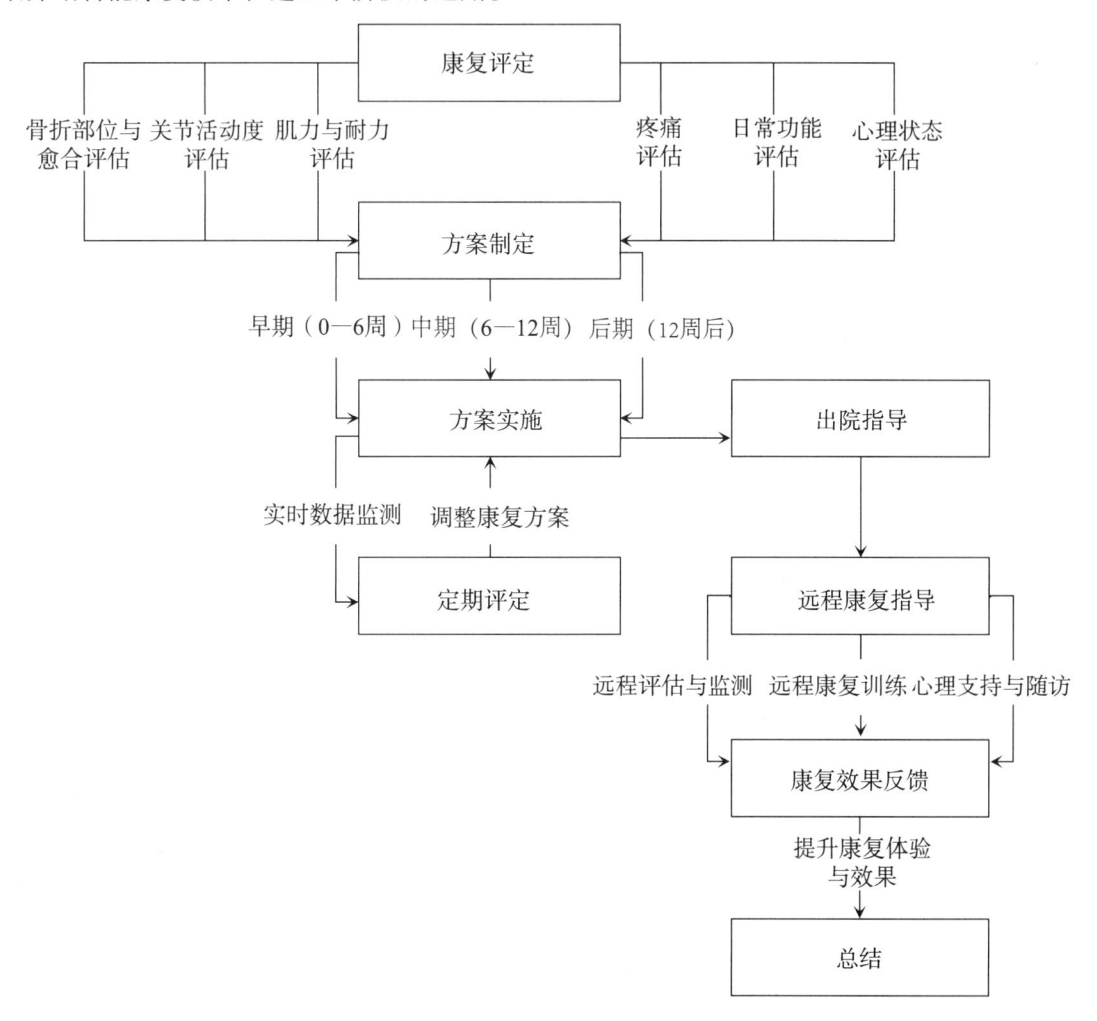

图5-10 下肢骨折术后智能康复流程

（1）康复评定

康复评定旨在了解患者的身体状况和功能障碍，为后续计划提供依据。在这一阶段，通过MRI、CT等影像学评估，可以观察骨折愈合和软组织恢复情况，监控并发症；通过智能穿戴设备记录运动数据，分析关节活动和步态，结合日常活动能力评估，量化运动受限程度；同时，评估患者的心理状态和疼痛，通过量表量化，提供心理支持和健康教育。康复评定系统化地评定明确患者的功能状态与康复潜力，为科学目标制定提供依据。

（2）方案制定

制定康复方案是下肢骨折术后康复流程的核心环节，旨在根据患者的康复评定结果制定科学、系统且个性化的康复目标和阶段性任务。利用智能穿戴设备和人工智能算法，能够对患者的关节活动度、肌力、步态以及日常生活活动能力进行深度分析和数据对比，辅助治疗师制定个性化康复计划，并对训练目标、强度、频率和负荷进行智能优化。此外，在康复目标的设定过程中，虚拟现实技术的介入极大地提升了患者在方案制定中的参与感和主动性。治疗师和患者可利用 VR 技术在虚拟环境中设置模拟情景，如模拟日常生活中的行走、上下楼梯等任务。如此，患者在住院期间可以通过情景模拟体验日常生活活动，继而找到符合自己功能状态和需求的康复目标。VR 可以根据患者当前的能力逐步调整任务难度，帮助患者更快地实现阶段性目标。

（3）方案实施

康复方案的实施是将前期制定的个性化康复计划落实在临床工作中。智能康复系统辅助治疗师监督实施细节，使康复进程得以精确执行、实时监控和动态优化，确保康复目标的逐步达成。具体包括利用人工智能算法根据实时数据调整训练难度，确保适合的强度范围；利用 VR 技术结合减重步行训练机器人技术，将患者置于虚拟场景中进行功能性训练，增强沉浸感和参与度；将人工智能系统与 VR 结合，优化后续训练模块，实现动态管理和个性化优化。通过智能化的实施流程，康复方案不仅能够精准落地，还能根据患者的实际状态进行灵活调整，实现动态管理和个性化优化，从而提高康复效果和患者的整体满意度。这种系统化、智能化的实施模式将大幅提升康复训练的科学性与有效性。

（4）定期评定

下肢骨折术后定期评定是指定期评估患者的整体恢复情况，确保每一阶段目标的实现，掌握患者的康复进程，为出院目标制定和修正提供参考依据。在定期评定中，智能可穿戴设备发挥了核心作用。通过智能可穿戴设备，评定数据涵盖关节活动范围、步态参数及肌力恢复情况。实时监测的活动数据上传至云端，人工智能算法生成可视化报告，直观展示恢复进展，识别关节活动受限或步态异常等问题，便于优化康复计划，进而实现评估与训练一体化。康复治疗师根据评定结果动态调整训练方案。例如，若关节活动度达标但肌力不足，则增加肌力训练；若步态不对称，则引入步态设备进行矫正。评定数据还记录恢复速度，为阶段性计划修正提供支持。定期评定为出院目标制定提供了依据。在出院准备阶段，治疗师通过评估判断患者是否具备居家康复能力，并规划后续康复任务。通过科学的定期评定，康复得以精准监测与动态调整，确保恢复进程符合预期，并为居家康复顺利衔接奠定基础。

（5）出院指导

在住院康复后期，出院指导是保证患者由住院康复到居家康复的重要过渡环节，其核心目标是帮助患者做好身体、心理以及生活环境的充分准备，确保居家康复的顺利衔接。通过个性化的指导与智能技术支持，患者能够更好地适应从医院到家庭的康复环境转变。为确保患者出院后远程康复的顺利开展，智能设备的使用培训是出院指导的重要内容。患者将学习如何操作可穿戴设备，用于记录活动量、监测步态和评估功能恢复情况。康复团队可以在这个阶段为患者安装配套的智能康复 App，指导其浏览每日训练计划和相关视频教学内容，并建立日常康复任务的习惯。远程康复是术后长期康复的重要组成部分，对行动不便的偏远地区患者至关重要。智能穿戴设备可以实时监控患者的日常活动、步态和康复进展，并通过云端传输数据至远程平台。患者与康复治疗师可以借助视频、语音及文本互动调整训练内容，实现持续的康复支持。人工智能技术还能够根据患者的恢复数据推送个性化康复提醒、运动警示以及心理支持内容，从而提升患者的康复依从性与信心。

综合来看，通过 MRI、VR、减重步行训练机器人技术、智能可穿戴设备和人工智能技术的联合应用，整个下肢骨折术后康复流程实现了从评估、计划到实施、跟踪的全面智能化。这样的流程不仅提高了康复的精准性和效率，还极大地提升了患者的参与度和康复效果，为术后康复提供了更加科学、便捷的解决方案。

3. 下肢骨折及术后智能康复方案

下肢骨折及术后智能康复训练的康复训练设备以减重步行训练机器人技术为主。减重步行训练机器人技术是一种结合减重支持系统与机器人助力技术的设备，它通过提供机械支撑与动态反馈，辅助患者在术后早期进行安全的步态训练，同时避免过度负重可能带来的二次损伤。减重步行训练机器人技术通过机械助力补偿肌力不足，支持患者完成接近正常的步态模式，逐步恢复下肢功能。

（1）减重步行训练机器人技术使用前准备

在使用减重步行训练机器人技术前，需要从患者评估、心理准备、设备检查以及穿戴与适应性测试四个方面进行全面的准备工作。

患者评估是使用前准备的第一步，需全面了解患者的身体状况，包括骨折愈合程度、关节活动度、肌力水平、疼痛情况以及其他可能影响康复训练的因素，如平衡能力和心肺功能。评估结果将作为制定个性化训练方案的基础，用于调整设备的减重比例和助力参数，确保训练的安全性和有效性。

心理准备是保证患者顺利使用设备的重要环节。治疗师需要向患者详细讲解减重步行训练机器人技术的功能、训练目标及可能的体验感受，缓解患者的焦虑和不安情绪。同时，通过建立明确的康复目标，增强患者的信心和参与度，提高训练的依从性。

设备检查则是技术层面的核心准备。在使用前需全面检查减重步行训练机器人技术的各项功能，包括减重系统的吊带稳固性、支架的连接紧密性、传感器和动力模块的工作状态等。设备应根据患者的身高、体重和步态特征进行调整，以确保精准匹配和稳定支持。

穿戴与适应性测试是患者正式训练前的重要步骤。治疗师需要协助患者正确穿戴设备，调整吊带与患者身体的贴合度，包括关节支点和减重支撑系统的位置。穿戴后，应进行短时间的适应性测试，观察患者在设备中的舒适性和步态协调性，必要时实时调整参数，以确保设备与患者的运动需求完美契合。

（2）减重步行训练机器人技术的操作流程

①训练准备阶段：对患者的健康状况进行确认，包括骨折愈合进展、关节活动度和肌力水平，重点关注术后可能存在的疼痛或并发症。如果评估显示患者不适合进行训练，应推迟或调整训练计划。随后，对设备进行全面检查，确保减重系统、支架及其动力装置运行正常，并对设备进行必要的调节，以适应患者的体型和步态特征，包括减重比例、助力强度和关节活动范围等参数。治疗师还需向患者说明训练目标及注意事项，帮助患者缓解心理压力并建立信心。在设备穿戴过程中，治疗师应确保吊带、关节支架和固定装置正确贴合患者的身体，避免因不适或错误佩戴影响训练效果。最后，通过短时间的步态模拟测试，观察设备与患者的协调性，确保准备充分后再进入下一阶段。

②助行阶段：助行阶段是减重步行训练机器人技术操作的核心部分，重点在于通过减重支持和助力，帮助患者实现安全的步态训练。患者在开始行走时，治疗师应陪同其进入训练路径并提供初步指导。在训练初期，设备会按照预设的减重比例降低下肢承重，并通过机械助力为患者提供关节支撑，帮助其完成步态循环。治疗师需密切观察患者的步态模式，注意步幅、步态对称性和稳定性，实时调整减重和助力参数，确保训练难度适合患者的康复阶段。随着训练的进行，治疗师可逐步降低减重比例，增加患者主动负重的参与程度，同时记录训练过程中产生的步态数据，用于评估患者的恢复进展。整个训练过程中，治疗师需关注患者的疲劳程度和主观感受，避免过度训练引发不适或损伤。训练结束后，应及时帮助患者脱下设备并再次评估其状态，为后续训练调整计划提供依据。通过这一阶段，患者能够逐步恢复正常步态功能，为完全独立行走做好准备。

5.1.3.2 脊柱侧弯康复

1. 概述

脊柱侧弯是一种常见的脊柱三维畸形疾病,在青少年中的发病率较高,严重影响患者的体态、心肺功能和心理健康。Cobb角是用于测量脊柱侧弯角度的方法,主要用于评估脊柱侧凸的程度。对于Cobb角在20°～40°,且骨骼尚未发育成熟以前的脊柱侧弯,可通过运动疗法、神经肌肉电刺激、牵引、佩戴矫形器等方法逐步校正。Cobb角>45°时建议手术治疗,手术时机成熟前可穿戴矫形器防止畸形进一步加大。随着科技的不断进步,智能康复技术逐渐应用于脊柱侧弯的临床治疗,为患者提供了更精准、个性化和有效的康复方案。

2. 康复流程

脊柱侧弯智能康复流程主要包含康复评定、方案制定、方案实施、定期评定、出院指导等五个关键节点。如图5-11所示,整个智能康复流程主要是基于智能设备实现对患者康复状态的智能化评估及基于智能康复设备实现智能康复训练。

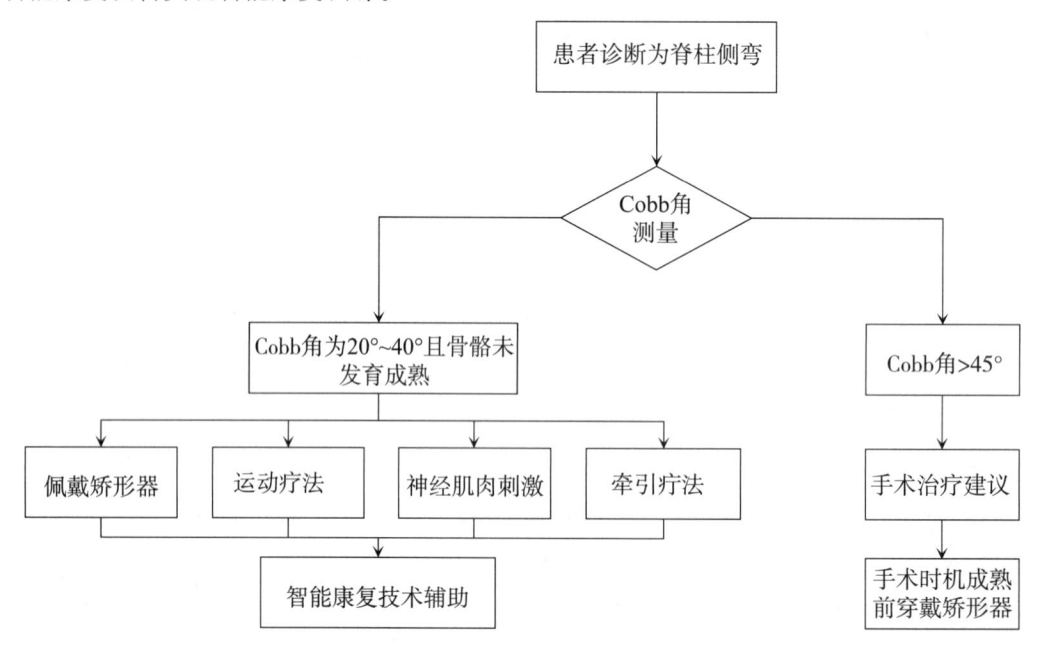

图5-11 脊柱侧弯智能康复流程

(1) 康复评定

在脊柱侧弯的康复评定中,MRI和OpenPose技术的结合大大提升了评估的精准度和效率。MRI作为一种高分辨率的影像学工具,能够全面呈现脊柱的解剖结构,不仅可以准确测量Cobb角,还能评估椎体旋转程度、椎间盘形态和周围软组织的状态,为脊柱侧弯的分型和病因分析提供了可靠依据。此外,MRI还能动态显示脊柱在不同姿势下的负荷分布变化,这对了解脊柱的生物力学特性有重要价值。OpenPose能够快速分析患者的站立姿势、步态模式和动作代偿情况,实时捕捉脊柱和四肢的动态活动轨迹,评估侧弯对患者日常功能的影响。两者结合,MRI提供精确的内部结构信息,而OpenPose补充动态姿态数据,为脊柱侧弯的康复方案制定提供了多维度的科学依据,推动评估从静态向动态、从单一向综合的方向发展。

(2) 方案制定

在脊柱侧弯康复方案的制定过程中,智能康复技术的应用贯穿评估数据的分析、康复目标的确定以及具体干预措施的个性化设计。通过整合MRI、OpenPose分析结果以及患者的年龄、性别、骨骼发育阶段等多维信息，智能康复平台可对患者的脊柱三维畸形程度和功能损伤进行精准建模，全面评估康复潜力。基于此，人工智能可辅助预测患者的 Cobb 角变化趋势及功能恢复进展，提供个性化康复目标建议。例如，对于 Cobb 角在 20°～40° 的患者，系统会智能推荐针对性运动疗法、神经肌肉电刺激和矫形器的联合使用，并详细规划训练频率、强度和阶段性目标。对于更大角度的患者或术后康复阶段，系统可以结合术后评估数据，为患者生成分阶段的功能恢复方案，重点关注肌肉平衡训练和术后姿态控制。此外，智能康复平台还能通过 VR 技术模拟矫正后的体态效果，直观展示康复预期，增强患者的治疗依从性。平台同时支持多专业团队协作，通过云端共享康复计划和评估结果，确保方案的科学性和全面性。这种基于智能技术的康复方案制定流程，不仅提高了个性化干预的精准度，也为后续实施方案打下了坚实的基础。

（3）方案实施

在脊柱侧弯康复方案的实施阶段，智能康复技术通过精准动态的手段，全面辅助患者实现矫正与功能恢复。实施过程主要包括姿态矫正、肌肉控制训练和日常体态管理。在姿态矫正中，智能系统基于 Cobb 角与姿态分析数据提供实时校正反馈，患者可借助 VR 感知正确体态并调整姿势。智能矫形背心通过传感器监测脊柱位置，偏离目标时振动提醒，帮助养成正确姿态。在肌肉控制训练中，机器人辅助设备精准控制训练负荷与轨迹，强化核心肌群和姿态维持能力。表面肌电图设备则动态监测肌肉激活模式，针对性改善肌肉失衡问题。日常体态管理依赖便携式智能设备实时跟踪患者姿态，并通过移动端反馈纠正建议。这些设备还记录训练数据，为评估和方案调整提供支持。智能康复的深度应用整合了监控、反馈与干预，极大提升了康复实施的精准性和效果。

（4）定期评定

在脊柱侧弯康复方案的定期评定阶段，智能康复技术通过动态监测和数据分析，实现精准、高效地康复评估。三维脊柱扫描设备可定期测量 Cobb 角、椎体旋转度和脊柱生物力学参数，直观反映矫正效果。智能姿态捕捉系统动态分析患者的站姿对称性、脊柱平衡性和步态代偿，为训练方案的优化提供依据。此外，可利用便携式智能设备记录日常姿态和训练数据，通过云端平台供医师在线监控患者康复进展，减少复诊频率并确保训练质量。同时，表面肌电图技术动态监测核心肌群的激活情况，智能心肺功能评估设备评估患者体能恢复状态。智能技术的深度应用，使定期评定更加精准高效，实时调整方案成为可能，确保了康复目标的科学性和个性化，同时降低了患者复诊成本。

（5）出院指导

在出院指导阶段，康复团队会为患者制定日常生活中的注意事项和持续性训练计划。智能穿戴设备（如智能矫形器和姿态监测设备）可以帮助患者更好地遵守矫正和训练要求，并对体态和活动进行实时监控。患者也可通过移动端应用与康复团队保持沟通，及时反馈康复中的问题，确保康复的连续性与规范性。远程康复指导是脊柱侧弯智能康复流程中的亮点。基于物联网和人工智能技术，患者可以在家中使用智能康复设备完成日常训练，而远程康复平台则能够通过视频互动、数据传输和实时监测等方式，与医师实现无缝对接。医师可以在线评估患者的训练效果，及时调整康复计划，同时通过虚拟现实技术为患者提供互动性更强的训练指导。

3. 脊柱侧弯智能康复方案

脊柱侧弯智能康复主要基于 OpenPose 技术对脊柱侧弯进行康复评估。利用 OpenPose 技术捕捉患者的身体动作，构建三维姿态模型，对脊柱侧弯的畸形特征和功能性影响进行全面分析。这一方案具有无创、高效和实时反馈的优势，在临床和日常康复管理中具有重要价值。

(1) 评估目标

OpenPose 评估方案的核心目标是通过精准捕捉患者动态姿态，分析脊柱侧弯在静态与动态状态下的表现，包括体态失衡、脊柱旋转程度、代偿模式以及功能活动的影响。具体目标包括：①定量分析脊柱三维畸形特征（侧弯程度、旋转），评估静态姿势的对称性（肩部、髋部高度差）；②动态评估患者在步态、屈伸等动作中的代偿模式，提供数据支持，用于优化个性化康复方案。

(2) 评估流程

①数据采集：数据采集主要包括摄像设备布置和标志点定位。摄像设备布置是在患者的正面、背面和侧面设置高清摄像头，确保从多个角度捕捉身体动作。标志点定位是 OpenPose 利用人工智能算法直接从视频图像中自动识别人体的关键关节点（如头部、肩膀、肘部、脊柱、髋关节、膝关节等）。

②静态评估：静态评估包括对姿势对称性和脊柱曲线特征的评估。姿势对称性是通过捕捉患者的站立姿势，分析肩部、髋部、骨盆是否平衡，计算关键关节点的三维位置偏差，量化脊柱的侧弯方向和角度。脊柱曲线特征是基于 OpenPose 生成的关节点坐标，拟合出脊柱的三维曲线，结合临床数据分析 Cobb 角的变化趋势。

③动态评估：动态评估包括步态分析、功能性动作评估和平衡能力检测。步态分析是评估患者在行走时的步态特征，如双侧步幅差异、躯干摆动幅度，以及是否存在代偿性步态。功能性动作评估是分析患者在屈伸、转体或负重等动作中的姿态变化，评估脊柱及周围肌群的功能表现，定位异常代偿区域。平衡能力检测是通过动作捕捉判断患者在静态与动态平衡中的表现，尤其是骨盆和躯干的协调性。

④数据分析与可视化：数据通过人工智能模型处理后，生成脊柱侧弯的动态三维模型，并自动计算核心指标（如 Cobb 角、姿势偏移、步态平衡指数等）。结果以图表和动态视频的形式呈现，直观展示患者的体态和动作特征，便于医生和患者理解。

(3) 优势与临床价值

①高效与无创：相比传统影像学评估，OpenPose 可在不使用辐射的情况下快速完成动态与静态评估，减少患者负担。

②动态评估能力：能够捕捉脊柱在不同动作中的表现，弥补了静态影像无法反映功能性问题的不足。

③精准与量化：通过精确的三维坐标和人工智能算法，提供客观数据，避免了人工测量的误差。

④个性化方案支持：通过捕捉动态数据，明确训练重点区域（如脊柱矫正、骨盆平衡、肌肉代偿等），为康复方案的优化提供科学依据。

⑤远程评估可能性：患者在家通过普通摄像头录制视频，上传至云平台即可完成评估，便于远程监控和指导。

通过 OpenPose 评估方案，脊柱侧弯的诊断和康复不再局限于传统的静态影像学手段，而是向动态、精准、个性化方向迈进。这种技术的普及将极大地提升患者的康复体验和治疗效果，同时为医师提供更加全面的决策依据。

5.1.4 挑战与发展趋势

5.1.4.1 问题挑战

智能骨科康复已经在骨科康复评估和训练中取得了一定成效，并已广泛应用于下肢骨折术后康复和脊柱侧弯康复中，提升了骨科康复技术的规范性、精准性与高效性。然而，在智能骨科康复发展中仍存在缺乏智能通用骨科康复评估方案、3D打印材料舒适性低、减重步行训练机器人技术的模块化不足等问题。

1. 缺乏智能通用骨科康复评估方案

在骨科康复领域，缺乏智能通用骨科康复评估方案的情况较为显著。在技术方面，当前市面上的骨科康复评估技术多针对特定部位或病症，缺乏能全面涵盖各类骨科疾病与康复阶段的通用算法。多数评估系统仅聚焦于单一指标，如肢体活动度或肌肉力量，无法综合考虑患者的整体康复进程。例如，在评估骨折患者的康复情况时，未能将骨骼愈合程度、关节功能恢复以及患者日常生活能力的改善等多维度因素整合分析，导致评估结果片面，无法为康复治疗提供全面且精准的指导。在管理方面，由于缺乏统一的智能通用骨科康复评估方案，不同医疗机构在评估流程和标准上存在巨大差异。这使得患者在转诊或接受不同机构的后续治疗时，康复数据难以有效对接与延续。各医疗机构自行制定的评估方法缺乏一致性和连贯性，不利于建立长期、系统的患者康复档案，严重阻碍了医疗资源的合理配置与共享。此外，行业内针对智能通用骨科康复评估方案的规范和指南尚未完善。这导致医疗器械生产企业在研发相关产品时缺乏明确的方向和标准参考，产品质量参差不齐。同时，由于缺乏统一的评估标准，监管部门在对骨科康复评估产品和服务进行质量监管时也面临诸多困难，无法有效保障患者接受高质量的康复评估服务。

2. 3D打印材料舒适性低

在智能骨科康复领域，3D打印材料舒适性较低的问题日益凸显，成为制约康复效果与患者体验的关键因素。从材料特性角度分析，部分3D打印材料质地坚硬，柔韧性严重不足。此类材料用于制造与人体直接接触的康复器具，如定制矫形支具、假肢接受腔等时，很难与人体复杂的曲面实现完美贴合。这种不贴合不仅会让患者在佩戴时产生局部压力过大的疼痛感，还会影响器具对肢体的支撑与固定效果，进而干扰康复训练的有序开展。同时，一些3D打印材料透气性欠佳，长时间佩戴后，患者皮肤表面会因汗液无法及时蒸发而变得潮湿，为细菌滋生提供了温床，容易引发皮肤炎症等不良后果。导致这些问题的根源有两个方面：一方面，在材料选择阶段，过于侧重材料的力学性能和成型工艺，对舒适性相关指标的考量明显不足；另一方面，在3D打印技术应用过程中，缺乏对打印参数与材料特性之间关系的深入研究，未能通过优化打印参数来改善材料微观结构，进而提升其舒适性。综上所述，智能骨科康复中3D打印材料舒适性低的问题不容忽视。它不仅影响患者的康复体验和康复效果，还会增加医疗成本和医护人员的工作负担。

3. 减重步行训练机器人技术的模块化不足

现有减重步行训练机器人技术的辅助模式单一、功能局限。Phoenix的模块化设计为上述问题提供了解决思路，使减重步行训练机器人技术更易于定制和维护，单一模块都具有独立的辅助功能。模块化的设计理念支持通过选配所需的减重步行训练机器人技术模块进行自由组合，从而实现定制化配置，可以满足不同患者的需求并适应其生理特征，能提高治疗效果和针对性。通过模块化创新，未来的减重步行训练机器人技术将更广泛地满足不同人群的康复需求。

5.1.4.2 发展趋势

针对上述问题，智能骨科康复的发展趋势可总结为基于大模型的通用骨科康复评估方法、新型柔性材料研制与减重步行训练机器人技术的模块化构建。

1. 基于大模型的通用骨科康复评估方法

2023年，美国OpenAI发布了ChatGPT，引发全球大模型开发和商业化应用浪潮，更深刻地影响了医疗行业。在数据整合层面，基于大模型的通用骨科康复评估方法能够将来自不同医疗机构、不同类型检测设备的多样化数据进行高效整合。无论是CT、MRI、X线等影像数据，还是肌电、关节活动度等生理监测数据，大模型凭借其强大的处理能力，可对这些多源异构数据进行统一分析与理解。例如，将患者的骨折部位影像数据与康复过程中的肌肉力量变化数据相结合，全面洞察患者康复的整体态势，避免数据孤立分析而导致的片面评估。从评估流程来看，大模型能够极大地优化通用骨科康复评估流程。通过对大量既往骨科康复案例的学习，模型可以自动识别出不同康复阶段的关键评估指标和特征模式。在实际评估时，它能够快速、准确地对新患者的康复情况进行判断，给出标准化且个性化的评估报告。例如，输入一位髋关节置换术后患者的各项数据后，大模型能够依据其学习到的经验，精准判断患者当前所处的康复阶段，并为后续康复训练提出针对性的建议，如适宜的运动强度、运动类型以及康复时间节点等。在实际应用中，基于大模型的通用骨科康复评估方法展现出巨大潜力。例如，在远程医疗场景下，基层医疗机构的医生可以借助该模型，将患者的康复数据上传后，迅速获得专业、全面的评估结果。这不仅弥补了基层医疗资源不足、评估能力有限的短板，还能让患者在当地就能享受到高质量的骨科康复评估服务。同时，大模型能够持续学习新的病例和医学研究成果，不断优化自身的评估能力，为骨科康复领域的发展提供源源不断的动力，推动整个行业向更加精准、高效的方向迈进。

2. 新型柔性材料研制

智能骨科康复中3D打印材料舒适性提升将聚焦于新型柔性材料的研制。通过多学科交叉融合与前沿技术的运用，有望从根本上解决3D打印材料舒适性低的难题。在材料研发领域，将深入开展生物相容性柔性材料的研究。借助材料科学与生物学的交叉知识，研发出既具备良好柔韧性，又能与人体组织和谐共处、不会引发免疫反应的新型材料。例如，从天然生物材料中提取灵感，模仿人体皮肤中胶原蛋白的结构和特性，研制出具有类似弹性和柔软度的3D打印材料。在研发过程中，运用先进的分子设计技术，精确控制材料的分子结构和性能，使其满足骨科康复器具的使用要求。在制造工艺方面，大力改进3D打印工艺以适配新型柔性材料。研发专门针对柔性材料的高精度打印技术，确保材料在打印过程中能够精准成型，实现复杂结构的制造。例如，采用新型的光固化3D打印技术，通过优化光固化参数和材料配方，柔性材料在打印时能够快速固化且保持良好的柔韧性和形状精度。同时，利用多材料3D打印技术，将柔性材料与其他功能性材料相结合，在保证舒适性的前提下，提升康复器具的整体性能。在实际应用中，新型柔性材料制成的3D打印康复器具将展现出显著优势。例如，定制的膝关节矫形器，由于采用了新型柔性材料，能够紧密贴合患者膝关节的复杂曲面，且柔软舒适，不会对皮肤造成压迫。患者在佩戴过程中，既能感受到良好的支撑效果，又不会因材料不适而产生抵触情绪，从而提高康复训练的依从性和效果，为智能骨科康复带来全新的发展机遇。

3. 减重步行训练机器人技术的模块化构建

减重步行训练机器人技术的设计理念将朝着功能模块化、结构标准化的方向发展。将减重步行训练机器人技术划分为更细化的功能模块，如动力模块、传感模块、控制模块以及不同部位的支撑与驱动模块等，每个模块都具有独立的功能和标准化的接口，不仅能使减重步行训练机器人技术在生产制造过程中实现规模化生产，降低成本，还能为后期的维护、升级以及个性化定制提供极大的便利。例如，当使用者的康复需求发生变化时，可以方便地更换相应的功能模块，如为增强行走辅助功能，可更换更高效的驱动模块；若需要提升对身体姿态的监测精度，可直接替换高精度的传感模块。在实际应用场景中，模块化构建的减重步行训练机器人技术展现出显著优势。以康复训练场景为例，模块化的减重步行训练机器人技术使得康复医师可以根据患者的具体康复阶段和身体状况，快速调整减重步行训练机器人技术的功能配置，实现个性化的康复治疗方案。

5.1.4.3 小结

综上所述，智能骨科康复领域已经取得了显著的进展，人体姿态识别评估技术、多模态骨关节评估技术、3D打印假体技术、减重步行训练机器人技术等多种智能康复手段在临床应用中展现出了独特的优势，如个性化康复方案制定、提高康复效率、实现精准的远程康复指导等。然而，目前其临床应用仍面临缺乏智能通用骨科康复评估方案、3D打印材料舒适性低、减重步行训练机器人技术的模块化不足等问题。展望未来，随着基于大模型的通用骨科康复评估方法、新型柔性材料研制与减重步行训练机器人技术的模块化构建，智能康复有望在骨折及术后康复领域得到更广泛的应用和发展，为广大患者带来更好的康复效果和生活质量。

5.2 智能神经康复

5.2.1 概述

当前，神经康复领域存在评估主观笼统且静态、康复训练交互单向且同质化、康复训练干预中枢外周分离等突出问题，这些问题严重影响神经康复的规范化、精准化和个性化。在神经康复评估方面，目前主要采用不同的主观评估量表，涉及神经功能缺损评估量表、运动模式评估量表、运动能力评估量表、平衡评估量表、简易认知状态检查、蒙特利尔认知评定量表。这些量表的可靠性在很大程度上取决于临床医生的经验和专业知识，评估量表的固有主观性使其难以准确客观地反映患者的功能表现。因此，很难跟踪康复过程中的功能变化并相应地调整康复治疗。在神经康复训练方面，目前神经康复训练多采用传统的被动训练或单向反馈模式，主要依赖重复性动作训练，如机械辅助步态训练、被动上肢活动等。这些训练方法通常采用标准化的方案，缺乏针对患者个体差异的实时调整，难以根据患者的恢复进展和神经可塑性变化进行个性优化。此外，患者在训练过程中难以获得实时反馈，从而影响其主动参与度和训练效果。因此，这种同质化、单向交互的康复模式在促进功能恢复方面难以实现精准、高效的康复目标。同时，目前神经康复干预技术主要关注外周康复技术，通过"自下而上"的外周干预，促进患者再学习并获取运动能力。然而，这种过程是困难且漫长的，康复治疗效果差且临床研究质量低。随着神经调控技术的进步，中枢干预被应用于神经康复治疗中，通过"自上而下"的作用方式，直接作用于大脑到达损伤病灶，提高康复治疗效率。无论是外周干预的"自下而上"还是中枢干预的"自上而下"的干预方式，都无法形成一个完整的闭环反馈系统，整体康复效果有限。

如图5-12所示，智能神经康复是运用MRI、fNIRS、EEG等多模态神经影像评估技术，以及脑机接口、康复外骨骼机器人、经颅磁/电刺激等先进康复技术，系统性攻克传统神经康复进程中面临的康复评估主观性强、缺乏动态量化指标，康复训练模式交互单向、个性化不足，以及以外周康复为主而忽视中枢与外周整体调控等关键难题，以智能化方法全方位重塑神经康复诊疗模式，实现规范化、精准化、个性化的神经康复方法。智能神经康复评估主要通过MRI、fNIRS、EEG等多模态神经影像技术，对神经系统损伤后的功能状态进行动态化、实时化和量化的分析，通过采集脑电、近红外光谱及磁共振等信号，结合深度学习算法对神经信号进行解码。智能神经康复评估可以精准地量化患者的神经功能缺损程度，包括运动功能、认知功能等维度。这一过程克服了传统评估方法过于依赖主观量表受到评估者经验的影响，无法动态反映患者恢复过程中的功能变化的局限性。通过智能评估手段，智能神经康复评估能够高效捕捉患者康复过程中的细微变化，为个性化康复计划提供科学、客观的数据支持。在智能神经康复训练方面，传统训练方式以重复性动作训练为主，多为被动参与，缺乏动态调整能力和实时反馈。智能康复训练则利用脑机接口、外骨骼机器人等先进技术，结合严肃游戏设计和实时神经反馈，提供交互性更强、个性化程度更高的训练模式。例如，通过实时采集患者的脑电和肌电信号，BCI能够将患者的运动意图解码并转化为训练指令，与外骨骼机器人联动，实现动态自适应的康复训练。此外，中枢-外周联合神经调控技术结合经颅磁刺激和外周电刺激，通过闭环反馈系统优化训练效果，进一步增强神经可塑性和康复效率。综上所述，智能神经康复通过先进技术的整合和应用，在评估环节实现了神经功能的精准量化和动态监测，在训练环节实现了训练模式的个性化与交互性升级，为患者的功能恢复和生活质量提升提供了全新的解决方案。

本节将选取智能神经康复中所涉及的较为典型的智能化方法及其临床应用进行具体介绍。首先，在智能神经康复技术现状的介绍中，本节将分别介绍功能性核磁共振、脑电、近红外等多模态神经影像评估技术，基于神经反馈的康复训练、康复外骨骼机器人、中枢-外周联合神经调控等训练技术。接着，本节以脑卒中、脊髓损伤等临床神经康复常见疾病为例，详细叙述智能神经康复评估与训练方法的临床应用。最后，本节将总结智能神经康复所面临的问题并展望智能神经康复的发展趋势。

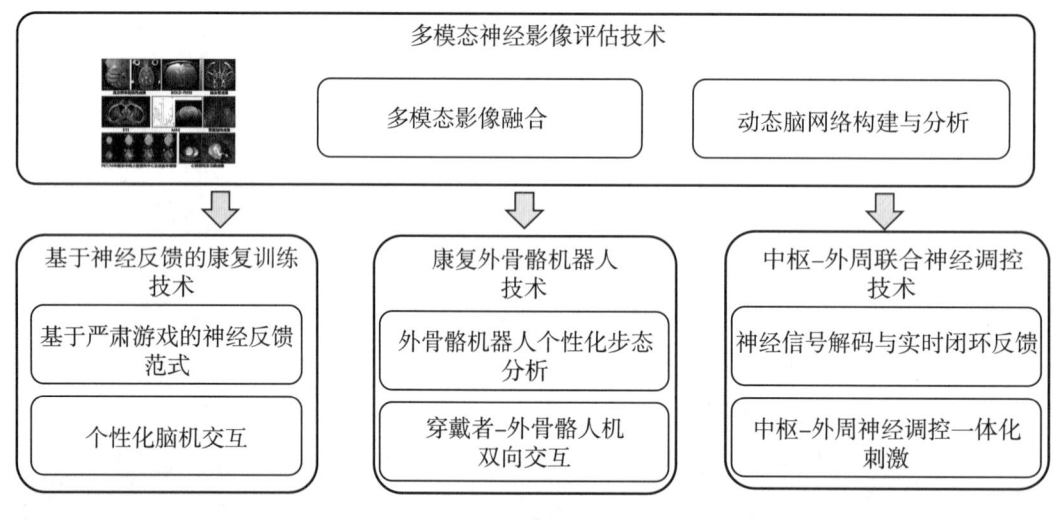

图 5-12　智能神经康复技术框架

5.2.2　技术现状

5.2.2.1　多模态神经影像技术

1. 技术框架

如图 5-13 所示，多模态神经影像技术是将多种成像技术（如 MRI、PET 和 CT）结合，对大脑的结构和功能进行综合评估的方法。其核心框架包括四个主要部分：首先是数据获取与预处理，通过去噪、标准化和配准等步骤确保不同模态数据的有效比较；其次是多模态影像融合，将来自不同成像技术的信息整合为统一的表示，以提取更全面的生物学信息[245]；再次是动态脑网络构建与分析，通过时间序列分析和图论方法，识别大脑区域之间的相互作用及变化模式，帮助理解大脑的功能机制[246]；最后是临床应用与反馈，利用综合分析结果支持神经疾病的早期诊断、个性化治疗方案的制定以及康复进程的监测。多模态神经影像技术不仅提升了诊断的准确性,深化了对脑功能的理解,还为科学研究提供了重要工具,推动了神经科学的发展。

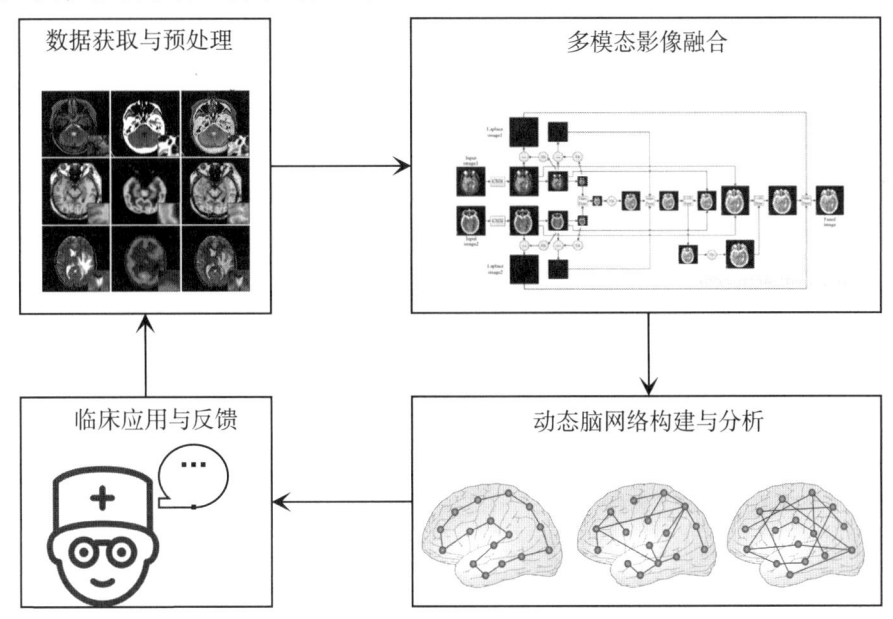

图 5-13 多模态神经影像技术框架

2. 功能模块

(1) 多模态影像融合方法

多模态影像融合方法在多模态神经影像技术中发挥着至关重要的作用,其主要功能在于整合来自不同成像源的数据,以实现更全面、更准确的脑部评估。首先,从信息完整性角度来看,单一成像技术往往只能提供部分脑部信息。例如,MRI 能够清晰显示脑结构,但对脑功能或代谢活动的评估有限。而 PET 可以提供脑部代谢状态的信息,但其空间分辨率相对较低。通过将这两种成像技术进行融合,可以实现对脑部功能和结构的全面了解,从而提高疾病的诊断率。其次,从临床应用的角度,多模态影像融合方法提供了个性化医疗的基础。通过综合分析不同模态的数据,医生能够更准确地识别患者的具体病理特征,并制定个性化的治疗方案。例如,在脑肿瘤的诊断中,融合影像可以帮助医生明确肿瘤的类型、大小及其对周围脑组织的影响,从而为手术和放疗提供指导。此外,在研究领域,这一方法还可以揭示不同神经疾病的共同特征,促进生物标志物的发现,有助于疾病的早期筛查和干预。最后,多模态影像融合方法对基础研究也具有重要意义。通过多模态数据的结合,研究者可以更深入地探讨脑部各区域之间的相互关系以及在不同生理和病理状态下的动态变化。这种综合性的视角不仅推动了神经科学的理论发展,也为理解复杂的脑功能网络提供了新的思路。

(2) 动态脑网络构建与分析方法

动态脑网络构建与分析方法的主要目标是揭示大脑在不同状态下的功能连接模式。其通过连续追踪大脑网络随时间的变化,为理解神经功能提供了动态视角。一方面,从功能灵活性的角度,这一方法能够揭示大脑在执行任务时的适应性。例如,研究发现大脑在处理复杂任务时,其网络连接模式会迅速调整,以优化信息处理效率。这种灵活性对理解大脑如何适应不同环境和任务至关重要[247]。另一方面,从临床应用的角度,动态脑网络分析能有效识别与特定疾病相关的神经机制。在精神疾病、神经退行性疾病等领域,研究者可以通过分析动态脑网络的变化,发现潜在的生物标志物。例如,抑郁症患者在不同状态下的脑网络连接模式可能与健康个体显著不同,这为早期诊断和治疗提供了新的线索。此外,动态脑网络分析还可以用于评估治疗效果,通过监测患者在康复过程中的脑网络变化,帮助医生调整治疗方案。最后，动态脑网络构建与分析方法也为基础研究提供了新的视角。通过探索大脑不同区域之间的动态交互，研究人员能够深入理解大脑如何在不同时间尺度上进行信息整合和处理。这一过程不仅加深了对大脑功能组织的理解，也为未来的神经科技发展和应用奠定了理论基础。

3. 算法简介

（1）多焦点影像融合算法

随着医学成像技术的不断进步，单一模态影像逐渐显露出其局限性，单一模态影像往往无法全面呈现病变的信息。因此，医学影像学界开始探索多模态影像的整合方法，以便能够更准确地诊断和评估疾病。多焦点影像融合算法正是为了解决这一问题发展而来的，其旨在将多种模态的影像数据有效整合，并最大程度地提取出关键的临床信息。

多焦点影像融合算法的核心在于其对不同模态影像进行系统性处理，主要包括以下几个步骤。

①预处理：在进行融合之前，首先对各模态影像进行预处理。这一过程包括图像校正、去噪、配准等步骤，以确保不同模态影像在空间上的一致性。使用像素匹配和图像配准技术，可以将不同时间和空间获取的影像调整到同一坐标系中。

②特征提取：利用图像处理技术从预处理后的影像中提取关键特征。这些特征可以是图像的亮度、对比度、边缘信息等，有助于后续的融合过程。

③加权融合：在特征提取后，算法会根据不同模态影像的质量和信息量计算权重。这些权重反映了每个模态在融合结果中的重要性。通过加权计算，可以获得最终的融合影像。

④学习优化：近年来，深度学习技术的引入使得多焦点影像融合算法得到了进一步的提升。通过构建卷积神经网络，可以对融合结果进行学习和优化。网络使用标注好的训练数据来调整模型参数，从而提高融合影像的质量和准确性。

多焦点影像融合算法在医学影像学、肿瘤检测和神经科学等领域具有广泛应用。通过融合不同模态的影像数据，该算法能够提高影像的可视化效果，辅助医生进行更精准的疾病诊断。例如，在神经疾病的诊断中，融合 MRI、PET 和 CT 等模态的数据，医生可以更全面地了解大脑的结构和功能变化，从而制定个性化的治疗方案。此外，该算法还在影像学研究中推动新技术的探索与验证，有助于更好地理解和分析复杂的生物医学现象。动态功能连接性分析算法同样在神经科学研究和临床实践中发挥着重要作用，能够监测大脑活动的时效性，分析认知功能、情感调节等复杂脑功能的变化。在临床中，该算法有助于评估患者的脑功能变化，监测治疗效果，为疾病的早期诊断和个性化治疗提供重要数据支持。通过深入分析大脑动态连接模式，医生能够更好地理解疾病机制，制定更有效的治疗方案。

（2）动态功能连接性分析算法

动态功能连接性分析算法主要应用于神经科学领域，旨在研究大脑各区域之间的功能连接变化。随着神经影像学技术的进步，特别是功能性磁共振成像的普及，科学家们能够实时监测大脑活动，揭示其在不同认知任务或状态下的动态变化。然而，传统的静态连接性分析无法捕捉到大脑活动的时效性和复杂性，因此亟需开发动态功能连接性分析方法，以更准确地理解大脑功能网络的变化。

动态功能连接性分析算法的核心在于利用时间序列数据揭示大脑区域之间的动态相互作用，主要包括以下几个步骤[248]。

①预处理：在进行动态连接性分析之前，先对 fMRI 数据进行预处理。这一过程包括去除运动伪影、信号去噪、空间归一化和时间校正等步骤，以确保数据的质量和一致性。

②时间序列提取：从预处理后的 fMRI 数据中提取感兴趣区域的时间序列信号。时间序列信号反映了特定大脑区域在不同时间点的活动情况，通常采用平均信号计算的方法。

③窗口划分：将时间序列划分为多个时间窗口，以捕捉连接性随时间的动态变化。在每个窗口内，计算各区域之间的相关性，以构建连接性矩阵。

④连接性分析：通过计算各时间窗口内的皮尔逊相关系数或其他相关性指标，构建动态连接性矩阵，并分析连接性随时间的变化。这一过程可以揭示大脑区域之间的功能连接模式，以及这些模式在不同认知任务或情感状态下的差异。

⑤深度学习优化：深度学习技术的引入为动态功能连接性分析提供了更强大的工具。通过构建循环神经网络或长短时记忆网络，可以对连接性变化进行建模和预测，从而提高分析准确性和时效性[249]。

动态功能连接性分析算法在神经科学研究、精神疾病诊断和治疗、脑机接口技术以及认知神经科学等方面展现出应用潜力。通过实时监测大脑活动，其能揭示不同认知任务下的功能连接模式，识别精神疾病患者的大脑功能异常，为个性化治疗方案的制定提供支持。此外，它在脑机接口技术中的应用，为瘫痪患者提供了新的沟通和运动恢复方式，而在认知神经科学研究中，则有助于深入理解情绪、注意力和记忆等复杂认知功能的动态变化，从而推动大脑科学的进一步发展[250]。

5.2.2.2 基于神经反馈的康复训练技术

1. 技术框架

如图5-14所示，基于神经反馈的康复训练技术主要通过实时监测大脑活动，反馈用户的脑电信号或功能性脑成像数据，从而实现对大脑功能的调节和康复训练。该技术的核心框架包括数据采集、信号处理、反馈机制以及用户交互四个主要部分，通过这些环节，患者可以在训练过程中逐步提高其自我调节能力，促进神经康复。首先，通过脑电图或功能性磁共振成像等技术实时监测用户的大脑活动，收集相关数据。其次，利用信号处理技术对采集到的数据进行分析，提取出与运动意图或认知状态相关的特征[251]。通过设计合理的反馈机制，将这些信息转化为用户可以理解的反馈形式，如视觉或听觉信号，以促进用户的自我调节[252]。最后，用户与系统的交互过程不仅增强了其参与感和动机，还通过游戏化的训练方式，使康复过程变得更具趣味性和有效性，从而促进神经功能的恢复和改善[253]。基于神经反馈的康复训练技术通过实时反馈和个性化的训练方案，使用户能够主动调整自己的大脑活动，从而在康复过程中获得更好的效果。此外，基于神经反馈的训练方法能够提高患者的自我意识和脑-机交互能力，为运动障碍患者提供新的康复思路和方法，推动神经科学与临床治疗的结合。

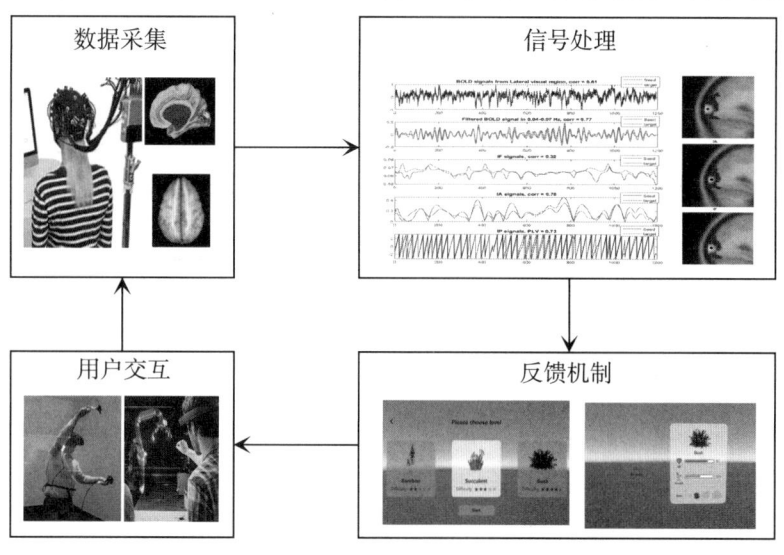

图5-14 基于神经反馈的康复训练技术框架

2. 功能模块

（1）基于严肃游戏的神经反馈范式设计

基于严肃游戏的神经反馈范式设计是一种将游戏化元素融入康复训练的创新方式，旨在提高用户的参与动机和训练效果。在这一模式中，用户通过参与游戏活动，能够在享受乐趣的同时，积极投入康复训练中。这种设计的核心在于通过游戏机制吸引用户，使其在轻松愉快的环境中进行训练，而不是将其视为单调乏味的任务。在这种训练中，参与者需要调节自身的脑电活动，以完成特定的游戏任务。例如，用户可能需要通过集中注意力或放松心情，来影响游戏中虚拟角色的表现。系统会实时监测用户的脑电信号，并根据这些信号提供即时反馈。这种反馈可以是视觉或听觉的提示，帮助用户了解自己的表现情况，从而促进其自我调节。用户能够清楚地看到自己在训练中的进步与不足，进而调整自己的策略和行为，以达到更好的训练效果。即时反馈机制在这一训练中发挥着重要作用。通过及时的反馈，用户能够在每次训练中逐步提高自我效能感，即增强对自身能力的信心。这种信心不仅能激励用户持续参与训练，还能促使他们在训练中更加努力。研究表明，当用户对训练充满兴趣和乐趣时，他们的学习效果会显著提高。这是因为积极的情绪能够提高大脑的学习能力，使得信息的吸收和技能的掌握变得更加高效[254]。此外，游戏化的训练方式能够降低用户的心理压力，使他们在训练过程中保持放松的心态。放松状态有助于提高用户的专注力，使他们更容易投入每个训练任务中。这种互动性和趣味性不仅能增加用户的参与时间，还能提升整体训练效率，从而促进神经功能的恢复[255]。基于严肃游戏的神经反馈范式设计通过结合游戏元素和科学的反馈机制，为康复训练提供了一种新颖而有效的方法。这种方法不仅增强了用户的参与感和训练乐趣，还通过科学的实时反馈和自我调节机制提高了康复效果。

（2）个性化脑机交互方法

个性化脑机交互方法是一种创新的训练方式，旨在针对每位用户的独特需求和能力，量身定制训练方案。这种方法充分考虑到个体差异，包括用户的年龄、性别、健康状况、认知能力以及具体的康复需求，从而确保每位用户都能获得最适合自己的训练体验[256]。在这一过程中，系统首先通过传感器收集用户的脑电信号，这些信号能够反映用户的情绪状态、注意力水平和精神集中度。通过对这些信号进行分析，系统能够识别出用户的反应模式，并确定其在不同训练任务中的表现。基于这些数据，系统将针对用户的特征调整反馈参数和游戏难度。例如，对于初学者，系统可能会设置较为简单的任务和宽松的反馈条件，而对于具有一定基础的用户，则可以提供更具挑战性的任务，激励他们进一步提升能力。这种个性化设计的关键在于提升用户的适应性。通过确保每位用户在最佳的挑战水平下进行训练，个性化脑机交互方法能够有效避免因内容不匹配而导致的挫败感。例如，某个用户在某一项任务中感到过于困难，可能会导致他们失去信心，而过于简单的任务则可能无法激发其潜能。个性化系统的设计有助于平衡这一点，使得用户始终处于一个适宜的学习区间，进而提高训练的有效性。此外，个性化系统具备动态适应性，能够在整个训练过程中实时监测用户的表现和状态。这种持续的监测意味着系统能够根据用户的进展情况随时调整训练内容。例如，如果用户在某一阶段表现出显著的进步，系统可能会自动增加任务难度，以确保训练的持续挑战性。相反，如果用户在某一任务中遇到困难，系统可以适时降低难度或提供额外的支持，以帮助用户攻克难关。这一方法不仅增强了用户的自信心和成就感，还能够有效促进他们的长期参与。通过不断地调整和反馈，用户逐渐感受到自身能力的提升，从而增强了自我效能感。自我效能感的提升，使用户在面对挑战时，不再感到畏惧，而是充满信心，从而积极主动地参与到训练中。

3. 算法简介

（1）神经反馈游戏设计方法

神经反馈游戏设计方法是一种结合心理学和行为学原理的创新策略，旨在根据用户的认知特点和需求，构建有效且富有吸引力的游戏场景和任务。通过精心设计的游戏体验，用户不仅能投入训练中，还能在轻松愉快的环境中实现康复目标。这种方法的核心在于通过多个元素的结合，增强用户的参与感和成就感，从而提高自我调节能力，实现更好的康复效果。设计的原则如下。

①目标设定：游戏任务应明确设定短期和长期目标，使用户在训练过程中能够清晰地了解自己的进展。这些目标不仅应具有挑战性，还需可达成，以激励用户不断努力。例如，可以根据用户的初始能力和康复阶段设定不同的任务目标，确保每位用户在实现目标的过程中获得积极的反馈[257]。

②难度调节：根据用户的实时表现，动态调整游戏的难度水平，以保持适度的挑战感。适当的难度调节能够使用户始终处于"最佳学习区间"，即既不会感到无聊，也不会因过于困难而产生挫败感。利用算法分析用户的脑电信号和游戏表现，及时调整游戏任务，确保用户能够持续保持兴趣和积极性。

③实时反馈机制：提供即时、清晰的反馈是神经反馈游戏设计的重要组成部分。通过监测用户的脑电活动，系统能够实时反馈用户的情绪状态和注意力水平。这种反馈可以通过视觉、听觉或触觉等多种形式呈现，帮助用户更好地理解自己的表现，从而促使他们调整策略和行为。实时反馈不仅能增强用户的自我意识，还能提高他们对训练过程的投入感。

④游戏化元素的应用：在设计游戏场景时，融入多样化的游戏元素（如积分系统、成就徽章和排行榜）能够提升用户的参与感和竞争意识。通过设置能够奖励用户努力的机制，激励他们积极参与训练，增加训练的趣味性和互动性。这种激励机制能够促使用户在训练中保持动力，进而提高康复的效果。

⑤社交互动：鼓励用户之间的社交互动也是提升游戏参与感的有效方式。通过设置团队任务、合作模式或竞争环节，用户可以在游戏中与他人交流和互动，增加训练的乐趣。社交互动不仅能够增强用户的归属感，还能在一定程度上缓解他们在康复过程中可能面临的孤独感。

通过以上设计原则，神经反馈游戏能够有效提升用户的自我调节能力和参与感。在康复过程中，用户在享受游戏乐趣的同时，积极投入训练任务中，提升其心理素质和认知能力。这种综合性的设计方法不仅使用户在轻松愉快的氛围中进行训练，还能够通过科学的反馈机制和游戏化元素，最大程度地提高康复效果，帮助用户在康复旅程中建立信心与希望[258]。

（2）基于深度学习的运动意图识别算法

基于深度学习的运动意图识别算法旨在解决传统运动意图识别方法的局限性。随着脑机接口技术的迅速发展，利用脑电信号和其他神经数据进行运动意图识别的需求日益增长。传统方法往往依赖于简单的特征提取和分类技术，导致识别效果有限。引入深度学习技术，能够通过更复杂的模型来提取特征并进行准确分类，提升运动意图识别的精度和实时性。该算法的核心在于利用深度学习模型对用户的运动意图进行高效识别，主要包括以下几个步骤。

①数据采集与预处理：首先，通过 EEG 设备或其他神经信号传感器采集用户的脑生理信号。这些信号通常需要经过噪声去除、信号增强和标准化等预处理步骤，以确保数据质量和可用性[259]。

②特征提取：利用卷积神经网络或递归神经网络等深度学习方法，自动从预处理后的信号中提取特征。其能通过多层结构识别信号中的复杂模式，而无须手动设计特征提取算法。这极大地减少了人

工干预，提高了特征提取的准确性和效率[260]。

③运动意图分类：在特征提取后，模型将识别用户的运动意图。通过训练分类器，模型能够将提取的特征映射到具体的运动意图类别。该步骤的关键在于使用大量标注数据进行监督学习，从而提高模型的识别能力。

④实时反馈优化：算法还包括实时反馈机制，将识别结果及时呈现给用户。这一过程不仅能够提升用户的参与感，还能通过反馈数据不断优化模型参数。

此外，基于深度学习的运动意图识别算法利用强化学习等技术，根据用户表现进行自我调整，以提高识别准确率和响应速度。基于深度学习的运动意图识别算法在多个领域展现了广泛的应用潜力，特别是在康复训练、游戏控制、人机交互和辅助技术等方面。在运动康复中，该算法能够实时监测患者的运动状态，帮助其进行运动意图的识别与反馈，从而提供个性化的康复训练方案，促进康复进程。

5.2.2.3 康复外骨骼机器人技术

1. 技术框架

康复外骨骼机器人主要用于辅助脑卒中、偏瘫等神经系统疾病患者进行站立、平衡以及步行训练。外骨骼机器人通过下肢机构支撑患者的身体重量，并帮助患者迈出步伐，增强了患者进行康复训练的效果，是现代康复医学中一种重要的辅助工具。外骨骼机器人整合了机械结构设计、动力驱动机制、多种类型传感器以及智能控制算法等多方面前沿技术，如图5-15所示，其主要包含机械结构模块、感知系统模块、控制系统模块以及动力驱动模块。

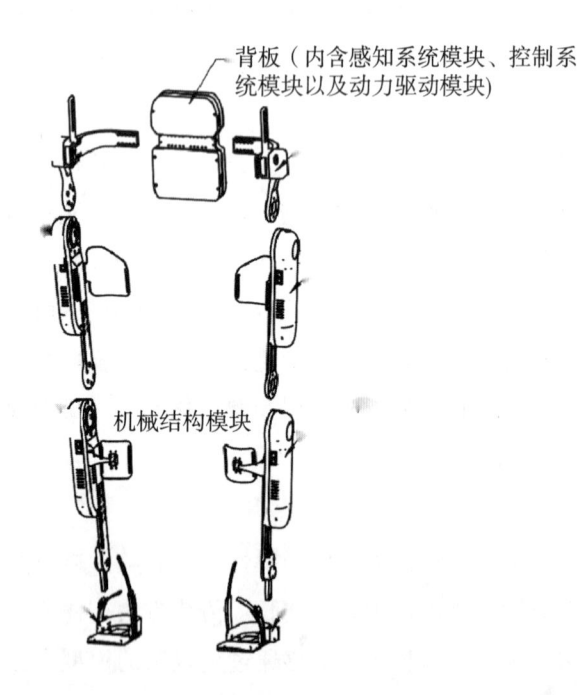

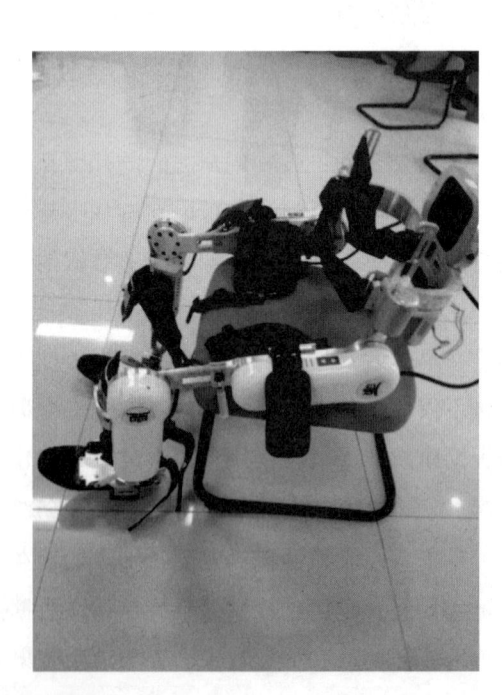

图5-15 外骨骼机器人技术框架

机械结构模块基于人体解剖学与运动学原理，精准模拟人体骨骼架构与关节布局，从脊柱的曲度到四肢关节的转动轴位，实现高度仿生。感知系统模块通过内置的惯性测量单元，集成加速度计、陀螺仪及磁力计，紧密贴合人体关键部位，实时追踪身体姿态、运动加速度与方向变化，精确把握使用者的动态；肌电传感器阵列分布于目标肌肉群，捕捉肌肉纤维兴奋产生的微弱电信号，洞察肌肉发力意图与疲劳程度；压力传感器遍布人机接触界面，严密监测外骨骼与人体间压力分布，不仅能预防局部压迫损伤，还能依据压力反馈优化贴合度。控制系统模块接收感知数据后，迅速运用复杂算法解析运动状态与用户意图。动力驱动模块针对不同应用场景与续航需求，灵活配置电源方案，包括高能量密度锂电池、可快速更换的燃料电池组等，确保稳定电力供给。电源管理系统严密监控电量、电压、电流，智能调控充放电过程，优化能耗分配，延长续航。这四大核心模块有机交融、深度协作，机械结构赋予实体形态与运动基础，感知系统捕捉关键信息，控制系统智慧决策调度，为动力驱动注入能量活力，从底层硬件支撑到高层智能管控，构建完备且高效的外骨骼机器人技术体系。

2. 功能模块

（1）机械结构模块

机械结构模块仿照人体骨骼架构设计，以确保运动模式的仿生兼容性。腿部以髋关节为核心运动枢纽，设计为多轴联动结构，可实现大腿在矢状面、冠状面及水平面的复合运动，模拟人体行走、奔跑、攀爬时髋关节丰富的动作模式。膝关节采用四连杆或变体连杆机构，结合阻尼元件与弹性助力装置，在支撑阶段提供稳固支撑与缓冲功能，摆动阶段给予恰当助力，保障下肢运动的连贯性与高效性。踝关节则配备多自由度活动关节，兼顾背屈、跖屈及内外翻动作，适配不同地形起伏，维持足底与地面的良好接触，确保行走与站立的稳定性。人机接触界面运用亲肤、透气且具备一定弹性形变能力的硅胶、织物复合材质制作绑带与衬垫，依据人体四肢及躯干不同部位的生理特征定制贴合形状。借助可调节紧固装置，均匀分散外骨骼与人体间压力，防止局部压迫导致血液循环不畅或软组织损伤，同时预留适度调节余量，方便使用者依据自身舒适度微调，提升穿戴体验。各关节及部件间采用标准化、模块化连接方案，便于快速组装、拆卸以及故障部件的现场更换，不仅提升了生产制造与维护效率，还为设备功能升级改造提供了便利，确保机械结构模块在复杂应用场景下持续保持最佳性能状态，有力支撑外骨骼机器人实现多样化人机协作任务。

（2）感知系统模块

惯性测量单元为感知系统的基础组件，广泛分布于外骨骼机器人的关键部位，如人体骨盆、四肢关节附近等。它整合了加速度计、陀螺仪以及磁力计。加速度计凭借微机电系统技术，能敏锐捕捉人体运动时各方向的加速度变化，精准度量肢体启动、停止、变速过程，同时能记录步行时腿部的周期性加速。陀螺仪则聚焦于角加速度与角速度监测，实时追踪肢体旋转、扭转动作的动态信息。例如膝关节在弯曲伸展过程中的角度变化速率、肩关节转动角度偏移等，保障关节动作连贯性与流畅度解析。磁力计辅助校准方位信息，校正因环境磁场干扰或设备自身运动导致的姿态偏差，三者协同运算，通过捷联式导航算法，持续输出高精度的人体姿态、方位及运动轨迹数据，为控制系统精准预判运动趋势奠定基石。同时肌电传感器、压力传感器、摄像头、激光雷达等先进传感器能够有效测量患者环境和运动参数，实现对人机交互的精准调控。

（3）控制系统模块

在硬件层面，核心控制器多选用高性能嵌入式处理器，如具备强大浮点运算能力的数字信号处理器或多核微控制器单元，旨在快速处理海量传感器数据。在软件算法方面，通过机器学习分类器深度挖掘信号特征与动作模式关联，区分如行走、跑步、抓取、提拉等复杂意图，结合肌电信号强度、频率变化趋势预估动作力度与速度需求。其中，步态分析算法通过常见的PID控制及其衍生算法，针对各关节电机，依据目标姿态与实际姿态偏差、偏差积分及变化率实时调整电机驱动电压、电流，保障关节运动精准跟踪预设轨迹，抑制超调振荡。模型预测控制算法则前瞻性地根据当前系统状态与期望运动路径，预测未来多步动态响应，优化控制序列，在复杂动态场景如避障、适应地形起伏时，提前规划关节动作组合，确保外骨骼动作柔顺自然，人机协同行云流水，降低人机交互力冲击。为实现个性化适配与自适应调节，控制系统嵌入自学习与参数优化机制。在初始使用阶段，通过引导使用者完成标准动作集采集数据，建立个人运动特征模型，后续运行中利用在线学习算法，如递归最小二乘法持续更新模型参数，适配身体机能变化、运动习惯演变；引入强化学习框架，令外骨骼机器人在与环境交互中自主探索优化控制策略，奖励机制激励系统提升助力效率、降低能耗，进而实现长期人机磨合下的性能动态提升，全方位赋能外骨骼机器人灵活应对多元任务、多变使用者需求及复杂作业环境，推动人机一体化迈向新高度。

(4) 动力驱动模块

外骨骼机器人的动力驱动模块主要包括动力源、驱动电路和执行机构三个关键部分。动力源是外骨骼机器人的能量供给单元，其性能直接影响外骨骼机器人的工作时长和使用范围。目前，主要动力源包括电池和液压源。驱动电路是连接动力源和执行机构的桥梁，它的主要功能是根据控制系统的指令，精确地控制动力源向执行机构输出的电能或液压能。执行机构是外骨骼机器人动力驱动模块的终端输出部分，它将动力源提供的能量转化为外骨骼机器人的实际运动。

3. 典型算法

(1) 外骨骼机器人个性化步态分析算法

外骨骼机器人研制主要关注基于穿戴者体型和意图的个性化适配方法。外骨骼机器人能够根据患者的体型、行走速度以及不同地形下的步态模型，灵活调整其功能。如图5-16所示，它能实时根据患者的实际情况，调整助力程度、步态模式和运动节奏，以满足患者在行走辅助方面的多样化需求。通过这种高度个性化的适应性，外骨骼机器人能够为每位患者提供量身定制的康复方案，从而提高康复效果和患者的生活质量[261]。外骨骼机器人不仅能帮助患者在康复训练中逐步恢复肌肉力量和协调性，还能在日常生活中提供必要的支持，使患者能够更加自如地进行各种活动。例如，患者在上下楼梯、走斜坡或在不平坦地面上行走时，外骨骼机器人能够提供稳定的支撑和适当的助力，确保患者的安全和舒适。此外，外骨骼机器人配备了智能传感器和数据分析系统，能够实时监测患者的运动状态和生理反应，为医生和康复师提供宝贵的数据支持，帮助他们更好地评估患者的康复进度，并及时调整治疗方案[262]。

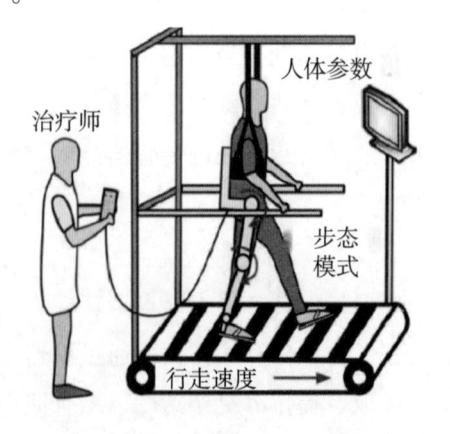

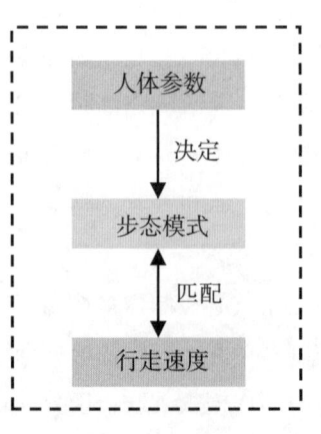

图5-16 外骨骼机器人个性化步态分析系统

个性化步态分析算法的主要目标是根据不同患者的身体状况、康复需求和运动能力，为下肢康复外骨骼机器人定制专属的步态模式[263-264]。这对提高康复效果至关重要，因为每个患者的病情和身体特征都各不相同。例如，有的患者可能肌肉力量较弱，需要更缓慢、更稳定的步态；而有的患者可能具有一定的运动能力，但协调性较差，需要特定的步态调整来改善。如图 5-17 所示，该算法包括数据库、学习和预测三个部分。数据库表示构建的数据库，包括人体参数数据库和对应的步态数据库。学习表示步态参数模型和步态轨迹模型的学习过程；预测表示对不同患者的个性化步态轨迹的预测过程。步态模型包括步态的参数模型和步态的轨迹模型。两个模型的学习过程都是在采集得到的步态数据库上离线学习的，从健康志愿者的步态数据库中学习得到步态模型后，可以针对一般的受试者进行步态预测。在模型的学习阶段，针对采集到的不同步行速度的步态轨迹进行分类和分析，提取每个步行速度下对应的步态参数作为步态参数模型的数据库，步态参数模型可根据对应的人体参数和提取出的步态参数进行模型的学习。此外，对应上述每个速度的步态轨迹子数据集用于步态轨迹模型的学习。在完成了步态参数模型和步态轨迹模型的学习后，该模型可以对参与训练的新的患者进行步态参数的预测和步态轨迹的预测。

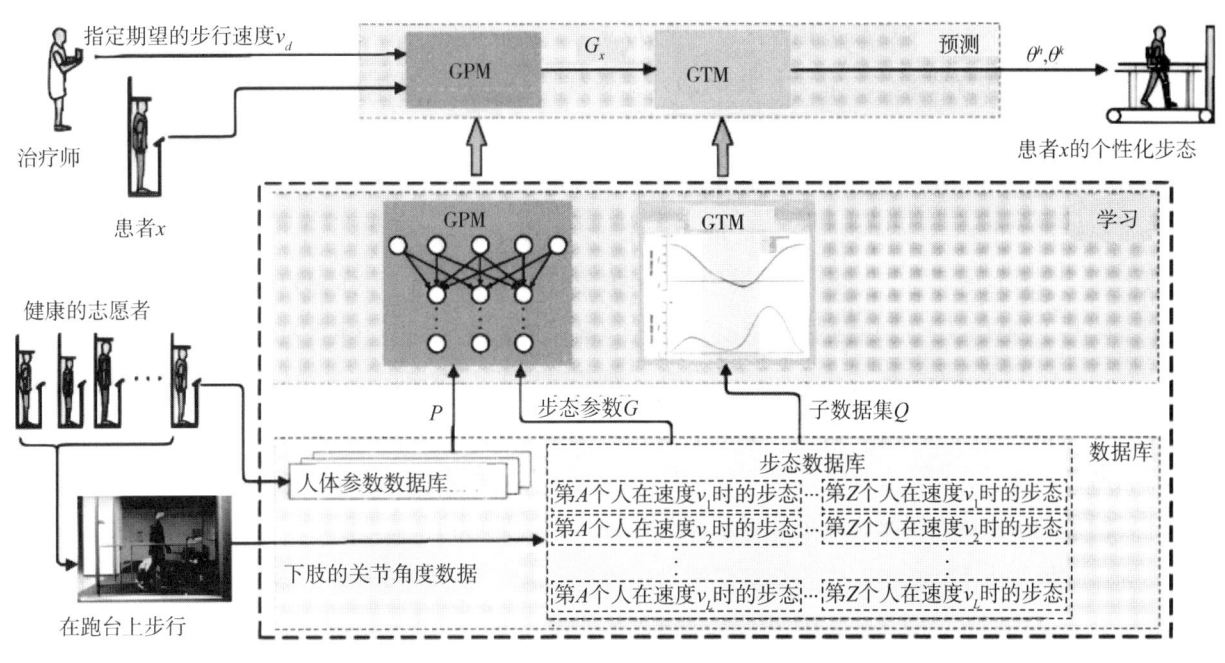

图 5-17 外骨骼机器人个性化步态分析算法框架

除此之外，有一些研究采用了一种全新的仿真学习方法，通过在虚拟环境中进行大量的模拟和学习，避免了传统方法中需要大量实际实验和调整的过程，节省了时间和成本，并提高了外骨骼系统的效率和精准性。这种方法提出了一种通过仿真环境来学习和优化外骨骼控制策略的框架。研究团队构建了一个高度真实的虚拟环境，在其中模拟了人体的运动学和生物力学特性。通过仿真学习，外骨骼控制系统能够在没有实际实验的情况下通过虚拟数据来调整其动力学和运动策略。传统的外骨骼步态控制主要依赖于物理实验和实时数据采集，通过这种全新的仿真学习方法能够在虚拟环境中优化步态分析并提高外骨骼的步态适应性。这种无须实验的仿真学习方法在外骨骼系统个性化步态分析中有以下关键作用。

①虚拟步态数据生成：通过仿真学习，可以生成不同的步态数据，包括步频、步幅、步态周期等。这些数据用于模拟不同的步态特征，并调整外骨骼的动力学参数。例如，虚拟环境中的步态模式可以根据仿真数据进行优化，帮助外骨骼系统调整控制策略，以适应各种步态类型，如正常步态、快速步态或缓慢步态等。

②步态同步和协调控制：外骨骼的核心任务之一是与穿戴者的自然步态同步，以提供有效的辅助。通过强化学习，外骨骼可以学习如何在仿真环境中同步运动，调整外骨骼的动作与用户步态的协调性。这种学习过程使得外骨骼能够识别和模拟不同的步态变化，例如上下坡、转弯或步伐调整等，进而通过调整其动作来保持步态的自然性和流畅性。

③运动学模型的优化：外骨骼的运动学模型需要根据步态特征进行精细调整。通过仿真学习，研究者能够优化外骨骼的运动学模型，使其能更好地适应人体运动的复杂性。步态分析可以帮助外骨骼确定最佳的支撑力、运动速度和角度，从而提高穿戴者的舒适感并减少运动过程中的能量消耗。

④步态数据驱动的反馈机制：这种无须实验的仿真学习方法强调通过数据驱动的反馈机制来优化控制策略。步态分析的数据可以提供关于步态效率和舒适度的反馈，外骨骼通过学习如何响应这些反馈来优化其动作。例如，如果穿戴者的步态变得不稳定或不协调，外骨骼可以调整其输出力矩，保证步态的稳定性和舒适度。

这种基于仿真学习的外骨骼优化方法，避免了对大量物理实验的依赖，同时提高了外骨骼系统在步态分析中的灵活性与智能化。这为外骨骼的开发带来了革命性的进展。结合步态数据的精准分析，外骨骼能够在不同的步态条件下提供个性化的运动辅助，进一步提升穿戴者的舒适性和运动效果。

（2）穿戴者-外骨骼人机双向交互算法

外骨骼机器人的功能不局限于基于步态分析的个性化康复训练，还进一步扩展至与患者的有效双向沟通。为了实现这一目标，一些研究团队致力于构建机器人与穿戴者之间的双向交互通路。研究者设计了多种基于视觉、听觉和触觉的反馈交互方式，确保信息传递的多样性和有效性。这些研究通过视觉反馈使穿戴者能够通过屏幕或指示灯等视觉元素获得机器人的状态信息和操作提示；通过听觉反馈使穿戴者接收语音提示或声音信号，帮助穿戴者更好地理解机器人的指令和警告；触觉反馈则通过振动或压力传感器，为穿戴者提供即时的物理反馈，增强其对机器人的感知和控制能力。研究人员还对不同反馈模式下穿戴者的接收效果进行了深入分析，评估最有效的反馈方式，并特别关注交互的安全性，确保在提供丰富反馈的同时不会对穿戴者造成任何潜在的不适或伤害。通过这些综合性的研究和设计，外骨骼机器人在康复训练中的应用变得更加智能化和人性化，极大地提升了患者的康复体验和治疗效果。

如图5-18所示，在由穿戴者和外骨骼共同构成的人机系统中，存在着意图识别与振动反馈两大关键环节。意图识别模块犹如人机交互的"触角"，它能够精准采集穿戴者的肌电信号，并运用专业算法深入分析，进而精准判断人体意图，随后将这一判断结果转化为控制信号传输给外骨骼，驱动外骨骼按照穿戴者的意图自如运动。与此同时，振动反馈机制宛如人机沟通的"桥梁"，当外骨骼启动运动时，它会依据外骨骼的实时运动状态，智能筛选适配的振动模式，将外骨骼的运动信息以振动的形式即时反馈给穿戴者，让穿戴者时刻感知外骨骼的动态。不仅如此，研究者借助人在回路技术，成功搭建起人机系统与交互评测环路，真正达成人机双向交互的流畅沟通。在穿戴外骨骼进行训练期间，鉴于穿戴者的身体状况、运动熟练度等因素处于动态变化之中，为确保人机交互始终处于最佳状态，就必须依托交互评测环节对人机系统展开持续评定。一旦发现当前评定结果在特定时长内维持恒定，便意味着现阶段穿戴者与外骨骼配合默契，处于稳定运行状态。此时，适时调节人机系统内部意图识别模块的灵敏度、振动反馈的强度及频率等参数，能够进一步优化人机交互效率，全方位强化穿戴者操控外骨骼的能力。如此循环往复，重新调整后的人机系统交互评定结果会在一段时间内持续波动变化，直至再次趋于稳定。而每一次满足稳定条件后，系统都会自动开启新一轮的参数优化，促使由穿戴者和外骨骼组成的人机系统在频繁交互过程中实现持续进阶。

在这一动态优化进程中，穿戴者得以快速熟悉外骨骼的操作特性，熟练掌握其使用技巧，进而大幅缩减穿戴外骨骼的训练时长。人机双向交互技术的深度赋能，成功扭转局面，将以往穿戴者被动适应外骨骼的模式，转变为外骨骼与穿戴者相互磨合、彼此适应、携手提升的全新格局。

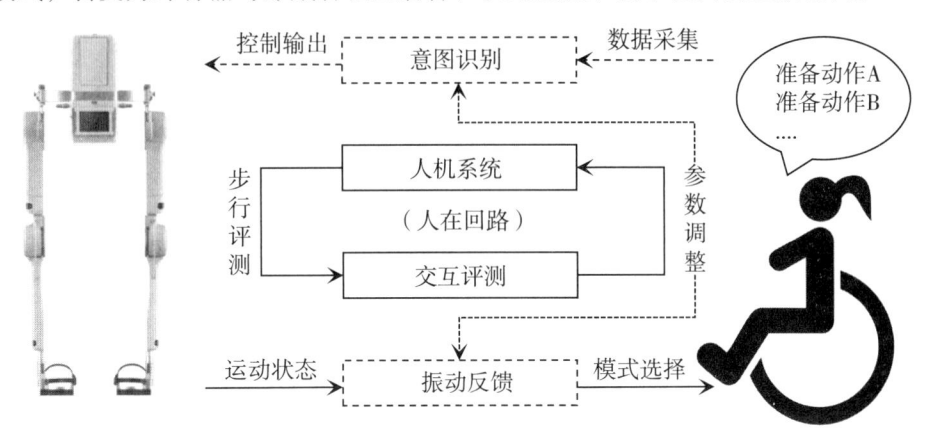

图 5-18 穿戴者-外骨骼人机双向交互模式算法

5.2.2.4 中枢-外周联合神经调控技术

1. 概述

中枢-外周联合神经调控技术是一种通过协调中枢神经和外周神经系统交互作用的创新康复技术，其核心框架包括多模态神经信号解码与实时闭环反馈模块、中枢-外周神经调控一体化刺激模块，并依托于先进的算法实现各模块间高效联动。首先，该技术以多模态神经信号采集与解码为基础，通过 EEG、fNIRS、EMG 等多维神经信号实时采集患者的神经活动状态[265]。通过滤波、去噪和特征提取等信号预处理手段，结合深度学习解码算法，精准提取运动意图、神经兴奋性和肌肉动态等核心特征，为刺激参数的优化提供数据支持[266]。此外，基于互信息的图像配准算法将 MRI、fNIRS 等影像与目标解剖靶点对齐，实现精准的中枢和外周靶点定位，确保调控路径的高效准确性[267]。其次，在中枢-外周神经调控一体化刺激技术中，整合中枢神经刺激和外周电刺激。TMS 用于增强运动皮层兴奋性，tDCS 通过调节皮层电生理活动阈值，提升大脑与外周神经的连接性[268]；而 FES 模拟自然神经信号激活目标肌群，提高肌肉收缩控制力[269]。更重要的是，该技术通过外周联合中枢磁刺激技术，以强化学习算法优化刺激时序、频率和强度，实现中枢与外周刺激的协同优化，形成从皮层到肌肉的闭环调控网络[270]。最后，闭环反馈控制系统贯穿技术全过程，通过实时监测神经活动信号与刺激响应，动态调整刺激参数，确保中枢与外周神经系统的协调激活与功能重塑。例如，患者的脑电信号被解码后，闭环系统能够根据肌肉运动状态反馈，调整 FES 强度以匹配患者的功能恢复需求[271]。这种闭环控制结合了患者实时反馈与系统自适应优化能力，显著提升了个性化康复效果。综上所述，中枢-外周联合神经调控技术从根本上解决了传统康复手段在中枢与外周联动调控中的不足，推动了康复治疗精准化和高效化。

2. 功能模块

（1）神经信号解码与实时闭环反馈技术

神经信号解码与实时闭环反馈技术是一种创新的神经调控方法，旨在通过对神经信号的精准解码和动态调整，为神经康复提供个性化的训练方案。这一技术的核心是通过实时采集患者的神经信号，结合先进的解码算法和闭环反馈控制系统，实现对神经功能恢复的精准调控。在这一过程中，系统首先通过多模态传感器采集患者的神经信号，这些信号反映了患者的运动意图、注意力水平以及神经兴奋状态[272]。通过对这些信号的实时分析，解码系统能够精准捕获患者的神经反应模式和目标动作意图。例如，在脑卒中康复训练中，系统可以通过解码 EEG 信号，识别患者的运动意图，进而触发外周肌肉的功能性电刺激，帮助患者完成目标动作[273]。深度学习算法在信号解码中扮演着重要角色，其能够提取多维神经信号的时间和空间特征，从而提高解码的精度与鲁棒性。基于这些分析结果，闭环反馈控制系统通过调整刺激参数，动态适应患者的实时状态。例如，当系统检测到患者的大脑皮层兴奋性下降时，可自动增强 TMS 刺激强度或延长 FES 的脉冲时间，以确保训练效果。同时，系统会根据患者的反馈不断优化训练方案，以维持最佳的训练负荷和挑战水平。这种闭环反馈机制能够有效避免训练内容不匹配而导致的挫败感或无效训练，使患者始终处于最佳学习状态。此外，神经信号解码与闭环反馈技术具备强大的动态适应性。系统会持续监测患者的神经状态和行为表现，并根据其康复进展调整训练策略。例如，当患者在某一任务中表现优异时，系统可以自动增加任务难度，提供更高水平的挑战；当患者在某一阶段遇到困难时，系统可以降低难度或提供额外的支持。这一动态调整机制不仅提高了训练的有效性，还增强了患者的自信心和参与感，使其更积极主动地参与康复训练。通过神经信号解码与闭环反馈技术的应用，患者能够在实时调控的训练环境中不断进步。这一方法为神经康复的精准化和个性化提供了基础，同时显著提升了康复效率和患者的训练依从性。

（2）中枢-外周神经调控一体化刺激技术

中枢-外周神经调控一体化刺激技术是一种通过协同激活中枢与外周神经系统，实现神经网络重塑和功能恢复的创新方法。其目标是通过整合中枢刺激与外周刺激，提供从大脑到外周肌肉的全面调控路径，增强康复训练的效果[274]。在这一过程中，中枢神经刺激技术通过作用于大脑皮层，增强神经信号的输出能力。例如，TMS 通过非侵入性磁场刺激，直接调控运动皮层的神经兴奋性，促进大脑与肢体之间的神经传导。同时，tDCS 通过低强度直流电调节皮层兴奋性，改善神经网络的可塑性，为外周刺激提供更强大的信号基础。外周刺激技术则通过作用于目标肌肉和神经，强化外周运动能力和神经传导。例如，FES 利用电信号诱发肌肉收缩，模拟自然运动模式，从而增强肌肉控制力；而 TENS 通过激活皮肤表面感受器，进一步增强神经肌肉的反馈功能。中枢与外周刺激的协同作用是这一技术的关键。通过实时监测患者的神经活动和运动表现，系统能够动态调整中枢与外周刺激的强度和时序，确保二者的同步性与协同性。例如，在脊髓损伤康复中，系统可以通过同步触发 TMS 和 FES，使大脑与外周肌肉的信号传递更加顺畅，从而提高运动功能恢复的效率。此外，中枢-外周神经调控一体化刺激技术还具备闭环反馈能力。通过采集患者的 EEG、EMG 等信号，系统能够实时评估训练效果，并根据患者的状态调整刺激方案。例如，当检测到患者的外周肌肉活动不足时，系统可以增强 FES 的刺激强度；若患者的大脑皮层活动水平较低，则可提高 TMS 的频率，以增强中枢输出信号。这一技术的动态适应性和协同调控能力显著提升了神经康复的精准性与个性化，为患者提供了更加全面、高效的康复解决方案。

3. 算法简介

（1）基于互信息的图像配准算法

基于互信息的图像配准算法是一种广泛应用于医学影像分析中的核心方法，尤其适用于多模态图像的对齐。其基本原理是通过最大化两幅图像之间的互信息值，找到它们的最优几何变换关系，从而实现精准配准。互信息衡量两个随机变量之间的统计相关性，对于两幅图像 A 和 B，其互信息公式为 MI（A，B）= H（A）+ H（B）− bH（A，B）。其中，H（A）和 H（B）分别表示图像 A 和 B 的熵，用于反映灰度分布的复杂性；H（A，B）表示联合熵，用于反映两幅图像灰度联合分布的不确定性。通过平移、旋转和缩放等几何变换，互信息值的最大化表示图像对齐程度最优。在神经信号解码与实时闭环反馈技术中，基于互信息的图像配准算法被广泛用于将多模态数据对齐，为解剖靶点定位和神经功能信号的精准分析提供支撑。这种结合不仅提升了解码精度，还优化了闭环反馈系统中靶点刺激的精确性和实时性[275]。近年来，基于互信息的图像配准算法在鲁棒性、计算效率和多模态适应性等方面取得了显著进展。传统互信息方法对噪声和图像灰度变化较为敏感，一些学者为此提出了多种改进版本，包括规范化互信息和局部互信息。其中，规范化互信息通过归一化处理，降低了灰度直方图分布变化对配准结果的影响，而 LMI 专注于局部区域配准，更适用于分析小病灶和不规则病变区域[276]。此外，深度学习与互信息方法的结合为算法注入了新活力。通过卷积神经网络提取高级图像特征代替传统的灰度值进行互信息计算，大幅提升了配准精度和速度。同时，深度学习还能通过端到端的学习策略预测最佳配准参数，显著加速了多模态影像的对齐过程[277]。在实时应用中，研究人员通过 GPU 并行计算和多分辨率策略，逐步优化配准效率，从低分辨率快速初始对齐到高分辨率精细调整，互信息算法更加适用于动态场景。基于互信息的图像配准算法已在神经信号解码与实时闭环反馈系统中得到广泛应用，其核心作用是将多模态数据对齐，支持闭环反馈系统的高精度刺激调控。例如，在脑卒中康复中，通过实时配准 MRI 与 EEG，能够精确定位中枢神经刺激靶点，同时结合 FES 对外周神经进行同步激活。这种结合有效增强了中枢与外周联动的同步性与针对性，显著提高了康复训练效果。

（2）外周联合中枢磁刺激技术

外周联合中枢磁刺激技术是一种通过协调中枢神经和外周神经同步刺激，增强神经功能恢复的创新方法。其核心机制在于整合 TMS 和外周电刺激的作用，在中枢神经系统和外周神经系统之间建立闭环调控通路。TMS 通过非侵入性磁场直接刺激大脑皮层特定区域，增强运动皮层的兴奋性和神经网络的可塑性，提升中枢信号输出能力。外周刺激通过作用于神经末梢和目标肌肉，改善外周神经传导效率，激发肌肉的功能性活动。这种中枢与外周协同刺激模式可以实现从大脑到外周肌肉的双向联动，促进神经信号传导通路的重塑与恢复，为复杂运动功能障碍提供高效的康复手段[278]。近年来，外周联合中枢磁刺激技术在优化刺激参数、拓展应用范围和提升设备便携性方面取得了显著进展。首先，一些研究人员引入了基于 EEG 信号实时监测的闭环控制技术，实现了中枢与外周刺激的动态优化。通过实时解码患者的运动意图和神经活动状态，系统能够自动调整 TMS 和外周刺激的强度、频率和时间同步性，从而增强刺激的精准性与协同性[279]。其次，深度学习技术被用于刺激参数优化，为患者个性化治疗提供支持。例如，通过卷积神经网络分析患者神经信号，预测最优刺激方案，使联合刺激更加高效[280]。此外，便携式 TMS 设备和无线 TENS 装置的研发，使得联合技术在家庭康复场景中的应用成为可能。患者可以在非医院环境中接受高效的中枢与外周联合刺激训练，大幅提高康复的便利性和连续性[281]。此外，还有些研究人员探索了非传统靶点（如小脑和脊髓）在联合刺激中的应用，为神经调控技术的临床适用性开辟了更多可能[282]。外周联合中枢磁刺激技术是中枢－外周神经调控一体化刺激技术的重要组成部分。其核心优势在于通过实时协同中枢和外周刺激，实现神经系统的整体激活和同步重塑。在这一框架下，TMS 通过增强大脑运动皮层的神经兴奋性，提升中枢信号输出效率，而外周刺激通过激活目标肌群，改善外周神经与肌肉的功能性连接。联合技术通过闭环反馈系统动态调整刺激参数，确保两种刺激的时间同步性和协同性。例如，在脑卒中康复中，TMS 用于激活受损的运动皮层区域，恢复中枢神经的功能输出，而 FES 通过诱导肌肉收缩，增强外周运动能力，两者的协同作用显著加速了患者的神经网络重塑和功能恢复。这种技术不仅有效提高了康复训练的效率，还通过精准的个性化调控，优化了患者的训练体验。

5.2.3 临床应用

5.2.3.1 脑卒中康复

1. 概述

脑卒中的康复过程通常分为急性期、恢复期和慢性期三个主要阶段。在急性期，患者面临着严重的身体功能障碍，如肢体无力和言语障碍，康复的主要目标是预防并发症的发生，如肺部感染和血栓形成。这一阶段的干预措施包括卧床护理、呼吸训练和关节拉伸等，旨在维持患者的基本功能状态。随着患者进入恢复期，康复重点转向通过物理治疗和作业治疗促进神经重塑，帮助患者逐步恢复运动和认知功能。在此阶段，评估方法通常依赖于标准化量表，以评估患者的功能状态，并为个性化的康复计划奠定基础。最后，在慢性期，康复的目标转向强化功能性训练和长期管理，以最大限度地提高患者的日常生活能力和生活质量。

智能康复技术的迅速发展显著改善了脑卒中术后的康复流程，解决了现有康复方法在评估和训练中的几大局限性，从而提升了康复效果。传统的康复方法在评估过程中往往存在主观性较强的问题，依赖于评估者的经验和技巧，缺乏客观、精准的指标。此外，功能训练模式单一、非个性化，未能充分考虑患者的脑功能状态和恢复阶段，也会导致康复效果不理想。最后，传统训练方法主要集中在外周功能的恢复上，对中枢神经的干预不足，无法深入调控中枢神经网络的功能。

脑卒中术后的康复流程通常包括康复评定、方案制定、方案实施、定期评定和出院指导五个阶段。在康复评定阶段，多模态神经影像评估技术 fMRI、EEG、fNIRS 等能够提供全面的脑结构和功能评估，精准识别损伤区域，为个性化康复计划奠定科学基础。制定方案时，基于神经反馈的康复训练技术利用脑机接口实时捕捉患者的运动意图，确保训练方案符合患者的实际需要。在方案实施阶段，可以结合中枢-外周联合神经调控技术，通过经颅磁刺激和外周电刺激等手段，促进神经功能的恢复；还可以应用神经反馈技术和外骨骼机器人，增强大脑与肢体之间的连接，提升功能恢复效果；最后，还要利用智能技术监测康复进展并调整训练方案。这些新兴技术的融入，使整个康复流程更加科学、个性化，显著提升了脑卒中患者的康复效果，有助于患者更快、更好地回归正常生活。

2. 康复流程

脑卒中患者术后智能康复流程如图 5-19 所示，主要包含康复评定、方案制定、方案实施、定期评定、出院指导五个部分。

（1）康复评定

首先，通过 CT、4D-CAT 及 MRI 等影像学技术，能够清晰识别脑卒中的类型和损伤程度，发现潜在并发症。接着，使用标准化的神经功能评估量表对患者的意识水平、语言功能、感觉功能和运动功能进行详细评估，量化功能缺损程度。此外，采用智能穿戴设备记录患者的运动数据，包括步态、平衡能力和关节活动范围，提供定量分析以识别具体障碍。在日常生活能力评估方面，利用评估工具来测量患者的基本自理能力，以确保康复计划的可行性。同时，心理状态的评估也不可忽视，通过标准化心理评估量表来识别患者的情绪和焦虑水平，并使用智能心理健康评估工具进行实时监测。疼痛评估通过自评量表进行，以便及时管理疼痛。最后，通过可穿戴设备监测心率、血压和血氧饱和度等生理指标，以确保患者在康复评定和干预过程中的安全。通过上述新型技术的应用，初期评估与筛查实现了全面、系统的信息采集，为后续康复计划的制定和实施奠定了坚实基础，从而显著提高了患者的康复效果和生活质量。

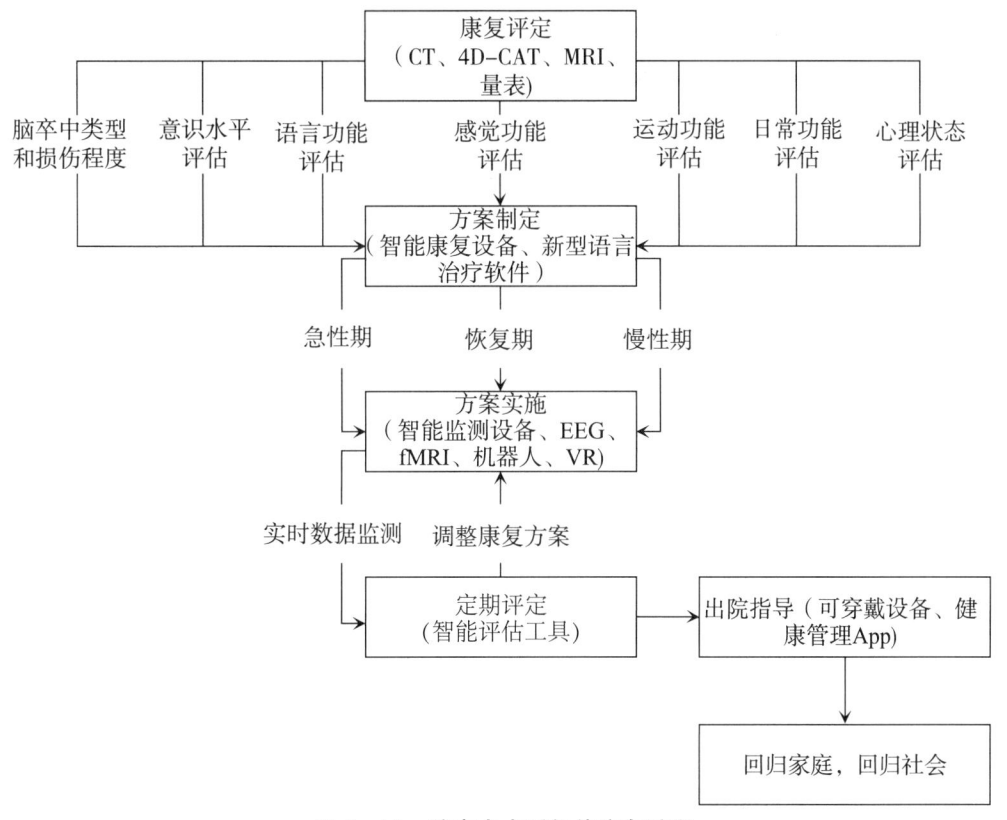

图 5-19 脑卒中术后智能康复流程

（2）方案制定

康复方案将明确短期和长期的康复目标。短期目标通常包括改善基本的运动功能、语言表达能力以及日常生活活动的独立性，而长期目标则集中在全面恢复生活质量和社会参与能力上。在干预措施的选择上，康复计划将包括物理治疗、作业治疗、语言治疗，以及心理支持和情绪管理等多种干预手段。物理治疗将重点针对运动功能的恢复，采用个性化的运动训练方案，结合智能康复设备，帮助患者逐步提高运动能力和协调性。作业治疗则关注患者在日常生活中自理能力的提升，通过模拟训练和功能性活动的设计，帮助患者重新掌握日常生活技能。语言治疗将针对语言和沟通障碍的患者，采用专业的语言训练方法，结合新型语言治疗软件，帮助患者恢复语言表达能力。心理支持和情绪管理也在康复计划中占据重要位置，为患者提供心理辅导和社会支持，帮助他们应对康复过程中可能出现的负面情绪。

（3）方案实施

在脑卒中急性期干预阶段，及时和有效的治疗对患者的预后至关重要。该阶段的主要目标是稳定患者的生命体征，避免并发症的发生，并为后续的康复打下坚实的基础。在这一过程中，智能神经康复技术的应用日益受到重视，成为提高急性期干预效果的重要手段。利用智能监测设备可以持续观察患者的生命体征，包括心率、血压、呼吸频率和血氧饱和度等生理指标。这些设备能够实时收集数据，并通过数据分析平台向医护人员提供即时反馈，确保患者在稳定状态下接受后续治疗。针对脑卒中类型的不同，智能神经康复技术可以实现个性化的干预方案，结合脑电图 EEG 和功能性磁共振成像 fMRI 的脑机接口技术，实时监测和分析患者的神经活动，帮助医生评估脑功能的损伤程度。此外，智能机器人辅助康复设备在急性期也开始应用，通过精确的运动模式和力量反馈，帮助患者进行早期的功能训练，促进运动能力的恢复。其次，智能评估工具可以对患者的运动能力进行实时监测，为后续康复计划提供数据支持。

在脑卒中的恢复期干预阶段，患者的康复目标是进一步提高功能独立性和生活质量。智能康复训练设备在恢复期的运动干预中扮演着关键角色，通常配备智能反馈系统，能够根据患者的实时表现提供个性化的训练建议。利用机器人辅助康复设备，患者可以在安全的环境中进行功能性运动训练，通过精确的力量和运动模式反馈，帮助患者逐步改善运动能力，增强肌肉力量和协调性。虚拟现实和增强现实技术在恢复期的应用也越来越广泛，它们能够创建沉浸式的训练环境，提升训练的趣味性和积极性。智能语言康复软件和认知训练平台同样开始发挥重要作用，它们通过个性化的训练内容和实时反馈，帮助患者逐步恢复语言表达能力和认知功能。心理支持在恢复期同样不可忽视，智能心理健康评估工具能够实时监测患者的情绪状态，帮助医生识别出潜在的心理问题，并为患者提供相应的心理干预和支持。

在脑卒中的慢性期干预中，患者通常已经进入长期恢复阶段，面临持续的功能损伤和生活质量下降的问题。此阶段的干预目标强调维持功能、预防并发症、促进健康以及提升生活质量。慢性期的重点在于功能维持与预防并发症，患者在此阶段面临的主要挑战是保持现有的功能水平，防止进一步的功能下降。医疗团队会通过定期评估，监测患者的运动能力和生活自理能力，以制定预防措施，避免压疮、肺炎等常见并发症的发生。生活方式的调整与健康管理在慢性期干预中至关重要。医疗团队会提供个性化的健康教育，帮助患者理解如何通过健康饮食、规律运动和心理调适来改善自身状况。慢性期患者常常面临抑郁、焦虑等心理健康问题，智能心理健康评估工具可以帮助监测患者的情绪变化，并根据需要提供心理支持。这一阶段的干预强调长期的心理辅导和支持，帮助患者积极应对慢性病所带来的心理压力。

（4）定期评定

在脑卒中康复过程中，定期评定与方案的实施形成闭环反馈。医疗团队将定期对患者的功能状态进行评估，包括运动能力、语言能力以及心理健康等方面。通过使用标准化的评估工具和智能技术，医疗团队能够及时获取患者的康复进展数据，评估当前康复方案的有效性，并根据评估结果进行调整。这种反馈机制确保了康复计划的灵活性和针对性，有助于优化康复效果，提高患者的生活质量。

（5）出院指导

在脑卒中康复的出院指导阶段，确保患者的长期康复和生活质量至关重要。该阶段的核心目标是定期评估患者的恢复进展，及时调整干预方案，以满足个体化需求。通过建立定期随访机制，医疗团队能够持续监测患者的功能状态、心理健康和生活适应情况，及时识别潜在问题并提供相应支持。智能技术的应用在后续跟踪与支持中发挥着越来越重要的作用。通过可穿戴设备和健康管理 App，患者可以实时记录自身的健康数据，医疗团队则可以通过这些信息进行远程监测和指导。患者在出院后将接受智能设备的使用培训，学习如何利用这些工具进行日常训练和健康管理。这种技术支持不仅提高了患者的参与感，还能帮助他们建立良好的生活习惯，持续推动康复进程。通过综合运用定期评估、个性化支持以及智能技术，脑卒中患者的后续康复将更加高效和全面。

3. 脑卒中的智能康复训练

在脑卒中康复过程中，结合虚拟现实和脑机接口技术的智能康复训练方案旨在通过沉浸式的训练环境和实时的脑电信号反馈，提升患者的运动能力、认知功能和情绪状态。这种方案不仅提供个性化的训练体验，还能够根据患者的实时反馈动态调整训练内容和难度，从而最大程度地促进康复效果。脑卒中的智能康复训练流程如下。

（1）初期评估与数据收集

在康复训练的初始阶段，医疗团队将对患者进行全面且系统的初期评估，以便为个性化康复方案的制定提供科学依据。这一过程包括使用多模态神经影像技术（如fMRI和EEG）来精确识别患者的脑损伤区域及其功能状态。fMRI能够提供有关脑血流和神经活动的动态信息，而EEG则能实时监测脑电信号，反映患者的神经功能情况。此外，医疗团队将借助智能穿戴设备收集患者的运动数据，包括步态、平衡能力和关节活动范围等，这些数据能够为日常生活能力的评估提供量化支持。通过这些高精度的评估手段，医疗团队能够全面了解患者的功能缺损程度，为后续的个性化训练方案奠定坚实而科学的基础。

（2）制定个性化康复计划

根据初期评估结果，医疗团队将制定个性化的康复计划，明确短期和长期目标。短期目标通常集中在改善基本的运动功能、语言表达能力以及日常生活活动的独立性，而长期目标则涵盖全面恢复生活质量和社会参与能力。在制定康复计划时，将结合VR技术与BCI技术，设计适宜患者的训练任务。VR技术提供了一个交互性强且可调节的虚拟环境，患者可以在其中模拟日常活动，如行走、抓取物品等，这些活动不仅有助于提升运动能力，还能够提高患者的自信心和参与感。同时，BCI技术能够实时捕捉患者的运动意图，确保训练内容与患者的实际需求和能力水平相匹配。通过这种科学的个性化计划，患者的康复过程将更加高效和具有针对性。

（3）实施智能康复训练

在实施阶段，患者将佩戴脑机接口设备以实时监测其脑电信号。这一过程使医疗团队能够获取患者的神经活动数据，从而更好地理解其运动意图和认知状态。VR系统通过沉浸式的虚拟环境提供多样化的训练任务，患者可以通过意念控制虚拟场景中的对象，如移动虚拟物品或完成特定的运动任务。这种训练方式不仅提高了患者的参与度，还能促进其大脑与肢体之间的连接，增强神经重塑效果。VR系统的智能反馈机制能够根据患者的脑电信号分析其运动意图，并实时调整训练的难度和内容，确保训练始终具有挑战性且符合患者的能力水平。

（4）实时反馈与调整

在训练过程中，患者的脑电信号和运动表现会通过智能监测设备进行实时分析。这些数据的实时反馈至关重要，能够帮助患者及时调整运动策略。例如，当患者在进行特定运动时，系统可以监测到其运动表现的变化，随之提供即时的反馈建议，帮助患者修正错误的动作模式。此外，基于脑电信号的变化，系统能够动态调整训练的强度与任务复杂性，以确保患者始终处于最佳的训练状态。这种实时反馈和调整机制不仅提高了训练的有效性，还能促进患者的自我调节能力，增强其对康复过程的控制感。

(5) 定期评估与效果监测

在训练过程中，医疗团队将定期对患者的康复进展进行评估，以确保康复方案的有效性和适时调整。这一阶段将使用标准化的评估工具，如运动能力评分量表和认知功能评估量表，结合智能技术监测患者的运动能力、认知功能和情绪状态。通过对比训练前后的评估结果，医疗团队能够及时了解患者的康复效果，并据此调整训练方案，确保其与患者的实际需求相适应。这一反馈机制确保了康复计划的灵活性和针对性，有助于优化康复效果，提高患者的生活质量。

(6) 后续跟踪与支持

在康复训练完成后，医疗团队将对患者进行长期跟踪与支持，以确保患者在日常生活中能够继续应用所学技能。通过智能穿戴设备和健康管理App，患者可以实时记录自身的健康数据，医疗团队则可进行远程监测，及时识别潜在问题并提供相应支持。同时，患者在出院后可接受使用智能设备的培训，学习如何通过这些工具进行自主训练和健康管理。这种技术支持不仅提高了患者的参与感，还能帮助他们建立良好的生活习惯，持续推动康复进程。通过综合运用定期评估、个性化支持以及智能技术，脑卒中患者的后续康复将更加高效且全面，最终达到提升生活质量和功能独立性的目标。

5.2.3.2 脊髓损伤康复

1. 概述

脊髓损伤（spinal cord injury，SCI）是指因脊髓损伤暂时或永久地导致脊髓功能异常的破坏性神经病理状态，可导致运动、感觉和自主神经功能障碍。早期规范的康复治疗可以有效降低致残率，恢复肢体功能，改善患者的生活质量。SCI患者应早期进行康复，宜从急诊抢救就开始实施康复治疗。SCI的康复治疗需要根据不同时期采用不同的针对性治疗方案，如急性期以床旁训练为主，如良肢位的摆放、关节被动活动、肌力训练、呼吸与排痰训练、间歇导尿、预防压疮等；恢复期和慢性期需要进行离床训练，包括关节活动度训练、主动肌力训练、膀胱和直肠管理、呼吸和排痰训练等，为患者回归家庭和社会做好准备，并相应进行心理干预。目前常用的康复措施包括运动治疗、作业治疗、物理因子治疗、高压氧治疗、辅助器具等。脊髓损伤后的康复流程通常包括康复评估、制定康复方案、实施康复方案、定期评定、出院指导五个阶段。随着智能技术的不断发展，神经影像技术、脑机接口技术和神经调控技术的应用，使得康复治疗变得更加精准化、个性化和闭环化。智能康复技术通过深度赋能传统康复流程，提供了包括多模态神经影像评估，脑机双向交互训练和中枢-外周联合刺激调控在内的综合解决方案。这种技术进步不仅缩短了康复周期，还提高了治疗效果和患者的参与度，从而有助于患者更快、更好地回归正常生活。

2. 康复流程

脊髓损伤康复流程可以通过智能技术的融合应用实现标准化、精准化、个性化的康复服务。如图5-20所示，整个流程贯穿康复评定、方案制定、方案实施、定期评定及出院指导五个关键阶段，每一阶段均结合最新技术与临床实践，为患者提供最佳康复体验。接下来详细介绍智能康复技术在这五个阶段的运用。

(1) 康复评定

康复评定是脊髓损伤康复流程的起点，旨在全面了解患者脊髓损伤后的运动和感觉功能障碍，为后续康复方案的制定提供科学依据。多模态神经影像技术在这一阶段发挥着至关重要的作用，通过整合MRI、DTI、fMRI、CT和超声等影像手段，对脊髓结构损伤和功能变化进行精准评估。MRI提供高分辨率的脊髓解剖图像，有助于判断损伤位置、出血或软组织水肿情况；DTI 通过追踪白质纤维束，分析脊髓内神经传导通路的完整性，评估损伤程度及修复进展；fMRI 可以动态监测大脑与脊髓在不同运动任务中的激活情况，揭示中枢神经系统对外周刺激的反应模式和功能连接变化；CT 用于急性期损伤的骨性结构评估，如椎骨移位或骨折压迫；而超声成像则实时监测软组织的恢复情况，如肌肉厚度和收缩状态等。通过多模态影像数据的融合和对比分析，康复团队能够制定出更精确的损伤评估报告，预测康复潜力，监测修复过程中的神经重塑情况，为个性化康复干预提供可靠依据。此外，多模态影像技术的动态追踪功能可实时反馈患者的恢复状态，为康复方案的动态优化提供数据支持，有助于提升患者的康复效果。

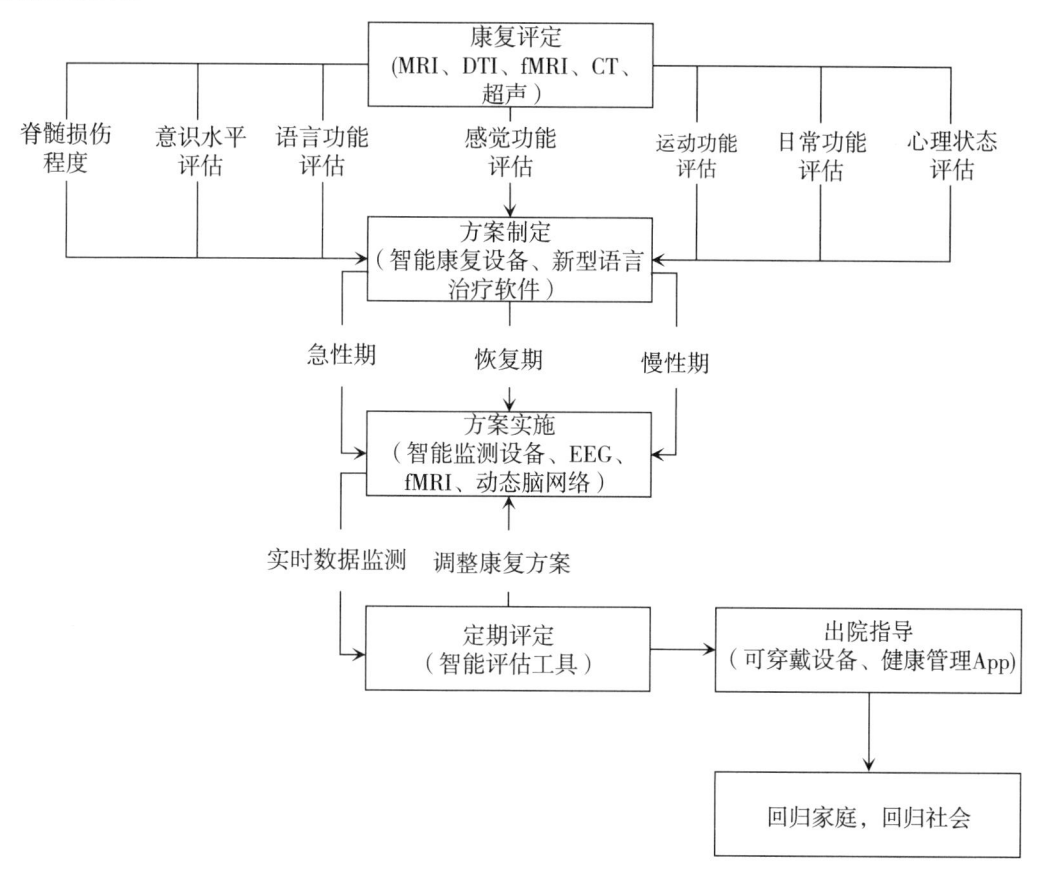

图 5-20 脊髓损伤智能康复流程

（2）方案制定

康复方案制定是为患者构建科学、系统且个性化训练计划的关键环节。在这一过程中，多模态神经影像技术与神经反馈训练技术协同发挥作用。通过 MRI、DTI 和 fMRI 等成像手段获取脊髓结构和功能信息，并通过多模态影像融合技术整合不同数据来源，提高损伤部位的可视化和诊断精度。动态脑网络构建与分析技术则基于 fMRI 和 EEG 数据，构建大脑与脊髓之间的功能连接网络图，精准解析中枢与外周神经系统之间的协作关系，评估在不同任务状态下的神经活动情况，为制定个性化的康复方案提供科学依据。与此同时，神经反馈技术通过实时采集 EEG、EMG 等生理数据，结合深度学习运动意图识别算法，将神经信号解码为动作指令，并通过 VR 严肃游戏设计将训练任务情景化，使患者在模拟日常生活场景中参与康复训练，提高其参与感和主动性。中枢-外周联合神经调控技术则利用实时闭环反馈系统联动中枢和外周神经活动，并通过 TMS 和外周神经电刺激进行同步激活，促进神经传导路径的重塑和强化。

(3) 方案实施

康复方案的实施是将个性化训练计划落实到实际训练中的关键环节。多模态神经影像技术通过实时影像监测患者的神经功能变化，提供关键指标以验证训练效果。影像融合方法可以将 MRI、DTI 和 fMRI 数据进行动态配准，提高对损伤区域和神经通路恢复情况的可视化精度，为实施过程提供实时参考。动态脑网络分析技术能够在训练过程中监测大脑与脊髓的功能连接情况，帮助临床团队判断训练是否达到了预期效果。在训练过程中，神经反馈技术通过采集实时生理数据为患者提供实时反馈，帮助患者调整运动意图，提高中枢与外周神经系统的协同能力。VR 技术和严肃游戏设计将康复训练任务情景化，使患者能够在沉浸式虚拟环境中完成功能性训练，从而提高主动参与度和训练专注度。深度学习运动意图识别算法则对患者的神经信号进行实时解析，将其转化为具体的动作指令，确保每次训练任务根据患者的状态进行自适应优化。此外，中枢－外周联合神经调控技术在这一阶段发挥了闭环反馈与多点刺激的双重作用。实时闭环系统将大脑信号与肢体响应联动，确保神经信号的传递和动作执行同步；TMS 和外周神经电刺激在训练过程中提供同步刺激，强化神经信号传导效果。通过影像配准和刺激参数计算技术，还可以对刺激位置和强度进行精准调控，提高训练的个体化和安全性。

(4) 定期评定

定期评定旨在阶段性监测患者的恢复进度，确保康复目标的达成并为方案优化提供数据支撑。在这一阶段，多模态神经影像技术用于评估脊髓损伤部位的结构变化和功能恢复情况。通过 MRI 和 DTI 影像，可以观察神经纤维束的完整性和脊髓通路的修复状态。动态脑网络分析技术通过采集患者静息状态或任务状态下的 fMRI 和 EEG 数据，构建功能连接网络图，评估大脑与脊髓间的信息传导效率，判断神经回路是否得到了重塑。结合动态功能连接性分析算法，还可以追踪神经功能连接的变化趋势，评估训练方案对功能恢复的实际效果。此外，神经反馈技术通过采集脑电、肌电等信号，提供实时生理数据反馈，帮助监测神经元兴奋水平及肌肉控制能力。深度学习算法将这些数据转化为客观的评估报告，展示患者在不同阶段的运动意图控制能力和执行效果。对于步态和日常活动能力的评估，可以通过智能穿戴设备采集运动参数，如步态对称性、步幅和速度等，以可视化趋势图展示恢复情况，帮助发现恢复瓶颈并进行针对性调整。

(5) 出院指导

脊髓损伤康复在出院指导阶段的康复方法与脑卒中相似，同样是通过建立定期随访机制，医疗团队能够持续监测患者的功能状态、心理健康和生活适应情况，及时识别潜在问题并提供相应支持。使用可穿戴设备和健康管理 App 等智能技术实现患者康复远程监测与指导。

3. 脊髓损伤后智能康复训练

脊髓损伤后康复主要基于外骨骼机器人进行运动助行康复训练，在使用外骨骼机器人时采用渐进式训练，辅助程度由部分悬吊下外骨骼辅助步行逐渐进阶至康复治疗师监督下进行外骨骼辅助步行。训练内容根据患者情况而定，包含外骨骼辅助下起坐、站立、步行等。各项具体强度及时长根据患者评估情况进行个体化设计。

(1) 使用前准备

训练中给患者佩戴心率传感器（如 Polar H10）以观察患者心率变化，并及时根据情况调整运动强度；干预前与患者强调其他基础治疗维持不变，如药物治疗、作业治疗（一天一次）、上肢功率自行车（一天一次）、物理因子治疗、康复护理等维持不变；训练期间患者出现任何不适，如头晕、疼痛、呼吸困难、跌倒等需立刻告知治疗师，治疗师根据情况停止本次训练；患者上肢肌力应满足当前外骨骼训练阶段的要求，且在训练前应保证患者当前身体状态符合外骨骼训练要求；主机和拐杖上有实时剩余电量显示，对电量进行监测，并应保证每次训练之前外骨骼机器人设备的电量应当超过50%；当产品出现故障时，联系售后人员进行产品保养，并且对功能进行测试和调试，以保证产品正常使用；电子元器件、印制板、塑料件、金属、电线等，应放入可回收垃圾桶或交给专门的回收部门，由专业处理部门进行处理。

（2）外骨骼机器人使用流程

①训练准备阶段：患者完成并通过初始测试之后，可以进入训练准备阶段。治疗师将根据患者的身体条件选择外骨骼机器人及其相应参数，使外骨骼机器人系统适合受试人体，其中包括：人体髋关节及膝关节相对外骨骼转动关节径向距离在25 mm以内视为匹配；人体腰部靠近一侧，另一侧间隙在10～20 mm视为匹配；大腿绑缚和大腿之间的缝隙小于7 mm；小腿绑缚和小腿后侧之间的缝隙小于7 mm；穿戴好外骨骼后，大腿与大腿绑缚、小腿与小腿绑缚之间可放入医生的一根手指为准。

②助行训练阶段：患者穿戴外骨骼机器人进行康复训练过程中，必须至少有一人陪同受试，以监测和协助患者，防止意外。在行走训练之前，必须进行坐起、站立与平衡姿态训练。姿态训练将在平行双杠内进行，患者将练习由坐到站、由站到坐的姿态转换，以及站立平衡和踏步技巧。其后再学习在平面和坡面掌握站立、姿态转换、转身和行走。患者将学会使用辅助装置，如拐杖或步行者，以便练习平衡、前进与步行。患者学会这些技能之后，大部分训练将集中于改善和增加独立站立、步态和重心控制、迈步控制、步态步频协调控制、停止行走和安全转弯，以及自身完全控制的步行。外骨骼机器人脊髓损伤临床康复项目及流程建议如图5-21所示。

（3）功能评估

在外骨骼机器人进行康复训练前后，需要对脊髓损伤患者进行全面的评估，除损伤水平与损伤程度以外，还包括神经肌肉状态、痉挛、疼痛、呼吸功能、睡眠、心血管和代谢功能、自主神经功能、泌尿生殖系统和神经源性膀胱、神经源性肠道功能障碍、性功能、精神健康问题以及活动和参与水平等。

①推荐必评项目：包含对身体结构与功能、活动与参与的评估。身体结构与功能的评估包含损伤水平、损伤程度、肌张力的评估。

②推荐选评项目：同样包含对身体结构与功能、活动与参与的评估。身体结构与功能的评估主要包含平衡能力、心血管功能、有氧运动能力、无氧运动能力、自主神经功能、性功能、泌尿系统、肠道功能、血流检测等项目。活动与参与的评估主要包含下肢功能、上肢功能、日常生活能力、参与和活动水平、生活质量等项目。

访视项目	访视节数																			
	第1小节	第2小节	第3小节	第4小节	第5小节	第6小节	第7小节	第8小节	第9小节	第10小节	第11小节	第12小节	第13小节	第14小节	第15小节	第16小节	第17小节	第18小节	第19小节	第20小节
受试主观调查																				▲
受试基本情况调查测量	▲																		▲	
生活质量/FIM等问卷调查	▲																		▲	
身心测试	▲																		▲	
平衡测试	▲																		▲	
血压、血氧、心率测量	▲		▲		▲		▲		▲			▲		▲		▲		▲		
髋、膝、踝关节运动范围（ROM测量）	▲																		▲	
心肺功能	▲																		▲	
消化功能	▲																		▲	
疼痛	▲																		▲	
身体测量与外骨骼调整	▲																		▲	
步行训练测试											▲									▲
穿戴和卸去训练		▲	▲	▲	▲		▲													
坐到站立训练		▲	▲	▲	▲	▲	▲	▲	▲	▲		▲								
站立训练		▲	▲	▲	▲	▲	▲	▲												
平行杠内站立训练		▲	▲	▲	▲	▲	▲	▲												
身体平移训练		▲	▲	▲	▲	▲	▲	▲	▲				▲	▲	▲	▲	▲			
独立站立训练		▲	▲	▲	▲	▲	▲	▲					▲	▲	▲	▲	▲			
平行杠内步行训练						▲														
平行杠内外骨骼步行训练							▲													
平地外骨骼步行训练								▲	▲		▲					▲				
倾斜地面外骨骼步行训练													▲	▲	▲					
台阶外骨骼步行训练															▲	▲				
平行双杠中转身						▲														
平行双杠中佩戴外骨骼转身							▲													
佩戴外骨骼平面转身								▲	▲	▲		▲		▲						
佩戴外骨骼在坡面上转身														▲		▲	▲			
平行双杠中站立到坐			▲																	
平行双杠中佩戴外骨骼站立到坐				▲	▲								▲	▲						
佩戴外骨骼在坡面上站立到坐						▲	▲							▲	▲					
中期训练测试											▲									

图5-21 外骨骼机器人脊髓损伤临床康复项目及流程建议

5.2.4 挑战与发展趋势

5.2.4.1 问题挑战

智能神经康复技术近年来取得了显著的进步，在中枢神经系统损伤、脑卒中康复、神经功能评估等领域展现出广阔前景。然而，当前智能神经康复的临床应用仍然面临着精准评估体系不完善、神经反馈实时性不足、中枢－外周联合神经调控技术的闭环效率有限等问题。这些挑战限制了技术的进一步推广与优化。

1. 精准评估体系不完善

现有的智能神经康复评估系统在多模态融合和动态量化方面仍存在局限性。许多系统仅聚焦单一指标（如运动意图或认知能力），而忽视患者神经功能状态的全面动态分析。由于缺乏统一的智能神经康复评估标准，不同医疗机构之间的数据和流程难以对接，因此阻碍了跨机构间的资源共享与患者管理。

2. 神经反馈实时性不足

神经反馈在智能神经康复中扮演着核心角色，但现有的反馈系统在实时性和动态性上仍不够完善。尤其是在 BCI 中，信号采集和解码的延迟会降低系统响应速度，从而影响训练的个性化与有效性。

3. 中枢－外周联合调控技术的闭环效率有限

中枢－外周联合神经调控技术作为智能神经康复的重要手段，尚未完全解决中枢刺激与外周电刺激的时序同步性和参数优化问题。这种协同效率的不足导致神经网络的重塑和功能恢复受到限制。

5.2.4.2 发展趋势

针对上述问题，智能神经康复的发展趋势主要集中在精准评估技术优化、神经反馈实时动态化提升以及闭环控制系统的协同优化。

1. 精准评估技术优化

未来的智能神经康复评估技术将以多模态数据融合为核心，通过整合神经影像和电生理数据，构建全面的神经功能评估体系。基于人工智能和大模型的技术应用，可将多源异构数据进行高效整合与分析，形成标准化的评估方案。例如，结合患者脑卒中后的运动意图解码数据与肌电信号动态变化，全面量化患者的神经功能状态。此外，人工智能模型可以通过学习海量神经康复案例，识别关键康复阶段的特征模式，提供精准且个性化的康复建议，提升评估的可靠性与效率。

2. 神经反馈实时动态化提升

神经反馈系统将朝着更高实时性和动态化方向发展。未来，基于高性能脑机接口和深度学习算法的系统将大幅提高信号解码速度和准确性。通过自适应反馈机制，系统能够实时调整训练难度和内容，确保患者始终处于最优训练状态。例如，在脑卒中患者的康复训练中，实时采集患者的脑电信号并进行快速解码，动态调整外周电刺激的强度和频率，从而更好地支持中枢与外周神经的同步激活。

3. 闭环控制系统协同优化

中枢－外周联合神经调控技术的闭环控制将进一步优化，重点提升 TMS 与 FES 等多源刺激的时序同步性与协同性。未来，深度强化学习算法将在闭环系统中发挥更大作用，通过实时解码患者神经状态并优化刺激参数，实现精准的中枢与外周调控。例如，针对脊髓损伤患者，通过同步调整大脑运动皮层的 TMS 刺激和下肢 FES 诱导的肌肉运动，促进神经通路的重塑与功能恢复。同时，开发针对小脑、脊髓等新靶点的刺激方法，有望进一步拓展闭环调控的适用范围。

5.2.4.3 小结

综上所述，智能神经康复的发展趋势集中在精准评估、实时神经反馈和闭环控制优化三个核心方向。通过多模态数据融合与大模型技术的引入，神经功能评估将更加全面与精准；实时动态神经反馈系统的优化将显著提升康复训练的个性化和有效性；中枢－外周联合神经调控技术的闭环效率提升，将进一步增强神经网络的同步重塑能力。随着这些技术的不断完善，智能神经康复将为神经损伤患者提供更加科学、高效和个性化的康复解决方案。

5.3 智能心肺康复

5.3.1 概述

当前，心肺康复领域面临评估与训练手段不足、个性化程度低、患者康复效果难以优化等突出问题，这些问题严重制约了心肺康复的规范性、精准性与高效性。在心肺功能评估方面，传统方法如运动心肺试验需要依赖复杂设备和专业人员支持，评估过程耗时长、成本高，难以实现频繁监测。尤其对于术后患者，传统康复监测手段通常存在较长时间间隔，无法动态捕捉康复过程中患者心肺功能的变化。例如，术后患者在初期康复阶段肺部功能恢复情况波动较大，而缺乏连续监测可能导致康复医师未能及时发现问题，延误康复策略的优化调整。心肺功能状态掌握不精准直接影响康复过程的科学性与患者康复效率，亟须智能化心肺功能评估技术的介入。在呼吸模式监测与训练方面，许多心肺疾病患者存在异常呼吸模式，传统心肺康复手段对患者呼吸模式的评估与纠正缺乏实时性和针对性。由于无法动态监测呼吸频率、深度及模式变化，因此康复过程中的呼吸效率难以有效提升，进而制约整体心肺功能恢复。以慢性阻塞性肺疾病患者为例，错误的呼吸模式可能导致肺泡通气不充分、气体交换效率低下，进一步加重心肺负担。而传统康复手段对呼吸纠正训练的依赖度高，患者易因训练内容单一、缺乏实时反馈等原因丧失积极性，康复效果不佳。智能柔性穿戴式呼吸康复辅具为解决此类问题提供了新的可能。在运动训练方面，心肺康复对运动强度的精准控制至关重要。传统康复方法难以根据患者的实时心肺状态灵活调整运动负荷，难以适配康复训练强度，影响康复进程。训练过度可能导致患者体力透支、心肺负担过重甚至诱发二次伤害；训练强度不足则可能无法充分刺激心肺功能恢复，延缓康复进展。例如，心力衰竭患者在康复训练中若未能实现实时监控与调整，训练效果易出现显著偏差，延长康复周期，增加医疗资源耗费。交互式心肺康复训练系统通过实时数据采集与反馈调控，为动态调整训练强度提供了新路径。

智能心肺康复是运用深度学习、医学影像分析、实时生理监测等先进评估技术，以及智能柔性穿戴式呼吸康复辅具、交互式心肺康复训练系统等前沿康复设备与技术，系统性解决传统心肺康复模式中存在的评估准确性不足、训练方式单一枯燥、康复方案难以个性化等关键难题，通过智能化手段全面革新心肺康复诊疗体系，实现精准评估、早期干预与动态优化的全流程创新心肺康复方法。如图5-22所示，在心肺功能评估中，智能心肺康复评估技术依托深度学习算法与高精度实时生理监测设备，如呼吸模式分析传感器、心电传感器、动态血氧监测装置等，对患者的呼吸频率、呼吸深度、心率变异性、血氧饱和度等多维度生理指标进行连续采集与实时监测。结合医学影像分析技术，系统分析患者的肺功能影像特征及心肺耦合状态，通过数据建模和智能算法处理，对患者的心肺功能状态与恢复趋势进行量化评估，替代传统评估手段依赖复杂设备与人工经验的不足，为心肺疾病的精准分期、干预时机判断及康复策略优化提供科学依据。在心肺康复训练环节，智能心肺康复通过智能柔性穿戴式呼吸康复辅具与多感官交互式训练系统提升康复效果。智能柔性穿戴式呼吸康复辅具实时监测患者呼吸模式，利用反馈机制纠正异常呼吸行为，如快速浅呼吸或过度换气，帮助患者逐步恢复高效的肺通气与气体交换功能。多感官交互式心肺康复训练系统基于患者实时心肺表现，通过整合训练数据与大规模病例特征，动态调整运动负荷与呼吸训练强度，确保患者处于安全有效的康复区间。此外，辅具与系统的智能反馈功能能够激发患者积极参与康复训练，显著提高训练依从性与整体康复效果。综上所述，智能心肺康复在评估与训练环节实现了精确化与个性化的全面提升，有效提升了患者康复过程的效率与科学性，推动心肺康复服务向精准化、动态化、个性化方向发展，为心肺疾病患者的全面康复提供了强有力的支持。

本节将具体介绍智能心肺康复中涉及的部分智能化方法及其临床应用。首先，介绍以深度学习、生理信号实时监测技术和医学影像分析技术等融合人工智能手段的智能化心肺康复评估技术。接着，介绍以智能柔性穿戴式呼吸康复辅具和多感官交互式心肺康复训练系统为代表的在临床中逐步推广应用的智能化心肺康复训练技术。然后，以冠心病和慢性阻塞性肺疾病两种常见心肺康复疾病为例，详细阐述智能心肺康复方法的临床应用实例。最后，展望智能心肺康复未来的发展方向。

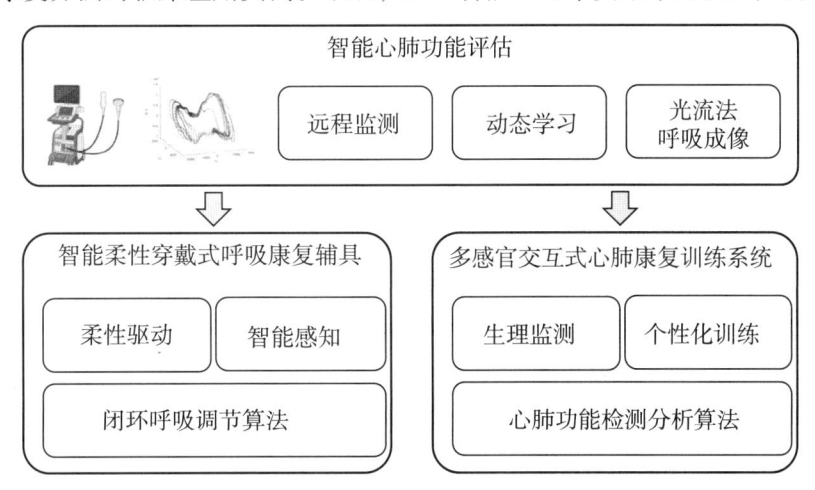

图 5-22 智能心肺康复技术框架

5.3.2 技术现状

5.3.2.1 智能心肺康复评估技术

1. 技术框架

智能心肺康复评估技术是一种基于人工智能、先进传感器和大数据分析的医疗技术，通过实时采集心电信号、呼吸模式、血氧饱和度等生理数据，结合机器学习算法和动态建模，对心肺功能进行精准监测和全面评估。该技术能够在早期发现心肺异常，评估健康趋势，提供个性化的干预建议，并支持远程监控与医生会诊，广泛应用于疾病诊断、健康管理和康复指导，是心肺健康领域的创新工具。

如图5-23所示，该技术整合了多种传感器设备、生理信号采集与分析技术，结合了机器学习算法。其包含远程心肺功能监测模块、心肺康复评估模块、非接触式肺部术后评估模块。其中，远程心肺功能监测模块能够使患者通过可穿戴设备实现远程实时监控患者心肺功能状态；心肺康复评估模块使用动态学习算法来对患者在康复治疗过程中的康复情况进行精准化评估；非接触式肺部术后评估模块通过摄像头来实现肺部术后患者呼吸成像，无须接触患者即可评估术后康复情况。随着传感器技术的不断进步和人工智能算法的优化，智能心肺康复评估技术正朝着精度更高、适用性更广以及与智能终端深度集成的方向发展。同时，个性化健康管理和疾病预测预警将成为其未来的核心应用领域，为健康医疗带来革命性变化。

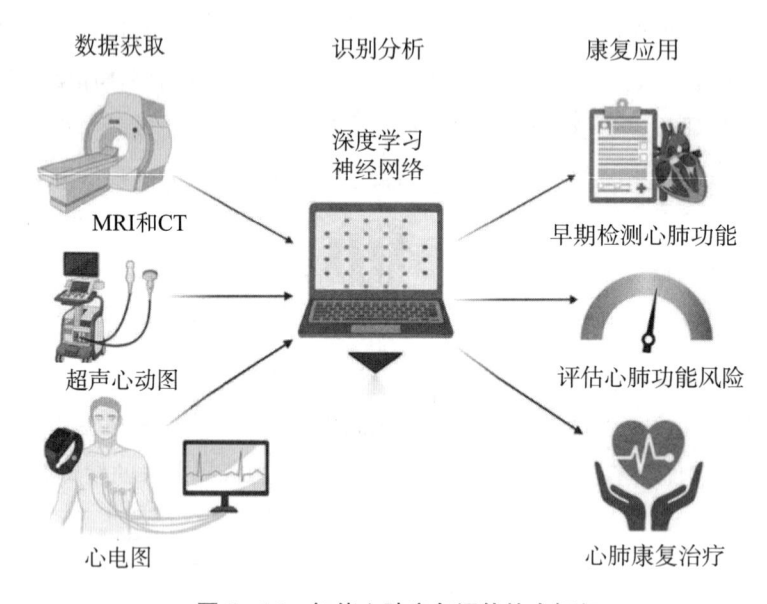

图5-23 智能心肺康复评估技术框架

2. 功能模块

（1）远程心肺功能监测模块

远程心肺功能监测模块基于智能传感技术、物联网、云计算和人工智能算法，利用智能手环、手表或胸带等设备实时采集心电信号、血氧饱和度和呼吸模式等多模态生理数据[283-285]。设备通过蓝牙或Wi-Fi将数据传输至云平台，并利用嵌入式人工智能算法进行降噪、过滤和标准化处理，从而实现对心律失常、血氧水平异常和呼吸频率异常的识别和评估。模块根据分析结果生成动态健康报告，支持医生实时查看患者状态并提供远程诊疗建议。远程心肺功能监测模块通过智能设备和技术的协同作用，实现对患者心肺状态的实时跟踪和全面分析。

（2）基于动态学习的心肺康复评估模块

基于动态学习的心肺康复评估模块通过智能传感设备采集患者的多模态生理数据，并整合患者的行为数据（如运动强度、步数）与环境因素（如空气质量、温度）。这些数据经过预处理后用于构建个性化的康复评估模型[286-287]。个性化的康复评估模型通过动态学习算法，能够实时调整对康复过程的评估标准，更精确地反映患者在康复治疗过程中的进展和效果。

基于动态学习的心肺康复评估模块在实际案例中展现了广泛的应用潜力，如心电图评估和腺样体肥大患儿评估，能够通过多模态数据分析实现疾病状态的精准检测和个性化评估。如图5-24所示，通过结合心电图的时空动态信息，基于动态学习的心电图评估算法可以实现心脏病的高精度检测。在实际应用中，智能设备采集患者的多导联心电图信号，并利用动态学习算法对信号中的时序和空间特征进行深度挖掘。通过识别细微但显著的心电动态变化（如心律不齐、ST 段异常等），评估模块能对心脏健康状态进行实时监测，并提供个性化的诊断和康复建议。例如，对于早期心肌缺血的患者，该模块可以通过连续监测发现病灶早期特征，生成动态报告，辅助医生优化治疗方案，有效降低心血管疾病的误诊率。

另外，动态学习的心肺评估方法在呼吸系统评估方面也有研究，由于腺样体肥大患儿通常表现为呼吸受阻（如打鼾、张口呼吸）及夜间血氧饱和度波动大等症状。如图 5-25 所示，基于动态学习的评估模块结合呼吸动力学图（respire dynamics gram，RDG）技术，通过患儿佩戴的智能传感设备（如智能胸带、呼吸传感器）实时采集与呼吸相关的多模态数据，包括呼吸频率、气流变化、胸腹腔呼吸动态和血氧饱和度等。RDG 方法通过动态学习算法对这些数据进行处理，构建呼吸模式的时空特征图，捕捉腺样体肥大对呼吸动力学的特定影响模式，如呼吸阻力变化、通气量降低以及氧交换效率下降等。

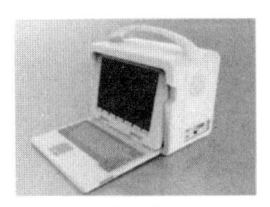

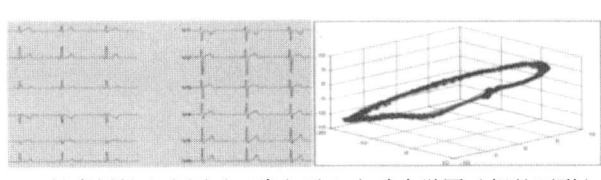

健康男性心电图（正常）及心电动力学图（规整环形）

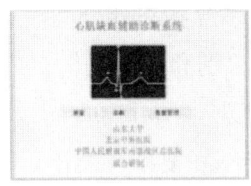

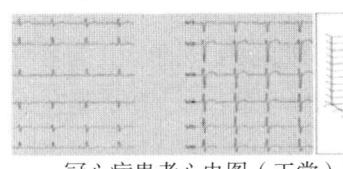

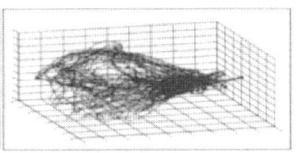

冠心病患者心电图（正常）及心电动力学图（散乱）

图 5-24 基于动态学习的心电图评估算法[288]

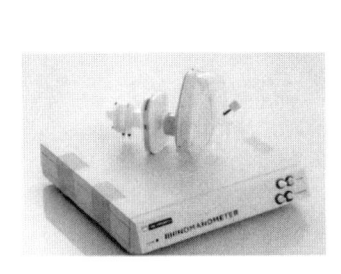

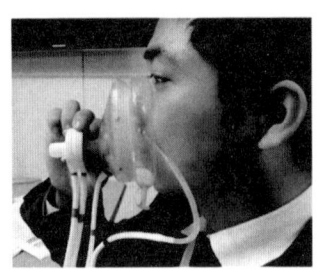

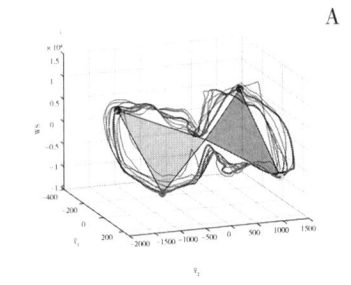

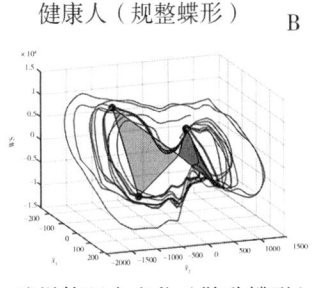

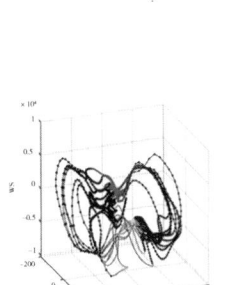

A

健康人（规整蝶形）

B

腺样体肥大患儿（散乱蝶形）

图 5-25 基于动态学习的呼吸系统评估算法[287]

（3）非接触式肺部术后康复评估模块

非接触式肺部术后康复评估模块旨在通过无接触方式评估术后患者的肺部功能恢复情况。该技术通过摄像头采集患者的表面微小运动，通过智能分析患者的呼吸特征，全面评估肺部康复状态。这一模块在提高患者舒适度、减少接触感染风险以及提供实时动态评估方面具有显著优势。其原理是利用高精度摄像头捕捉患者胸部和腹部在呼吸过程中产生的细微位移。这些位移信号经过时空特征提取后，被输入深度学习模型中进行分析。通过机器学习算法将胸腹表面运动映射为呼吸频率、呼吸深度、呼吸模式等指标，同时评估患者左右肺运动的对称性和协调性。该方法适用于术后评估患者是否存在肺功能异常，如呼吸浅慢、肺不张或呼吸偏侧化。

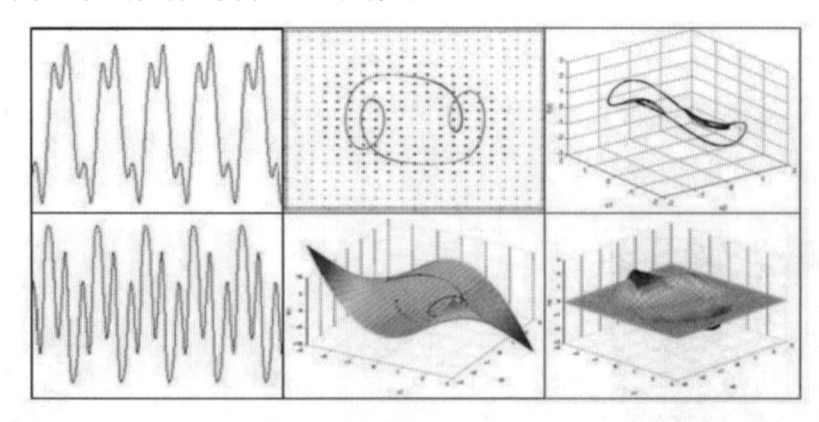

3. 典型算法

（1）动态确定性学习算法

动态确定性学习算法（deterministic learning theory，DLT）的主要思想是通过对非线性动力系统的动态行为进行学习和提取规律，建立系统的数学模型，实现对系统的精确识别、模式分析以及高效控制[286-287]。与传统的统计学习方法不同，动态确定性学习算法专注于通过确定性数据揭示系统内部的动态特性，特别适用于描述具有时间相关性和动态演化规律的复杂系统。DLT的基础是非线性动力系统理论。它假设系统的状态变化可以用数学方程来描述，例如微分方程或状态空间模型。如图5-26所示，通过观察系统的输入和输出，以及状态的变化轨迹，DLT能够从这些数据中提取系统的动态特征。这种学习方法强调通过对动态行为的记忆和存储，在局部区域内构建系统的模型。这些局部模型可以被看作对整体复杂行为的简化描述，最终通过整合多个局部模型实现对全局系统的理解。DLT的核心原理之一是吸引子学习。吸引子是动力系统在长期演化过程中形成的特定模式，如平衡点、周期轨道或混沌行为。这些模式反映了系统的本质特性，可以用作识别系统状态或分类模式的依据。DLT通过捕捉吸引子的特征，并将这些特征存储为记忆单元，为后续的识别和控制提供支持。该算法的另一个关键点是收敛性和稳定性分析。在学习过程中，DLT通过数学工具（如Lyapunov方法）保证系统的学习轨迹是稳定的。这种稳定性使得学习过程既可靠又高效，能够在复杂环境下运行。总的来说，动态确定性学习算法的核心思想是从动态行为中提取规律，形成对系统的深入理解，并将这些规律用于建模、识别和控制。它强调通过分析确定性数据来建立学习规则，而不依赖概率和统计假设，因此特别适用于动态系统的实时分析和复杂问题的解决。

图5-26 动态确定性学习算法[289]

（2）基于光流法的呼吸成像算法

如图5-27所示，基于光流法的呼吸成像算法是一种利用光流技术提取人体表面运动信息，并通过对这些运动的分析实现呼吸监测和成像的方法。其主要思想是通过检测人体表面由呼吸引起的细微位移，构建出反映呼吸频率、幅度和模式的动态图像和数据。这种算法广泛应用于医疗健康监测、生命体征检测以及远程健康管理等领域。

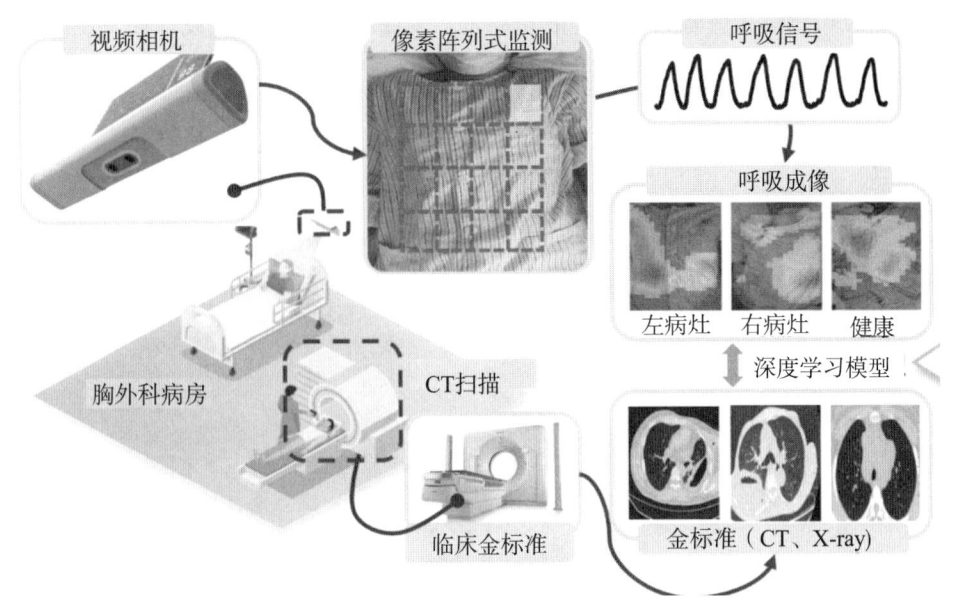

图5-27　基于光流法的呼吸成像算法[290]

光流法是一种计算机视觉技术，用于估计图像序列中像素点的运动场。对于呼吸成像算法，光流法通过处理连续视频帧，捕捉由呼吸引起的胸腔、腹部或其他部位的周期性运动。这些运动在视频帧中表现为像素点的微小位置变化。算法利用这些变化估算出运动场，提取反映呼吸动态的信息[290]。光流法的核心是求解运动场的问题。经典方法如 Horn-Schunck 光流法和 Lucas-Kanade 光流法，通过对图像亮度一致性假设和局部平滑性假设进行优化，计算出像素的运动向量场。在呼吸成像中，这些运动向量代表胸腹部表面的位移。算法会进一步处理这些位移，以生成与呼吸相关的动态特征，如呼吸频率和呼吸模式。基于光流的呼吸成像算法还结合了信号处理技术。在提取运动场后，算法通常会进行滤波处理，去除噪声并提取周期性分量。同时，算法会分析呼吸引起的振幅变化，以构建呼吸图像或视频。这种图像化的结果可以直观反映出呼吸的动态变化，使医护人员或研究人员能够轻松观察和分析。这种算法的应用十分广泛。首先，在医疗领域，它可以实现无接触的呼吸监测，特别适合于ICU或手术后恢复患者的生命体征监测。其次，在远程健康管理中，光流法可以结合摄像头设备，实现家庭环境中的实时呼吸监测。此外，该算法也在运动生理学、婴儿监护和睡眠呼吸分析中具有重要应用价值。总体而言，基于光流法的呼吸成像算法通过利用光流技术捕捉和分析人体呼吸引起的表面运动，为非接触式、精确且高效的呼吸监测提供了一种重要手段。它结合了计算机视觉和信号处理技术，在健康监测和生命体征检测领域展现出巨大的潜力。

5.3.2.2　智能柔性穿戴式呼吸康复辅具

1. 技术框架

智能柔性穿戴式呼吸康复辅具是一种集成柔性仿生技术、智能控制算法与个性化数据分析的创新型康复设备，旨在为呼吸困难患者提供高效、安全的辅助呼吸和排痰支持。如图5-28所示，通过采用柔性材料和仿生设计，该辅具能够实现对人体胸廓和呼吸动作的高适应性，同时保持低侵入性和高舒适性。该辅具的核心内容包括柔性驱动与呼吸辅助功能、智能感知与闭环调节机制，以及人机交互与数据驱动的个性化康复方案。其柔性仿生模块模仿呼吸肌和排痰动作，为患者提供全面的机械支持；智能控制系统实时监测并调整输出参数，确保辅助效果精准可靠；数据分析功能则结合长期监测信息，优化康复策略并提供健康管理服务。这一辅具广泛应用于慢性阻塞性肺疾病、急性呼吸窘迫综合征、术后康复及其他呼吸功能障碍患者的治疗与康复领域。其便携性和智能化设计使其不仅适用于医院环境，还可延伸至家庭护理场景，为患者提供长期、个性化的呼吸康复支持。

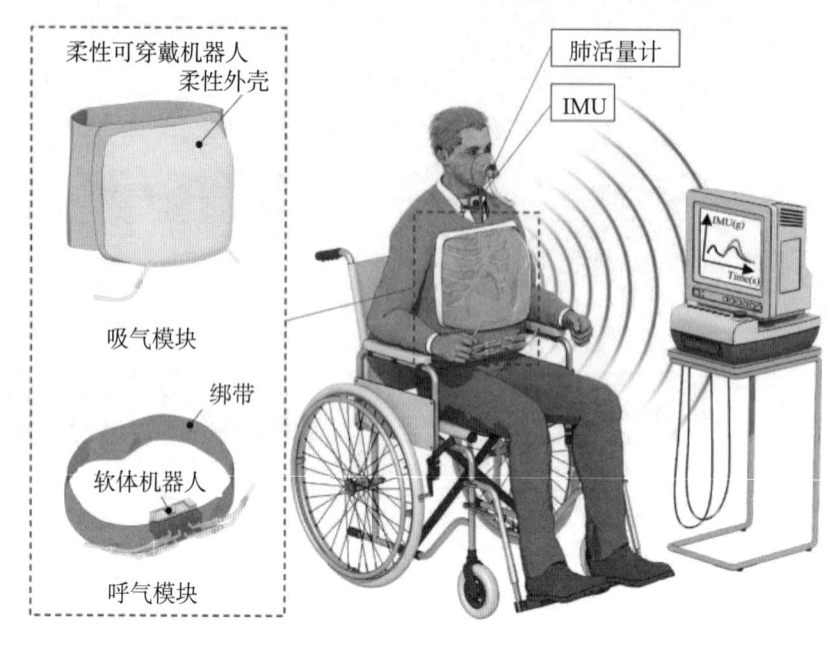

图 5-28　智能柔性穿戴式呼吸康复辅具技术框架

2. 功能模块

（1）柔性驱动与仿生辅助模块

柔性驱动与仿生辅助模块是智能柔性穿戴式呼吸康复辅具的核心组成部分，其设计基于软体仿生原理，旨在模拟人体呼吸肌的自然运动，为呼吸困难患者提供辅助呼吸支持和康复训练。该模块采用柔性材料制作，结合气动或电动驱动系统，实现对胸廓扩张与收缩的精准控制，从而辅助患者完成吸气与呼气动作。通过这种仿生设计，该模块不仅能够有效降低机械辅助设备对软组织的侵害，还提高了患者佩戴舒适性和使用安全性。柔性驱动与仿生辅助模块的工作原理基于人体呼吸生理特性，通过驱动器产生可控的机械力作用于胸廓或腹部，模拟呼吸肌在吸气阶段扩张胸腔、降低胸腔压力，从而促进气流进入肺部；在呼气阶段则通过控制驱动力的释放，模拟自然的胸腔回缩，帮助排出肺内气体。此外，该模块还可以产生适当的振动模式，用于胸廓振荡和痰液松解，以辅助患者清除气道内的分泌物，提高呼吸道通畅性。这种功能特别适用于慢性阻塞性肺疾病或术后恢复患者，有助于改善肺部通气功能。

在心肺康复中，柔性驱动与仿生辅助模块可作为一项核心技术，贯穿患者康复的各个阶段。在急性期，它能够提供及时的机械辅助，维持患者的基本呼吸功能；在稳定期，它通过控制轻度至中度的呼吸辅助与震荡排痰功能，帮助患者逐步恢复自主呼吸能力，降低呼吸负担；在长期康复阶段，它可与康复训练方案结合，利用可编程的呼吸支持和振动模式，提高肺活量和胸廓灵活性，增强心肺功能。这种灵活适配的设计，使柔性驱动与仿生辅助模块在治疗和康复过程中具有高度的实用性和个性化潜力，为心肺康复领域提供了一种安全、高效的技术手段。

（2）智能感知与闭环控制模块

智能感知与闭环控制模块是智能柔性穿戴式呼吸康复辅具的重要组成部分，负责实时采集患者的生理信号并通过智能算法动态调节设备输出，确保呼吸辅助的精准性和个性化。该模块的核心组成包括多模态传感器、数据处理与控制算法，以及执行器调节系统。多模态传感器覆盖胸腔压力、血氧饱和度、呼吸频率、气流速率等关键指标的监测，为系统提供全面的生理数据输入；数据处理与控制算法通过融合这些信息，分析患者当前的呼吸状态并生成调控策略；执行器调节系统根据算法输出，实时调整柔性驱动器的工作状态，确保设备动作与患者需求完全同步。智能感知与闭环控制模块的工作原理基于反馈控制和前馈预测相结合的闭环调节机制。在反馈控制中，传感器采集的数据被持续传输到控制中心，与预设的目标参数（如呼吸频率、潮气量等）进行比较，通过调节驱动器输出来修正偏差，实时维持患者的理想呼吸状态。前馈预测则利用患者的历史数据和状态变化趋势，提前识别可能出现的呼吸需求波动，从而优化控制策略，减少系统响应延迟。此外，智能感知与闭环控制模块通过自适应算法不断学习患者的个性化呼吸模式，自动更新控制参数以适应病情变化和康复进展。该模块的工作流程从实时数据采集开始，传感器监测到的生理参数被传输到数据处理单元进行分析，生成当前状态的特征描述。控制算法根据这些特征以及目标参数计算出所需的设备输出调整值，并指令执行器调节柔性驱动器的运行参数，如气压、振动频率和幅度。系统在运行过程中持续监控设备的输出效果，并根据患者的实时反馈动态调整控制策略，形成高效闭环。

在心肺康复的急性期，智能感知与闭环控制模块能够根据患者的呼吸状态自动调整呼吸支持强度，稳定氧合水平并减轻呼吸肌负担。在恢复期，智能感知与闭环控制模块通过监测心肺功能的逐步改善，优化辅助参数，帮助患者逐步恢复自主呼吸，同时结合适当的振动功能促进痰液排出。在长期康复阶段，智能感知与闭环控制模块可以结合康复训练方案，通过调节呼吸辅助模式和强度，增强患者的心肺功能适应性，并提供生理数据的长期跟踪和反馈，为医生制定个性化治疗方案提供支持。这种基于智能感知与闭环控制的调节能力，为心肺康复过程提供了高度自动化和精准化的解决方案，有助于提升康复效率并改善患者生活质量。

（3）人机交互与个性化康复模块

人机交互与个性化康复模块是智能柔性穿戴式呼吸康复辅具中直接连接患者与设备的重要部分，负责提供便捷的操作接口和个性化康复方案，帮助患者更好地使用设备并实现康复目标。该模块主要由用户界面、数据分析系统、远程监控功能和个性化康复算法组成。用户界面通过智能终端（如手机、平板或嵌入式屏幕）展示设备状态、患者数据及康复进度，支持直观操作和模式切换；数据分析系统整合实时采集和历史存储的生理数据，对患者的康复情况进行评估；远程监控功能支持医生和护理人员对设备和患者状态的远程管理；个性化康复算法则结合患者的病情特征，为其定制适应性的康复计划。模块的工作原理以交互性和智能化为核心。设备通过无线连接将患者的实时数据上传至云端系统或本地数据平台，数据分析系统基于这些信息生成可视化报告，同时评估患者的康复状态。个性化算法根据分析结果和医生设定的康复目标，调整设备的运行参数，如呼吸辅助力度、振动频率和康复训练节奏。用户界面动态展示这些数据及设备操作选项，使患者能够直观地了解自己的康复进程，并根据需求调整设备运行模式。远程监控功能允许医生实时查看患者的康复数据，并通过系统远程更改设备设置，优化康复效果。人机交互与个性化康复模块的工作流程从患者佩戴设备开始，通过传感器实时采集生理数据，并将数据传输至分析系统处理。分析结果以可视化方式在用户界面中显示，同时上传至医生端或云端系统。患者可以通过界面选择不同的模式（如呼吸辅助、排痰、康复训练）或调整参数。系统根据患者的选择和个性化算法的计算结果，实时优化设备运行，确保康复方案的精确执行。医生可以通过远程平台查看数据，并根据患者的实际情况调整治疗目标或策略，实现精准医疗。

在心肺康复中，人机交互与个性化康复模块能够贯穿整个康复周期，为患者提供动态适配的解决方案。在急性期，该模块帮助医生实时了解患者的心肺状态，并通过远程调整设备运行，稳定患者病情；在恢复期，该模块根据患者逐步改善的心肺功能，提供循序渐进的康复训练计划，并通过数据分析优化训练强度和频率；在长期康复阶段，该模块持续记录患者的健康数据，为医生提供长期评估依据，同时通过便捷的用户界面和智能算法，让患者主动参与康复过程，提升康复依从性和效果。该模块通过多方协同和数据驱动，为心肺康复提供了智能化、个性化的全面支持。

3. 典型算法

软体仿生机器人闭环呼吸调节算法在智能柔性穿戴式呼吸康复辅具领域用于为呼吸困难患者提供高效、智能化的呼吸支持[291]。如图 5-29 所示，该算法的核心在于结合实时生理信号的精确监测与动态调节控制策略，通过闭环反馈机制实现患者个性化的呼吸辅助。其采用多模态传感器采集患者的胸腔压力、血氧饱和度、呼吸频率等生理数据，实时获取患者的呼吸状态和需求变化。这些数据通过处理与分析被输入核心控制单元，生成精准的辅助策略。软体仿生机器人闭环呼吸调节算法基于反馈控制与前馈预测相结合的设计理念。在反馈控制环节，系统将实时监测到的患者生理状态与预设目标参数（如理想的潮气量、呼吸频率和压力水平）进行比较，并计算误差信号。随后，通过 PID 控制或其他自适应控制方法，动态调整呼吸支持设备的输出，包括驱动气压、流量和辅助力度，从而确保呼吸支持与患者实际需求的高同步性。前馈预测则通过历史数据分析和状态预测模型，提前调整系统参数，降低响应延迟，优化呼吸辅助的效率和稳定性。工作流程从患者数据的实时采集开始，多模态传感器将监测数据传输至算法的控制中心。系统首先对数据进行预处理与特征提取，包括过滤噪声和计算关键生理指标的变化趋势。随后，控制算法将这些数据与设定的目标状态进行比较，计算当前所需的辅助输出参数，并指令驱动器调整设备动作。在每个呼吸周期结束后，系统重新评估患者状态，更新反馈控制信号，同时结合前馈模块对下一呼吸周期进行预测调整。该流程通过循环迭代，形成一个高度自适应的闭环调节系统。在实验和临床验证中，软体仿生机器人闭环呼吸调节算法显示出显著的优越性，包括改善氧合水平、提升呼吸同步性以及降低患者的呼吸肌负担。特别是在动态条件下，系统能够快速响应并调节输出，确保辅助效果的稳定性。这种闭环控制方法的优势在于能够实时适应患者的个性化需求，为呼吸支持设备提供更高的智能化水平，同时为慢性呼吸疾病患者和术后康复患者提供了一种高效、安全的解决方案。

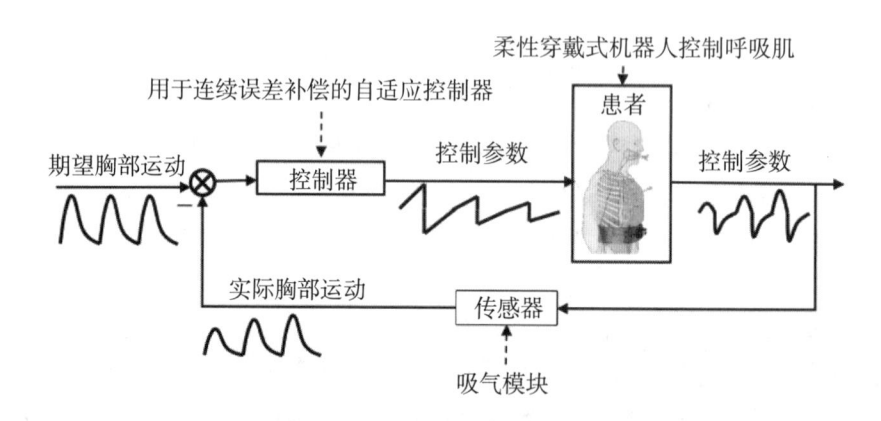

图 5-29 软体仿生机器人闭环呼吸调节算法[291]

5.3.2.3 多感官交互式心肺康复训练系统

1. 技术框架

多感官交互式心肺康复训练系统是一种结合 VR、智能传感与生理监测功能的康复系统，旨在为心肺疾病患者提供个性化、互动性强的康复训练[292]。如图 5-30 所示，该系统通过 VR 沉浸式体验，模拟多种运动和呼吸训练场景，结合实时生理监测与反馈机制，提供科学的康复方案，帮助患者在舒适、安全的环境下进行心肺功能恢复和增强。患者通过多维度的交互体验能够更加积极地参与康复过程，提高康复效果和依从性。该系统由生理监测与反馈模块、个性化训练与管理模块、数据存储与分析模块等三大核心模块组成。生理监测与反馈模块通过传感器实时获取患者的生理参数（如心率、血氧饱和度、呼吸频率等），并将数据传输至系统进行分析。通过与虚拟现实场景的结合，系统可以实时调整训练强度和模式，向患者提供即时的生理反馈。个性化训练与管理模块基于患者的健康状况和康复目标，制定个性化的训练方案，并通过 VR 场景引导患者完成各项任务。数据存储与分析模块则负责存储所有康复过程中的数据，进行数据挖掘和趋势分析，为患者的长期康复和管理提供支持。系统的工作流程从患者佩戴监测设备开始，生理传感器实时采集患者的心肺数据并将其传送至数据分析系统。数据分析系统根据这些实时数据评估患者的康复状态，并根据设定的目标生成个性化的训练方案。这些训练任务通过虚拟现实设备呈现给患者，患者在虚拟环境中进行各种呼吸和运动训练，同时系统根据患者的表现和生理反馈调整训练强度与难度，确保训练效果最大化。每次训练后，数据存储与分析模块对训练过程进行总结和存档，为后续训练和康复进展的评估提供数据支持。

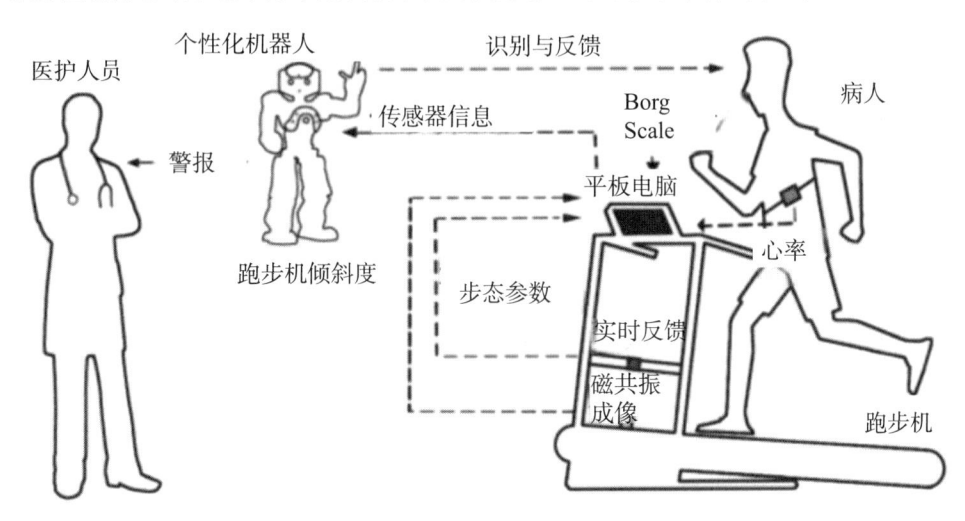

图 5－30　多感官交互式心肺康复训练系统技术框架

该系统的主要优势在于将虚拟现实技术与生理监测系统相结合，为患者提供更具互动性和趣味性的康复训练，提升患者的参与感和依从性，同时根据实时数据调整训练方案，实现个性化的康复目标。通过智能化的管理和数据分析功能，该系统能够精确跟踪患者的康复进度，为医生提供依据，并在长期康复过程中为患者提供持续的支持。其在心脏病、慢性阻塞性肺病等心肺康复领域具有广泛的应用前景[293]。

2. 功能模块

（1）生理监测与反馈模块

生理监测与反馈模块负责实时获取患者的生理数据，并根据这些数据提供反馈和调整，从而确保康复训练的个性化和高效性。该模块通常由多种传感器组成，用于实时监测患者的关键生理参数。传感器通过与穿戴式设备（如胸带、指夹、呼吸传感器等）相连接，将数据实时传输至处理单元，确保数据的精确采集。生理监测与反馈模块主要依赖于数据采集与反馈机制的闭环控制。首先，传感器实时监测并记录患者的生理参数。这些数据经过初步处理后传输到系统的控制中心，通过数据分析与处理模块进行分析，评估患者当前的生理状态和康复进度，再将分析结果与患者预设的康复目标进行比较，从而确定患者在训练过程中所需的生理支持。在反馈环节，生理监测数据会被实时反馈给患者，并且虚拟现实训练场景或界面会进行动态调整，指引患者进行调整。反馈不仅包括视觉和听觉上的提示，还可以通过触觉反馈（如穿戴设备的振动提示）进行增强，使患者更直观地感知到生理状态变化。此外，系统还能够根据患者的实时表现，调整训练场景的难度，使训练既具有挑战性，又能在安全的生理范围内进行。

在心肺康复中，生理监测与反馈模块尤为重要。对于心肺疾病患者，生理参数的波动通常反映了病情的变化或训练强度的适应性。通过持续的实时监测，该模块能够帮助患者避免过度训练或心肺功能不适应的情况，确保训练在安全的生理范围内进行。该模块不仅能优化每次训练的效果，还可以为患者提供动态调整的康复方案，促进心肺功能的逐步恢复和提升。在长期康复过程中，生理数据的持续跟踪也为医生提供了重要依据，帮助其制定个性化、精准的治疗计划。

(2) 个性化训练与管理模块

个性化训练与管理模块旨在根据患者的健康状况、康复需求和目标定制个性化的训练方案，并实现训练进度的跟踪和管理。首先，个性化训练与管理模块通过传感器采集患者的实时生理数据，如心率、呼吸频率、血氧饱和度等，并结合患者的历史健康数据（如既往病史、手术记录等），综合评估患者的心肺功能、体力和康复目标。根据评估结果，训练计划生成系统为患者量身定制训练方案，训练内容包括有氧运动、呼吸训练、肌肉强化训练等多个方面，训练强度和时长会根据患者的实际状态和进展动态调整。训练过程中，实时训练调整系统通过与生理监测模块的配合，实时跟踪患者的身体反应，根据实时反馈对训练计划进行调整。此外，个性化训练与管理模块还会根据患者的康复进度和反馈，在每个训练周期后评估其状态，进而调整下一阶段的训练目标和内容，确保每个阶段的训练都是针对患者当前的康复需求。

在心肺康复过程中，个性化训练与管理模块的核心作用是根据每个患者的具体情况制定最合适的训练计划，避免过度训练或不足训练的情况，同时根据实时反馈调整训练策略，确保训练的效果和患者的安全。对于心脏病、肺病、术后恢复等患者，通过个性化的训练方案，可以逐步改善心肺功能，提高运动耐力，增强体力和心肺适应性。此外，持续的康复数据管理还为医生提供了实时的患者信息，能够帮助医生更精确地调整治疗方案，推动患者的康复进程。

(3) 数据存储与分析模块

数据存储与分析模块的主要任务是将实时监测到的生理数据和训练数据进行整理、存储，并通过数据分析提供反馈和支持，为个性化的康复方案和治疗决策提供依据。该模块首先持续从生理监测模块和训练管理模块收集生理数据。然后，对这些数据进行预处理，包括数据清洗、去噪和归一化处理，以确保数据的准确性和一致性。接着，将经过处理的数据送入数据存储系统进行保存，数据存储与分析模块通常采用高效的数据库管理系统进行存储。最后，对存储的数据进行深度分析，识别出康复过程中的关键模式和趋势。此外，数据存储与分析模块还可以基于大数据分析技术，识别出患者心肺功能恢复的进展趋势，预测患者未来康复过程中可能遇到的风险或瓶颈，从而为医生提供提前预警并优化治疗方案。数据存储与分析模块还可以将患者的健康数据与其他类似患者的康复数据进行对比，帮助医生和康复团队了解患者的相对进展水平。

在心肺康复过程中，数据存储与分析模块至关重要。通过持续跟踪患者的生理数据和训练记录，数据存储与分析模块能够全面掌握患者的康复状态，并基于这些数据动态调整康复方案，优化训练计划。在康复初期，该模块能够帮助监测患者的基本生理参数，并根据患者的表现调整训练强度，避免过度训练。在康复进程中，该模块会实时分析患者的恢复状态，预测未来的康复趋势，为医生提供有力的决策支持。此外，数据存储与分析模块还能够为长期康复和随访提供支持，帮助医生随时跟踪患者的健康状态，为后续治疗和康复计划提供科学依据。

3. 典型算法

(1) 呼吸模式检测算法

在多感官交互式心肺康复训练系统中，呼吸模式检测算法是实现精准呼吸监测和个性化训练的重要工具。其核心原理是利用深度学习算法对患者的呼吸模式进行分类[294]。其可为康复训练提供数据支持和动态调整依据。为了适应患者的个性化需求，该算法通常会引入迁移学习或自适应调整机制，使模型能够快速适应新患者的数据。如图 5-31 所示，呼吸模式检测算法的工作流程首先为从传感器采集患者的呼吸相关数据。接着，经过去噪、归一化和信号分段等预处理方法处理数据，以确保数据的质量和一致性。预处理后的数据被输入深度神经网络中，深度神经网络通过多层结构逐步提取信号的低级特征（如波形变化）和高级特征（如呼吸节奏模式）。最终，深度神经网络输出层对信号进行分类或回归，得到患者当前的呼吸状态或呼吸参数。

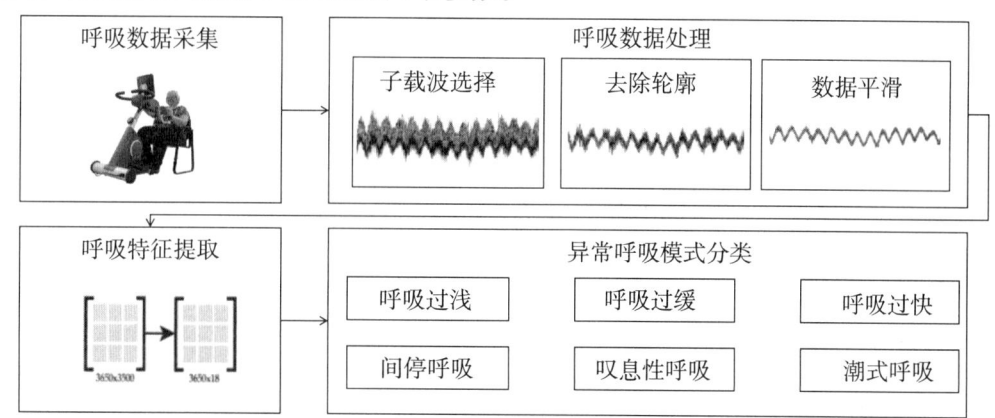

图 5-31 呼吸模式检测算法

在实际应用中，该算法会持续监测患者的呼吸信号，并将检测结果与目标训练参数进行对比。如果检测到患者的呼吸模式偏离预定目标，系统会发出提醒并动态调整训练内容。例如，当患者的呼吸频率异常时，虚拟现实训练场景中的节奏可能会放缓，或者语音提示会引导患者调整呼吸。此外，深度学习算法还可以利用长期积累的训练数据，分析患者的呼吸模式变化趋势，为医生提供个性化康复方案的优化建议。将深度学习呼吸模式检测算法集成到多感官交互式心肺康复训练系统中，能够显著提高呼吸监测的准确性和灵敏度，为患者提供更安全、有效和个性化的康复体验。同时，系统可以通过数据的不断积累和模型的迭代更新，进一步提升算法的性能，以适应不同患者的康复需求和训练环境，从而助力心肺功能的全面恢复。

（2）心率变异性分析算法

心率变异性（heart rate variability，HRV）分析算法是多感官交互式心肺康复训练系统中用于评估自主神经系统功能和心脏健康状态的重要工具。HRV 反映了心脏的跳动间隔变化情况，其变化模式受到交感神经和副交感神经共同调控的影响。通过分析 HRV，可以评估患者的心肺功能状态、压力水平以及在康复过程中的生理适应性。该算法的应用在心肺康复中提供了实时监控和反馈机制，为个性化训练和康复效果评估提供了科学依据[295]。HRV 分析算法的核心原理是对从心电图或脉搏波信号中提取的 RR 间期（连续两次心跳之间的时间间隔）进行统计和频域分析。该算法的主要思想是通过时间域、频域和非线性分析方法挖掘 HRV 的特征，从而揭示患者自主神经活动的动态变化。例如，时间域分析包括标准差、平均 RR 间期等指标，用于评估心率总体变异性；频域分析则通过功率谱密度分解高频（high frequency，HF）、低频（low frequency，LF）等成分，衡量副交感神经和交感神经的相对活跃程度。HRV 算法流程从信号采集开始，系统通过心电或脉搏波传感器实时记录患者的心脏活动。采集到的信号首先经过预处理，包括滤波、去噪和峰值检测，以确保 RR 间期数据的准确性。接下来，算法对预处理后的 RR 间期数据进行多层次的分析：时间域分析计算平均 RR 间期、SDNN、NN50（相邻 RR 间期差值大于 50 ms 的次数）等参数；频域分析通过快速傅里叶变换或小波变换分解功率谱，计算 LF、HF 及其比值（LF/HF）；非线性分析则利用复杂性和混沌理论，评估心脏调节的动态特性。例如，可以使用 Poincaré 图或样本熵进行非线性分析。分析结果被整合到心肺康复训练系统的反馈机制中，与患者的实时训练状态相结合。此外，HRV 变化趋势的长期监测可以为医生提供患者恢复进度的科学依据，帮助医生调整康复计划。

在多感官交互场景中，HRV 分析算法还能与虚拟现实训练场景同步运行。例如，患者的 HRV 变化会实时影响虚拟场景的动态变化，当 HRV 指标偏离正常范围时，系统可以通过视觉、听觉或触觉反馈引导患者进行调整。这样一来，患者的生理状态和训练目标能够实现闭环互动，从而提升康复效果。总体而言，HRV 分析算法在心肺康复训练系统中的应用不仅增强了生理监测的精准性，还为个性化训练和动态调整提供了科学支持。其实时性、敏感性和多维度分析能力使得康复系统能够更全面地适应患者的需求，促进心肺功能的逐步恢复和自主神经系统的平衡重建。

5.3.3 临床应用

5.3.3.1 冠心病康复训练

1. 概述

冠心病康复是帮助患者在术后或急性事件后逐步恢复心肺功能、改善生活质量、降低再发风险的重要过程，通常分为初期、中期和末期三个阶段。在初期，康复的重点是心肺功能的初步恢复、控制并发症风险，并增强患者的心理适应能力，主要通过轻量级有氧运动、呼吸训练和药物管理实现。进入中期后，康复目标转向改善心血管耐力和功能，增加运动负荷能力，同时强化生活方式干预，包括营养指导和压力管理。在末期，康复旨在帮助患者全面恢复日常生活和工作能力，巩固心血管健康，通过个性化的中高强度运动方案和健康行为支持，维持长期的康复效果。随着智能技术的发展，信息技术、传感器技术和人工智能的广泛应用，为冠心病康复注入了新的活力。智能康复技术通过实时监测心肺指标、精准分析康复数据和远程指导患者，提供动态调整的个性化康复方案，优化训练强度与效果。这些技术显著提升了康复的安全性、科学性和依从性，使患者能够更高效、更全面地恢复心血管功能，降低疾病再发率，从而提高生活质量和长期预后。

2. 康复流程

冠心病康复流程可以通过智能技术的融合应用实现精准化、高效化和个性化的康复服务。如图 5-32 所示，整个流程贯穿康复评定、方案制定、方案实施、定期评定、出院指导五个关键阶段，每一阶段均结合最新技术与临床实践，为患者提供最佳康复体验。下面详细介绍智能康复技术在这五个阶段的运用。

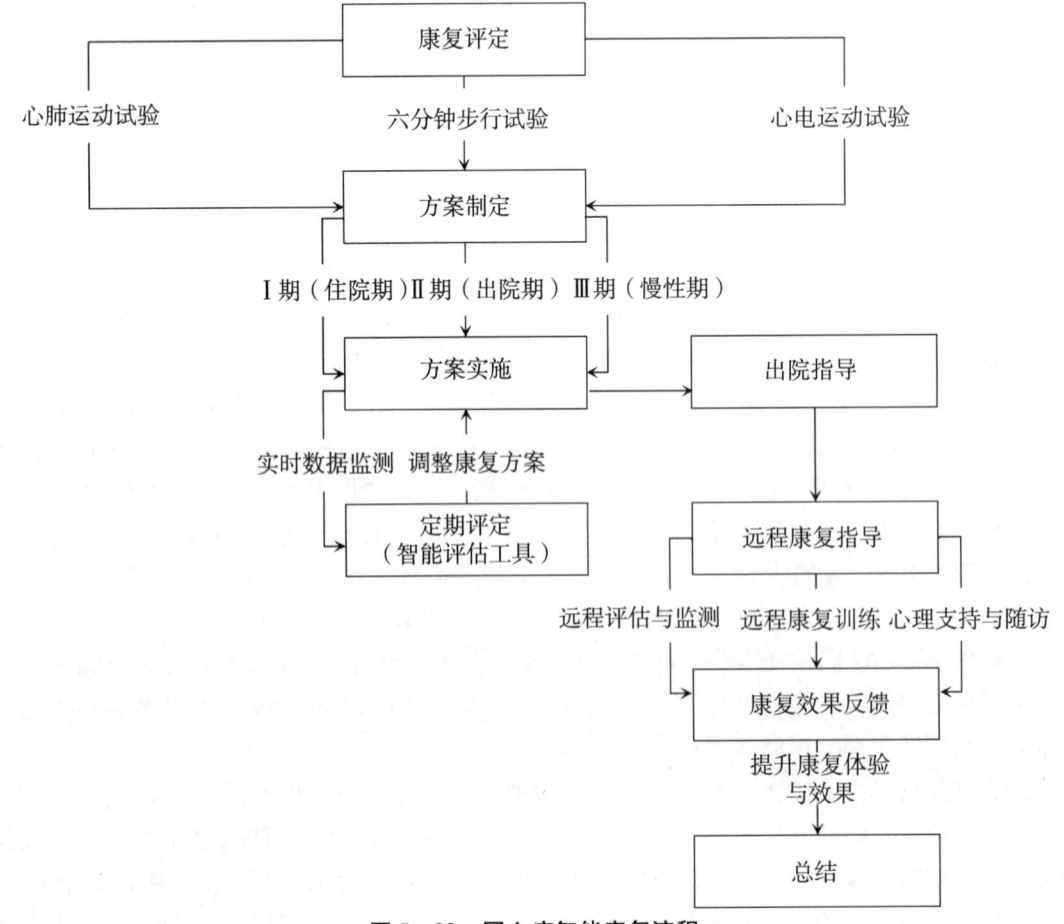

图 5-32 冠心病智能康复流程

（1）康复评定

在康复评定阶段，智能设备如可穿戴心电监测仪、心肺功能测试设备等用于实时采集患者的心率、血压、血氧饱和度等关键生理数据，结合人工智能算法进行全面评估。这些数据帮助医疗团队准确了解患者的心肺功能状态、运动耐力和风险水平，为后续康复指导提供科学依据。

（2）方案制定

在方案制定阶段，智能康复平台根据评估结果和患者的个体需求，使用机器学习模型生成个性化的康复计划，包括运动类型、强度、频率和生活方式干预措施。这些方案兼顾患者的健康目标与安全性，如逐步增加的有氧运动强度和心脏健康饮食建议，确保康复的科学性和可操作性。

（3）方案实施

在方案实施阶段，患者通过智能训练设备和虚拟现实技术完成康复任务。例如，虚拟心肺训练系统提供沉浸式场景模拟，提高运动趣味性；远程监控设备实时跟踪患者的生理指标，确保训练强度在安全范围内。智能反馈系统根据患者的表现动态调整训练内容，提升康复效果和安全性。

（4）定期评定

在定期评定阶段，智能平台对心率变异性、运动耐力变化等康复数据进行汇总和分析，帮助医疗团队动态调整康复计划。这种实时数据分析机制使康复方案能够紧随患者的进展，优化干预效果，确保康复目标的逐步实现。

（5）出院指导

在出院指导阶段，患者通过智能健康管理平台获取个性化的健康维护计划，如适合的运动建议、药物服用提醒和饮食管理方案。移动应用提供实时健康提醒和生活方式干预，帮助患者在日常生活中巩固康复成果，降低疾病复发风险。智能平台实现了医患实时连接。患者在家中通过智能设备上传健康数据，医疗团队利用远程监控系统关注患者的康复情况，并提供及时的建议和调整。这种无缝的远程支持模式不仅提升了患者的依从性，也为冠心病的长期康复提供了强有力的保障。

3. 冠心病智能康复

冠心病的康复训练可通过融合智能心电监测技术与人工智能分析平台，实现精准的康复干预与动态管理。训练过程以心率变异性分析为核心指标，结合个性化运动处方设计，有助于提升心血管功能、降低复发风险[296]。

（1）使用前准备

在训练开始前，患者佩戴心率监测设备（如12导联心电图仪）进行心电采集。为确保训练的安全性与连续性，要求患者基础治疗方案（如药物治疗、饮食干预、心理支持等）在训练期间保持稳定不变。训练过程中若出现胸闷、气促、心律不齐、眩晕等不适，需立即通知治疗师，暂停训练并评估安全性。监测设备需提前检查电量、网络连接状况，确保数据连续稳定传输，避免分析中断。

（2）智能康复流程

心率变异性分析技术以心电信号的精确采集和深度解析为核心，通过智能算法实现对心肌活力和心血管病变程度的精确评估，为冠心病康复方案的个性化设计和疗效评估提供科学依据。其使用流程可以分为以下几个关键步骤。

数据采集与预处理：患者通过可穿戴心电监测设备进行心电采集，采集的数据实时上传至本地或云端平台。系统采用滤波与噪声去除算法（如小波去噪、自适应滤波等）清除基线漂移与肌电干扰，提高数据分析的准确性。

特征提取与信号分析：系统对清洗后的信号进行节律分析，提取关键电生理特征（如P波、QRS波群、T波时限和幅度、心率变异性参数、QT间期变异等），全面反映心肌功能状态。

风险识别与个体化康复方案生成：智能模型结合提取的特征，分析患者心电图中的异常表现与心功能水平，对冠心病病情进行分级评估，并自动生成个性化康复方案，包括运动处方（如目标运动强度、持续时间、频率等）、药物调整建议及生活方式干预指导。

实时动态监测与方案优化：在康复过程中，患者持续佩戴监测设备，平台依据实时上传的数据动态分析心肌状态，及时调整康复计划，确保患者始终处于安全、有效的康复负荷区间。

长期随访与人工智能模型迭代优化：所有训练与监测数据存储于智能云平台，形成患者个体长期健康档案，为后续随访管理与治疗调整提供支撑。同时，这些数据反馈可用于持续优化人工智能评估模型，提高系统智能水平与适用广度。

（3）功能评估

在冠心病智能康复训练前后，需要对患者进行系统性功能评估，以全面了解其心血管状态、体能水平及生活能力。评估内容主要包括对身体结构与功能、活动与参与两大方面的测量。其中，身体结构与功能评估应涵盖静息心率、心率变异性、血压变化、QT间期、电轴变化等心电图指标，以及通过心肺运动试验（CPET）获得的VO_2峰值与无氧阈数据，结合心功能分级对患者整体心功能水平进行评判。同时，通过6 min步行测试评估患者的运动耐力，结合日常生活能力评分和康复依从性，反映其日常活动能力与康复参与度。

还可根据患者情况酌情补充评估内容，如检测血脂（LDL、HDL、甘油三酯）和血糖控制指标（空腹血糖、糖化血红蛋白），借助超声心动图分析左心室射血分数（EF）等结构功能参数，并可进行24 h动态心电和动态血压监测，以获得更全面的生理响应信息。此外，心理健康状况也是康复干预的重要维度，可使用焦虑抑郁量表等工具进行量化评估。对于活动与参与的进一步评估，可通过SF-36等生活质量量表了解患者的社会功能恢复情况，并使用康复信心问卷、运动自我效能量表等评估其行为改变能力和康复积极性。

5.3.3.2 慢性阻塞性肺疾病康复

1. 概述

慢性阻塞性肺疾病康复是帮助患者改善肺功能、增强运动耐力、提升生活质量的重要干预过程，通常分为初期、中期和末期三个阶段。在初期，康复的重点是减轻症状、改善呼吸困难并控制病情稳定，通过药物管理、吸入治疗和基础呼吸训练（如腹式呼吸、缩唇呼吸）实现。进入中期，康复的目标转向增强患者的运动能力和肺通气效率，常采用渐进式的有氧训练和肌力训练，同时结合营养支持和心理干预，以全面提高身体机能和自我管理能力。在末期，康复旨在帮助患者恢复日常活动能力，适应更高强度的生活需求，通过持续的运动训练、呼吸功能维护和健康行为支持巩固康复成果。随着智能技术的应用，慢性阻塞性肺疾病康复进入精准化和个性化的新时代[297]。通过智能传感器实时监测呼吸模式、氧饱和度等关键指标，并结合人工智能分析动态调整康复计划，智能康复技术为患者提供全程指导和反馈支持。同时，虚拟现实和远程监控等技术的引入显著提高了康复训练的趣味性和患者参与度，克服了传统康复中依从性低的难题。这种技术赋能显著缩短了康复周期，提升了治疗效果，帮助患者更快地恢复正常生活和肺功能稳定。

2. 康复流程

慢性阻塞性肺疾病康复流程可以通过智能技术的融合应用实现精准化、高效化和个性化的康复服务。如图5-33所示,整个流程贯穿康复评定、方案制定、方案实施、定期评定、出院指导五个关键阶段,每一阶段均结合最新技术与临床实践,为患者提供最佳康复体验。

(1) 康复评定

在康复评定阶段,智能技术用于全面了解患者的肺功能和身体状况。便携式肺功能测试设备结合智能传感器,可实时采集患者的肺活量、第一秒用力呼气量(FEV1)和氧饱和度等关键指标。此外,可穿戴设备监测患者的呼吸频率、心率和活动水平,生成动态健康档案。人工智能算法对采集的数据进行分析,帮助评估疾病的严重程度、运动耐力以及整体身体功能,为后续的康复方案提供科学依据。

(2) 方案制定

在方案制定阶段,智能康复平台利用患者的评估数据和历史健康记录,结合人工智能生成个性化的康复计划。这些计划涵盖呼吸训练、有氧运动、肌力训练以及生活方式干预。智能系统还根据患者的年龄、病情和康复目标,精确设计训练强度和时间,确保康复计划既安全又高效。

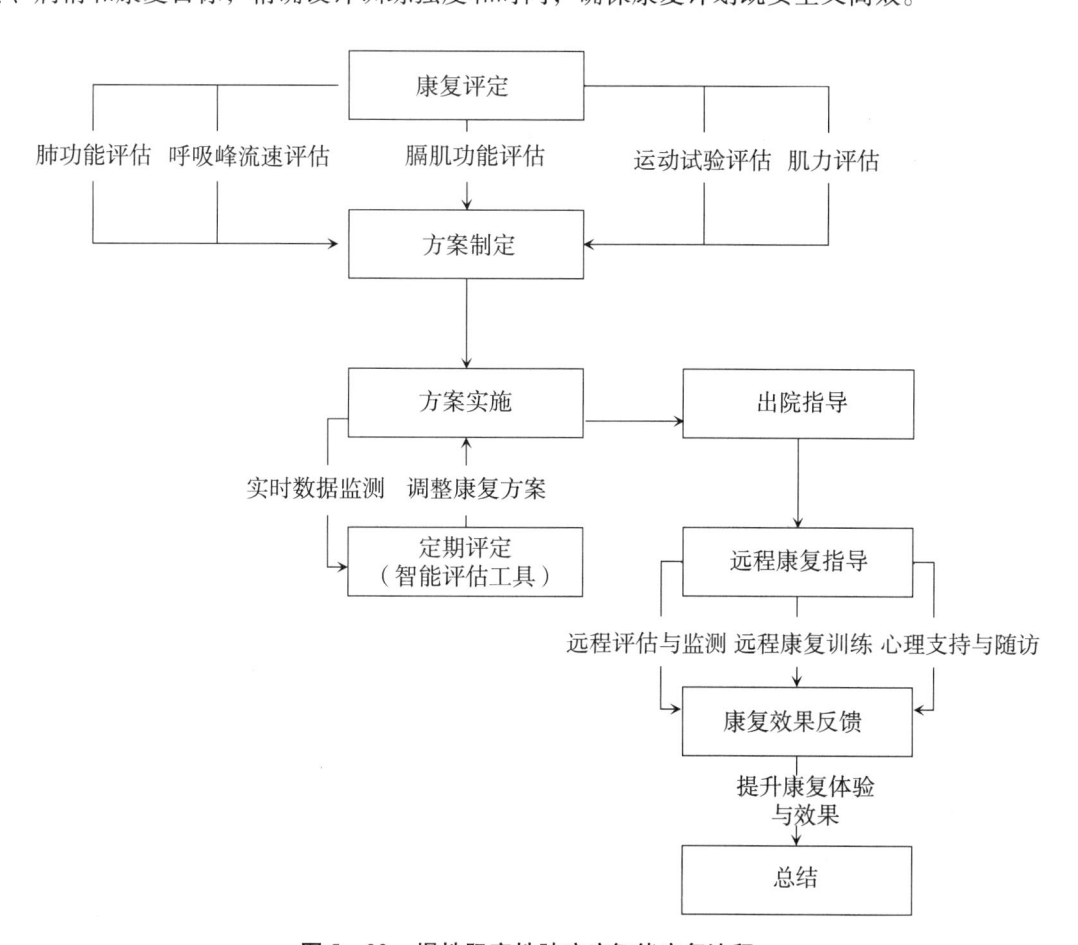

图5-33 慢性阻塞性肺疾病智能康复流程

(3) 方案实施

康复实施阶段通过多种智能设备实现高效训练。患者在家中或康复中心使用智能呼吸训练仪完成呼吸肌训练,同时通过可穿戴设备进行有氧运动和肌力训练,实时监测心肺指标。虚拟现实技术在这一阶段发挥重要作用,为患者提供沉浸式训练环境,提高患者参与度和训练效果。实时数据通过无线网络传输至康复平台,系统自动分析患者表现,并即时提供训练反馈和调整建议。

(4) 定期评定

在定期评定阶段,智能平台对康复过程中的数据进行持续汇总和分析,生成进展报告。这些报告包括患者肺功能的改善情况、运动耐力的变化以及健康行为的遵从度。医疗团队利用这些数据动态调整康复计划，如优化呼吸训练方案或增加运动强度，以确保患者的康复目标得以逐步实现。

（5）出院指导

在患者完成主要康复阶段并出院后，智能健康管理平台继续为其提供个性化的指导。患者可以通过移动应用获得长期的呼吸健康建议、运动计划和饮食指导，并使用智能提醒功能按时服药或完成日常训练。这一阶段的目标是帮助患者巩固康复成果，并在日常生活中维持良好的健康习惯。智能技术确保患者康复的持续性和安全性。通过智能监测设备，患者的健康数据实时上传至云端，医疗团队可随时查看患者的康复状态并提供在线咨询和指导。人工智能系统还能够检测异常情况并及时预警，为患者提供快速应对策略。这种远程支持模式克服了地域和时间的限制，提升了慢性阻塞性肺疾病康复的依从性和有效性。

3. 慢性阻塞性肺疾病智能康复

（1）动态学习算法在慢性阻塞性肺疾病康复中的运用

在康复初期，动态学习算法对患者的生理数据进行初步分析，建立个体化的基线模型。通过采集肺功能、呼吸频率、血氧饱和度、心率以及活动水平等指标，该算法能够准确刻画患者的初始健康状态。同时，结合患者的病史、年龄和生活习惯，动态学习算法对康复需求进行全面评估，为个性化康复方案的设计奠定基础。基于基线模型，动态学习算法结合康复目标和最新医疗指南，生成初始康复方案。随着康复的推进，患者的健康状态可能发生变化，动态学习算法通过实时采集数据（如运动耐力、呼吸肌力量的改善情况），动态调整训练强度、频率和内容。例如，如果检测到患者在某些训练中表现出疲劳或异常呼吸模式，动态学习算法会降低训练强度或推荐更适合的呼吸训练方法，从而避免不必要的风险。

在康复实施阶段，动态学习算法通过分析实时数据，对患者的训练状态进行监控。例如，若检测到患者的呼吸频率突然增加或血氧饱和度显著下降，动态学习算法会立即发出警报，并推荐暂停训练或调整训练内容。这种实时的动态分析不仅提高了康复的安全性，还增强了训练的精准性，使患者能够在最佳状态下完成康复。动态学习算法利用持续监测的多维数据，评估患者在康复过程中的进展。通过对比初始基线模型和当前状态，动态学习算法能够量化患者的肺功能改善、运动耐力提升以及呼吸模式优化情况。例如，动态学习算法可以跟踪患者每周的第一秒用力呼气量值变化，生成趋势分析图，直观展示康复进展。这种动态评估不仅帮助医疗团队调整康复计划，还能增强患者的信心和依从性。在患者出院后的远程康复阶段，动态学习算法通过对长期数据的分析，支持健康管理和疾病预测。例如，动态学习算法可以根据患者的日常数据变化预测疾病的复发风险，并提前发出预警。通过整合个体健康历史和群体数据，动态学习算法还能够推荐更适合患者长期健康维护的运动和生活方式方案。

（2）交互式康复训练系统在慢性阻塞性肺疾病康复中的运用

①初始评估与个性化方案制定：在康复开始前，患者会通过 VR 系统的生理数据采集模块进行初步评估，包括肺功能、呼吸频率、运动耐力等关键指标。系统利用这些数据，结合患者的健康状况和康复目标，通过内置的算法生成个性化的康复训练方案，如骑行速度、呼吸节奏和训练时长的设定。

②沉浸式虚拟训练体验：患者在虚拟场景中开展康复训练，如模拟骑行穿越森林、沿海公路等，系统根据设定的训练强度实时调整虚拟环境的难度。同时，系统提供视觉、听觉和触觉反馈，帮助患者专注于呼吸与运动的协调。例如，患者需要在骑行过程中与虚拟的呼吸指引同步完成腹式呼吸或缩唇呼吸训练，从而改善呼吸模式。

③实时数据监控与动态调整：在训练过程中，系统通过多种传感器实时监测患者的心率、血氧饱和度、呼吸频率等数据。根据患者的实时状态，系统动态调整训练内容，如降低虚拟环境的难度或建议患者短暂休息。这种实时监控与反馈机制，确保了训练的安全性，同时优化了训练效果。

④游戏化互动与任务挑战：为提升患者的参与度，VR系统设计了互动游戏和任务挑战。例如，患者可以通过完成特定的骑行目标或参与虚拟竞赛来获得积分和奖励。这种游戏化的设计增强了康复训练的趣味性，有效提高了患者的依从性和长期参与意愿。

⑤训练数据分析与效果评估：在训练结束后，系统自动生成详细的康复报告，包括肺功能改善、运动耐力提升和训练完成情况的量化数据。患者可以通过直观的图表查看自己的进步情况，而医疗团队则利用这些数据对康复方案进行调整，确保后续训练更具针对性和有效性。

⑥远程支持与长期管理：通过联网功能，患者可以在家中完成康复训练，同时将实时数据传输至医疗团队。医生和康复师通过远程监控平台，跟踪患者的康复状态，提供个性化指导并优化康复方案。这种远程支持模式特别适合慢性阻塞性肺疾病患者的长期管理，帮助患者在日常生活中持续维持康复效果。

5.3.4 挑战与发展趋势

5.3.4.1 问题挑战

智能心肺康复当前面临评估与训练手段不足、个性化程度低、患者康复效果难以优化等问题。其严重制约了心肺康复的规范性、精准性与高效性。评估手段的局限性导致对患者心肺功能状态的动态监测和精准判断不足，从而影响康复方案的科学制定；训练手段单一难以满足不同患者的个性化需求，尤其是在训练强度和方式的动态调整上存在较大挑战。此外，康复效果的优化缺乏系统化支持，患者的长期恢复进程和疗效巩固难以有效保障。这些问题亟需通过技术创新、数据驱动和个性化智能解决方案加以突破，为患者提供更加高效、精准和全面的康复服务。

1. 技术体系尚不健全

智能心肺康复的技术体系目前仍处于起步阶段，缺乏系统化和规范化的设计框架。现有系统多聚焦于单一功能模块，难以实现评估、训练和反馈的全面集成。这种功能割裂使得患者的康复全流程管理难以实现，影响整体康复效果。许多智能心肺康复设备和系统缺乏统一的技术标准，不同设备间的数据兼容性差，多设备难以协同工作。此外，技术开发过程中，跨学科的深度融合不足。例如，临床医学、工程学和数据科学的协同合作较少，导致康复技术在应用中的适用性差。

2. 城乡地区应用断层

智能心肺康复技术在城乡地区的推广应用存在显著断层，其表现在医疗资源和技术分布的严重不均衡。在经济发达的城市地区，患者可以较容易地接触到智能化的康复设备和服务，而在农村或边远地区，这些技术的应用仍然十分有限。一方面，城乡医疗机构的技术设备差距较大，许多基层医疗机构缺乏资金支持，无法引进高成本的智能康复设备；另一方面，农村地区的医护人员对智能康复技术的掌握和应用能力相对较弱，缺乏相关培训和经验，这进一步限制了技术在基层的推广。此外，城乡患者对智能康复技术的认知度和接受度也存在差异，农村地区患者可能因信息不足而错失康复机会。

3. 疗效评估的个性化与准确性不足

智能心肺康复的疗效评估在个性化和动态化方面仍存在较大局限性。现有评估方法多依赖静态指标，缺乏对患者康复过程中的动态变化和个体差异的全面考量。单一化评估模式无法准确反映患者在训练中的实时状态和长期恢复趋势，容易导致训练方案调整滞后。此外，个性化评估能力不足使得系统难以为不同病情、不同体质和不同恢复速度的患者量身定制科学合理的康复计划。

5.3.4.2 发展趋势

针对以上问题，智能心肺康复未来的发展方向可以概括为以下几个方面：建立系统化和集成化的技术体系、推动城乡均衡化的技术应用、实现个性化和动态化的疗效评估以及强化技术创新与患者体验优化。这些方向将为心肺康复技术的全面优化和推广提供新思路。

1. 建立系统化和集成化的技术体系

未来，智能心肺康复技术需要实现评估、训练和反馈的深度融合，构建系统化的技术框架。一方面，需要建立统一的技术标准，包括数据采集、传输、存储和分析的规范，以增强不同设备和平台之间的兼容性和协同性；另一方面，应加强跨学科融合，通过整合生物医学工程、人工智能、大数据分析和临床医学的优势，设计更加智能化、精准化的康复系统。此外，虚拟现实和增强现实技术的引入也将提升康复训练的沉浸感和趣味性，进一步增强患者的参与度和依从性。

2. 推动城乡均衡化的技术应用

为解决城乡应用断层的问题，智能心肺康复技术未来应向普惠化和基层医疗倾斜。一方面，需要降低智能康复设备的成本，通过技术创新和规模化生产实现价格优化，从而提高设备在基层医疗机构的可及性；另一方面，应加强基层医护人员的技术培训，普及智能康复设备的操作方法和康复理念，提升基层医疗服务能力。此外，可以通过远程医疗和物联网技术，将城市优质医疗资源与农村基层医疗机构连接起来，为偏远地区患者提供高质量的康复指导。

3. 实现个性化和动态化的疗效评估

未来，智能心肺康复系统应着力研发动态化、个性化的疗效评估算法和模型，提升康复方案的科学性和适配性。一方面，可以利用机器学习和大数据技术对患者的长期康复数据进行深度分析，动态跟踪患者的生理状态变化和训练效果，为个性化方案的优化提供依据；另一方面，引入多维度评估指标体系，不仅涵盖传统的心率、血氧饱和度等参数，还包括运动耐力、心理状态和生活质量等综合指标，以全面反映患者的康复进展。

4. 强化技术创新与患者体验优化

未来的发展还应注重技术的创新与患者体验的优化，增强智能康复技术的吸引力和易用性。同时，设备的人性化设计和操作界面优化也能降低使用门槛，使患者和医护人员更容易接受和掌握。此外，应持续探索新型生物传感技术和非接触式监测方法，以提高监测精度并减少对患者的干扰。

5.3.4.3 小结

智能心肺康复已在心肺功能评估与康复训练中取得显著进展，广泛应用于心脏术后康复、慢性阻塞性肺疾病康复等领域，有效提升了康复技术的规范性、精准性与高效性。然而，其发展仍面临技术体系不健全、城乡应用不均衡以及疗效评估个性化与动态化不足等问题，这制约了技术的推广与优化。未来，智能心肺康复将朝着系统化和集成化的技术框架构建、城乡普及化与均衡发展、个性化和动态化疗效评估以及技术创新与患者体验优化的方向发展，进一步推动心肺康复的精准化和普适性，为更多患者提供高效、全面的康复服务。

5.4 智能重症康复

5.4.1 概述

当前，重症康复领域存在实时风险监测预警评估缺乏、预后预测主观性强，重症患者缺乏个性化、安全高效的早期介入康复，部分地区的医疗资源有限和专业人员缺乏、重症监护病房的高感染风险等突出问题，这些问题严重影响重症康复的安全性、精准性与高效性。在重症康复评估方面，由于重症康复是一个复杂且动态的过程，重症患者发病急、病情危重复杂、进展快，因此患者在康复期间的生理状态和病情变化难以预测。传统的风险评估方法主要依赖于医生的经验和临床症状的观察，往往存在主观性和滞后性。近年来，随着科技的飞速发展，多层级远程智能监测预警平台为重症康复风险预警提供了新的思路和手段。智能风险预警系统是一种利用人工智能、大数据等先进技术，对疾病风险进行实时监测、分析和预警的系统。该系统在医疗领域，尤其是重症监护环境中，正逐渐成为改善患者预后和优化医疗资源分配的关键工具。在重症康复早期，重症康复病房中的长期卧床患者常常面临活动能力受限、担忧疾病的心理压力等问题，早期活动对于危重病患者具有重要意义，能够减少神经肌肉并发症，改善功能结局。但越来越多的证据证实，结合预防谵妄和早期肢体功能康复干预可以优化重症康复病房幸存者的短期结果和长期生活质量。尽管有实践指南可用，但目前在重症康复病房中实现患者的早期介入康复仍面临诸多挑战，例如护理人员和治疗师的时间限制、患者自身的生理状况等和对重症康复早期介入的认识不足等，重症患者缺乏个性化、安全高效的早期介入康复，同时重症康复病房环境通常会给患者带来较大的心理压力，包括对环境的陌生感以及身体的不适等。此外，在重症康复全过程中，实现重症患者的康复面临诸多挑战。由于重症康复对医护人员的专业要求极高，培养周期长、工作压力大，因此大部分偏远地区面临医疗资源有限、专业人员匮乏问题。重症患者通常免疫力低下，且大部分侵入性操作，如气管插管、中心静脉置管等会增加感染风险，同时，ICU 环境封闭空气流通差，病原体容易传播，增加了交叉感染的风险，因此重症患者高感染风险问题尤为突出，一旦发生感染，治疗难度大，死亡率高。重症患者出院后医院需定期随访康复效果，并根据个体化需求动态调整干预方案，长期居家的康复训练方案易导致家属或患者自主执行康复训练计划时出现懈怠擅自减量、过度训练导致负担加重或随意变更训练内容等问题。同时，许多患者出院后依从性欠缺未能及时随访获得专业的康复指导，导致重症患者后期居家康复管理不当等。综上所述，当前重症康复领域现存问题既会加重患者身心负担、延缓康复进程，又会造成有限医疗资源的浪费与低效利用，而智能化手段的蓬勃发展为攻克这些困境带来崭新契机与可行路径。

如图 5-34 所示，智能重症康复是运用智能重症监测预警等康复评估技术，结合虚拟现实应用的人机交互感觉运动训练系统、重症病房远程医疗等先进康复技术，系统性攻克传统重症康复进程中面临的评估缺乏实时风险监测预警、预后预测主观性强，重症患者缺乏个性化、安全高效的早期介入康复，部分地区医疗资源有限和专业人员缺乏、重症监护病房的高感染风险等关键难题，以智能化方法全方位重塑重症康复诊疗模式，实现高效、精准、个性化与安全的监测预警－早期介入－远程协同诊疗的三级重症康复方法。在重症康复评估方面，人工智能风险预警系统将中央监护单元采集到的患者医疗数据整合后进行分析和挖掘，提取与病情恶化相关的特征，利用深度学习方法构建早期预警模型。其根据患者的历史病情数据和实时监测数据，识别病情恶化的早期征兆，预测患者未来可能出现的健康风险。在重症康复训练中，虚拟现实技术下的人机交互感觉运动训练系统和智能重症康复远程呈现技术展现了独特优势。交互式虚拟现实技术创造沉浸式的虚拟环境，让患者在丰富、具有情境化的环境中进行感觉运动训练，形成了人－机－环同步，提供个性化的感知多维度的沉浸式康复体验，增强康复的积极性和效率。同时，其也是一种减轻焦虑和压力的心理支持手段，可减少ICU后综合征，有助于心理健康恢复。在医疗资源有限、专业人员匮乏、重症监护病房高感染风险及重症患者后期居家康复管理不当等问题的背景下，智能重症康复远程医疗技术为解决这些问题提供了创新方案。重症病房的远程医疗系统通过涵盖远程会诊与查房、治疗方案制定与调整、家属远程VR探视以及出院后远程居家康复指导等部分，实现了对重症患者全流程、全方位的医疗和护理。该技术通过整合人工智能、物联网、远程医疗和虚拟现实等先进技术，能够有效弥补地区医疗资源不足、降低感染风险，并改善重症患者后期居家康复的管理。不仅提高了医疗资源的利用效率，还增强了患者与家属的参与感和满意度。

本节将具体介绍智能重症康复中涉及的部分智能化方法及其临床应用。首先，介绍重症康复的智能监测预警平台等智能化重症康复评估技术。接着，介绍以虚拟现实技术下的人机交互感觉运动训练系统和智能重症康复远程呈现技术的智能化重症康复训练技术。然后，以慢性意识障碍和重症肺炎两种常见重症康复疾病为例，详细阐述智能重症康复方法的临床应用实例。最后，展望智能重症康复的发展方向。

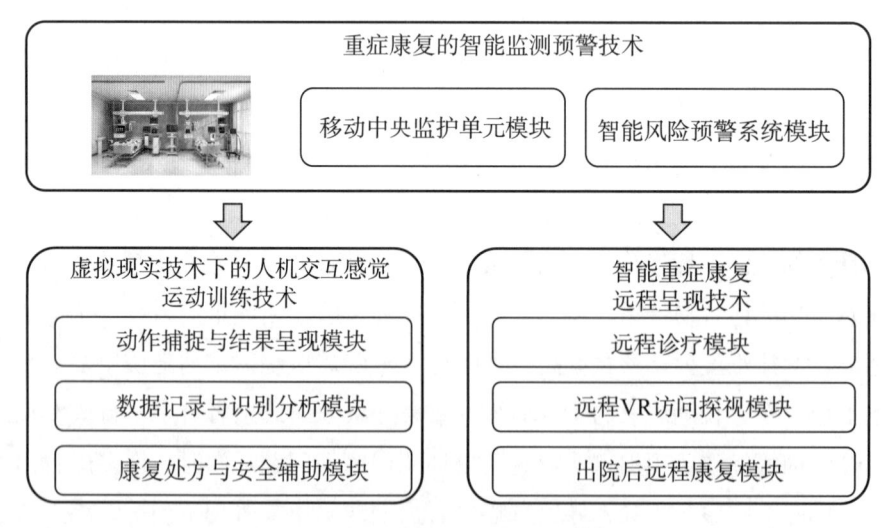

图5-34 智能重症康复技术框架

5.4.2 技术现状

5.4.2.1 重症康复的智能监测预警平台

1. 技术框架

重症康复是一个复杂且动态的过程，患者在康复期间的生理状态和病情变化难以预测。传统的风险评估方法主要依赖于医生的经验和临床症状的观察,往往存在主观性和滞后性。近年来,随着科技的飞速发展,多层级远程智能监测预警平台为重症康复风险预警提供了新的思路和手段。

如图 5-35 所示,重症康复的智能监测预警平台是基于 ICU 内移动中央监护单元实时监测的生命体征数据、图像连续监测数据、各类设备监测数据和病历数据等可利用数据,实现患者病情的一级监测。基于智能风险预警系统的早期预警模型评估患者康复水平,实现患者病情二级预警。其主要包含移动中央监护单元的实时监测、智能风险预警系统的风险预警两大功能模块,旨在通过实时监测、智能分析提高对重症患者病情变化的响应速度和准确性,从而提升患者安全和医疗质量。

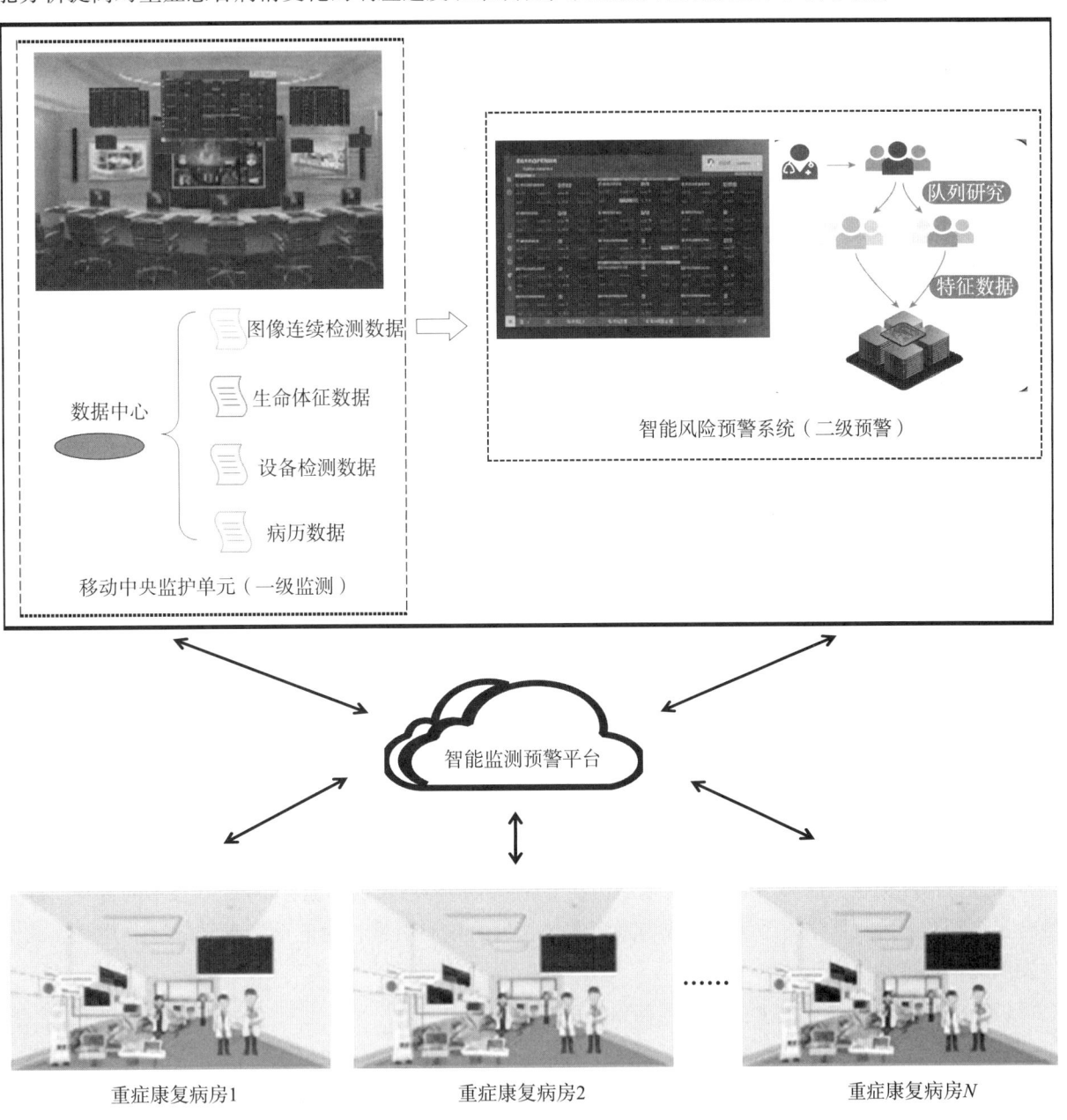

图 5-35 重症康复的智能监测预警平台技术框架

2. 功能模块

（1）移动中央监护单元模块

移动中央监护单元（mobile central monitoring unit，MCMU）模块是一种用于实时监测患者生命体征和医疗设备数据的系统。其通过无线通信技术将多个移动监护设备连接到一个中央站，实现对患者病情的集中管理和远程监控。MCMU 的中央站由通信单元、处理器、显示器、报警系统、存储器和数据管理软件组成。通信单元负责接收移动监护设备传输的生理参数数据，如心电图、血压、血氧饱和度等。其支持多种通信协议，如 Wi-Fi、蓝牙、4G/5G 等，确保数据的稳定传输。处理器对这些数据进行实时处理和分析，生成趋势图和统计报告，帮助医护人员快速了解患者的健康状况。显示器则实时显示患者的生理参数，支持多患者视图和单患者详细视图，方便医护人员集中监控多个患者。当患者的生理参数超出预设的安全范围时，报警系统会自动发出警报，提醒医护人员及时处理。存储器负责存储大量的实时监测数据，支持数据的回放和进一步分析。数据管理软件则用于数据的存储、查询、分析和导出，支持与其他医疗信息系统的集成，实现信息共享，提高医疗资源的利用效率。通过这些功能，移动中央监护单元模块实现对多个患者的集中管理和远程监控，提高医护人员的工作效率和患者的监护质量。

（2）智能风险预警系统模块

智能风险预警系统是一种利用人工智能、大数据等技术，对疾病风险进行实时监测、分析和预警的系统。其将中央监护单元采集到的患者医疗数据整合后进行分析和挖掘，提取与病情恶化相关的特征。利用机器学习、深度学习等人工智能技术构建早期预警模型，根据患者的历史病情数据和实时监测数据，识别病情恶化的早期征兆，预测患者未来可能出现的健康风险。

3. 典型算法

（1）基于多模态数据的重症患者风险预测算法

早期预警和干预对降低重症患者并发症的发生率和改善患者预后至关重要。机器学习算法通过分析大量的临床数据，能够识别出高风险患者，从而为临床医生提供决策支持。基于重症患者的多模态数据库可以提取患者的多模态临床数据，在确定好结局指标后，能够构建多种机器学习模型。研究表明，LightGBM 和 XGBoost 模型在预测性能方面表现尤为出色。LightGBM 作为微软开发的基于梯度提升决策树的高效实现，特别适用于大规模数据和高维特征的场景，其直方图优化算法和 leaf-wise 生长策略使其能有效应用于再发重症的预警中。XGBoost 同样是一种基于梯度提升决策树的高效实现，凭借其鲁棒性、灵活性和高效性被广泛应用于各类机器学习任务，通过自定义损失函数将生理参数与影像学特征进行深度关联，成功实现了对早期肌肉萎缩高风险群体的识别。随着 5G 医疗技术的普及，这类融合多模态数据的机器学习系统有望成为重症康复管理的核心引擎，为危重症康复诊疗中并发症的发生发展提供精准预测。

（2）基于多模态数据的重症患者生存预测算法

基于多模态数据的重症患者生存预测算法研究通过结合深度学习和传统机器学习的优势，成功识别出与患者死亡率相关的重要特征。首先采用传统的 K 均值算法计算特征之间的距离，并自动聚合数据以实现败血症患者的分类，其中最佳的群组数量通过比较弯曲肘部法和轮廓系数法来确定。随后，运用主成分分析对聚类结果进行降维处理，通过正交变换转换原始随机向量，从而确定与生存相关或无关的分量，并最终选择三个维度将特征映射到三维空间。在此基础上，建立生存概率图谱，用于确定每个表型中与患者生存密切相关的关键特征。这一方法为重症患者的生存预测提供了新的分析视角和技术路径。

5.4.2.2 虚拟现实技术下的人机交互感觉运动训练系统

1. 技术框架

ICU 中的长期卧床患者常常面临活动能力受限、担忧疾病的心理压力等问题。早期活动能够减少危重病患者出现神经肌肉并发症，改善功能结局。交互式虚拟现实技术通过创造沉浸式的虚拟环境，让患者在丰富、具有情境化的环境中进行感觉运动训练，形成了人-机-环同步，提供感知多维度的沉浸式康复体验，增强康复的积极性和效率。同时，其也是一种减轻焦虑和压力的心理支持手段，可减少 ICU 后综合征，有助于心理健康恢复。

如图 5-36 所示，虚拟现实技术下的人机交互感觉运动训练系统主要包含动作捕捉与结果呈现、数据记录与识别分析和康复处方与安全辅助三大功能模块。该技术通过各种传感器实时捕捉用户的肢体动作并提供实时的反馈和指导，增强重症患者的康复积极性；通过精确记录和深入分析患者的治疗数据，了解患者的康复进展并及时调整治疗方案，提高康复的精准性和效率；根据患者的病情、康复阶段、治疗目标和训练表现反馈，提供针对性的康复处方并动态调整治疗方案，实现最佳的康复效果。

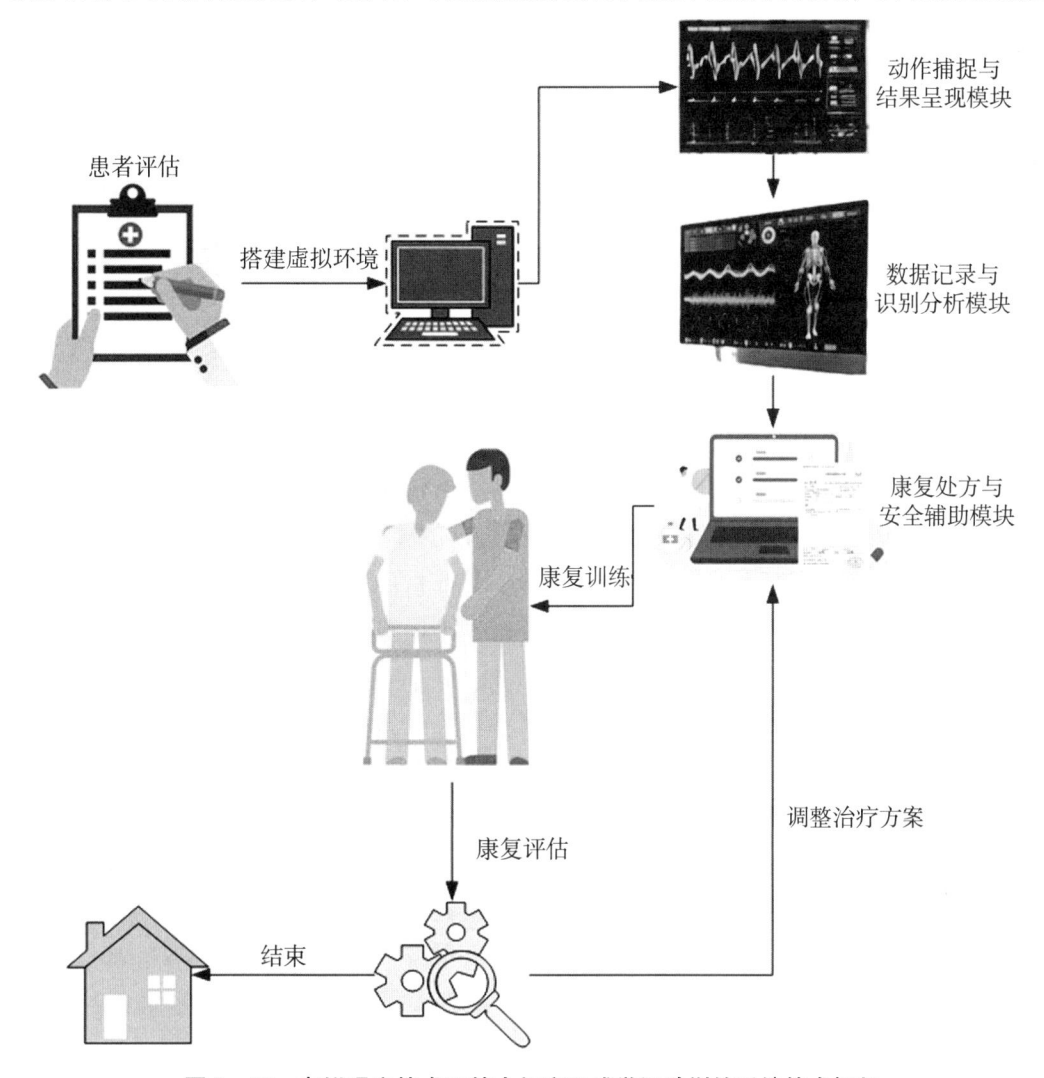

图 5-36 虚拟现实技术下的人机交互感觉运动训练系统技术框架

2. 功能模块

（1）动作捕捉与结果呈现模块

动作捕捉与结果呈现通过各种传感器和设备实时捕捉用户的肢体动作，并将其转化为虚拟环境中的相应动作。通过动作捕捉技术，系统可以实时获取用户的动作数据；通过动作呈现技术，系统可以将这些数据直观地展示给用户，提供实时的反馈和指导。动作捕捉与呈现的结合不仅提高了康复训练的精准性和效果，还增强了用户的参与感和积极性。

动作捕捉技术根据不同的应用场景主要分为光学和惯性动作捕捉技术。光学动作捕捉是利用多个高速摄像机和标记点来确定用户肢体的位置和运动轨迹，具有高精度和低延迟的特点，适用于需要高精度动作捕捉的重症康复训练场景。惯性动作捕捉利用佩戴在用户肢体上的惯性测量单元（加速度计、陀螺仪和磁力计等）测量用户肢体的加速度、角速度和磁场变化来确定其运动状态，具有便携性和灵活性的特点，适用于多种康复训练场景。

结果呈现技术一般采用虚拟现实头盔或大尺寸的电视屏幕，通过3D显示技术，将捕捉到的用户动作在虚拟环境中进行可视化展示，使用户能够直观地看到自己的动作效果，增强治疗的互动性、趣味性和康复效果。其主要通过虚拟角色呈现、实时反馈呈现、虚拟场景呈现实现。虚拟角色呈现是通过实时映射用户动作至虚拟角色，让用户及时调整自身动作，提高康复训练的效果。实时反馈呈现是通过颜色、声音、文字等方式，根据用户动作的准确性和完成度给予相应提示，能增强用户参与感和积极性，提升患者自身动作表现和康复效果。虚拟场景呈现是通过创建康复训练室、自然环境等，让用户在场景内融入动作进行康复训练，增强训练的趣味性和吸引力。

（2）数据记录与识别分析模块

数据记录与识别分析模块精确记录和深入分析患者的治疗数据，使治疗师可以更好地了解患者的康复进展，及时调整治疗方案，从而提高康复训练效率。其通过动作捕捉设备，记录患者肢体的运动轨迹、速度、加速度等信息；通过集成的生理传感器，记录患者的心率、血压、血氧饱和度等生命体征，确保患者训练的安全性；通过问卷调查或实时反馈机制，记录患者的主观感受，如疼痛程度、疲劳感、舒适度等。这些数据被同步传输到后台服务器，进行存储和初步处理；后台服务器对记录的数据进行预处理，包括数据清洗、滤波和格式转换等。预处理后的数据被用于进一步的分析和建模。

（3）康复处方与安全辅助模块

康复处方与安全辅助模块在适配不同患者的个性化康复需求和保障训练过程中的安全性方面起到了重要作用。治疗师可以根据患者的病情、康复阶段、治疗目标和训练表现反馈，灵活选择和组合具有针对性的康复处方并动态调整治疗方案，调整难度级别和训练时长，确保治疗方案始终符合患者的康复需求。

重症患者康复虚拟现实技术下的人机交互感觉运动训练处方一般包括了肢体运动训练、平衡与协调训练和认知训练。在肢体运动训练方面，处方通过设计需要反复用力的动作任务，提高重症患者四肢或躯干的力量表现；通过引导重症患者进行各种伸展和旋转动作，改善关节活动范围；通过设计需要精细手部动作的任务，改善手部的精细动作能力；通过设计需要站立或连续步行的动作任务，帮助重症患者恢复站立或步行能力。在平衡与协调训练方面，处方针对重症患者的静态平衡训练，系统可以通过实时的重心分析和反馈，帮助患者调整身体姿势，保持平衡；通过设计需要手眼或全身协调的动作任务，帮助患者增强协调能力。在认知训练方面，处方通过设计一系列需要集中注意力、长短期记忆的任务和简单/复杂反应的任务，帮助患者恢复和增强认知功能，如注意力、记忆力、反应速度等。

康复处方与安全辅助模块具备紧急停止机制，在实时监测患者的生命体征和动作状态，如心率、血压、动作幅度等的过程中，若检测到异常情况，系统自动触发紧急停止机制，暂停训练，并发出警报通知治疗师。紧急停止机制可以通过设置专门的停止按钮或通过软件系统自动检测患者的异常状态来实现。

3. 典型算法

（1）重症患者运动反馈控制算法

针对重症患者神经肌肉控制能力受损、运动轨迹偏差敏感性高等特点，重症患者运动反馈控制算法通过 PID 控制动态协同，在确保治疗安全性的前提下实现精准康复引导。比例控制模块直接对应患者的实时运动偏差。当传感器检测到重症患者关节活动角度偏离预设轨迹时，系统即刻生成与偏差幅度成正比的助力补偿。积分控制环节专门应对重症患者神经损伤导致的持续性微偏差，当传统比例控制难以察觉的偏差持续存在时，积分控制会逐渐增强提示强度直至完全纠正。这种渐进式补偿机制完美匹配重症患者神经重塑的生理特性，既避免突然加力造成的心理应激，又能突破"偏差阈值感知盲区"。微分控制通过预判误差变化趋势实现超前调节，预防患者二次损伤。该环节对误差变化率敏感，能在偏差加速扩大前施加反向制动力，结合肌电信号滤波算法，有效区分自主运动意图与病理性震颤，确保控制指令的生理合理性。

（2）基于强化学习的重症患者神经康复难度适应算法

在重症患者神经功能康复领域，基于强化学习的自适应难度调节系统正推动康复训练进入智能化时代。该系统通过构建"感知－决策－执行"的闭环调节机制，将传统固定式训练方案升级为动态进化的个性化康复路径，其核心价值在于精准匹配患者受损神经系统的重塑规律，在确保治疗安全性的前提下持续激发康复潜能，尤其适用于脑卒中后运动功能障碍、脊髓损伤神经重塑及 ICU 获得性衰弱等重症康复场景。

强化学习作为智能决策的核心引擎，在难度适应算法中展现出独特优势。基于强化学习的重症患者神经康复难度适应算法通过观察重症患者表现、决策调整和反馈优化三个步骤实现动态决策过程。首先，该算法实时监测重症患者的动作成功率和反应时间，获取患者在当前任务难度下的表现数据；其次，根据患者的表现，该算法决定是增大、减小还是保持当前的任务难度，这一决策基于强化学习策略，通过最大化奖励来优化调整策略；最后，患者在调整后的任务难度下继续表现，该算法根据新的表现数据进一步优化调整策略，形成一个闭环反馈系统，通过优化任务难度来最大化重症患者的整体表现。

在重症康复应用中，系统通过多模态感知设备实时采集肌电信号、关节运动轨迹、认知反应时延等 20 余项生理行为数据，构建患者动态能力画像。决策模块采用深度强化学习算法，建立马尔可夫决策过程（MDP）模型，通过双网络架构实现短期训练效果与长期康复目标的动态平衡。针对重症患者易疲劳、恢复曲线非线性的特点，基于强化学习的重症患者神经康复难度适应算法创新性地引入生理耐受度约束机制，当监测到心率变异率异常或肌肉震颤频率超标时，自动触发安全降级策略。临床应用数据显示，系统特有的"挑战－成功"正向激励设计，通过难度阶梯的精准控制，87% 的重症患者训练依从性显著提升，主动训练时长提升 40%。这种数据驱动的个性化康复路径，不仅加速了神经网络功能重组，更为量化评估康复疗效提供了动态数字生物标志物，标志着重症康复从经验医学向精准医学的范式转变。

5.4.2.3　智能重症康复远程呈现技术

1. 技术框架

如图 5-37 所示，重症病房的远程医疗系统通过整合远程诊疗、远程 VR 访问探视、出院后远程康复等模块，实现了对重症患者全流程、全方位的医疗护理。这些模块不仅提高了医疗资源的利用效率，还增强了患者与家属的参与感和满意度。随着 5G、人工智能、VR 等技术的发展，远程医疗在重症病房中的应用将更加智能化和人性化，为患者提供更高质量的医疗服务。

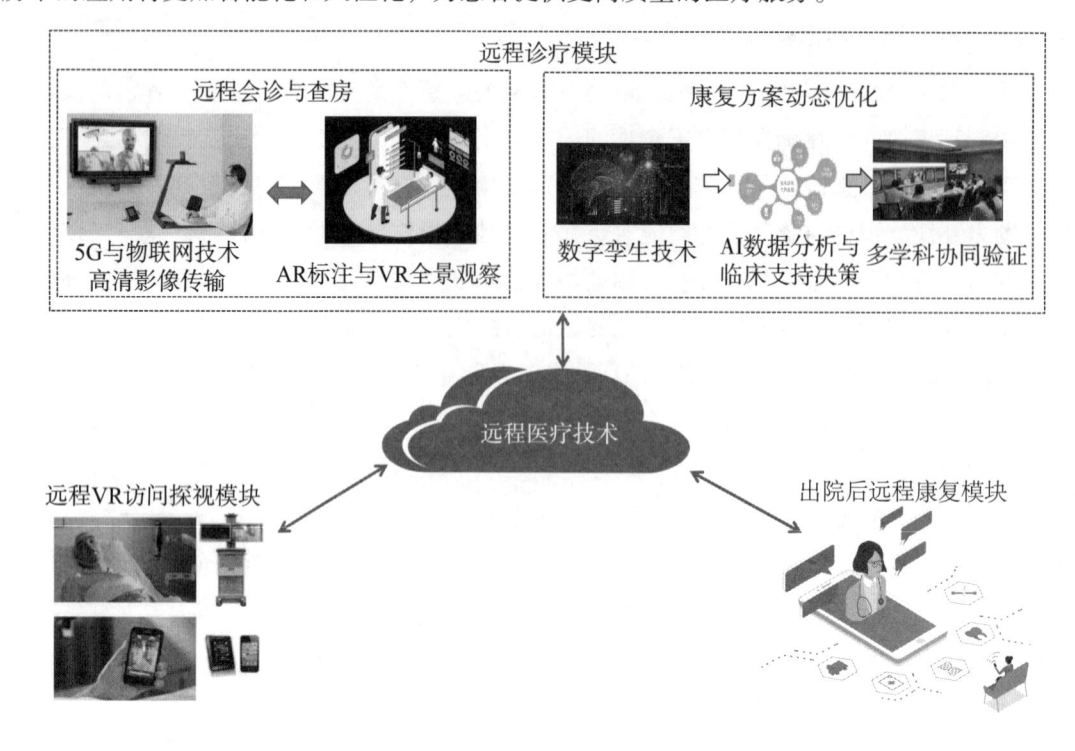

图 5-37 智能重症康复远程呈现技术框架

2. 功能模块

（1）远程诊疗模块

远程诊疗作为智能重症康复远程呈现技术的核心模块，通过先进的数字化技术，打破传统医疗模式的时空限制，为重症康复提供高效支持。远程会诊与查房依托 5G、物联网与高清影像传输技术，实现患者生命体征数据的实时同步与多模态交互，专家团队可突破地域限制，通过 AR 标注、VR 全景观察等方式深度参与病情讨论，区块链存证技术则保障诊疗全流程的可追溯性。康复方案动态优化是远程医疗系统的关键环节，通过智能辅助系统与临床经验的深度融合，实现精准医疗。基于数字孪生构建患者个体化模型，通过 AI 分析实时数据流、比对循证医学知识图谱，生成药物剂量、设备参数等精准建议，并借助多学科协同验证形成闭环决策。最终，远程诊疗模块形成"监测-会诊-决策-执行-反馈"的完整链条，不仅提升了重症康复的时效性与精准度，更通过优质医疗资源的弹性调度与智能工具的深度赋能，推动分级诊疗体系的实质性落地，成为智慧医疗时代重构重症康复范式的战略性支点。

（2）远程 VR 访问探视模块

远程 VR 访问探视模块通过虚拟现实技术与双向通信的结合，为家属与患者提供了一种突破空间限制的沉浸式探视体验。在技术实现上，该模块依托 360° 全景摄像头、VR 设备及高速网络，实时捕捉病房环境并传输高清晰度音视频，确保探视过程的流畅性和真实感。同时，该模块采用端到端加密技术保障数据安全，满足患者隐私保护的需求。在实施流程上，首先在患者床边部署全景摄像头和音频设备，家属通过医院提供的链接或应用程序，使用 VR 头盔或智能手机接入系统，实现与患者的实时音视频互动。医护人员可根据需要加入探视，向家属说明病情或提供医疗建议，进一步增强家属的参与感和信任度。它不仅解决了传统探视中的空间限制问题，尤其适用于重症监护病房或隔离病房等场景，还通过沉浸式体验缓解了患者的孤独感和焦虑情绪，促进了患者的心理康复。同时，减少了家属与患者的直接接触，降低了交叉感染风险，为特殊医疗环境提供了安全高效的探视解决方案。此外，远程 VR 访问探视模块支持多设备兼容，家属可根据条件选择 VR 头盔或普通智能设备，降低了使用门槛。

（3）出院后远程康复模块

出院后远程康复模块依托可穿戴设备、云平台等远程呈现技术，全面支持居家康复管理。在技术实现上，可穿戴设备实时采集患者的生理数据，并将这些数据通过 5G 或物联网技术上传至云平台，结合人工智能算法分析数据趋势，提供个性化康复建议。同时，医护人员利用视频通话、AR/VR 等远程呈现技术，实时指导患者进行康复训练，确保动作规范。在实施流程上，患者出院前接受全面评估并配置设备，居家期间数据持续上传，医护人员远程监控并定期调整康复计划；系统自动跟踪康复进度，异常数据触发预警时，医护人员可及时干预，必要时启动急救响应。此外，平台还提供康复教育、心理支持及家属指导，形成全方位康复闭环。该模块通过技术赋能和流程优化，实现了连续性护理、个性化康复和医疗资源的高效利用，显著提升重症患者的后期康复效果和生活质量。

3. 典型算法

VR 全景观察算法可显著提升远程医疗的精准性与场景适配性。通过动态全景监测与三维空间重构两大核心模块，为重症患者康复评估、治疗方案优化及多学科协作提供了沉浸式技术支撑。在实时动态监测方面，基于多模态感知的全景视频拼接系统实现了重症康复过程的 360 度无死角记录。通过搭载在康复设备及病房顶部的多光谱摄像头阵列，系统可实时捕捉患者体位变化、肌张力状态及辅助器具使用情况。采用改进型球面投影算法融合 RGB-D 数据流，可生成具备深度信息的全景视频流，使康复专家能够远程观察患者坐姿平衡性、肢体活动轨迹等关键指标。特别是在神经重症患者的早期康复阶段，该技术可动态监测 Brunnstrom 分期进展，为运动功能重建提供可视化依据。结合边缘计算节点部署的异常动作识别模型，系统可实时预警关节过度屈伸、代偿性姿势等风险，保障康复治疗安全性。

3D 重建与虚拟环境生成算法通过将病房的物理空间转化为虚拟模型，为远程专家提供沉浸式的观察体验。该算法首先利用结构光扫描或深度学习技术，从 2D 图像或深度数据中提取病房的三维信息。结构光扫描通过分析投射光图案的变形来重建 3D 形状，而深度学习算法（如 Pix2Pix 或 CycleGAN）则直接从 2D 图像生成 3D 模型。在 ICU 病房患者康复中，该技术可量化分析床椅转移过程中躯干稳定性系数，通过虚拟标尺精确测量关节活动度变化。针对气管切开患者的呼吸康复，系统通过融合 CT 影像与实时点云数据，构建包含气道压力梯度的 4D 虚拟模型，帮助康复团队可视化评估膈肌运动模式及咳嗽效能。

两大技术体系的协同应用形成了重症康复的闭环管理系统：全景视频流实时反馈康复训练执行质量，3D 重建实现深度空间分析。该技术架构不仅突破了传统远程医疗的平面化局限，更通过空间计算重构患者-环境交互关系，使远程评估维度从平面影像扩展到包含生物力学参数的三维空间模型；借助边缘智能实现的实时运动分析，将康复治疗窗口期从传统日间查房扩展到 24 h 连续监测；其构建的虚拟康复社区更支持多地专家协同会诊，为重症患者早期康复介入提供了全天候、多维度的技术保障。

5.4.3 临床应用

5.4.3.1 慢性意识障碍康复

1. 概述

慢性意识障碍是指由脑外伤、脑卒中、缺血缺氧性脑病等各类脑损伤所导致意识丧失超过 28 天的病理状态[298]，昏迷促醒是神经重症康复的重点和难点，其必然涉及DOC的康复评估和治疗。意识水平评估是意识障碍患者预后的客观依据，临床上常用方法包括多感觉刺激、药物疗法、神经调控治疗、高压氧治疗、针灸疗法和神经干细胞治疗等多种方式。pDOC康复旨在提高患者生存状态和生活质量、促进意识恢复、预防和管理并发症、促进重返社会和家庭生活。

慢性意识障碍的康复流程通常包括康复评定、方案制定、方案实施、定期评定、出院指导五个阶段。智能康复技术的迅速发展显著改善了慢性意识障碍的康复流程，解决了现有康复方法在评估和训练中的几大局限性，从而提升了康复效果。首先，传统的量表评估往往存在主观性较强的问题，依赖于评估者的经验和技巧，缺乏客观、精准的指标；其次，传统的多感觉刺激模式非个性化，未能充分考虑患者的觉醒状态和恢复阶段，导致康复效果不理想；再次，传统神经调控技术存在调控靶点定位不准确，调控方式单一等问题，对中枢神经的干预不足，无法精准有效地调控神经网络的功能；最后，慢性意识障碍患者出院后居家康复，存在后期康复管理不当，如随访不及时、康复训练不规范等问题。针对以上问题，通过持续、动态地全面评估和监测患者，构建多模态、全方位的诊断和预后评估模型；通过增强外界环境对患者的感官输入，有效促进神经重塑和功能恢复；通过影像学导航技术精确定位靶点区域，开展多靶点联合刺激的闭环调控治疗，将神经影像学与多模态刺激技术有机结合，并结合智能康复设备（包括机器人辅助训练系统和虚拟现实技术）实现精准干预。最终形成诊断-治疗-评估一体化的精准康复体系。这种融合智能康复设备和影像导航的闭环调控方法，为意识障碍患者提供了创新的治疗途径。

随着信息技术、传感器技术和人工智能技术的不断发展，康复治疗变得更加精准、个性化和高效。智能康复技术通过深度赋能传统康复流程，提供了包括实时监控、数据分析和远程指导在内的综合解决方案。这种技术进步不仅缩短了康复周期，还提高了治疗效果和患者的参与度，从而有助于患者更快、更好地回归正常生活。

2. 康复流程

慢性意识障碍智能康复流程如图5-38所示，包含康复评定、方案制定、方案实施、定期评估、出院指导五个阶段。

（1）康复评定

意识障碍康复评估不仅事关DOC患者的预后判断及康复方案的制订，也是合理分配医疗资源的重要依据。然而，现阶段针对DOC的评估方法众多，但每种方法均具有其适应范围和局限性。

行为量表评估（如GCS、CRS-R等量表）是常用初筛手段。其中，GCS操作简单、应用广泛；CRS-R能区分细微行为差异，对VS/UWS和MCS鉴别诊断具有重要作用。实时视听机器人远程呈现系统可在患者、医院工作人员和远程医生之间提供交流[299-300]，使用系统端点进行临床昏迷评估[301]。然而，行为学量表依赖刺激-反应模式，易受患者运动功能受损及操作者技能影响，存在误诊风险，需结合其他手段综合评估。

神经影像学评估（如CT、MRI、DTI、fMRI、PET）可直接观察大脑功能连接、激活状态及代谢水平，弥补行为学量表的不足[302-304]。fMRI在VS/UWS和MCS鉴别中具有独特优势，PET通过葡萄糖代谢评估功能障碍程度，提高确诊率。

神经电生理评估（如EEG、TMS-EEG、ERP）通过检测大脑皮层活动和神经传导通路功能，为预后判断提供重要依据[305-306]。EEG背景电活动异常与意识水平相关，ERP中的P300以及TMS-EEG可客观监测意识恢复情况。

血清生物标志物（如S100β、NfL）动态反映脑损伤程度，S100β与损伤程度呈正相关，NfL直接反映神经元受损程度[307-308]。

最后，通过重症康复病房移动中央监护单元和可穿戴设备实时监测患者生命体征和医疗设备数据等指标，以确保患者在康复评估和干预过程中的安全。

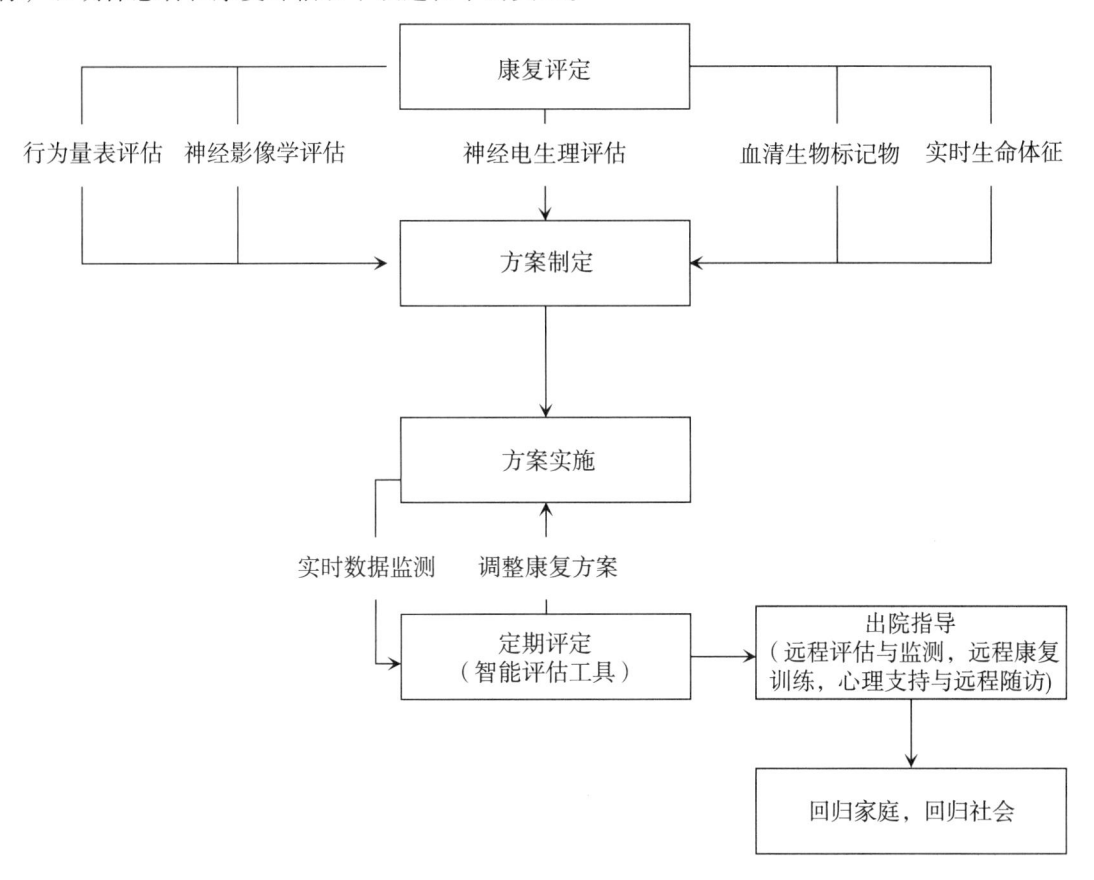

图 5-38　慢性意识障碍智能康复流程

（2）方案制定

基于初始评估的结果，康复团队为患者制定个性化的康复方案，明确康复目标和康复内容。康复方案将明确短期和长期的康复目标，短期目标通常包括在一定程度上改善意识水平，促进意识恢复，预防和管理并发症；而长期目标则集中在全面恢复意识，改善基本的运动感觉功能、日常生活活动的独立性以及社会参与能力等。

在干预措施的选择上，康复计划将包括多感觉刺激、药物疗法、神经调控治疗、高压氧治疗、传统针灸疗法和心理支持等多种干预手段。多感觉刺激通过提高外界环境对患者的刺激，从而满足神经的重塑和恢复，采用个性化的刺激方案，结合智能康复设备（如机器人辅助设备和虚拟现实训练），帮助患者意识觉醒。神经调控治疗通过植入或非植入的神经控制器，以人工电信号替代或补充脑的自然电信号，调控神经元或神经网络兴奋性，进而提升意识状态。

（3）方案实施

越来越多的无创神经调控被研究发现对慢性意识障碍等多种神经系统疾病具有明显疗效。无创神经调控因其非侵入性、安全、易操作等优势，更容易被患者及家属接受。结合影像学导航实现精准靶点治疗应用意识障碍患者的诊断和治疗，以及多靶点刺激结合的闭环调控在临床应用研究方面取得了一些新的进展。高压氧治疗主要针对缺氧性或创伤性早期脑损伤的意识障碍患者，通常作为辅助手段，配合药物治疗、康复训练等。意识障碍药物治疗主要应用对氨基酸轴和单胺酸轴这两种主要神经递质轴有效的药物，包括唑吡坦、巴氯芬、盐酸金刚烷胺和部分抗癫痫药物等。心理支持等也将在康复计划中占据重要位置，为患者提供心理辅导和社会支持，帮助他们应对康复过程中可能出现的负面情绪。

（4）定期评定

在慢性意识障碍康复过程中，定期评定与方案的实施形成闭环反馈。医疗团队将定期对患者的意识水平进行评估。通过使用标准化的评估工具和智能技术，医疗团队能够及时获取患者的康复进展数据，评估当前康复方案的有效性，并根据评估结果进行调整。这种反馈机制确保了康复计划的灵活性和针对性，有助于优化康复效果，提高患者的生活质量。

由于单一评估手段均存在局限性，且目前缺乏"金标准"，因此，充分利用临床观察指标并结合切实可行的辅助检查，构建多模态、全方位的诊断和预后评估模型，形成以行为学量表、血清标志物为初筛，神经电生理学定量，神经影像学定位和定性的评估策略，同时结合实时生命体征、人口统计学等其他医疗数据等指标，持续、动态地全面评估和监测患者，对把握促醒康复治疗的最佳切入时机和最佳促醒方案的合理制定与调整具有重要意义。

（5）出院指导

在慢性意识障碍康复出院后的远程康复阶段，确保患者的长期康复和生活质量是核心目标。这一阶段，依托可穿戴设备、云平台及远程呈现技术，构建出院后远程康复模块，全面支持居家康复管理，关键在于通过系统的随访机制，定期评估患者的恢复进展，并根据个体化需求动态调整干预方案。医疗团队能够持续监测患者的功能状态、心理健康和生活适应能力，及时发现潜在问题并提供针对性支持。智能技术在这一过程中发挥着重要作用：可穿戴设备实时采集患者的生理数据（如心率、血压、血氧等），并将这些数据通过5G或物联网技术上传至云平台，结合AI算法分析数据趋势，提供个性化康复建议；同时，医护人员利用视频通话、AR/VR等远程呈现技术，实时指导患者进行康复训练，确保动作规范。患者在出院前将接受智能设备的使用培训，学习如何利用这些工具进行日常训练和自我管理。此外，平台还整合了康复教育、心理支持及家属指导，形成全方位康复闭环。通过技术赋能和流程优化，出院后远程康复模块实现了连续性护理、个性化康复和医疗资源的高效利用，显著提升了慢性意识障碍患者的后期康复效果和生活质量。

3. 慢性意识障碍智能康复

（1）基于细微行为特征的意识-运动神经网络实时评估

针对意识障碍患者临床表现复杂多样且一征多义导致误诊率高的特点，使用唤名刺激、疼痛刺激及指令下达等多感觉刺激范式，结合红外成像、生物雷达、视听觉监测、脑电检测、功能核磁共振和近红外成像等多模态装置，同步采集患者自发和诱发状态下的脑动力学信息及细微行为特征数据。如图5-39所示，通过眼动仪获取眼动轨迹数据，利用生物雷达传感设备捕捉肢体形态动作和口部运动等行为特征，借助近红外光学传感器记录三维面部运动信息，同时采集fNIRS、EEG和fMRI时间序列数据，从中提取与运动激活密切相关的脑网络时空动态特征作为各模态的运动网络特征。基于此，构建意识-运动神经网络整合模型，首先对原始数据进行特征筛选保留有效特征，随后对多模态特征进行编码处理：将意识和运动网络特征在时间维度上拼接形成动态特征矩阵，通过词嵌入和位置嵌入技术生成查询、键和价值矩阵，并运用包含残差连接、前馈网络、标准化和线性变换的神经网络层实现多模态意识-运动网络特征的深度编码。在完成跨模态对齐的基础上，利用已在共同空间中对齐的各模态意识-运动网络动态特征编码，采用变换网络架构实现多模态特征的跨模态融合，最终解析意识-运动神经网络与行为表征的映射关系，从而明确意识-运动的临床特征类别分层体系。

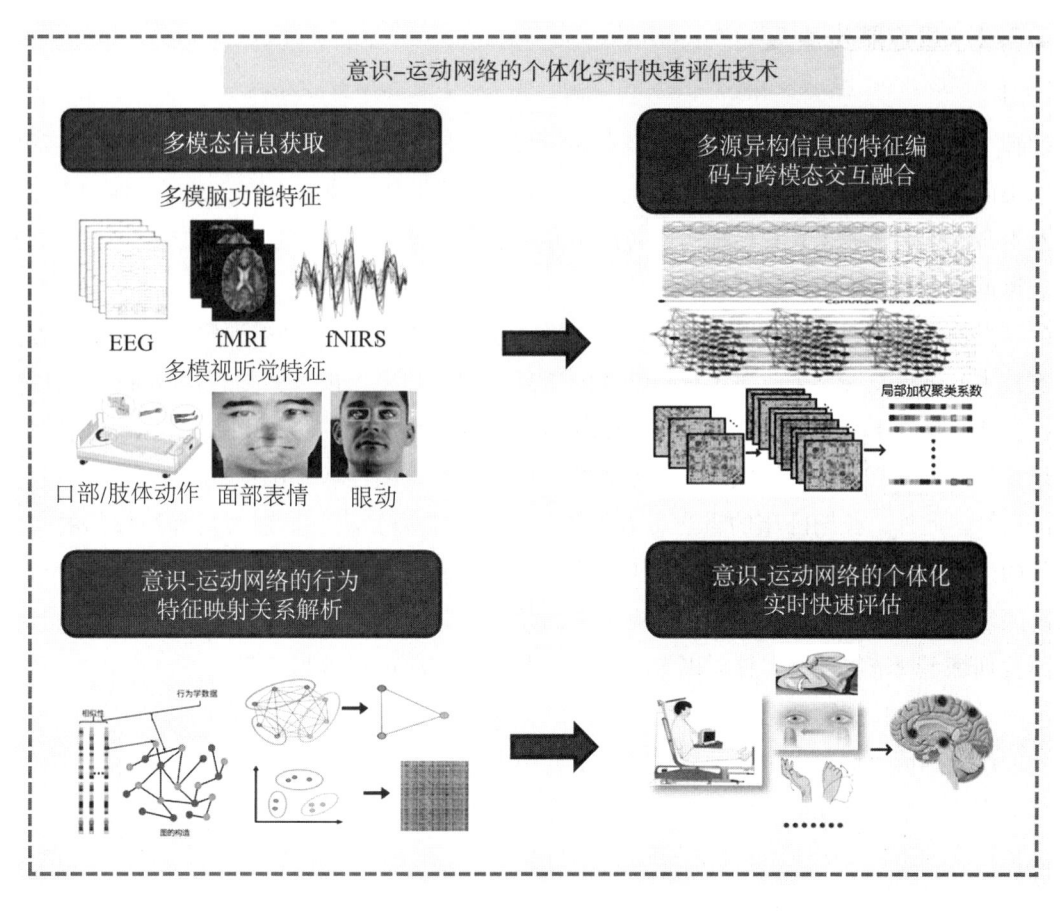

图 5-39 基于细微行为特征的意识－运动神经网络实时评估技术

(2) 多感觉外周－中枢神经调控智能康复系统

多感觉外周－中枢神经调控智能康复系统集成智能运动康复机器人、导航系统和智能康复评估系统，构建一个以患者需求为导向的康复闭环系统。一方面，运动康复机器人负责执行上下肢功能训练、翻身、坐站等任务导向的康复训练；导航系统则通过精准的神经调控功能，针对特定脑区和神经通路进行电刺激或其他物理调控，促进神经重塑；另一方面，基于细微行为特征的意识－运动神经网络的个性化实时快速评估和检测方法实时分析患者的运动、感觉和意识等功能数据，提供精准的功能状态评估，形成完整的康复效果反馈回路。同时，系统通过多模态成像、传感器采集和临床数据输入，全面分析患者的病情和康复需求。

在初始阶段，系统自动导入患者的基本信息，包括病史、功能障碍类型及严重程度等数据，并结合智能康复评估系统的分析结果，自动生成个性化的康复方案。方案设计综合考虑患者的功能损伤程度并实时反馈，确保干预方案的靶向性。在康复方案生成后，系统将方案输入运动康复机器人和导航系统，由两者联合执行康复干预。运动康复机器人提供物理训练，实时跟踪和调整患者的运动状态；导航系统则精准定位目标脑区，实施个体化的神经调控。系统在干预过程中不断收集患者的反馈数据，通过智能评估模块对训练效果和患者反应进行实时分析。根据反馈数据，平台可以动态调节康复方案的参数，优化训练强度、频率、刺激模式等关键要素，实现自适应调控。当系统检测到患者运动状态改善较快时，平台可自动提升训练强度以挑战患者的运动能力；若检测到患者情绪不稳定或处于疲劳状态，系统会自动调低刺激参数或改变训练任务，以确保患者的安全和舒适度。最终，通过反馈—调控—再反馈的闭环调控机制，平台能够实时调整康复方案，确保康复过程的个性化、动态化和高效化。

5.4.3.2 重症肺炎康复

1. 概述

重症肺炎是肺炎发生后进一步合并呼吸衰竭或累及其他系统的一种危重表现，多数患者因各类病原体的感染而发生严重脓毒症、脓毒性休克，导致血压急速下降、神志不清、谵妄、烦躁不安等症状，甚至危及生命。重症肺炎康复旨在提高患者的生存状态和生活质量、促进意识恢复、预防和管理并发症、促进重返社会和家庭生活。

重症肺炎的康复流程通常包括康复评定、方案制定、方案实施、定期评定、出院指导五个阶段。智能康复技术的迅速发展显著改善了重症肺炎的康复流程，解决了现有康复方法在评估和训练中的几大局限性，从而提升了康复效果。重症肺炎康复是一个复杂且动态的过程，患者在康复期间的生理状态和病情变化难以预测。传统的风险评估方法主要依赖于医生的经验和临床症状的观察，往往存在主观性和滞后性。此外，长期卧床的重症患者常常面临活动能力受限、护理人员和治疗师的时间限制、患者自身的生理状况以及担忧疾病的心理压力等问题，重症患者缺乏个性化、安全高效的早期介入康复，导致康复效果不理想。最后，重症肺炎患者出院后居家康复，存在后期康复管理不当，如随访不及时、康复训练不规范等问题。针对以上问题，采取以下方法可显著提升重症肺炎患者的后期康复效果和生活质量：通过持续、动态地全面评估和监测患者，构建多模态、全方位的诊断和预后评估模型，根据患者的历史病情数据和实时监测数据，识别病情恶化的早期征兆，预测患者未来可能出现的健康风险，如短期死亡率、并发症发生率等；运动训练和呼吸训练通过结合智能康复设备（如机器人辅助设备和虚拟现实训练），采用个性化的训练方案，降低关节挛缩的发生风险，避免呼吸肌功能减退，增强康复的积极性和效率，同时减轻患者的焦虑和压力，有助于心理健康恢复；依托可穿戴设备、云平台及远程呈现技术，构建远康复模块，全面支持居家康复管理。

随着信息技术、传感器技术和人工智能技术的不断发展，康复治疗变得更加精准、个性化和高效。智能康复技术通过深度赋能传统康复流程，提供了包括实时监控、数据分析和远程指导在内的综合解决方案。这种技术进步不仅缩短了康复周期，还提高了治疗效果和患者的参与度，从而有助于患者更快、更好地回归正常生活。

2. 康复流程

重症肺炎智能康复流程如图5-40所示，包含康复评定、方案制定、方案实施、定期评定、出院指导等五个阶段。

（1）康复评定

重症肺炎康复评估事关患者的预后判断及康复方案的制定，在康复评定阶段，智能技术用于全面了解患者的肺功能和身体状况，主要包括肺功能评估、呼吸肌评估、呼吸困难评估、营养状态评估四个方面。肺功能检查包括肺容积、肺通气、弥散功能测定、气道激发试验、气道舒张试验，重症患者肺功能结果需结合临床评估；呼吸肌评估包括呼吸肌肌力评估、呼吸肌耐力评估、呼吸肌疲劳程度评估、膈肌肌电图和超声检查等；呼吸困难评估常用量表有mMRC问卷、Borg量表、WHO呼吸困难问卷、ATS呼吸困难评分、基线呼吸困难指数、变化期呼吸困难指数等；营养状态评估包括营养风险筛查、主观全面评定、微型营养评估）、营养不良通用筛查工具、重症营养风险评分（NUTRIC评分）等。SGA是应用广泛的营养评估工具，是临床营养评估的"金标准"。SGA是评估危重症患者入院营养状况的可靠工具，且与预后相关。最后，通过重症康复病房移动中央监护单元和可穿戴设备实时监测患者生命体征和医疗设备数据等指标，人工智能算法对采集的数据进行分析，帮助医疗团队评估疾病的严重程度、运动耐力以及整体身体功能，为后续的康复方案提供科学依据；同时确保患者在康复评估和干预过程中的安全。

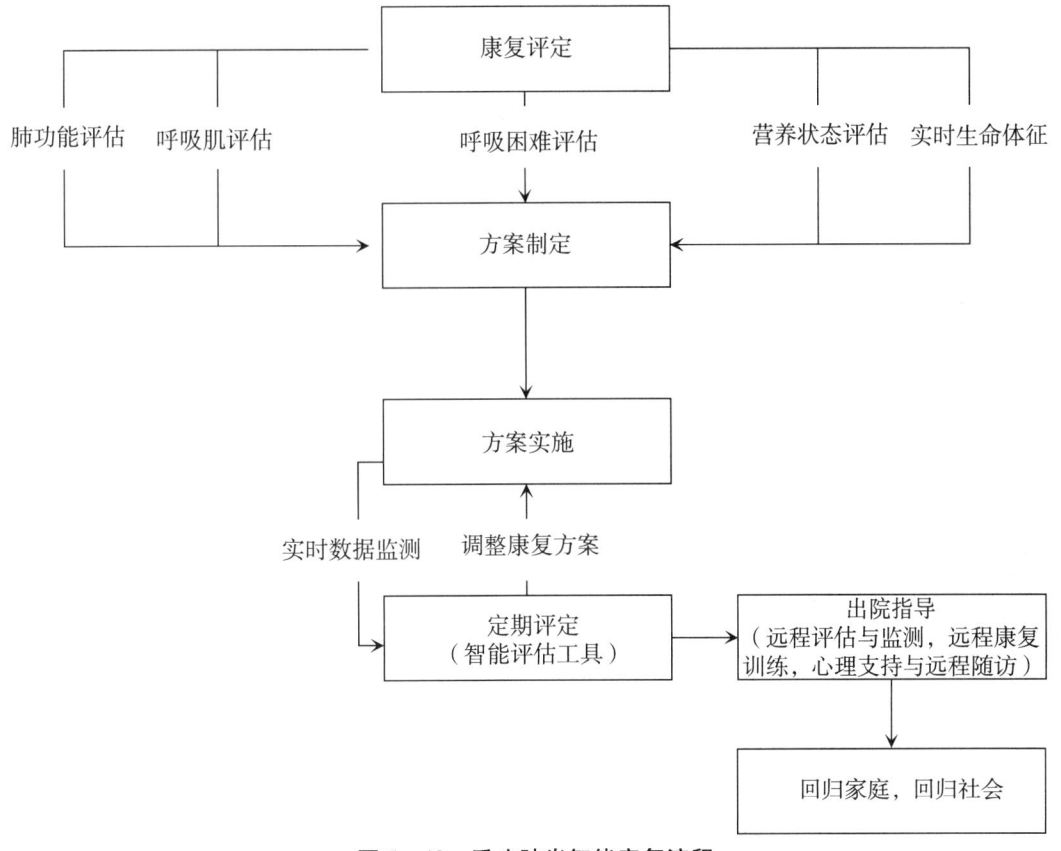

图 5-40 重症肺炎智能康复流程

（2）方案制定

基于初始评估的结果，医疗团队为患者制定个性化的康复方案，明确康复目标和康复内容。康复方案将明确短期和长期的康复目标，短期目标通常包括维持生命体征稳定，预防和管理并发症；而长期目标则集中在重症肺炎出院患者呼吸困难症状和功能障碍，减少并发症，缓解焦虑抑郁情绪，降低致残率，最大程度恢复日常生活活动能力、提高生活质量。

在干预措施的选择上，康复计划将包括运动训练、呼吸训练、并发症预防和心理支持等多种干预手段。运动训练包括被动运动训练和主动运动，有效维持患者的关节活动度，降低关节挛缩的发生风险。重症肺炎患者长时间的呼吸机治疗会导致不同程度的呼吸肌结构和功能退化，呼吸训练可以避免呼吸肌功能减退。随着病情程度逐渐好转，呼吸训练从缩唇呼吸转为呼气末停顿呼吸训练和腹式呼吸。由肺康复治疗师根据患者具体情况，结合智能康复设备（如机器人辅助设备和虚拟现实训练）制定更具针对性的运动锻炼和呼吸训练方案，以提高运动锻炼和呼吸训练的针对性，增强康复效果。

（3）方案实施

交互式虚拟现实技术创造沉浸式的虚拟环境，让患者在丰富、具有情境化的环境中进行感觉运动训练，形成了人-机-环同步，提供感知多维度的沉浸式康复体验，增强康复的积极性和效率，同时也是一种减轻焦虑和压力的心理支持手段，可减少 ICU 后综合征，有助于心理健康恢复。重症康复病房移动中央监护单元和可穿戴设备实时监测患者生命体征和医疗设备数据等指标，即时提供训练反馈和调整建议，确保患者在康复干预过程中的安全。

（4）定期评定

在重症肺炎康复过程中，定期评定与方案的实施形成闭环反馈。医疗团队将定期对患者的康复水平进行评估，包括运动能力、呼吸功能以及心理健康等方面。通过使用标准化的评估工具和智能技术，医疗团队能够及时获取患者的康复进展数据，评估当前康复方案的有效性，并根据评估结果进行调整。这种反馈机制确保了康复计划的灵活性和针对性，有助于优化康复效果，提高患者的生活质量。

（5）出院指导

在重症肺炎康复的出院指导阶段，确保患者的长期康复和生活质量是核心目标。这一阶段依托可穿戴设备、云平台及远程呈现技术，构建远程康复模块，全面支持居家康复管理。其关键在于通过系统的随访机制，定期评估患者的恢复进展，并根据个体化需求动态调整干预方案。医疗团队能够持续监测患者的功能状态、心理健康和生活适应能力，及时发现潜在的问题并提供针对性支持。智能技术在这一过程中发挥着重要作用：可穿戴设备实时采集患者的生理数据（如呼吸、心率、血压血氧等），并将这些数据通过5G或物联网技术上传至云平台，结合算法分析数据趋势，提供个性化康复建议；同时，医护人员利用视频通话、AR/VR等远程呈现技术，实时指导患者进行康复训练，确保动作规范。患者在出院前将接受智能设备的使用培训，学习如何利用这些工具进行日常训练和自我管理。此外，平台还整合了康复教育、心理支持及家属指导，形成全方位康复闭环。通过技术赋能和流程优化，远程VR访视探视模块实现了连续性护理、个性化康复和医疗资源的高效利用，显著提升了重症肺炎患者的后期康复效果和生活质量。

3. 重症肺炎智能康复

于人工智能下的临床诊断与决策，通过卷积神经网络分析胸部X射线片，可区分细菌性与病毒性肺炎，准确率达92.8%，AUC值达96.8%，系统能识别胸片中微小的浸润影、肺叶实变等特征，并通过注意力机制标注重症肺炎的病变区域，整合生化检测数据（如C反应蛋白、降钙素原）与临床表现（发热程度、呼吸频率），采用梯度提升决策树（GBDT）算法预测病原体类型。例如，肺炎链球菌与支原体的鉴别准确率可达90%，显著优于传统培养法耗时长的局限。传统病原体培养需72 h，而AI系统可在15 min内完成病原体类型与耐药性分析，使抗生素使用窗口期提前60%。在临床决策方面，研究显示，基于MALDI-TOF质谱数据与抗生素敏感性数据库，运用多层感知器模型预测病原体耐药谱，对β-内酰胺类药物的耐药性预测准确率达89.3%，可助力精准抗生素选择。电子肺炎临床决策支持系统通过贝叶斯网络实时整合患者生命体征、影像学特征及实验室数据，可在30 s内生成治疗建议。德国CAPNETZ研究显示，使用该系统后肺炎患者死亡率从8.6%降至4.8%，住院时间缩短0.6天。针对重症肺炎合并多重耐药菌感染患者，人工智能系统结合病原体耐药预测与药代动力学模型，推荐最优抗生素组合方案，其流程可以分为以下几个关键步骤。

（1）数据获取与特征提取

通过移动中央监护单元构建多模态数据采集系统，实时监测并记录患者12导联心电图、无创血压、脉搏血氧饱和度等生命体征参数，同步整合医疗影像设备（包括X射线、CT等）的DICOM格式数据及实验室信息系统（LIS）中的生化检测结果（如C反应蛋白、降钙素原、血常规等）。所有数据通过加密通道传输至云端分析平台或本地高性能计算集群。在特征工程阶段，首先对各模态数据进行标准化预处理：对生命体征时序数据采用滑动窗口进行分段归一化；对医学影像数据应用U-Net架构进行肺部区域分割，并提取浸润影密度、实变区域面积等128维放射组学特征；对实验室检测指标进行Z-score标准化。通过特征重要性分析（基于XGBoost的增益计算）筛选出前30%最具判别力的特征，包括：影像特征中的磨玻璃影纹理熵（GLCM_Entropy）、炎症指标中的PCT/CRP比值、生命体征变异度中的SpO_2波动系数等。最终通过深度特征嵌入（deep feature embedding）将多源异构数据映射到统一的256维特征空间，为后续分析建立标准化输入。

（2）模型分析与病变评估

基于特征提取的结果，系统应用训练好的人工智能算法进行分析，识别不同肺炎病毒特征，及时指导抗生素的选择。人工智能模型不仅能够检测常见问题，还可以评估肺功能以及肺炎病灶病变程度，康复风险分层提供支持。

（3）个性化康复方案生成

通过人工智能分析，系统将评估结果与康复需求关联，生成个性化康复方案。这些方案包括针对性的运动处方（如有氧运动强度和频率）、药物调整建议，以及健康生活方式指导，以满足患者不同程度的心肺功能恢复需求。

（4）动态监测与实时调整

在康复实施过程中，患者持续佩戴可穿戴监测设备，实时采集身命体征数据并上传至智能分析平台。系统根据最新数据，动态更新肺功能和病变程度的评估结果，并自动调整康复方案，确保患者始终处于安全有效的训练状态。

（5）长期数据存储与优化

所有分析结果和康复数据存储在云端数据库中，为患者的长期健康管理和治疗效果跟踪提供依据。此外，这些数据还能用于训练和优化人工智能模型，进一步提升评估的精确性和适用性。

5.4.4 挑战与发展趋势

5.4.4.1 问题挑战

1. 数据资源建设不足

目前，重症病房人工智能风险预警系统存在的最大问题是数据资源建设不足。尽管人工智能技术在重症康复风险预警中展现出巨大潜力，但医疗数据的复杂性和特殊性给系统应用带来了挑战，具体表现如下。

数据质量参差不齐：医疗数据来源广泛，包括电子病历、监测设备、实验室检查等，但这些数据往往存在多源异构性，且信息量大、分散，难以有效整合；

数据标准化不足：不同医疗机构的数据格式和标准差异较大，导致数据难以共享和互通，医院信息系统与外部平台之间缺乏互通，跨机构数据共享存在技术壁垒与隐私顾虑，影响了人工智能模型的训练和应用；

数据采集的完整性和连续性问题：重症病房中部分数据采集可能存在缺失或断点，尤其是在护理记录等非结构化数据中，这会影响模型对病情变化的准确判断。

2. 模型泛化能力不足

现有人工智能预警模型多基于单中心、小样本数据集训练，其面临以下挑战。

临床异质性：不同医院的患者群体特征、诊疗流程和设备差异显著，单一模型难以适应多场景需求；

动态病情复杂性：重症患者的病理生理状态具有高度个体化和时变性，模型对罕见事件（如突发性多器官衰竭）的预测能力较弱；

算法"黑箱"特性：深度学习模型的可解释性差，临床医生难以信任其预警逻辑，尤其在误报/漏报时无法追溯原因。

数据整合不足和模型泛化性差直接导致预警系统的敏感性与特异性失衡，例如因忽略某类设备的数据差异，模型可能将噪声误判为病情恶化信号，面对罕见并发症或特殊人群，模型因训练数据不足而漏报真实风险。

3. 远程医疗数据安全与隐私保护不足

远程医疗系统涉及大量患者敏感信息的传输和存储，包括病历、影像资料、生理监测数据等。这些数据的泄露可能导致患者隐私被侵犯，甚至引发法律纠纷。此外，数据的完整性和准确性也对远程诊断和治疗方案的制定至关重要，任何数据丢失或错误都可能影响医疗决策。从法规和伦理角度看，远程医疗的医疗责任界定尚不明确，一旦出现医疗事故，难以确定责任主体。此外，远程医疗的推广还面临专业人才短缺、设备成本高昂以及患者对新技术接受度低等问题。

5.4.4.2 发展趋势

1. 加强数据采集质量与标准化

首先，未来，智能重症病房人工智能风险预警系统通过数据清洗与预处理技术提升数据质量，并利用多源数据融合算法整合电子病历、监测设备、实验室检查等异构数据，形成统一的数据视图，为模型训练提供高质量输入。其次，推动重症医疗数据的标准化，制定统一的数据格式和交换标准，并建立互操作性平台，实现医院信息系统与外部平台的无缝对接，打破数据孤岛，促进跨机构数据共享。同时，引入物联网技术实现自动化数据采集，减少人为操作导致的数据缺失，并利用自然语言处理技术解析护理记录等非结构化数据，确保数据的完整性和连续性。这些措施将有效解决重症病房人工智能风险预警系统数据资源建设不足的问题，提升系统的应用效果和临床价值，为重症患者提供更精准、及时的风险预警和干预措施。

2. 多中心数据协作，动态个性化建模提升模型泛化能力

首先，通过建立多中心数据协作平台，整合不同医院的临床数据，并采用联邦学习技术，在保护数据隐私的同时，利用分布式数据训练模型，提升其适应多场景的能力。其次，针对重症患者病情的动态性和个体化特征，引入时间序列分析技术捕捉病情变化，并结合患者个体特征开发个性化预测模型，增强对罕见事件（如突发性多器官衰竭）的预警能力。为提升模型的可解释性，采用可解释性强的算法（如决策树、贝叶斯网络）或结合可解释性工具，揭示模型的决策逻辑，并通过误报/漏报追溯机制帮助医生理解错误原因，增强临床信任。针对数据不足的问题，利用数据增强技术（如合成数据生成、数据重采样）和迁移学习，增加罕见事件和特殊人群的训练样本，弥补数据短板。此外，通过多模态数据融合技术整合影像、生理信号和实验室检查结果，全面捕捉患者病情信息，并开发噪声过滤算法，避免误报病情恶化信号。在模型应用过程中，需在真实临床环境中进行大规模验证，评估其敏感性和特异性，并建立持续优化机制，根据临床反馈和新数据不断改进模型性能。最后，加强医学、数据科学和工程技术的跨学科合作，培养复合型人才，推动模型在实际场景中的落地应用。通过以上措施，可以有效提升模型的泛化能力、可解释性和临床适用性，为重症患者提供更精准、可靠的病情预警和干预支持。

3. 提升数据安全与隐私保护

未来，智能重症远程医疗数据安全与隐私保护是确保系统可靠性和患者信任的核心。首先，通过采用先进的加密技术（如AES、RSA）和安全传输协议（如HTTPS、SSL/TLS），可以有效防止重症患者医学数据在传输和存储过程中被窃取或篡改。其次，实施多因素认证和严格的权限管理，确保只有授权人员能够访问敏感数据，从而降低数据泄漏风险。此外，利用数字签名技术和定期备份机制，可以保障数据的完整性和可恢复性，避免数据丢失或错误影响医疗决策。在隐私保护方面，通过数据匿

名化和差分隐私技术，确保患者信息在分析和共享过程中不被泄露。同时，完善法律法规和伦理审查机制，明确重症远程医疗中的责任主体，确保医疗事故发生时能够依法追责，并保护患者权益。再次，为应对专业人才短缺和设备成本高昂的问题，需加强医护人员的技术培训，推动设备标准化和普及，并通过政府政策支持降低经济负担。此外，利用人工智能和大数据技术，可以提高远程诊断的准确性和效率，优化医疗资源配置。最后，通过参与国际标准制定和跨国协作，促进全球重症远程医疗的规范化发展。综合以上措施，不仅可以提升远程医疗的数据安全与隐私保护水平，还能增强患者信任，推动重症远程医疗的广泛应用和可持续发展。

5.4.4.3 小结

综上所述，智能重症康复领域已经取得了显著进展，重症康复的智能监测预警技术、虚拟现实下的人机交互感觉运动训练技术、智能重症康复远程医疗技术等多种智能康复手段在临床应用中展现出了独特的优势，如识别病情恶化的早期征兆，预测患者未来可能出现的健康风险，提高康复效率，实现精准远程康复指导等。然而，目前其临床应用仍面临智能重症康复数据资源建设不足、模型泛化能力不足、远程医疗数据安全与隐私保护不足等问题。展望未来，随着加强数据采集质量与标准化、多中心数据协作、动态个性化建模和数据安全与隐私保护等，智能康复有望在重症康复领域得到更广泛的应用和发展，为广大患者带来更好的康复效果和生活质量。

5.5 智能肿瘤康复

5.5.1 概述

当前，肿瘤康复领域存在康复方案碎片化、评估滞后且静态、康复手段副作用大等突出问题，这些问题严重影响肿瘤康复的规范性、精准性与高效性。在康复方案制定方面，肿瘤康复涉及手术、放疗、化疗、营养支持、心理干预等多个环节，但各环节之间缺乏有效整合，导致康复治疗呈现碎片化状态。以乳腺癌术后康复为例，患者往往在出院后难以获得持续的居家康复指导，营养管理和心理支持也未能根据患者的康复阶段动态调整，导致康复效果不佳，甚至出现术后并发症或心理问题加重的情况。此外，传统的肿瘤康复评估多依赖于医护人员的主观判断和定期检查，缺乏对患者康复状态的持续监测和动态评估。例如，在肺癌患者的术后康复中，传统的评估方式难以及时捕捉到患者肺功能的细微变化，导致评估结果滞后，无法为康复治疗提供实时反馈。在康复训练方面，现有的物理康复和心理干预手段往往存在副作用大、个性化适配不足的问题。例如，部分物理康复治疗可能导致患者出现肌肉疼痛或关节损伤，而心理干预也可能引发患者的情绪波动，进一步加重心理负担。

智能肿瘤康复是运用人工智能、大数据分析、可穿戴设备、机器人技术等先进手段，系统性解决传统肿瘤康复中存在的方案碎片化、评估滞后、康复手段副作用大等关键问题，以智能化方法重塑肿瘤康复诊疗模式，实现规范、精准、高效、个性化的医院－社区－居家三级康复服务。在康复方案制定方面，智能肿瘤康复通过整合多学科资源，构建全周期的康复体系。例如，智能康复平台能够根据患者的病情变化和康复需求，动态调整营养方案和心理干预措施，并通过远程监测和在线咨询实现居家康复的无缝对接。如图5-41所示，在康复评估方面，智能肿瘤康复借助可穿戴设备和远程监测系统，实时采集患者的生命体征、肿瘤标志物水平等数据，结合人工智能算法进行深度分析，实现早期预警和动态评估。在康复训练方面，智能肿瘤康复引入高强度聚焦超声（high intensity focused ultrasound，HIFU）、负压引导机器人等先进技术，为患者提供副作用小、个性化适配的康复方案。例如，HIFU技术则通过高强度聚焦超声波精准消融肿瘤组织，减少对正常组织的损伤，而负压引导机器人能够精准促进肿瘤周围组织的修复。在临床实践中，智能肿瘤康复的应用已展现出显著优势。以乳腺癌术后淋巴水肿为例，传统康复手段如物理治疗和压力绷带虽有一定效果，但难以实现个性化适配。研究表明，智能康复系统结合可穿戴设备能够实时监测淋巴液流动状态，并通过负压引导机器人精准施加压力，显著改善淋巴回流，减少水肿发生率。在肺癌术后肺功能恢复方面，传统康复评估依赖主观判断，难以动态监测肺功能变化。智能康复系统通过可穿戴设备实时监测患者的呼吸频率、血氧饱和度等指标，结合人工智能算法动态调整呼吸康复方案，显著提升肺功能恢复效果。在技术应用方面，智能肿瘤康复通过多种先进技术实现了康复评估和训练的智能化。例如，智能评估预警技术通过可穿戴设备和远程监测系统，实时采集患者的生理数据，如心率、血压、血氧饱和度等，结合人工智能算法进行深度分析，实现早期预警和动态评估。远程监测与在线咨询技术通过智能康复平台，实现患者与康复医师的实时互动。患者可以通过平台上传康复数据，康复医师则根据数据动态调整康复方案。HIFU技术通过高强度聚焦超声波精准消融肿瘤组织，减少对周围正常组织的损伤。负压引导机器人通过精准施加负压，促进肿瘤周围组织的修复和功能恢复。未来，智能肿瘤康复的发展方向将更加注重多模态数据融合、人工智能算法的优化以及智能康复设备的普及。多模态数据融合将结合生理数据、影像数据、基因组数据等，实现精准康复评估和个性化康复方案制定。人工智能算法的优化将提高康复评估的准确性和康复方案的个性化程度。智能康复设备的普及则将通过推广可穿戴设备、HIFU设备、负压引导机器人等，提高肿瘤康复的规范性和高效性。

  本节将系统阐述智能肿瘤康复的智能化方法及临床应用。首先，介绍智能肿瘤术后生存评估预警技术与多模态数据融合评估技术，前者基于机器学习算法实现患者康复状态的动态监测与风险预警，后者通过融合临床文本、影像、病理及基因组等多源数据，精准评估肿瘤分型、分期及进展风险。然后，探讨HIFU技术与负压引导机器人技术，前者利用高强度聚焦超声波实现肿瘤组织的无创消融，后者通过精准负压调节促进肿瘤周围组织修复，最大限度减少对正常组织的损伤。接着，以乳腺癌与肺癌术后康复为例，详细介绍智能康复的临床应用。最后，展望智能肿瘤康复的未来发展方向，包括多模态数据融合、人工智能算法优化及智能康复设备的普及，推动肿瘤康复向精准化、个性化与高效化迈进，为患者提供更优质的康复服务。

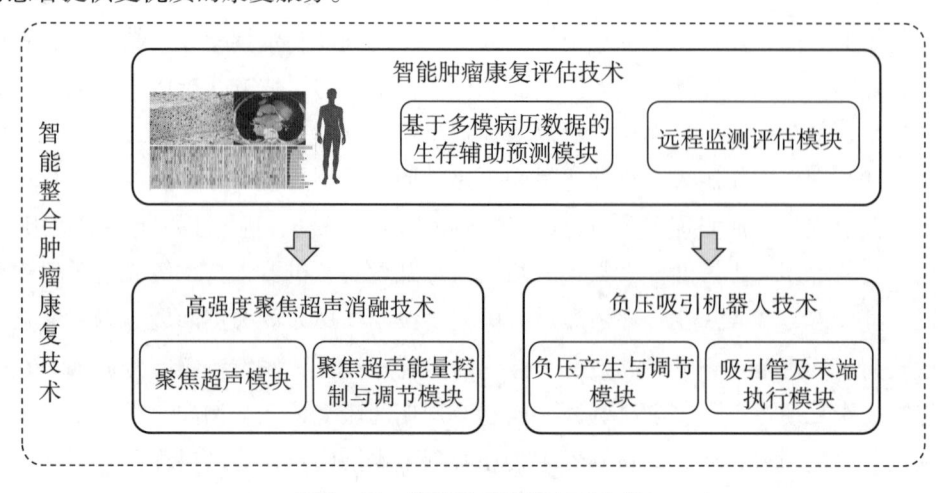

图5-41 智能肿瘤康复技术框架

5.5.2 技术现状

5.5.2.1 智能肿瘤康复评估

1. 技术框架

智能肿瘤康复评估技术是基于肿瘤患者术后医院早期康复所采集的电子病历、医学影像以及远程居家及社区康复所采集的视频数据和可穿戴设备数据，通过机器学习等技术评估患者康复水平，预警患者疾病风险，为构建合理的放化疗及营养方案提供依据的技术。如图5-42所示，其主要包含在医院场景下的面向肿瘤术后康复早期的基于多模病历数据的生存辅助预测模块以及面向居家和社区康复的远程监测评估模块两大功能模块。在肿瘤术后早期，通过医院病理学、医学影像学检测，实现对患者肿瘤手术的效果评估、康复水平评估，在此期间可通过多模生存预测算法实现对患者生存水平的辅助评估[309-310]。在肿瘤保守康复治疗及术后居家治疗期间，患者通常是在居家或社区康复场景，难以实现在医院场景下的全方位病理指标的采集与评估，需要通过可穿戴设备采集汗液、血液等信息，通过化学计量学算法实现对患者有氧糖酵解代谢[311]、谷氨酰胺代谢[312]、乳酸代谢[313]等代谢产物评估，进而辅助制定患者康复后期放化疗治疗、营养配比等策略。

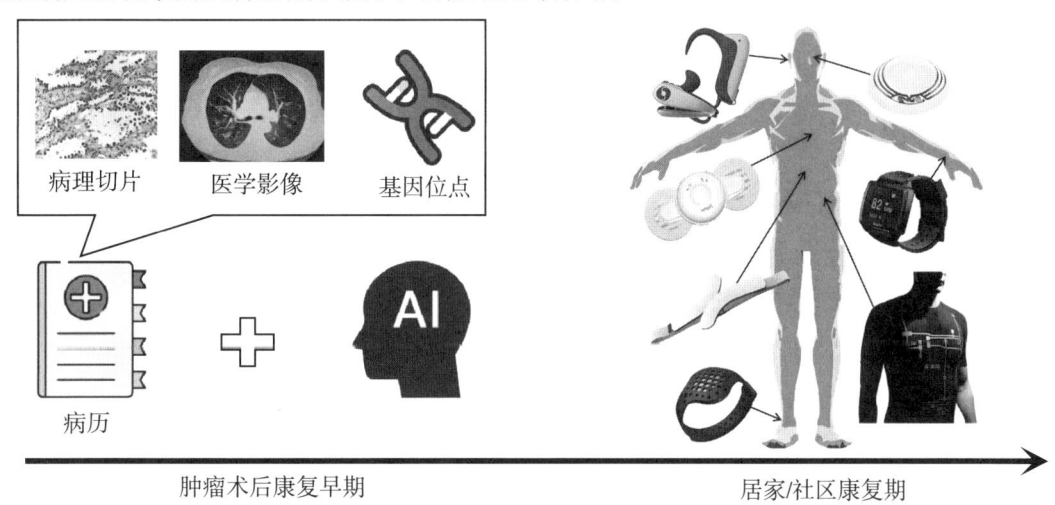

图5-42 智能肿瘤康复评估技术框架

2. 功能模块

（1）基于多模病历数据的生存辅助预测模块

基于多模病历数据的生存辅助预测模块是通过整合病理切片、基因位点等多源数据并运用先进算法，对肿瘤患者生存情况进行精准预测的工具。该模块主要涉及病理切片、基因位点、医学影像等多模数据的采集、处理及肿瘤生存预测算法构建，旨在为肿瘤患者的临床康复治疗决策、康复预后评估以及个性化康复方案制定提供有力支持。

病理切片、基因位点、医学影像等多模数据是医师通过专业技术和设备进行采集与预处理的。其中病理切片是从手术切除或穿刺获取的肿瘤组织样本制作得来。这些切片经过染色处理后，利用高分辨率的显微镜成像设备进行数字化扫描，获取包含肿瘤细胞形态、组织结构等丰富信息的图像数据。同时，详细记录病理切片的相关信息，如切片部位、肿瘤大小、肿瘤细胞分化程度等[314]。基因位点的采集是通过先进的基因如二代测序等基因测序技术，对肿瘤组织样本或患者的血液样本进行基因检测，获取患者的基因序列数据，包括基因突变位点、基因表达水平等信息[315]。医学影像采集是通过MRI、CT、X线等成像技术对患者病灶进行扫描，获取患者病灶部位的结构影像信息[316]。在预处理阶段，针对病理切片和医学影像，首先进行图像增强处理，通过调整图像的对比度、亮度等参数，突出肿瘤细胞和组织结构的特征，以便后续更准确地识别和分析。然后，运用图像分割算法，将肿瘤区域从整个切片图像中精确分割出来，去除无关的背景信息。对于基因数据，要进行数据清洗，去除测序过程中产生的错误数据和低质量数据。同时，对基因表达数据进行标准化处理，使不同样本之间的基因表达水平具有可比性。对于临床病历数据，通过进行一致性检查和缺失值处理确保数据的完整性和准确性，进而保证数据能实现可靠的肿瘤患者生存预测。在模型构建与评估阶段，针对基于多模数据的肿瘤生存预测任务，常采用卷积神经网络、Transformer等深度学习模型从病理切片图像、基因位点和医学影像等多模数据中学习与肿瘤预后相关的特征模式。

(2) 远程监测评估模块

远程监测评估模块是针对肿瘤患者居家、社区康复场景，通过数字化手段实时收集患者健康数据并进行精准分析评估，以此全面掌握患者康复状况，为患者后期治疗方案的优化以及营养支持的合理规划提供坚实有力的依据。远程监测评估模块借助智能手环、智能贴片等可穿戴设备，持续采集肿瘤患者的基本生理参数，包括心率、血压、血氧饱和度、体温等。这些设备采用智能传感技术准确实时地获取数据，并通过蓝牙或Wi-Fi等无线通信方式将数据传输至远程监测平台[317]。收集的数据通过以化学计量学为主的算法从复杂的数据矩阵中提取有效信息，例如在分析肿瘤患者的代谢物数据时，运用主成分分析（principal component analysis，PCA）等化学计量学方法，可将高维数据降维，找出关键的代谢物变化模式，从而更准确地评估患者的康复状态[318]。在居家康复中，患者定期采集的样本数据经分析后，能及时反映身体内部的变化情况，帮助医生判断当前康复治疗是否有效，以及是否需要调整营养供给。在社区康复中心，也可利用这些算法对患者群体的数据进行分析，总结出共性规律，为康复方案的制定提供参考，同时也能为社区内肿瘤患者的营养干预提供方向。进而实现医生远程指导、患者自我管理、家属协同参与的多角色康复干预的目的。

3. 典型算法

(1) 基于多模态病历数据的肿瘤患者生存预测算法

在肿瘤患者的康复及诊疗过程中，准确的生存预测对于制定个性化治疗方案和改善患者预后至关重要。多模肿瘤患者生存预测算法在数据采集上具有多元性。一方面，会收集肿瘤患者的临床数据，包括年龄、性别、肿瘤分期、既往病史、治疗方式等。这些信息能够从宏观层面反映患者的整体状况和疾病进程。另一方面，还会获取影像数据，如CT、MRI等影像，从中提取肿瘤的形态、大小、位置等特征。同时，分子生物学数据也不容忽视，例如基因测序数据、蛋白质组学数据等，这些数据能深入揭示肿瘤的生物学特性。通过多渠道收集数据，为后续的分析提供了全面且丰富的信息基础。

现有的基于多模态病历数据的肿瘤患者生存预测算法主要以多模融合算法和大语言模型算法为主。多模融合算法以Transformer框架为主，已有研究将千兆像素的全切片图像和基因组特征构建为置换不变集，借助Transformer注意力机制在多实例学习中开发出更复杂的特征聚合策略。通过基因组引导的共同注意力层，捕捉组织学视觉概念与基因嵌入之间的多模态相互作用，在多个癌症数据集上展现出优于现有方法的生存预测性能[319]。基于大语言模型的多模态病历数据的肿瘤患者生存预测算法是一种多模态生成式人工智能助手，基于大规模病理图像-文本指令数据集训练，能理解自然语言查询并结合视觉信息进行分析，在病理诊断和问题回答中表现出色，为生存预测提供有价值的参考[320]。

(2) 肿瘤患者代谢产物化学计量学算法

在肿瘤患者远程评估进程中，肿瘤患者代谢产物化学计量学算法通过患者代谢产物有效分析患者生存状态。现有的算法以主成分分析和偏最小二乘判别分析为主[321-322]。PCA在处理代谢产物数据时，展现出强大的降维能力。肿瘤患者的代谢产物数据维度极高，众多代谢产物之间的关系错综复杂，直接分析难度极大。PCA 通过线性变换，将原始的高维代谢组学数据转化为新的、相互独立的主成分。这些主成分能够最大限度地保留原始数据的关键信息，使得数据的分析过程变得更加直观、易于理解。通过 PCA 分析，能够初步识别出与肿瘤发展以及患者生存状态紧密相关的代谢产物模式，为远程评估提供了重要的依据。

PLS-DA 同样在远程评估中发挥着不可或缺的作用。它在充分考虑代谢产物数据与患者生存结局（诸如生存时间、生存状态等）关系的同时，对数据进行降维处理。PLS-DA 通过构建潜变量模型，精准地找出与患者远程评估中生存结局最为相关的代谢产物特征组合，进而构建起预测模型。这一模型在远程区分不同生存状态的肿瘤患者群体时效果显著，医生在远程端能够依据模型结果，为患者提供更具针对性的诊断和治疗建议。

5.5.2.2 智能整合肿瘤康复技术

1. 技术框架

智能整合肿瘤康复技术是一种基于肿瘤患者在整个治疗康复过程中所产生的各类数据，通过先进的信息技术手段进行深度整合与分析，进而实现对肿瘤患者全周期治疗的智能化辅助管理的技术。如图 5-43 所示，它主要包含数据整合模块和全周期整合辅助决策管理模块两大核心模块。数据整合模块通过收集患者在医院就诊时的电子病历、详细的医学影像资料，在远程居家康复以及社区康复期间通过可穿戴设备采集的生命体征数据，如心率、血压、血氧饱和度等，以及各类传感器收集的康复运动数据和日常活动数据，利用多源数据融合技术，将来自不同场景、不同类型的数据进行无缝对接与整合，构建起一个全面、动态的患者康复数据档案，为后续的精准分析和决策提供坚实的数据基础。全周期整合辅助决策管理模块则是基于数据整合模块所汇聚的数据，运用先进的人工智能算法和大数据分析技术，对患者的康复进程进行全周期的跟踪与评估。在肿瘤治疗的早期阶段，依据医院的病理诊断和影像检查结果，辅助医生制定精准的手术方案、放化疗计划，并实时监测治疗效果，及时调整治疗策略。在术后康复阶段，结合患者居家和社区康复的实际数据，如康复训练的完成情况、身体机能的恢复指标等，为患者定制个性化的康复训练计划和营养支持方案，同时对可能出现的并发症和疾病复发风险进行预警。例如，当系统监测到患者的某项生理指标出现异常波动，且结合康复数据判断可能存在潜在风险时，会及时向医生和患者发出警报，并提供相应的干预建议，确保患者在整个康复过程中都能得到科学、有效的管理和指导。

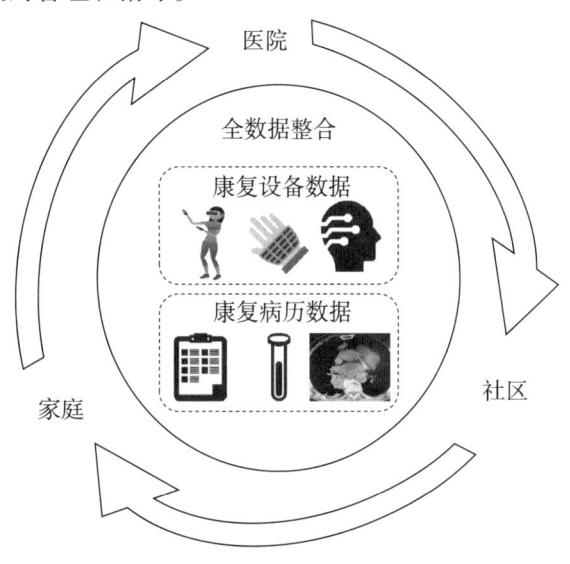

图 5-43 智能整合肿瘤康复技术框架

2. 功能模块

(1) 数据整合模块

在智能整合肿瘤康复技术中，数据整合模块起着基石性的关键作用。它犹如一个庞大而精细的数据收集与整理中枢，全方位、多渠道地汇聚肿瘤患者在整个治疗康复进程中的各类关键数据。从数据来源看，其覆盖面极为广泛。在医院就诊场景下，电子病历详细记录了患者从初次诊断到后续治疗的每一个关键环节，包括症状表现、病史信息、各项检查结果等，这些内容构成了对患者病情认知的基础框架。而医学影像资料，无论是CT、MRI、X线等影像，还是更为专业的核医学影像，都能直观地呈现肿瘤的位置、大小、形态以及与周围组织的关系，为肿瘤的诊断和分期提供了不可或缺的依据。当患者进入远程居家康复以及社区康复阶段时，数据整合模块同样发挥着重要作用。可穿戴设备成为实时监测患者生命体征的得力助手，它持续不断地采集心率、血压、血氧饱和度等数据，这些数据能够及时反映患者的身体机能状态。各类传感器则专注于收集康复运动数据（如患者的运动步数、运动强度、运动时长等）以及日常活动数据（如睡眠质量、日常活动量）等。这些数据看似零散，但却能从多个维度反映患者的康复情况。在数据整合环节，多源数据融合技术发挥了核心作用。它能够将来自不同设备、不同格式、不同场景的数据进行统一处理，消除数据之间的冲突和矛盾，实现无缝对接。通过算法将这些数据有机地整合在一起，构建起一个全面、动态且高度个性化的患者康复数据档案。这个档案是能够实时更新、反映患者康复全貌的信息库。它不仅为后续全周期整合辅助决策管理模块提供了丰富而准确的数据支持，更是实现精准医疗、个性化康复治疗的关键所在。只有基于这样全面、准确的数据，才能为肿瘤患者的康复之路提供坚实的保障，让每一个治疗决策都建立在科学、可靠的基础之上。

(2) 全周期整合辅助决策管理模块

全周期整合辅助决策管理模块打破传统康复决策局限于阶段性孤立分析的模式，构建起一个连续且动态的时间轴体系。在这个体系中，肿瘤患者从诊断、治疗到康复的全过程数据，按照时间先后顺序进行无缝衔接与整合。无论是早期的病理诊断数据、医学影像资料，还是后期居家康复阶段的生命体征、运动数据等，都被纳入这个基于时间维度的统一框架。通过肿瘤全周期康复信息整合算法把时间作为关键变量，对多源数据进行深度挖掘与分析。例如，将不同时间点采集到的康复指标数据进行关联分析，呈现出患者康复进程的趋势变化，使医生能够直观地洞察患者在整个康复周期内的身体机能演变情况。同时，基于时间序列模型能够预测康复过程中可能出现的问题以及疾病复发风险，并且根据这些预测结果提前规划干预策略。全周期整合辅助决策管理模块能够对患者康复全程时间脉络的精准把握，提升康复训练方案决策的科学性和前瞻性，实现精准、高效的肿瘤康复治疗。

3. 典型算法

肿瘤整合康复所涉及的典型算法为肿瘤全周期康复信息整合算法。肿瘤整合康复指在肿瘤患者自诊断起的全生命周期内，通过多学科、整合型的康复治疗措施，患者能最大限度地恢复身体、社会、心理和职业功能。其主要目标为长期随访，监测及预防患者肿瘤复发、转移；建立肿瘤整合康复分层网络体系，协调肿瘤患者、肿瘤专科医生、社区、家庭间的沟通协作。因此，肿瘤患者需要自诊断起进行康复，整合所有相关的病理诊断信息，实时监控患者状态。基于肿瘤全周期康复信息整合算法可动态监控患者状态变化，实现对患者异常状态的自评估、早治疗[323-325]。其主要分为时间序列与非时间序列数据整合算法以及基于特征级的模态融合算法。在肿瘤康复数据中，可穿戴设备采集的生理数据（如心率、血压随时间的变化）是典型的时间序列数据，而电子病历中的一些静态信息（如患者的性别、肿瘤类型等）属于非时间序列数据。以动态时间规整与特征关联算法[326]和隐马尔可夫模型扩展算法[327]为例的时间序列与非时间序列数据整合算法能够有效找出时间序列数据特征与非时间序列数据之间的潜在关系，从而实现时间序列与非时间序列数据的有效整合，更全面地了解患者的康复情况。同时，在智能整合肿瘤康复中，会涉及电子病历、医学影像、可穿戴设备数据等多模态数据。基于特征级的融合算法首先对不同模态的数据分别进行特征提取[328]。例如，从医学影像中提取肿瘤的形态、大小、位置等特征，从电子病历中提取患者的基本信息、诊断结果、治疗方案等特征，从可穿戴设备数据中提取心率、血压、运动步数等生理和运动特征。然后，将这些从不同模态数据中提取的特征进行融合，形成一个综合的特征向量。可以采用拼接的方式将特征向量连接起来，再通过 PCA 等降维算法对融合后的高维特征向量进行处理，去除冗余信息，得到一个既包含多模态数据关键信息又维度合理的特征表示，为后续的分析和预测提供基础。

5.5.2.3　高强度聚焦超声消融技术

1. 技术框架

高强度聚焦超声消融技术是应用超声波良好的聚焦性，通过特殊的超声换能器将低能量、分散的超声波束聚焦于体内的目标肿瘤区域，使肿瘤组织内的蛋白质凝固性坏死，从而破坏肿瘤细胞的结构和功能，达到消融肿瘤的目的的技术。由于超声波在聚焦区域外的能量迅速衰减，周围正常组织所受的影响较小，从而实现了对肿瘤的选择性破坏。因此，高强度聚焦超声消融技术具备副作用小、无创等特性。如图 5-44 所示，高强度聚焦超声消融技术主要包含聚焦超声换能模块、能量控制与调节模块。在消融肿瘤时，聚焦超声换能模块首先由超声发生器产生高频交流电信号并传输到换能器。换能器中的每个元件会根据接收到的电信号产生超声波。能量控制与调节模块对聚焦超声模块输出的能量进行实时监测。通过在超声发射系统中安装功率传感器等设备，能量控制与调节模块能够精确测量每一个时刻超声能量的输出情况。同时，该模块还会接收来自治疗区域的反馈信息，例如，通过在治疗区域周围放置温度传感器，可以实时监测焦点周围组织的温度变化以便及时调整超声能量的输出。

2. 功能模块

（1）聚焦超声换能模块

聚焦超声换能模块由多个超声换能器单元组成，这些单元能够将电能转换为超声波能。其还包含一个发射电路，该电路主要负责为超声换能器提供合适的电能信号，以产生具有特定频率、强度和脉冲模式的超声波。该电路系统能够精确控制超声发射的参数在 0.8～3.0 MHz 之间，以保证足够的组织穿透深度，同时实现有效的能量聚焦。从换能器发出的超声波会在人体组织中传播，其传播速度和衰减程度因组织类型而异。一般来说，超声波在肌肉、脂肪等软组织中的传播速度相对较慢，而在骨骼等硬组织中的传播速度较快。在穿透组织的过程中，超声波的能量会逐渐衰减[329]。由于高强度聚焦超声消融技术的设计目的是将能量聚焦在目标肿瘤区域，所以在到达焦点之前，超声波的能量虽然有所衰减，但仍能保持足够的强度以继续传播。例如，在穿过几厘米厚的软组织到达深部肿瘤时，超声波的能量衰减程度可以通过前期的校准和计算来预估，并且在能量控制与调节模块的配合下，确保有足够的能量到达焦点。

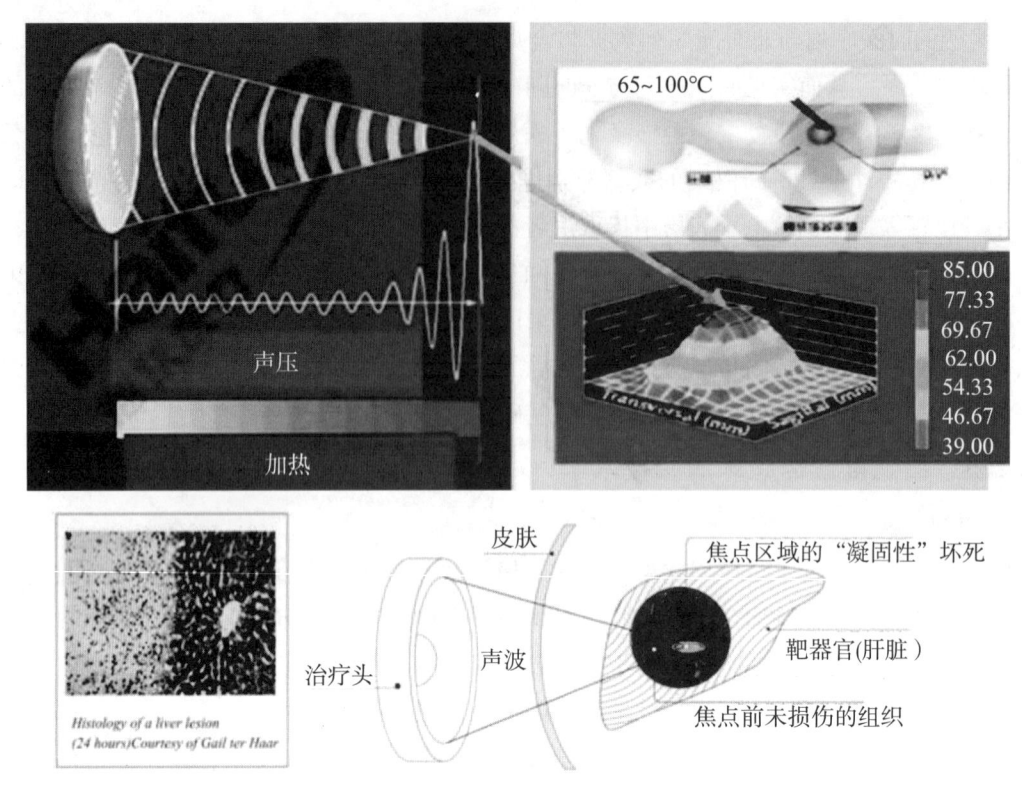

图 5-44 高强度聚焦超声消融技术框架[330]

（2）能量控制与调节模块

能量控制与调节模块是负责对超声能量的输出进行精确的管控和动态的优化调整，以确保在肿瘤消融过程中能够安全、高效地实现治疗目标。能量控制与调节模块主要由能量监测单元、控制算法单元和调节执行单元构成。能量监测单元负责收集超声能量输出的参数信息，如功率、温度等。控制算法单元根据预设的治疗方案和实时监测的数据，通过如基于肿瘤状态的相控阵调控算法等复杂的算法来判断应该如何调整能量参数。调节执行单元负责将控制算法单元的指令转化为实际的操作，如改变超声发生器的功率、调整超声波的频率等。能量控制与调节模块与其他功能模块存在交互，它从聚焦超声换能模块获取超声能量输出的原始信息，同时向聚焦超声换能模块发送调节指令，以控制超声能量的产生和聚焦过程。例如，当能量控制与调节模块检测到焦点处温度过高时，会向聚焦超声换能模块发送降低功率的指令，聚焦超声换能模块接收到指令后会相应地调整换能器的工作状态。

此外，能量控制与调节模块还可能与治疗计划系统或用户操作界面等其他部分进行交互，接受治疗计划中的初始参数设置，并将治疗过程中的能量参数变化情况反馈给操作人员。

3. 典型算法

高强度聚焦超声消融技术所涉及的算法为基于肿瘤状态的相控阵调控算法。相控阵技术是一种通过控制超声换能器阵列中各个单元的发射时间和相位，来实现超声波束的聚焦、扫描和形状控制的技术。调节相控阵可以实现对超声强度的调节，进而实现对治疗强度的调节，防止聚焦超声的相位失真。目前的相控阵调控算法主要基于肿瘤表面温度及组织特性对相位进行调整。通过伪逆方法计算阵列单元的振幅和相位分布，以形成多个焦点，并在一组控制点处达到基于肿瘤表面温度对相位的调节目的[330]。多目标控制方法为高强度聚焦超声消融术生成理想的空间能量分布，从而降低了控制肿瘤表面温度的难度[331]。通过调节小孔径相控换能器阵列的驱动信号来调节病灶声场和热场的方法适应不同组织特性，进而生成与组织特性最适配的相位，达到调控能量调节的目的[332]。

5.5.2.4 负压吸引机器人技术

1. 技术框架

负压吸引机器人技术是运用先进的机电控制技术和精准的压力调节算法，通过特定装置产生负压，并利用与之配套的吸引管及末端执行部件，实现对特定部位流体的精准吸引操作[333]。肿瘤术后患者往往面临淋巴回流不畅等问题，而负压吸引机器人技术能够通过精准的负压控制和专业的吸引装置，促进淋巴液的引流，减少淋巴水肿等并发症的发生，有助于患者术后身体机能的恢复。负压吸引机器人技术框架如图5-45所示，该技术主要包含负压产生与调节模块和吸引管及末端执行模块。负压产生与调节模块通过真空泵等设备产生负压，并借助精密的压力传感器和负压吸引参数控制算法，对负压进行实时监测和精确调节。在肿瘤术后淋巴引流过程中，可根据患者的实际情况和医生的设定，提供适宜且稳定的负压值，确保淋巴液能够顺利、安全地被引出。吸引管及末端执行模块的吸引管采用特殊的材质和设计，具有良好的柔韧性和密封性，能够顺畅地将淋巴液从引流部位输出。吸引管及末端执行模块的末端执行部件能够精准地定位在淋巴引流区域，确保吸引操作的准确性和有效性。在实际应用中，末端执行部件可以根据手术部位和淋巴分布情况进行灵活调整，以适应不同患者的需求，高效地完成淋巴引流工作。

负压产生与调节模块　　　吸引管及末端执行模块　　　运行示意

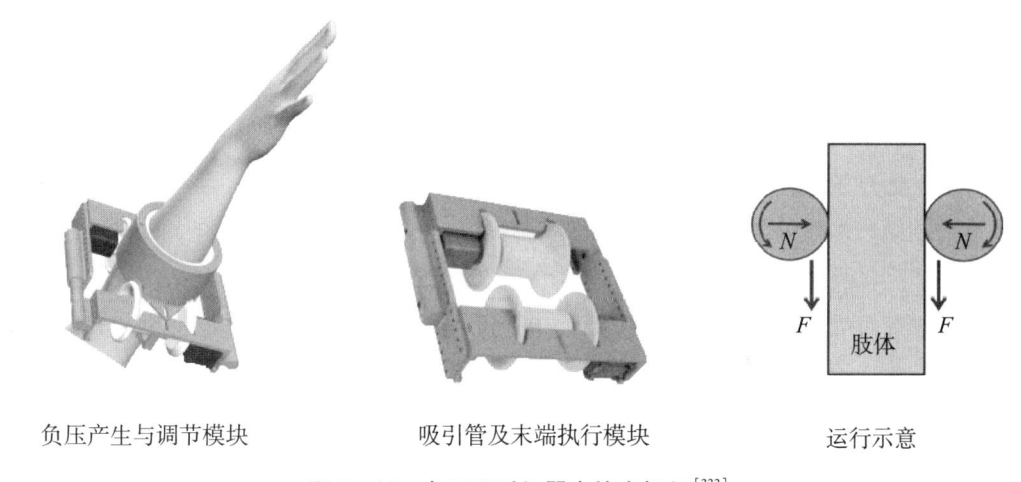

图5-45　负压吸引机器人技术框架[333]

2. 功能模块

（1）负压产生与调节模块

负压产生与调节模块是利用负压抽吸原理基于低压区域与高压区域之间的压力差来驱动气体或液体的流动，通过对治疗区域的负压值、脉冲时间和振动进行精确设定来达到不同的治疗目的。例如，在肿瘤术后淋巴引流的实际场景中，真空泵迅速启动，快速降低吸引管末端周围的气压，形成促使淋巴液流动的压力差。在负压调节环节，精密的压力传感器成为关键组件。这些传感器分布在吸引管的关键位置以及与患者接触的部位，能够实时、精准地感知负压的大小。负压吸引参数微调算法依据预先设定的程序和患者的具体情况，对压力数据进行快速分析和处理。当压力传感器反馈的负压值低于设定的适宜范围时，智能控制算法会向真空泵发出指令，增加抽气功率，提升负压强度；反之，若负压值过高，智能控制算法则会控制真空泵降低抽气功率，使负压恢复到安全、有效的水平。

在肿瘤术后淋巴引流过程中，这种精准的负压产生与调节机制意义重大。稳定且适宜的负压能够确保淋巴液持续、顺畅地被引出，不会因为负压波动而导致引流中断或不畅。同时，避免了因负压过大对脆弱的淋巴组织和周围正常组织造成损伤，如组织撕裂、出血等情况；也防止了负压过小无法有效引流淋巴液，延误患者的康复进程。通过精确的负压控制，为肿瘤患者术后的淋巴引流提供了安全、高效的保障，有力地促进了患者的身体恢复。

(2) 吸引管及末端执行模块

在肿瘤术后淋巴引流时，借助先进的医学影像技术（如超声引导、荧光成像等），吸引管及末端执行模块可以准确地将吸引管的末端放置在淋巴液积聚的部位[334]。其末端还配备了流量感应装置，结合吸引管流量观测算法，能够实时感知周围组织的状态，避免误吸正常组织。例如，当感应到周围组织的质地或压力发生异常变化时，末端执行模块会自动调整吸引力度或位置，确保吸引操作的安全性。

在实际的肿瘤术后淋巴引流应用中，吸引管及末端执行模块相互配合，高效地完成了淋巴液的引出工作。它们不仅提高了淋巴引流的效率，减少了淋巴水肿等并发症的发生，还最大程度地降低了对患者身体的额外损伤，为患者的术后康复提供了有力的支持。通过精准的操作和优质的设计，该模块在肿瘤术后康复领域发挥着不可或缺的作用，助力患者更快地恢复健康。

3. 典型算法

肿瘤负压吸引参数微调算法是负压吸引机器人技术中确保淋巴引流精准、安全进行的关键技术支撑，它致力于在肿瘤术后淋巴引流过程中，依据患者的实时生理状态和引流情况，对负压吸引参数进行精细且动态的调整。在实际引流过程中，将实时采集的数据输入构建好的模型中，与模型预测值进行比对。当发现淋巴液引流速度过慢、压力出现异常波动等实际引流情况与模型预测存在偏差时，便迅速启动微调机制。采用以 PID 为主的控制算法当发现淋巴液引流速度突然加快，可能导致周围组织压力急剧上升时，通过微分环节提前降低负压强度，避免组织受损。最终，通过这三个环节的综合作用，根据预设的规则和优化策略，对负压强度、吸引时间间隔等负压吸引关键参数进行精准调整。例如，若淋巴液引流不畅且压力未达到安全上限，则适度增加负压强度；若引流速度过快且周围组织压力有升高趋势，则缩短吸引时间间隔或者降低负压强度，以此确保淋巴引流始终处于最佳状态。通过这些具体的算法技术应用，肿瘤负压吸引参数微调算法能够更加精准、高效地运行，为肿瘤患者术后淋巴引流提供有力保障。

5.5.3 临床应用

本部分详细介绍了乳腺癌与肺癌康复的综合临床应用，内容涵盖手术前后患者生理、心理、营养及社会功能的全面干预，以及新兴智能康复技术在临床实践中的应用。多学科协同、远程监控及个性化干预模式不断推动康复理念从单一治疗向全周期、全方位管理转变，力求最大限度地提升患者的生活质量和功能恢复。

5.5.3.1 乳腺癌康复

1. 概述

乳腺癌作为全球女性中最常见的恶性肿瘤，其发病率呈逐年上升趋势。近年来，随着筛查技术的普及与诊断水平的提升，乳腺癌的早期诊断率显著提高，总体生存率得以改善，目前，五年生存率已突破80%。然而，在手术治疗中，尤其是那些需要进行大范围腋窝淋巴结清扫的患者，术后常会出现多种功能障碍，如肩关节活动受限、肌肉力量下降、局部麻木、水肿甚至淋巴水肿等。这主要是手术过程中破坏了局部淋巴管结构，加之术后长期制动、组织水肿及炎症反应等因素所致。随着精准医疗和智能技术的发展，乳腺癌康复已逐步由传统康复模式向多维干预、全周期管理转变。新的康复模式强调手术前后的全程干预，不仅包括生理功能的恢复，还涵盖心理调适、营养支持、社会适应以及生活方式指导。通过多学科协作模式，各科室专家共同制定个性化康复方案，并利用远程监测设备、智能康复系统和数据分析平台，对康复进程进行实时跟踪与动态调整。这种全新模式不仅有助于改善术后并发症，缩短住院时间，还为患者提供从医院到家庭、社区的无缝衔接康复服务，实现了从"生存"到"生活质量"全面提升的目标。此外，近年来的临床研究显示，早期康复干预能够有效降低术后并发症发生率，提高患者对后续治疗的依从性和信心。乳腺癌康复不仅关注患者局部功能恢复，更强调对患者整体健康状态的综合管理，从而达到预防并发症、改善生理功能和心理状态的综合效果。基于上述背景，本文在传统康复模式基础上进一步融合智能化、个性化和远程监控技术，为乳腺癌患者提供一个全新的康复指导范式。

2. 康复流程

乳腺癌患者术后智能康复流程如图5-46所示，主要包含康复评定、方案制定、方案实施、定期评定、出院指导五个部分。

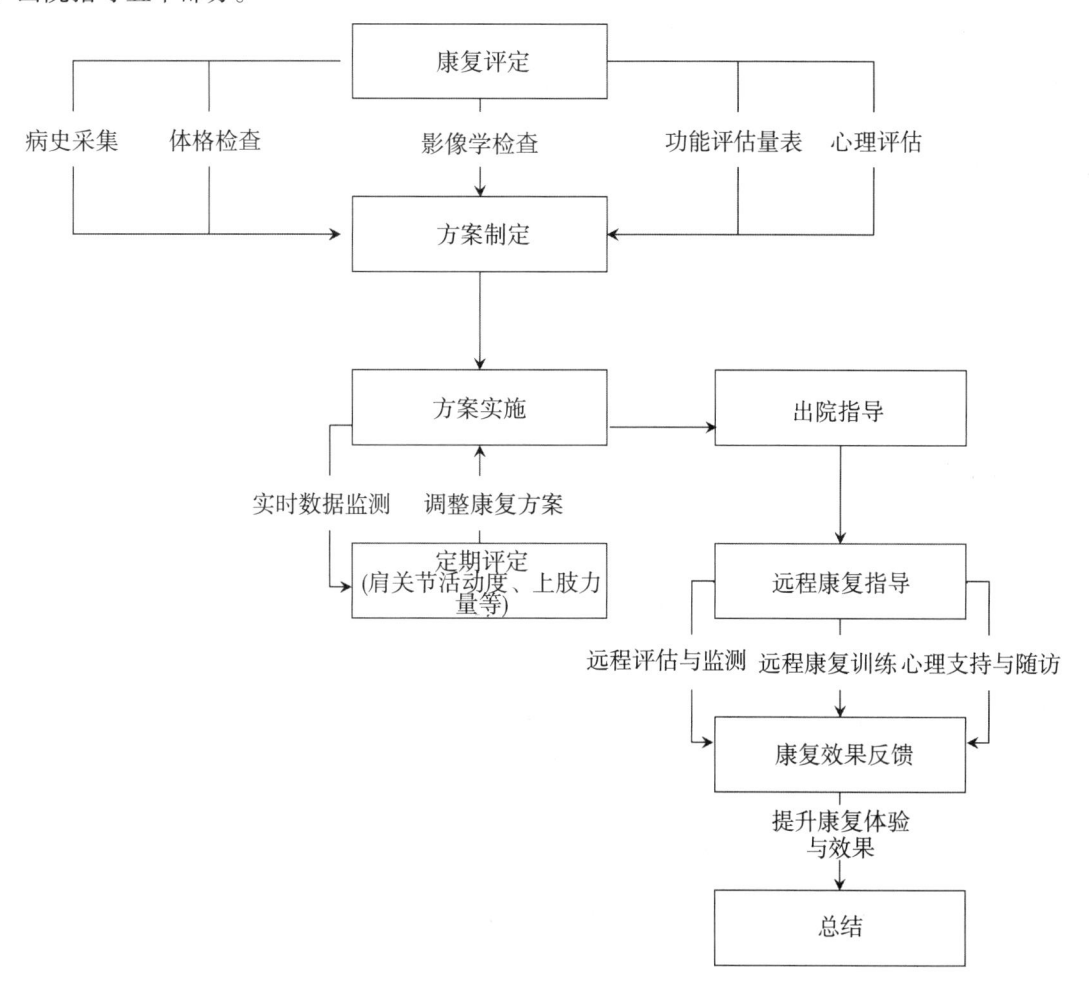

图5-46 乳腺癌智能康复流程

（1）康复评定

癌症治疗功能评价系统由美国研究与教育中心研制，该系统全面涵盖了生理状况、社会家庭状况、情感状况以及功能状况等多个维度，同时设有与乳腺癌康复相关的特殊附加关注项目，包括脱发、上肢疼痛或张力感、手臂水肿等。康复评定的理想化目标在于促进机体血液循环，改善患者心肺功能，减轻癌因性疲乏，缓解放化疗的副反应，减少文化层次差异导致的对功能锻炼重要性认识不足的情况，丰富有氧运动的形式，缓解临床护理人员短缺的现状。

评定内容包括病史采集、体格检查、影像学检查和功能评估量表。病史采集需详细记录患者乳腺癌诊断信息、病理类型、分期、手术方式及术中淋巴结清扫范围，同时记录既往病史、家族史及遗传因素，通过标准化问卷和访谈了解患者术前心理状态及对康复的认知与期望，评估其社会支持网络、经济负担、文化背景和生活习惯，并调查患者职业、家庭环境、日常运动习惯及饮食结构，为制定个性化康复目标和营养干预提供依据。体格检查包括检查患侧上肢的肿胀程度、皮肤温度、颜色和感觉变化，详细测量肩关节的活动范围，引入红外热成像技术和多普勒超声检测对局部微循环、炎症指标进行定量分析，早期识别可能存在的微小水肿和局部血流障碍，同时检查上肢主要肌肉群的力量及神经传导功能，评估局部神经损伤情况。影像学检查采用X射线、CT、MRI等技术对术后局部软组织、骨骼和淋巴管情况进行评估，并借助淋巴造影、动态超声及3D重建技术实时观察淋巴管的结构完整性和流动情况，为预防和干预淋巴水肿提供直观依据。在功能评估量表方面，除采用DASH量表和VAS疼痛评分外，还可结合SF-36生活质量问卷、功能性独立评估（FIM）以及乳腺癌特异性评估工具，对患者的运动功能、生活自理能力和心理状态进行综合评估，并定期记录各项指标的变化，为后续康复方案的动态调整提供数据支持。

评定流程分为初步评估和详细评估。初步评估在术后早期（1～3天）进行，重点评估患者术后即刻的疼痛、伤口情况及基本肢体活动能力，利用便携监测设备记录体温、心率、局部温度和肿胀程度，确保无急性并发症出现，并向患者及家属普及康复知识、注意事项和康复计划，建立良好的医患信任关系。详细评估则通过全面数据采集，结合体格检查、影像学检查及功能量表，全面评估患者的肩关节活动度、肌力、神经感觉、淋巴功能以及心理和营养状态，形成详细的康复档案，涵盖生理、心理、营养和社会功能数据，为多学科团队制定个性化康复方案提供充分依据。

（2）方案制定

康复目标设定分为短期、中期和长期目标。短期目标（术后1～4周）旨在促进伤口愈合，预防感染，维持肩关节的基本活动，防止肌肉废用性萎缩，初步缓解疼痛和局部炎症；通过初步心理疏导，减轻患者术后焦虑和恐惧情绪，提升患者对康复的信心；培养患者的康复依从性，为后续参与更多康复活动奠定基础。中期目标（术后5～12周）是逐步恢复肩关节的完整活动度和上肢力量，实现日常活动无障碍，有效预防和减轻淋巴水肿及其他慢性并发症；加强心理辅导，帮助患者建立积极心态，开展团体康复活动，促进社交互动；建立良好的营养与运动基础，逐步恢复工作和生活能力。长期目标（术后3～6个月及以上）为实现患侧上肢功能恢复至接近健侧水平，维持长期运动习惯，防止并发症反复发生；使患者在长期康复中保持稳定心态，顺利重返社会和职场，通过持续心理支持提高生活满意度；构建全周期、无缝衔接的康复管理体系，建立健康生活方式，实现全面康复。

康复计划内容包括物理治疗、作业治疗和心理治疗。物理治疗早期康复（术后1～4周）主要进行肩关节被动活动训练，结合低能量激光、超声波和微电流治疗，促进局部血液循环，减轻疼痛与炎症，采用冰敷和热敷交替方式缓解局部肿胀，并利用便携式红外热成像仪和超声检测设备实时监控局部温度和血流情况，为训练强度调整提供依据；中期康复（术后5～12周）在被动训练基础上逐步引入主动运动训练和抗阻训练，使用弹力带、哑铃、握力球等器械进行局部肌力训练，通过电刺激疗法促进肌肉收缩，结合平衡球训练和虚拟现实系统模拟多种运动场景，提高训练趣味性，并利用可穿戴传感器和移动健康App实时记录肩关节活动幅度、肌肉力量变化及训练数据，便于医护人员进行远程指导和调整；长期康复（术后3～6个月及以上）强调全身有氧运动与局部力量训练相结合，每周进行 3～5 次有氧训练（步行、慢跑、游泳等）和 2～3 次针对上肢的抗阻训练，同时加入柔韧性和平衡性训练，确保关节功能长期保持稳定，并通过智能康复 App 和可穿戴设备建立个性化训练档案，定期生成训练报告，实现动态调整，确保长期康复效果持续稳定。作业治疗早期康复（术后 1～4 周）进行穿衣、洗漱、进食等日常生活活动训练，借助穿衣钩、长柄刷等辅助器具帮助患者完成日常生活活动；中期康复（术后 5～12 周）开展手部功能训练，如使用握力球、捏橡皮泥等，增强手部肌力和灵活性，并进行职业康复训练，模拟工作场景，提高患者的就业能力；长期康复（术后 3～6 个月及以上）继续进行手部功能训练，维持和提高手部功能，鼓励患者参与康复小组、兴趣班或社区活动，提升社会适应能力，推广智能辅助设备如定制康复机器人，帮助患者在家庭中实现日常活动自主化，同时关注患者的情感支持和社交互动，形成稳定的生活节奏。心理治疗早期康复（术后 1～4 周）进行心理评估，开展个体心理咨询和初步认知行为疗法，帮助患者正确面对疾病及康复过程中的情绪波动，安排短期情绪调适训练、放松训练和简单的冥想练习，了解患者的心理状态，每周提供 1～2 次心理支持和疏导，每次 30～60 min，并组织患者参加心理教育讲座，帮助患者了解疾病和康复过程，减轻焦虑和恐惧；中期康复（术后 5～12 周）采用认知行为疗法，通过团体心理辅导、音乐疗法、艺术疗法等方式，促进患者之间的交流与互助，开展认知行为疗法、情绪管理和压力缓解训练，定期进行心理状态量表评估，及时调整干预策略，帮助患者改变不良认知和行为模式，每周进行 1～2 次，每次 30～60 min，并组织患者参加康复小组活动，分享经验和感受，互相支持和鼓励；长期康复（术后 3～6 个月及以上）持续进行心理支持和疏导，维持良好的心理状态，每周 1 次，每次 30～60 min，组织患者参加社会适应训练，如重返工作岗位、恢复家庭角色等，增强患者的社交能力和生活质量，每月 1～2 次，每次 1～2 h。

（3）方案实施

康复方案的实施分为早期康复、中期康复和长期康复三个阶段。

早期康复（术后 1～4 周）包括肩关节活动度训练、上肢力量训练和日常生活活动训练。肩关节活动度训练按照物理治疗计划进行被动活动训练，每天 2～3 次，每次 10～15 min，采用冰敷和热敷交替治疗减轻肿胀和疼痛。上肢力量训练使用握力球进行手部握力训练，每天 2～3 次，每次 10～15 min，进行肩部肌肉的等长收缩训练。日常生活活动训练进行穿衣、洗漱、进食等活动，每天 2～3 次，每次 15～20 min，借助辅助器具帮助患者完成。

中期康复（术后 5～12 周）包括肩关节活动度训练、上肢力量训练和有氧运动。肩关节活动度训练开展主动活动训练，增加活动范围和力量，每天 2～3 次，每次 15～20 min，运用电刺激疗法促进肌肉收缩。上肢力量训练使用握力球、捏橡皮泥等进行手部功能训练，增强手部肌力和灵活性，每天 2～3 次，每次 15～20 min，使用弹力带、哑铃等进行肩部和上肢的抗阻训练。有氧运动进行步行、慢跑、游泳等全身有氧运动，增强体质和免疫力，每周 3～5 次，每次 30～60 min。

长期康复（术后 3～6 个月及以上）包括肩关节活动度训练、上肢力量训练和有氧运动。肩关节活动度训练持续进行主动活动训练，维持和提高活动范围和力量，每天 2～3 次，每次 20～30 min。上肢力量训练继续进行手部功能训练，维持和提高手部功能，每天 2～3 次，每次 20～30 min，使用弹力带、哑铃等进行肩部和上肢的抗阻训练，维持和提高肌力。有氧运动持续进行步行、慢跑、游泳等全身有氧运动，增强体质和免疫力，每周 3～5 次，每次 30～60 min。

（4）定期评定

出院指导阶段，康复团队会为患者制定日常生活中的注意事项和持续性训练计划。智能穿戴设备可以帮助患者更好地遵守矫正和训练要求，并对体态和活动进行实时监控。患者也可通过移动端应用与康复团队保持沟通，及时反馈康复中的问题，确保康复的连续性与规范性。远程康复指导是乳腺癌智能康复流程中的亮点。基于物联网和人工智能技术，患者可以在家中使用智能康复设备完成日常训练，而远程康复平台则能够通过视频互动、数据传输和实时监测等方式，与医师实现无缝对接。医师可以在线评估患者的训练效果，及时调整康复计划，同时通过虚拟现实技术为患者提供互动性更强的训练指导。

（5）出院指导

患者可通过可穿戴传感器实时记录肩关节活动度，结合肌电传感器与智能握力计监测肌力变化，并借助生物电阻抗分析仪与三维淋巴水肿测量设备，全面掌握恢复进程并及时干预淋巴水肿问题。基于这些数据，康复团队能够科学地制定涵盖肩关节功能恢复、上肢力量训练、情绪监测与心理干预以及饮食评估与营养指导的多维度个性化方案。在此基础上，外骨骼机器人与虚拟现实康复系统等智能设备为训练增添互动性，远程视频通话和移动应用平台则确保患者无论在医院还是在家中，都能获得高频次的专业指导与督促。

3. 乳腺癌智能康复

随着智能医学的迅猛发展，患者的生活观念发生了显著转变。在乳腺癌治愈率和生存期不断提高的背景下，患者对术后生活质量的期望和要求也日益提升。智能康复技术的兴起为乳腺癌术后康复带来了新的机遇。凭借精准的评估手段、个性化的治疗方案以及远程监控功能，智能康复技术为患者提供了高效、定制化的康复服务，显著提升了康复成效。在专业医护人员的指导下，早期、科学、合理且有针对性地开展患肢功能锻炼，对于促进患者术后肢体功能恢复至关重要，有助于患者更好地回归日常生活，推动康复目标从单纯提高生存率向全面提升生活质量转变。智能乳腺癌康复借助一系列先进技术手段，为患者提供全面、个性化的康复服务。在智能评估与监测方面，智能乳腺癌康复利用可穿戴传感器实时监测患者的关节活动度，结合影像学辅助评估，精准掌握术后恢复情况；通过肌电传感器和智能握力计监测肌肉力量，保障康复训练的安全性和有效性；运用生物电阻抗分析仪和3D淋巴结体积测量设备监测淋巴水肿，及时发现并处理问题。在个性化康复计划制定环节，物理治疗方案涵盖肩关节功能恢复训练和上肢力量训练，助力患者恢复肢体功能；心理支持方案包括心理评估与干预以及情绪监测与反馈，关注患者心理健康；营养支持方案通过营养评估与指导和饮食监测与调整，为患者提供科学的饮食建议。在康复训练实施与远程指导方面，外骨骼机器人和虚拟现实康复训练系统等智能康复设备为患者提供了多样化的训练方式；远程康复指导平台利用视频通话指导和移动应用康复指导，使患者在家中也能获得专业的康复支持。康复效果评估与调整是康复过程的关键，综合评估体系定期全面评估患者的康复进展，评估结果反馈与沟通确保患者和医护人员及时了解康复情况；智能调整机制根据评估数据自动优化康复计划，同时医护人员进行人工干预与优化，保证康复方案的精准性和个性化。

5.5.3.2 肺癌康复

1. 概述

肺癌作为全球范围内发病率和死亡率均较高的重大疾病，其病理特点及治疗方式（如肺叶切除、全肺切除）对患者的呼吸功能和体能造成巨大冲击。手术创伤常引起肺组织损伤、呼吸困难、感染、肺不张以及免疫功能下降，严重影响患者的生活质量和长期预后。现代康复理念在肺癌治疗中正逐步推广，从传统的术后静养向早期、系统、全方位的康复干预转变。其基于加速康复外科（enhanced recovery after surgery，ERAS）理念，通过优化围手术期管理、减轻手术应激反应、早期开展呼吸功能训练和全身锻炼，力求改善患者术后生理和心理状态，缩短住院时间、降低再入院率。近年来，随着智能技术和大数据的引入，肺癌康复管理进一步向精准化、个性化和远程监控方向发展。多学科协作模式、远程监测设备及智能评估平台的应用，使得康复干预不仅涵盖生理功能恢复，还涉及营养、心理和生活方式管理，为患者提供全周期、无缝衔接的综合康复服务。

2. 康复流程

肺癌患者术后智能康复流程如图5-47所示，主要包含康复评定、方案制定、方案实施、定期评定、出院指导五个部分。

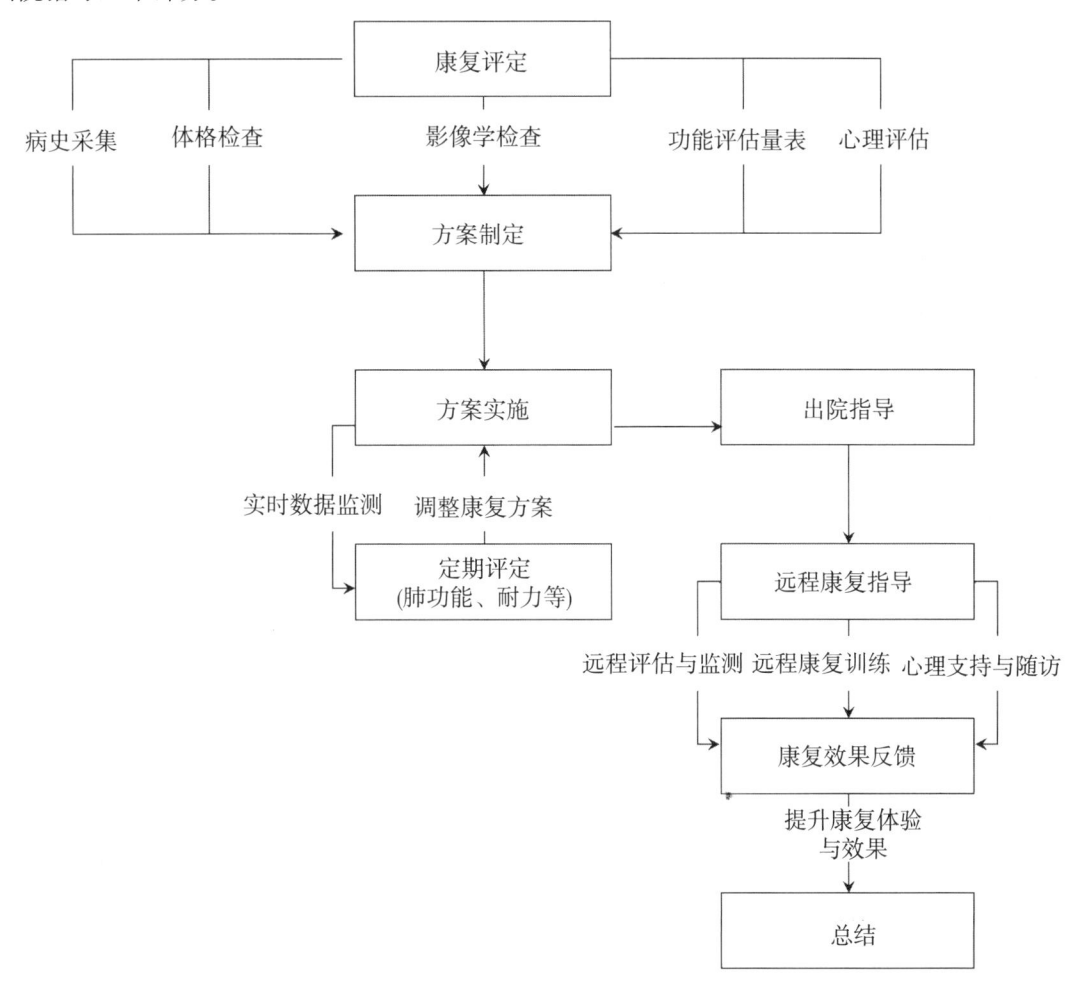

图5-47 肺癌智能康复流程

（1）康复评定

康复评定内容包括病史采集、体格检查、影像学检查和功能评估量表。病史采集详细记录肺癌诊断、分期、手术方式、既往史和家族史，重点了解患者的吸烟史、职业暴露、生活习惯以及术前的心理压力和社会支持情况，并通过标准化问卷、访谈及体检数据，全面评估患者对康复的理解、期望以及潜在的康复障碍，为后续干预提供多维数据支持。体格检查重点检测患者呼吸频率、深度、呼吸音、血氧饱和度，结合肺功能检测仪测定肺活量、气道阻力和通气功能，利用心电图、动态心率监测和血氧监测仪确保患者心肺功能能够满足康复训练需求，结合体检评估整体健康状态，为康复安全性提供保证。影像学检查除常规胸部X射线、CT、MRI外，推荐引入超声造影和肺功能成像技术，对肺部通气、灌注及局部炎症进行动态监控，对比术前术后变化，为康复进程提供客观依据，并建立影像学随访制度，定期检测肺组织修复、炎症消退及可能的并发症，辅助康复方案的调整。在功能评估量表方面，除采用6 min步行测试和VAS评分外，结合Berg疲劳指数、运动呼吸困难评分和SF-36生活质量问卷，对患者在运动耐力、疲劳感、生活自理能力和心理状态等方面进行全面评估，为康复目标的制定提供量化数据。

（2）方案制定

康复目标设定分为短期、中期和长期目标。短期目标（术后1~4周）以促进伤口愈合、预防感染为首要任务，通过基础呼吸训练改善肺功能，缓解呼吸困难，逐步恢复基础运动能力；通过早期心理辅导减轻患者术后恐惧与焦虑，建立积极的康复心态；帮助患者初步恢复日常生活自理能力，建立康复依从性。中期目标（术后5~12周）逐步提升肺活量和运动耐力，通过有氧运动和抗阻训练增强全身肌肉力量，进一步优化呼吸模式，防止肺部并发症；加强心理支持和团体辅导，帮助患者建立积极的生活态度；建立良好的营养、运动及心理干预机制，实现综合康复。长期目标（术后3~6个月及以上）是使患者恢复至接近健康个体的呼吸和运动能力，维持长期健康运动习惯，预防慢性并发症的发生；实现心理状态稳定，顺利重返社会和工作岗位；建立全周期康复管理体系，实现从医院、社区到家庭的无缝衔接。

康复计划内容包括物理治疗、作业治疗和心理治疗。物理治疗早期康复（术后1~4周）进行深呼吸、腹式呼吸、胸廓扩展训练及低强度有氧运动，如床边坐起、站立训练等，进行呼吸功能训练，每日2~3次，每次10~15 min，使用冰敷和热敷交替治疗减轻疼痛和不适；中期康复（术后5~12周）在有氧运动基础上引入力量训练，如使用哑铃、弹力带训练，进行呼吸功能强化训练，使用呼吸训练器提高肺活量和呼吸功能；长期康复（术后3~6个月及以上）结合全身有氧运动与局部力量训练，设计系统化家庭康复方案。作业治疗早期康复（术后1~4周）针对日常生活基本活动的能力恢复，采用辅助器具降低活动难度；中期康复（术后5~12周）加入精细动作训练，模拟办公和家务操作，增强手部力量和协调性；长期康复（术后3~6个月及以上）鼓励患者参与职业康复训练和社交活动。心理治疗早期康复（术后1~4周）通过个体心理咨询、认知行为疗法和短期情绪调适训练，帮助患者缓解术后恐惧与焦虑，建立积极的康复心态；中期康复（术后5~12周）开展团体心理辅导、音乐疗法和艺术疗法，促进患者之间的情感交流和支持，定期组织情绪管理工作坊，讲解应对压力的策略；长期康复（术后3~6个月及以上）建立长期的心理支持机制，包括定期个体和团体咨询，利用线上平台保持持续沟通，组织社会适应训练，帮助患者顺利重返工作岗位和家庭生活。

（3）方案实施

康复方案的实施分为早期康复、中期康复和长期康复三个阶段。早期康复（术后1~4周）包括呼吸功能训练、肢体活动训练和日常生活活动训练。呼吸功能训练进行深呼吸、腹式呼吸等训练，每日2~3次，每次10~15 min，使用冰敷和热敷交替治疗减轻疼痛和不适。肢体活动训练进行上肢和下肢的被动活动训练，每日2~3次，每次10~15 min，进行床边坐起和站立训练。日常生活活动训练进行穿衣、洗漱、进食等活动，每天2~3次，每次15~20 min，使用辅助器具帮助患者完成。中期康复（术后5~12周）包括呼吸功能训练、肢体力量训练和有氧运动。呼吸功能训练进行有氧运动，如步行、慢跑等，增强体质和免疫力，每周3~5次，每次30~60 min，使用呼吸训练器提高肺活量和呼吸功能。肢体力量训练进行上肢和下肢的抗阻训练，使用弹力带、哑铃等，增强肌力，每日2~3次，每次15~20 min，进行核心肌群训练。有氧运动继续进行步行、慢跑、游泳等有氧运动，增强体质和免疫力。长期康复（术后3~6个月及以上）包括呼吸功能训练、肢体力量训练和有氧运动。呼吸功能训练持续进行有氧运动,维持和提高呼吸功能。肢体力量训练继续进行上肢和下肢的抗阻训练,维持和提高肌力。有氧运动持续进行步行、慢跑、游泳等有氧运动,增强体质和免疫力。

(4)定期评定

在肺癌康复方案的定期评定阶段,智能康复技术通过动态监测和数据分析,实现精准、高效的康复评估。可利用便携式智能设备记录日常姿态和训练数据,通过云端平台供医师在线监控患者康复进展,减少复诊频率并确保训练质量。同时,表面肌电图技术可动态监测核心肌群的激活情况,智能心肺功能评估设备可评估患者体能恢复状态。智能技术的深度应用,使定期评定更加精准高效,实时调整方案成为可能,可确保康复目标的科学性和个性化,同时降低患者复诊成本。

(5)出院指导

在出院指导阶段,康复团队会为患者制定日常生活中的注意事项和持续性训练计划。智能穿戴设备可以帮助患者更好地遵守矫正和训练要求,并对体态和活动进行实时监控。患者也可通过移动端应用与康复团队保持沟通,及时反馈康复中的问题,确保康复的连续性与规范性。远程康复指导是肺癌智能康复流程中的亮点。基于物联网和人工智能技术,患者可以在家中使用智能康复设备完成日常训练,而远程康复平台则能够通过视频互动、数据传输和实时监测等方式,与医师实现无缝对接。医师可以在线评估患者的训练效果,及时调整康复计划,同时通过虚拟现实技术为患者提供互动性更强的训练指导。

3. 肺癌智能康复训练

在肺癌 ERAS 的智能化应用中,通过可穿戴设备和远程监测系统等智能技术,能够实时监测患者的呼吸功能、心肺功能和肢体活动能力等关键指标,为康复管理提供精准的数据支持;结合影像学辅助评估,可以更精准地掌握术后恢复情况,及时发现并处理康复过程中出现的问题;根据智能评估结果,利用人工智能算法可以为患者制定个性化的康复方案,涵盖物理治疗、作业治疗和心理治疗等多个方面,从而提高康复效果和患者满意度。康复训练的实施借助外骨骼机器人和虚拟现实康复训练系统等智能设备,为患者提供多样化的训练方式,增强训练的趣味性和有效性。同时,通过远程康复指导平台,利用视频通话和移动应用等方式,即使患者在家中,康复专业人员也能够及时了解患者的康复进展,并提供更精准的康复指导。通过医院-社区-家庭的三级智能康复体系,患者可以在医院接受专业的康复治疗和评估,在社区获得便捷的康复服务和指导,在家庭中进行个性化的康复训练和监测,实现康复服务的无缝衔接和全面覆盖。这不仅能够提高患者的康复效果,缩短康复周期,还能降低医疗费用,减轻患者的经济负担,提高患者的生活质量和社会参与度,从而产生显著的社会效益。

5.5.4 挑战与发展趋势

5.5.4.1 问题挑战

1. 肿瘤放化疗后智能康复时机与强度的精准把控难题

肿瘤放化疗后智能康复时机与强度的精准把控是当前智能肿瘤康复领域的重要挑战,其核心问题主要体现在数据质量与标准化不足、模型解释性与临床验证不足、个性化治疗与动态调整能力有限以及技术局限性与临床应用挑战等方面。首先,医疗数据的分散性、不完整性和非标准化问题严重制约了模型的训练与优化,数据隐私和安全问题进一步限制了数据的共享与整合[335]。其次,人工智能模型的"黑箱"特性使其决策过程缺乏透明性,难以被临床医生和患者理解与信任,同时许多模型缺乏足够的临床验证,其在实际应用中的可靠性和安全性尚未得到充分证实[336]。此外,肿瘤的高度异质性要求治疗方案具备高度的个性化与动态调整能力，而现有人工智能模型在考虑患者个体差异和实时状态变化方面表现不足，无法根据患者的实时状态变化及时调整康复计划[337]。最后，尽管精准放疗技术在肿瘤治疗中取得了显著进展，但其在康复阶段的应用仍面临技术局限性，如呼吸运动、胃肠道蠕动等因素导致的肿瘤位置和形状的动态变化难以实时捕捉，且智能康复设备的普及率较低，限制了精准康复技术的广泛应用[338]。

2. 智能肿瘤康复中的肿瘤特异性免疫重建挑战

肿瘤特异性免疫重建的复杂性主要体现在肿瘤免疫微环境的动态调控、免疫监测技术的局限性以及个体化治疗的难度等方面。首先，肿瘤免疫微环境是一个由肿瘤细胞、免疫细胞、基质细胞及细胞外基质共同构成的复杂系统，肿瘤细胞通过多种机制逃避免疫监视，例如上调免疫检查点分子（如PD-L1）抑制T细胞活性，或分泌免疫抑制性细胞因子（如TGF-β、IL-10）削弱免疫反应，同时调节性T细胞和髓系来源的抑制性细胞进一步加剧了免疫抑制状态，导致免疫重建效果受限。其次，现有免疫监测技术在灵敏度和实时性方面存在显著不足，传统方法（如流式细胞术、ELISA）难以实时捕捉肿瘤微环境中的免疫细胞动态，而智能康复设备在免疫监测中的应用尚处于初级阶段，功能单一且缺乏多样性，无法满足复杂的临床需求[339]。此外，肿瘤的高度异质性要求治疗方案具备高度的个性化与动态调整能力，但现有人工智能模型在考虑患者个体差异（如肿瘤类型、治疗历史、遗传背景等）和实时状态变化方面表现不足，难以精准预测患者的免疫反应[340]。最后，尽管精准放疗技术（如4D-CT、呼吸门控技术）在肿瘤治疗中取得了显著进展，但其在康复阶段的应用仍面临技术局限性，如呼吸运动、胃肠道蠕动等因素导致的肿瘤位置和形状的动态变化难以实时捕捉，且智能康复设备的普及率较低，限制了精准康复技术的广泛应用[341]。

5.5.4.2 发展趋势

1. 基于人类反馈决策的肿瘤放化疗后智能康复时机辅助决策

基于人类反馈决策的肿瘤放化疗后智能康复时机辅助决策将成为肿瘤康复领域的重要发展方向。随着人工智能技术的不断进步和多学科协作模式的深化，未来，这一决策系统有望通过整合多维度的临床数据（如肿瘤类型、分期、治疗方案、生理指标等）和患者康复需求（如功能状态、心理状态、营养状况等），利用先进的机器学习算法生成初步的康复时机建议。同时，结合多学科专家团队（包括肿瘤科医生、康复医生、营养师、心理咨询师等）的反馈，这一决策系统将不断优化决策模型，确保其科学性和临床适用性。康复时机的选择应综合考虑患者的治疗反应、并发症风险及生活质量，并通过多学科协作实现精准决策。此外，随着影像组学、病理组学等技术的进一步发展，如RAPIDS等系统将更加成熟，能够更精准地预测患者对治疗的反应，为康复时机的选择提供更可靠的依据，随着高质量临床数据的积累和算法的持续优化，基于人类反馈决策的肿瘤放化疗后智能康复时机辅助决策系统将逐步实现动态调整和实时优化，为患者提供更加个性化、精准化的康复管理方案[336]。

2. 基于肿瘤康复的特点构建长期的免疫监测机制

基于肿瘤康复的特点构建长期的免疫监测机制，并结合智能康复设备的高灵敏度检测手段，是未来肿瘤康复管理的重要发展方向之一。肿瘤康复的核心目标之一是恢复和维持患者的免疫功能，而肿瘤免疫微环境的动态调控是这一过程中的关键挑战。因此，构建长期的免疫监测机制需要结合高灵敏度的检测技术，实时捕捉肿瘤微环境中的免疫细胞动态变化。例如，SE-iFISH技术通过差相富集和瘤标免疫荧光染色-染色体荧光原位杂交，能够高灵敏度地检测循环肿瘤细胞，为肿瘤复发风险评估和免疫状态监测提供重要依据[330]。此外，智能康复设备的发展也为免疫监测提供了新的技术路径。例如，基于多孔摩擦纳米发电机的高灵敏度传感器，能够实时监测患者的生理状态和运动信息，并通过机器学习分析提高康复监测的准确性[328]。这种智能设备不仅能够捕捉患者的实时数据，还能通过远程监测和数据分析，为临床医生提供个性化的免疫状态评估和康复建议。未来，随着人工智能技术的进一步发展和智能设备的普及，基于高灵敏度检测的长期免疫监测机制有望在肿瘤康复领域发挥更大的作用，为患者提供更加精准和个性化的康复管理方案[337]。

5.5.4.3 小结

智能肿瘤康复领域当前面临的肿瘤放化疗后智能康复时机与强度精准把控及肿瘤特异性免疫重建等难题严重制约了其临床应用效果与发展进程。数据的分散、不完整和非标准化以及隐私安全问题阻碍了模型训练优化与数据整合，人工智能模型的"黑箱"特性和临床验证不足使其难获信任与应用，肿瘤异质性下个性化与动态调整能力的欠缺无法满足临床需求，且智能康复设备普及率低限制了技术推广。

展望未来，整合临床与患者多维度数据，以先进算法生成并借助多学科专家反馈优化康复时机建议，结合影像组学等技术发展，有望达成精准、动态且个性化的康复管理。同时，进一步运用智能康复设备高灵敏检测技术，实时监测免疫与生理信息，经机器学习辅助实现精准评估与建议定制，在多学科协作与智能设备协同下可提升康复质量。总之，随着技术创新、数据完善与协作深化，智能肿瘤康复有望突破困境，重塑肿瘤康复模式，成为肿瘤综合治疗的关键支撑，推动医疗健康领域发展。

5.6 智能老年康复

5.6.1 概述

随着人口老龄化日益加剧，老年人群体的健康管理面临着巨大挑战。多病共存的特性使得老年人在慢病评估、监测、治疗和康复等全周期管理过程中面临着极大的复杂性。老年人常常同时患有多种慢性病，而这些慢性病之间往往相互影响，增加了诊疗的难度。在此背景下，老年人慢病评估预警技术和基于柔性传感的慢性病监测技术显得尤为关键。精确监测慢性病的各种生理指标，能够及时发现疾病变化的趋势，提供有效的预警。此外，老年人的认知障碍与运动功能退化之间存在着显著的双向关联性。研究表明，认知障碍会导致运动功能的退化，而运动能力的下降也会加剧认知能力的衰退。这种相互作用对老年人的生活质量和康复效果产生了深远的影响。因此，老年认知和运动康复相关技术的研发显得尤为重要。通过早期检测和评估认知障碍，并采取相应的运动干预措施，可以在一定程度上减缓认知和运动功能的双重退化，提升老年人的整体生活质量。随着年龄的增长，老年人平衡能力的退化和运动功能的衰减成了影响其独立生活能力的关键因素。平衡能力的退化不仅增加了跌倒的风险，还使得老年人在日常生活中的一些基本动作变得困难，严重影响了其自理能力和生活质量。运动功能的衰退则进一步加剧了这一问题，使得老年人在日常活动能力的下降更加明显。因此，平衡预测与辅助技术、智能老年运动康复技术的研究和应用变得尤为迫切。通过对老年人平衡能力的预测和实时监控，可以及时发现平衡能力下降的早期迹象，并采取有效的干预措施，帮助老年人改善运动功能，减少跌倒风险，延缓衰老进程，从而更好地维持其独立生活能力。因此，解决老年人多病共存、认知与运动功能衰退以及平衡能力退化等问题，迫切需要依靠技术创新。通过结合慢病评估与监测技术、认知与运动康复技术、平衡预测与辅助技术等多种先进手段，可以为老年人提供更为精准、个性化的健康管理方案，提升其生活质量，延缓衰老进程，并有效促进老年人群体的健康与福祉。

智能老年康复是运用基于多模态数据融合的个性化健康风险评估、基于柔性传感的慢性病监测等先进评估技术，以及智能认知交互训练、动态步态训练与平衡辅助等先进训练技术，系统性攻克传统老年康复进程中面临的慢病管理缺乏精准性与实时性、认知与运动功能退化交互影响的复杂性以及康复过程个性化不足与依从性较差等关键难题，以智能化方法全方位重塑老年康复诊疗模式，实现精准评估、高效训练和个性化管理的智能老年康复服务的全新康复方法。

本节将具体介绍智能老年康复中所涉及的一些智能化方法及其临床应用。在智能化方法的介绍中，如图5-48所示，本节将分别介绍智能老年康复评估技术，包括基于柔性传感的慢性病监测技术、老年人重心检测与平衡能力评估技术以及老年人认知障碍分析技术，和智能老年运动康复、认知康复训练技术。接着，本节以帕金森病和阿尔茨海默病等临床老年康复常见疾病为例，详细叙述智能老年康复评估与训练方法的临床应用。最后，展望智能老年康复的发展方向。

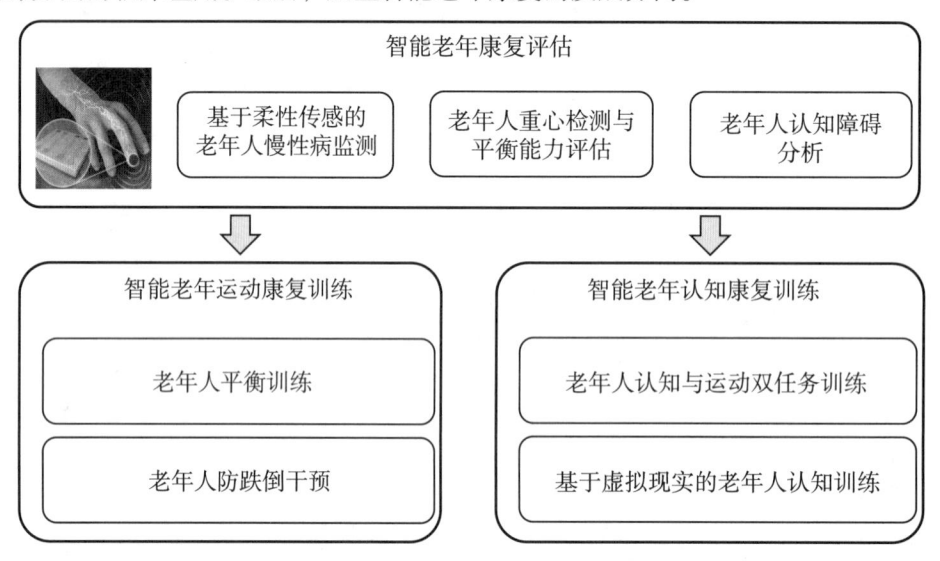

图5-48 智能老年康复技术框架

5.6.2 技术现状

5.6.2.1 智能老年康复评估技术

1. 技术框架

智能老年康复评估技术是一种面向老年群体多病共存特点的智能化健康管理与评估技术，旨在通过柔性传感器技术和多模态数据分析解决慢性病管理的实时性与精准性问题。

如图5-49所示，智能老年康复评估技术包括基于柔性传感的老年人慢性病监测模块、老年人重心检测与平衡能力评估模块、老年人认知障碍分析模块。其中，基于柔性传感的老年人慢性病监测模块通过柔性传感器实时监测老年人的心率、血压、血糖等生理指标，结合环境传感数据，提供多维度的健康数据收集。该模块能够早期识别慢性病风险，进行动态监测和预警，帮助医生和护理人员及时调整治疗方案，避免疾病的恶化。老年人重心检测与平衡能力评估模块采用重心检测技术，通过传感器实时追踪老年人的重心轨迹，分析其站立、行走等动作中的平衡能力，评估其跌倒风险。老年人认知障碍分析模块结合老年人的认知测试数据、语言表达、日常活动监测等多种数据，运用机器学习算法进行认知状态的分析，评估认知退化程度。

智能老年康复评估的使用流程包括数据采集、预处理、特征提取、实时评估和个性化干预等环节。首先，系统通过柔性传感器、可穿戴设备和环境感知设备实时采集老年人的生理数据、运动数据及行为模式数据。采集到的数据经过去噪、标准化和多源同步处理后，确保信号的准确性和一致性，随后系统提取关键特征，如慢性病动态指标、异常行为特征和步态相关参数，并通过深度学习模型进行动态分析与建模，识别慢性病趋势、行为异常和跌倒风险。基于分析结果，系统生成实时评估报告并通过可视化图表、语音提示或移动终端反馈给患者及护理人员，提供个性化康复建议和预警提示。最后，系统根据评估结果提出个性化干预方案，如调整运动计划、提示服药或结合助力设备提供主动平衡辅助，同时记录所有数据至云平台以支持长期健康管理和康复方案优化。

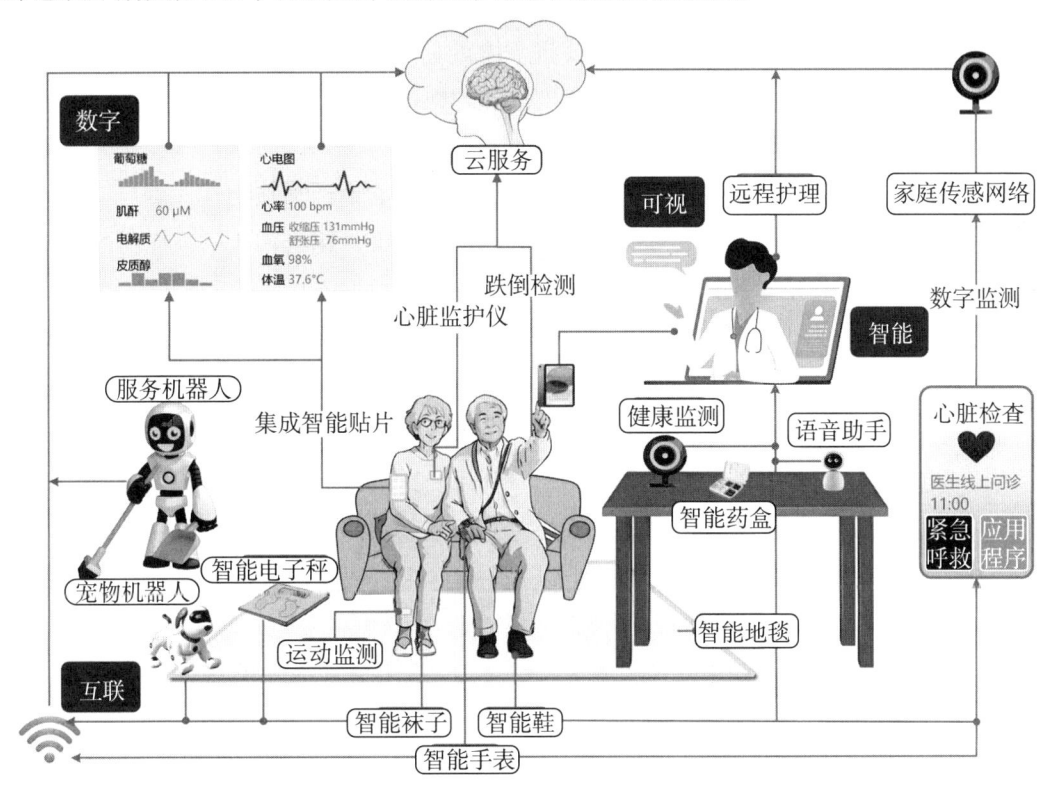

图 5-49　智能老年康复评估技术框架

2. 功能模块

（1）基于柔性传感的老年人慢性病监测模块

基于柔性传感的老年人慢性病检测模块利用高灵敏度的柔性传感器贴附于老年人身体表面，实时采集多种生理和运动数据，帮助全面了解老年人的身体状态。传感器能够监测生理信号（如温度、心率、血氧饱和度）和运动特性（如关节角度、步幅、压力分布），其柔软贴合的特性使其适合长期佩戴，舒适度高且不影响活动。通过采集这些多维数据，该模块可动态跟踪老年人的健康变化，提供早期预警信号，支持疾病风险评估和康复过程监测。

（2）老年人重心检测与平衡能力评估模块

老年人重心检测与平衡能力评估模块通过分析老年人在不同姿态和任务下的重心转移情况，评估其平衡能力与跌倒风险。该模块利用嵌入式传感器或外部设备（如力传感器或惯性测量单元）实时捕捉老年人在站立、步行和上下楼梯过程中的重心变化轨迹，分析动态平衡稳定性。例如，当老年人重心转移至某一支撑脚时，系统可即时识别转移是否平稳以及是否存在延迟、偏移等异常现象。此外，该模块还通过定量指标（如重心摆动范围、步态对称性等）评估老年人的平衡控制能力。

（3）老年人认知障碍分析模块

老年人认知障碍分析模块专注于评估老年人的认知功能状态，识别可能的认知障碍特征。该模块结合多模态数据（如行为模式、语言测试、脑电信号等），动态评估老年人的记忆力、注意力、执行能力等关键认知功能。例如，通过对行为轨迹的分析判断任务完成效率，通过语言或记忆任务测试检测认知负荷和反应能力。此外，该模块能够识别老年人在认知任务中的潜在困难，提供认知康复建议，帮助患者逐步恢复认知功能或减缓认知衰退的进程。

3. 典型算法

（1）重心轨迹追踪算法

重心轨迹追踪算法是一种用于实时监测和分析个体重心位置变化的算法，广泛应用于老年人平衡能力评估和跌倒风险预测。该算法通常基于加速度计和陀螺仪等传感器数据，实时计算个体在站立或行走时的重心位置，并通过追踪重心轨迹来评估个体的平衡能力。具体而言，该算法首先通过低通滤波、卡尔曼滤波等技术去除传感器数据中的噪声，确保数据的准确性和稳定性。然后，通过计算重心位置的瞬时变化，生成一条平衡轨迹。对该轨迹的进一步分析可量化老年人平衡能力的稳定性，主要指标包括重心偏移量、摇摆幅度等，从而为跌倒风险评估提供数据支持。重心轨迹追踪算法的工作原理基于对加速度、角速度等动态信号的处理与分析。通过加速度计、陀螺仪等传感器，采集人体的运动数据，重心轨迹追踪算法计算出个体的重心位置变化，并通过追踪其轨迹评估平衡情况。数据预处理通常采用低通滤波或卡尔曼滤波等技术去噪，以提高计算精度和稳定性。

常见的技术包括基于传感器的数据采集与分析，利用加速度计、陀螺仪和压力传感器等设备，实时监测老年人的运动状态、步态和姿势变化。例如，通过三轴加速度传感器监测步态特征，结合滤波器和机器学习算法进行跌倒风险预测[342-343]。此外，深度学习方法在图像识别和视频分析中的应用也为跌倒检测和风险评估提供了新的方向。运动识别技术通过监测运动模式的异常[344]，能够帮助预测跌倒风险并为老年人提供个性化的康复训练方案。结合物联网技术，这些系统还能实现远程监控和数据共享。

（2）老年人认知退化评估算法

老年人认知退化评估算法是利用多种机器学习和深度学习技术，帮助提高认知障碍的早期诊断和发现准确性。该算法通过分析来自认知测试、行为数据、语言表达以及脑影像等多源数据，提取关键特征并进行分类或回归，以区分正常认知状态与认知障碍状态。支持向量机、随机森林、卷积神经网络和长短期记忆网络等方法能够有效处理高维和复杂的数据，捕捉认知能力的细微变化。自然语言处理技术通过分析语言模式进一步提升评估的精确性。这些方法不仅各具优势，还可以通过集成学习方法将多种模型结合起来，增强整体评估系统的准确性和鲁棒性。随着人工智能和大数据技术的不断发展，认知退化评估算法在早期检测和个性化干预方面提供了更加可靠和高效的技术支撑，为老年人认知健康管理带来了显著的进步。

老年人认知退化评估算法通常采用多种技术手段来综合分析认知功能的变化。常见的技术包括基于神经影像学的分析方法，如功能磁共振成像和脑电图，用于检测脑活动和结构性变化。此外，人工智能和机器学习方法，特别是支持向量机、卷积神经网络[345]和随机森林等，广泛应用于认知能力评估，能够通过分析大规模数据集识别认知退化的早期迹象。行为识别技术也常被用于分析老年人的日常生活活动，如步态分析、语音识别以及动作捕捉系统，通过监测用户的行为变化来评估其认知功能的下降。结合传感器采集的运动、睡眠和生理数据，这些方法能够实现更为全面的认知状态评估。为了提升评估的准确性，实际使用中常将认知测试和问卷调查与上述技术相结合，借助自动化的数据分析实现高效而精准的认知评估。

5.6.2.2 智能老年运动康复训练技术

1. 技术框架

智能老年运动康复技术是一种针对老年人运动能力退化、平衡能力下降以及运动障碍问题的智能化康复方法，旨在通过平衡训练与跌倒干预提高老年患者的运动功能、平衡能力和康复效率。如图 5-50 所示，其功能模块包括老年人平衡训练模块和防跌倒干预模块。其中，平衡训练模块通过智能穿戴设备实时监测老年人的重心位置、步态和姿势特征，结合动态平衡训练和步态矫正，自动调整训练强度和内容，帮助老年人提高下肢力量、协调性和身体稳定性，从而有效改善平衡能力。防跌倒干预模块通过传感器和人工智能算法实时监测老年人的运动状态、步态特征和环境因素，及时识别潜在的跌倒风险，并通过智能穿戴设备、助步器或智能鞋垫等辅助设备提供实时反馈，纠正不良步态或姿势，降低跌倒的发生概率。在使用流程中，老年人佩戴智能穿戴设备进行日常活动或康复训练，设备会实时采集运动数据。根据实时数据，系统自动评估老年人的平衡能力、运动状态和跌倒风险，并根据评估结果调整训练方案或提供即时干预。通过这种智能化的反馈机制，老年人能够在安全的环境下进行个性化训练，同时降低跌倒风险，提高运动能力和生活质量。

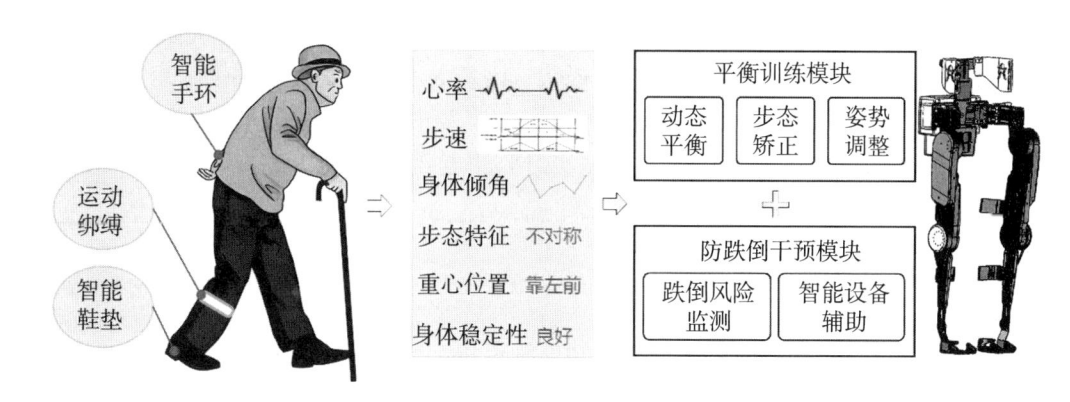

图 5-50 智能老年运动康复技术框架

2. 功能模块

（1）老年人平衡训练模块

老年人平衡训练模块旨在通过个性化的运动方案和智能化的设备帮助老年人改善平衡能力。通过智能穿戴设备实时监测老年人的重心位置、步态变化和运动状态，并根据实时数据调整训练强度和内容。通过动态平衡训练、步态矫正和姿势调整练习等多种训练方式，帮助老年人增强下肢力量，提升身体稳定性和协调性。

（2）老年人防跌倒干预模块

老年人防跌倒干预模块旨在降低跌倒风险，提升老年人的独立生活能力。该模块通过传感器和智能算法实时监测老年人的运动状态、平衡能力和步态特征，及时识别潜在的跌倒风险。通过配置辅助设备（如助步器、智能鞋垫等），进一步减少跌倒发生的可能性。同时，通过智能穿戴设备提供的实时反馈功能，可有效纠正不良步态或姿势，帮助老年人维持身体平衡，进而提升其日常活动能力与生活质量。

3. 典型算法

（1）基于体感交互的老年人平衡训练算法

基于体感交互的老年人平衡训练算法是一种利用智能穿戴设备和体感技术实时监测老年人的重心位置、姿势和步态特征的算法，用于评估其平衡能力并指导训练干预。通过动态平衡训练，该算法根据老年人实时的运动状态自动调整训练强度和内容，例如提高平衡挑战的难度，或针对步态不对称性优化步伐设置。在训练过程中，该算法能够提供实时的姿势与步态反馈，及时纠正不良动作，逐步增强下肢肌力和身体协调性，从而有效提升老年人的平衡能力。近年来，基于惯性传感器、压力传感器、光学传感器和摄像头的平衡训练技术日益成为研究热点，广泛应用于老年人的运动功能训练中[347]。其中，运动游戏作为平衡训练工具的应用尤为突出，惯性和压力传感器在此类训练中得到了广泛的应用。摄像头系统的使用也呈现出逐步增长的趋势[348]，随着摄像头成本的降低、精度的提升以及手势识别技术的不断进步，摄像头及其配套的手势识别软件有望在康复领域，尤其是在家庭环境中，得到更广泛的应用[348]。同时，惯性传感器体积的不断缩小与能效的持续提升，使其在训练过程中的干扰降至最低[349]，能源采集技术的进步显著提升了惯性传感器的续航性能，甚至有望实现无电池运行[350]。无线传感器网络的进展显著提升了多惯性传感器间的数据快速传输和融合能力，不仅提高了采样频率和测量精度，也为老年人训练提供了更加高效、精确的技术支撑。

（2）基于多模传感的防跌倒干预算法

基于多模传感的防跌倒干预算法通过传感器数据（如压力传感器、加速度计、陀螺仪等）实时监测老年人的运动状态，分析步态的稳定性、步幅、步速等特征，识别老年人步态中的异常模式，如不对称步态、步伐过慢或急剧变化等，并通过实时反馈进行干预。当算法识别到潜在的跌倒风险时，系统会通过智能设备提供即时反馈和干预，如振动提醒、语音提示或调整助步器的稳定性。若环境存在潜在风险（如地面湿滑），系统还可以发出警告，提醒老年人注意周围环境，减少跌倒发生的可能性。此外，基于多模传感的防跌倒干预算法还可通过实时监测老年人的运动状态及变化，自动调整干预策略[351]。

5.6.2.3 智能老年认知康复训练技术

1. 技术框架

如图 5-51 所示，其功能模块包括多通道认知训练模块和认知任务自适应训练模块。多通道认知训练模块通过融合虚拟现实、语音识别、动作追踪等多模态技术，为老年人提供沉浸式、互动性强的认知训练场景，全面激发其注意力、记忆力与执行功能。系统根据用户表现实时反馈，增强训练效果，并促进认知能力在日常生活中的实际应用。认知任务自适应调控模块通过实时监测老年人在训练中的行为与生理反应，智能调整任务难度和内容，实现个性化、精准化的认知干预。该模块确保训练始终处于合适挑战水平，提升参与积极性与训练效果，克服传统训练反馈滞后与任务僵化的局限。

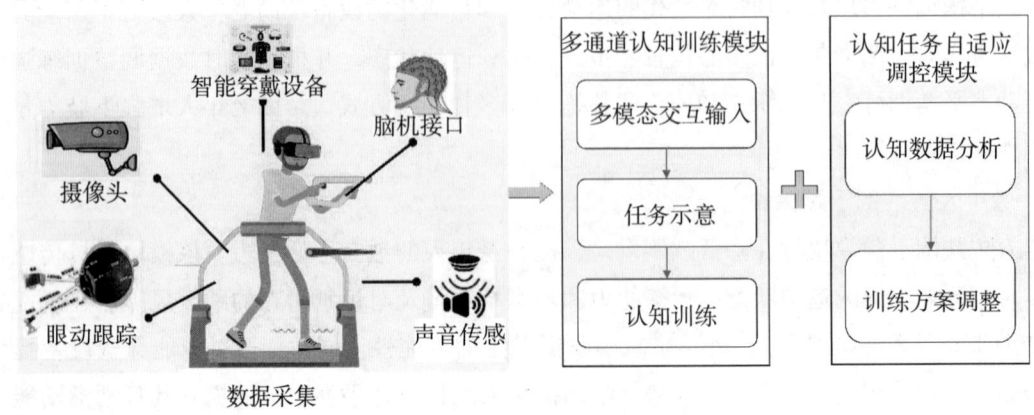

图 5-51 智能老年认知康复技术框架

2. 功能模块

（1）多通道认知训练模块

多通道认知训练模块是智能老年认知康复系统中用于增强训练沉浸感与交互性的关键技术单元，旨在通过融合多种感知与反馈通道，全面激发和锻炼老年人的多维认知能力。该模块基于虚拟现实环境、语音识别、手势动作追踪、空间定位、图像识别等多模态交互技术，为老年人构建真实感强、任务丰富的训练场景。例如，在一个虚拟超市中，系统可引导患者根据语音提示完成"寻找商品""记忆路径""应对突发情况"等多任务操作，同时系统实时记录其语音回应、眼动轨迹和肢体动作，实现对注意力、记忆力、执行功能的综合训练。在训练过程中，系统根据用户行为表现提供即时的视觉、听觉或触觉反馈，增强互动体验与学习效果。该模块不仅有助于提升老年人对训练的兴趣和参与度，也使认知训练更贴近实际生活场景，促进其在日常功能中的迁移与应用。

（2）认知任务自适应调控模块

认知任务自适应调控模块是智能认知康复系统中的核心组成部分，主要功能是依据老年人在训练过程中的实时表现，动态调整训练任务的内容与难度，实现个体化、精准化的康复干预。该模块通过多模态感知设备（如脑电接口、眼动仪、语音识别器等）采集用户在认知任务中的行为与生理反应数据，综合评估其当前的认知负荷与训练状态。系统内置的自适应算法可根据用户的反应时间、正确率、注意力波动等指标，智能判断任务是否过难或过易，并据此实时优化训练参数，使训练始终保持在"最适挑战区间"。例如，当系统检测到用户在注意力训练中表现出频繁分心（如注视时间短暂、脑电节律波动等）时，将自动降低任务难度，或切换至语言记忆类任务以缓解认知疲劳，从而提升训练效果与参与依从性。该模块的引入，有助于解决传统康复训练中任务固定、反馈滞后的问题，为老年人提供更加个性化、动态调节的认知训练路径。

3. 典型算法

（1）认知任务难度自适应调节算法

认知任务难度自适应调节算法是一种根据患者在认知训练中表现的实时数据，自动调整训练任务难度的智能算法。该算法通过分析患者的任务完成情况（如反应时间、正确率和错误率），预测其未来的训练表现，并动态调整任务的难度，以确保训练适应患者的认知能力水平。该算法的核心模块包括任务表现分析、难度调整和实时反馈系统。首先，系统收集患者在认知训练中的数据（如完成任务的时间和正确率），并通过这些数据预测患者在未来任务中的表现。结合实时反馈，系统会根据患者的表现自动调整任务的难度。如果患者完成任务过慢或错误较多，系统会降低任务的难度，使其更加容易完成；如果患者表现出较好的效率和准确性，任务难度则逐步提高。这种动态调整的机制保证了训练始终保持在适当的难度范围内，帮助患者在不断提升的过程中保持自信和动力。

目前，认知任务难度自适应调节算法已经在多个领域得到了应用，尤其是在老年人认知训练和康复领域。国内外的一些研究已开始运用该算法来定制个性化的认知训练方案，以帮助老年患者有效提升认知功能。随着人工智能技术的进步，相关算法在认知康复中的应用不断扩展，尤其是在为老年人提供个性化训练方面，已显示出了显著的效果和前景。通过采集脑电图信号来实时监测注意力水平，并基于注意力波动动态调整任务难度，可以显著提高参与者对训练任务的关注度[352-353]，基于强化学习的策略可以引导患者逐步适应计算机化练习的难度，从而更有效地开展认知训练，改善其认知功能，并提供更加个性化的认知康复方案[354]。这些技术的进展使得认知任务的训练更加精准与高效，并能够根据老年人的实际需求进行个性化的优化调整。

(2) 多模态行为识别与任务响应匹配算法

多模态行为识别与任务响应匹配算法是多通道认知训练模块的核心支撑技术，旨在通过融合语音、动作和眼动等多源输入数据，精准识别老年用户在虚拟训练环境中的行为意图，并将其与训练任务实时匹配。该算法利用卷积神经网络和循环神经网络对用户的语音指令、手势动作和注视轨迹进行特征提取与时序建模，构建统一的多模态识别框架。通过该算法对用户行为进行高精度识别后，系统能够实时判断其是否正确执行了训练指令（如选取目标、完成导航、做出回应），并给予即时反馈与任务引导。该算法显著提升了人机交互的自然性与准确性，使认知训练过程更贴近日常生活场景，从而增强训练的沉浸感与功能迁移效果。

目前，国内外一些老年认知康复平台已尝试将语音识别、动作捕捉、眼动追踪等多模态输入手段集成于虚拟现实环境中，以实时判断用户是否完成指令任务[355]。有研究团队开发了一款虚拟教练，通过多模态面部分析、自适应语音对话系统和自然语言界面，辅助老年人独立生活[356]。系统能够通过远程、非侵入式技术提取情绪状态的生理标志，并相应地调整教练的响应，从而实现情绪唤起和记忆训练。"Ryan"智能社交机器人通过面部表情和语音语言与用户进行情感互动，包括主动与用户对话，提醒日常生活安排，并通过认知游戏和回忆活动进行记忆训练[357]。

5.6.3 临床应用

5.6.3.1 帕金森病

1. 概述

帕金森病是一种常见的神经退行性疾病，主要影响大脑中的多巴胺神经元，导致运动功能障碍，包括震颤、僵硬、运动迟缓和姿势不稳等症状。该疾病的治疗通常包括药物治疗、物理治疗、言语治疗和职业治疗等多种手段。在帕金森病的康复过程中，康复分为初期、中期和末期三个阶段。在初期，康复的重点是通过药物控制症状，并进行基础的物理治疗，如步态训练和轻度的力量训练，以缓解运动迟缓和僵硬。在中期，康复重点转向改善平衡能力、增强肌肉力量、提高协调性和灵活性，并通过认知训练、语言训练等帮助改善患者的日常生活能力。在末期，康复侧重于恢复患者的独立生活能力，进行综合的运动、认知和情绪管理训练，帮助患者维持体力和心理健康，并预防并发症。随着智能技术的应用，智能穿戴设备、虚拟现实、人工智能等技术的介入，帕金森病的康复治疗变得更加个性化、精准和高效。智能康复技术能够实时监测患者的运动状态、步态和情绪波动，并通过数据分析提供个性化的康复方案，这大大提高了治疗效果，缩短了康复周期，并促进患者更好地适应生活中的各项挑战。

2. 康复流程

如图5-52所示，整个帕金森病智能康复流程包括康复评定、方案制定、方案实施、定期评定和出院指导五个阶段。虚拟现实、人工智能和可穿戴设备等智能技术的应用，不仅提高了训练的效果和趣味性，还支持远程康复和个性化管理，能够显著改善患者的运动功能、延缓疾病的进展，提高日常生活的独立性和生活质量。

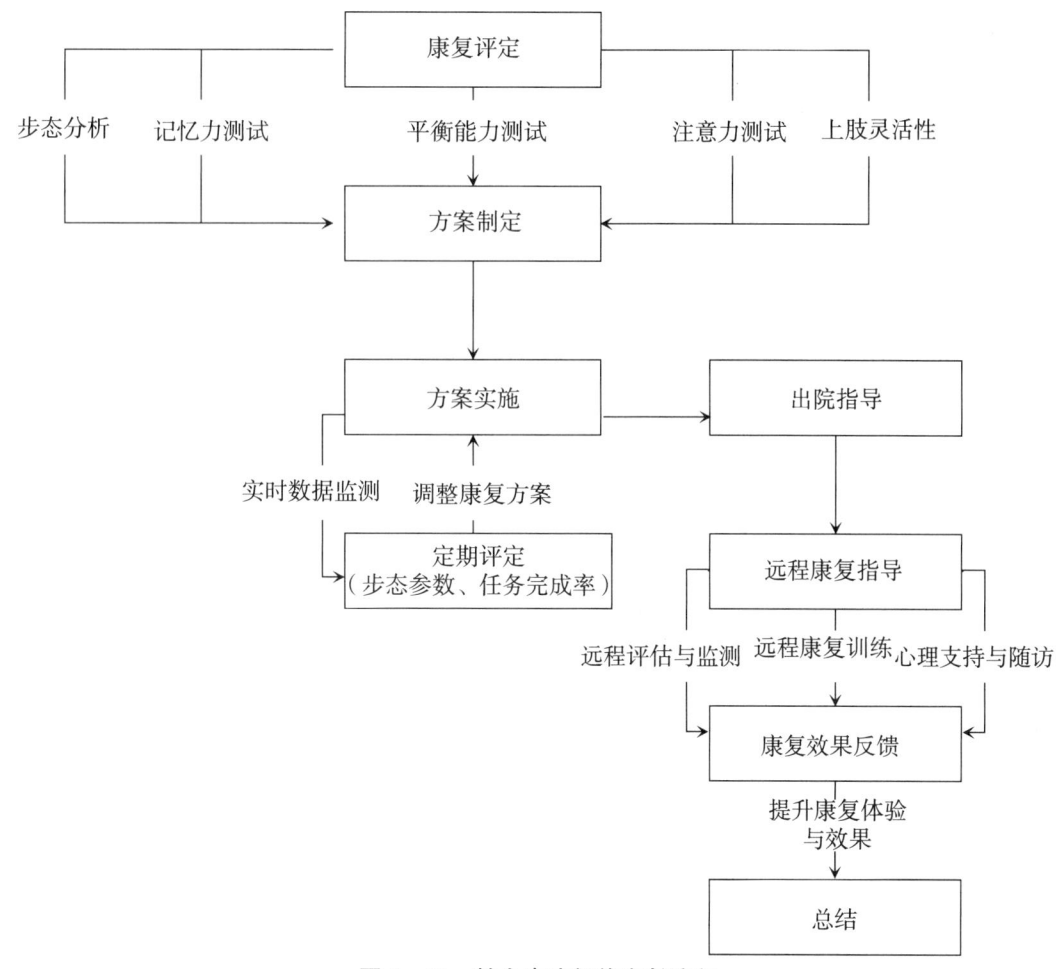

图 5-52 帕金森病智能康复流程

（1）康复评定

在初始评估阶段，主要目标是全面了解患者的病情、运动功能、认知能力及日常生活状况，从而为制定个性化的康复方案提供科学依据。医生和康复团队利用智能评估工具和可穿戴设备，对患者进行系统性评估。运动功能的评估包括步态分析、平衡能力测试、上肢灵活性评估等。在认知功能方面，则通过记忆力和注意力等测试评估患者的认知水平。同时还需要评估患者的情绪状态，识别其是否存在焦虑或抑郁等心理问题。根据所有采集到的数据生成综合评估报告，全面呈现患者的运动与非运动症状。

（2）方案制定

基于初始评估的结果，康复团队为患者制定个性化的康复方案，明确康复目标和训练内容。这个阶段的核心是根据患者的具体情况，设计涵盖运动功能、认知能力和行为干预等方面的综合训练计划。方案中详细列出了改善步态、增强平衡能力、提高手部精细动作、提升认知功能以及管理情绪的具体目标。训练内容可能包括虚拟现实情境训练、节律步态训练、游戏化康复任务和多感官刺激训练等。通过个性化的方案设计，确保康复训练的有效性和针对性，提高患者的参与度和积极性。

（3）方案实施

患者按照制定的个性化方案，定期参与系统的康复训练。利用智能康复设备和技术，患者进行步态和平衡训练、手部精细运动训练、节律步态训练等。虚拟现实技术的应用使训练更加生动有趣，患者可以在虚拟环境中完成各种任务，增强训练的效果。在认知训练方面，通过认知-运动双任务训练和虚拟现实认知训练，提升患者的认知能力和多任务处理能力。

（4）定期评定

在整个康复过程中，实时的数据监测和反馈机制至关重要。通过可穿戴设备和传感器，系统实时收集患者的运动数据和训练表现，如步态参数、震颤幅度、认知任务完成率等。智能算法对数据进行分析，生成直观的康复进展报告。医生和康复团队根据这些数据，及时了解患者的康复效果，并对训练方案进行动态调整，确保训练的持续有效性。患者也可以通过反馈了解自己的进步，增强信心和训练动力。

（5）出院指导

考虑到帕金森病的慢性进展性，在出院指导阶段为患者提供了持续的支持和指导。患者可以在家中使用智能康复设备，通过远程康复平台与医生保持联系。远程监控和指导使患者的康复训练更加灵活便捷，同时确保了训练的连续性。定期的全面评估和康复方案的优化，帮助患者适应病情的变化，延续康复效果。

3. 帕金森智能康复训练

（1）柔性手部康复机器人

柔性手部康复机器人使用智能手部康复装置帮助患者进行手指屈伸、抓握和释放等训练，改善手部精细运动能力。通过手部传感器或体感设备，让患者在游戏场景中进行特定动作（如抓取目标、追踪移动物体），提高手眼协调和手部灵活性。

（2）基于步态与平衡训练的帕金森智能康复

基于步态与平衡训练的帕金森智能康复使用运动跑步机、智能鞋垫或步态机器人，实时监测患者的步伐、步长、步频和重心移动，并通过 VR 或 AR 技术模拟不同场景（如楼梯、斜坡或障碍物），让患者进行针对性的步态矫正训练。结合力板和动作捕捉技术，训练患者的姿势控制与动态平衡能力。例如，让患者站在智能平衡板上，进行重心转移训练，同时在虚拟场景中完成目标任务，以提升平衡能力和肌肉协调性。

（3）运动－认知协同训练

运动－认知协同训练是指患者在进行步态训练时，同时完成认知任务（如记忆数字、选择性注意任务），提升认知功能与步态控制能力的协同。该方法利用虚拟场景模拟日常生活场景（如过马路、购物），患者需要完成与认知相关的任务（如判断方向、记忆购物清单），提高实际生活中对复杂情境的应对能力。

（4）上肢与全身协调训练

上肢与全身协调训练通过上肢外骨骼机器人或智能运动平台，训练患者的上肢力量、肩关节灵活性和全身协调能力；在智能设备的引导下进行全身性的运动训练（如从站立到行走、上下楼梯），同时完成与认知任务相关的操作。

5.6.3.2 阿尔茨海默病

1. 概述

阿尔茨海默病是一种常见的神经退行性疾病，主要表现为逐渐加重的记忆力减退、认知障碍、语言障碍和行为改变。该疾病的发病机制与大脑中 β－淀粉样蛋白的积聚和神经元损伤密切相关，患者在早期出现短期记忆丧失，随着疾病进展，患者的认知、情感和社交能力进一步下降。阿尔茨海默病的治疗通常包括药物治疗、认知训练、生活方式干预和心理支持等。康复过程分为初期、中期和末期三个阶段。在初期，康复的重点是通过药物控制症状，并结合认知训练来改善患者的记忆力和日常生活能力。在中期，康复重点是通过物理治疗、认知康复训练、社交互动和情绪管理等手段，帮助患者维持其自主生活能力，减缓认知退化。在末期，康复治疗重点转向提供更多的心理支持、改善患者的情绪状态，帮助其维持基本的生活功能，并提供专业的护理和支持。随着智能技术的发展，智能穿戴设备、虚拟现实、人工智能等技术开始应用于阿尔茨海默病的康复治疗，通过实时监测、数据分析和个性化的训练方案，帮助患者改善记忆力、认知功能和情绪管理，从而提升治疗效果和患者的生活质量。

2. 康复流程

如图5-53所示，阿尔茨海默病智能康复流程通过康复评定、方案制定、方案实施、定期评定和出院指导，构建了一个科学系统的干预体系。智能技术的应用，不仅提升了康复的精准性和趣味性，还实现了远程康复的可持续性，能够延缓认知功能退化，提升日常生活能力，减轻患者的情绪负担，同时为家属和医生提供科学的管理支持，最终提高患者的生活质量和独立性。

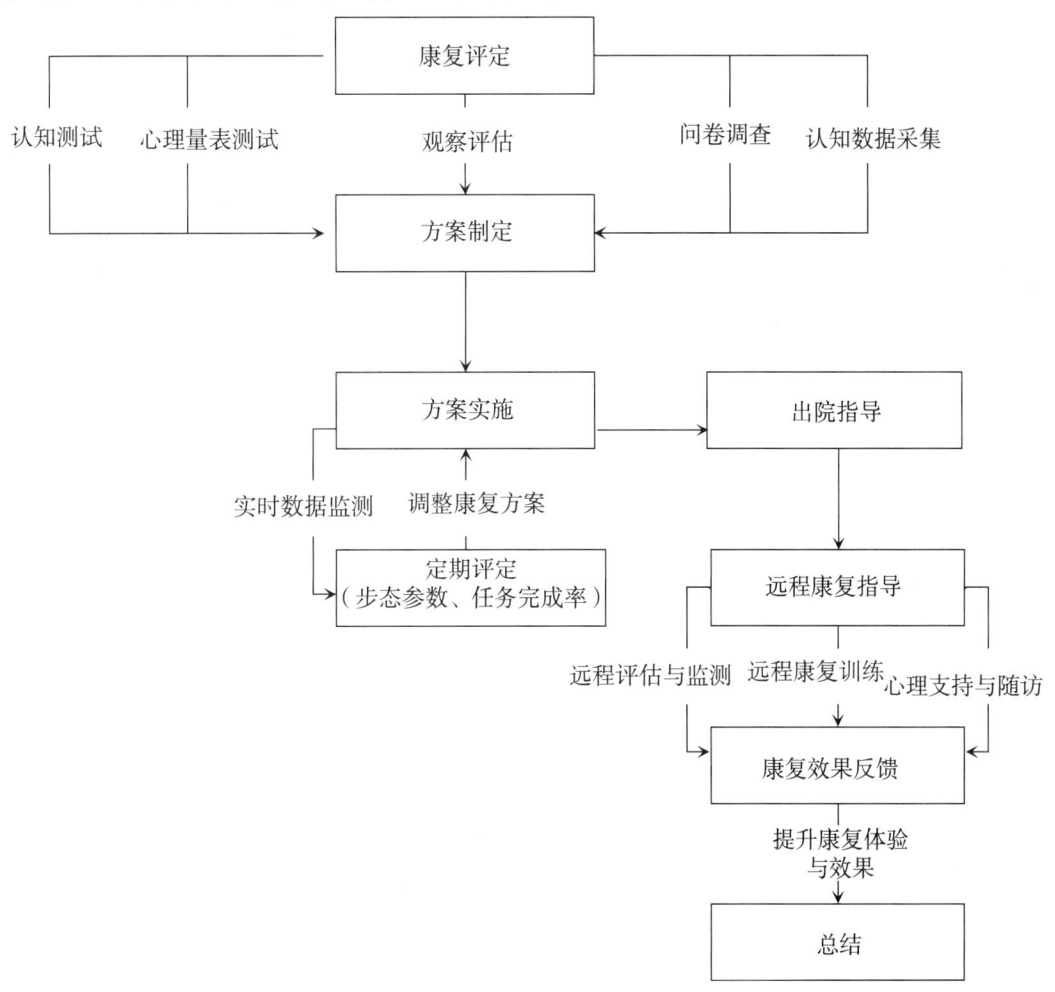

图5-53 阿尔茨海默病智能康复流程

（1）康复评定

阿尔茨海默病的康复流程从全面的初始评估开始，旨在确定患者的认知功能状态、情绪状态、日常生活能力和病情进展情况。通过认知测试（如MMSE、MoCA等），评估患者的记忆力、注意力、语言能力和执行功能；结合心理量表测试，了解患者的情绪状态（如是否存在焦虑或抑郁）。此外，通过问卷调查和观察评估患者的日常生活能力，包括独立完成家务、购物和服药的能力。数据采集通过智能设备完成，例如语音交互系统记录语言能力，虚拟场景任务测试空间认知能力，以及智能穿戴设备监测日常活动量和行为模式。最终，系统生成详细的评估报告。

(2) 方案制定

基于初始评估结果，为患者制定个性化的认知康复方案，明确康复目标和干预重点。方案涵盖认知功能恢复（如记忆力训练、注意力提升）、情绪管理（缓解焦虑和抑郁）、日常生活能力训练（如执行任务规划）和运动结合认知的双任务训练。技术手段包括 VR 场景训练、多感官刺激训练、语言与沟通能力强化，以及体脑结合的认知-运动训练。康复计划中明确任务的内容、频率、难度，并动态调整任务目标，确保患者在适当的认知负荷下接受训练。

(3) 方案实施

患者按照个性化方案参与认知训练、情绪管理和生活能力恢复训练。通过虚拟现实技术，患者置身于情境化的虚拟环境中（如虚拟家庭、虚拟超市），完成与记忆、注意力相关的任务，如寻找目标物品、记忆购物清单、规划路径等，从而锻炼空间认知和记忆力。多感官刺激训练结合音乐、光影和触觉设备，刺激患者的记忆与情感反应。语言训练系统通过对话模拟和语音识别，帮助患者改善沟通能力。此外，通过认知-运动双任务训练，提高患者认知能力与运动协调性。该阶段训练以趣味性和交互性为特点，激发患者的积极性和参与感。

(4) 定期评定

在康复训练的整个过程中，系统利用智能设备实时监测患者的表现数据，如认知任务完成率、正确率、反应时间、语言流畅性以及日常活动数据（步数、活动强度等）。数据通过人工智能算法进行分析，生成患者的康复进展报告，量化患者在记忆力、注意力、语言能力等方面的提升幅度。同时，系统对训练内容和任务难度进行动态调整，如根据认知任务的表现提高或降低难度，确保训练既具有挑战性又不会让患者感到过度疲劳。反馈不仅能帮助医生了解患者的康复情况，也能增强患者对训练的信心，促进长期参与。

(5) 出院指导

在出院指导阶段，患者可以通过便携式设备（如平板电脑、语音助手）在家完成康复训练，系统提供实时指导和情境任务支持。智能家居设备（如语音提醒器、智能灯光系统）帮助患者完成日常生活活动，同时对患者的安全进行监测（如防止走失或意外）。家属和医生通过远程监控平台随时查看患者的康复数据，及时调整康复计划。定期的综合评估（每 1~3 个月一次）用于跟踪患者的认知功能变化，帮助优化长期干预策略，确保康复的持续性和效果。

3. 认知智能康复训练

认知智能康复训练主要依托虚拟现实与体感交互技术，构建融合多感官刺激与任务反馈的人机交互环境，以实现对老年人记忆力、注意力、执行功能、空间感知等核心认知功能的综合训练。训练采用"渐进式干预+个体化适配"原则，根据患者认知障碍的严重程度与功能评估结果，合理匹配任务类型与训练强度。训练内容可包括虚拟场景下的日常活动模拟、认知-运动联合训练等，帮助患者在安全可控的环境中增强认知应对能力与生活功能转化能力。系统可通过多模态感知手段（如动作识别、眼动追踪、语音响应）实时采集训练数据，并据此动态调控任务难度，确保训练过程持续处于"最适挑战区间"。

(1) 使用前准备

在开展认知智能康复训练前，需完成多项准备工作，以确保训练过程的安全性、设备的稳定性以及数据采集的准确性。首先，由康复治疗师对患者进行认知功能初评（如 MoCA、MMSE）及身体状态筛查（如平衡能力、运动协调性），以确认其具备参与训练的基本能力，并据此制定个性化的训练方案，合理设定任务类型、训练强度与干预频次。其次，训练前需完成所用设备的功能校验，包括 VR

头显、语音识别麦克风、动作捕捉摄像头（如 Kinect）或体感交互平台等，确保系统各模块运行正常、数据接口连通、训练账户与任务模块已正确加载。如条件允许，患者在训练过程中可佩戴心率监测装置（如 Polar H10），用于实时监测生理状态，一旦出现心率异常、头晕、疲劳或认知负荷过高等情况，应由训练师及时中止训练以保障安全。此外，在训练前应完成风险提示与知情告知，向患者及家属明确训练中可能发生的视疲劳、动作不协调、心理紧张等不适反应，并要求患者在训练过程中如有不适及时告知，以便训练师综合判断是否调整或暂停干预。

（2）使用流程

①训练准备阶段：康复师根据患者评估结果，从系统中选择合适的训练模块（如虚拟日常任务训练、注意力追踪训练、记忆训练等），并设定训练目标（如提升反应速度、改善空间定向、增强短时记忆等）。若使用 VR 训练，则患者佩戴头显并完成场景适应；若为体感交互训练，则需在规定区域内完成手势/姿态校准，并熟悉交互指令与视觉提示。

②训练执行阶段：训练任务包含虚拟情境下的多步骤认知操作（如购物记忆、路径识别、图形分类等），或融合运动反应与认知判断（如"伸手触摸→颜色辨识""踏步同时进行语音回应"等）；系统实时监测患者的反应时间、准确率、动作执行质量、注意轨迹等数据，并基于训练表现自动调节任务难度或切换任务类型，确保认知负荷处于最佳挑战水平。在训练过程中，如发现患者出现显著注意力下降、姿势异常或情绪紧张，系统将发出提示或自动暂停，确保训练安全与效果。

③训练反馈与总结：在训练完成后，系统自动生成个人训练表现报告，其内容涵盖任务完成比例、认知反应指标曲线、干预趋势分析及建议。康复师结合患者主观体验与系统数据，进行干预回顾与下一阶段训练计划调整，提升持续训练的依从性与适应性。

（3）功能评估

在训练前后，应进行全面、系统的功能评估，以科学判断干预效果和康复进展。评估指标可分为"推荐必评项目"和"推荐选评项目"两类。

①推荐必评项目。

身体结构与功能：MoCA 评分、注意广度测试、任务执行能力、反应时测定；活动与参与：日常生活活动能力、虚拟场景任务完成率、依从性与参与积极度。

②推荐选评项目。

身体结构与功能：心理状态评估（如 GDS 老年抑郁量表）、空间定位准确性、动作协调指标（如步态对称性）；

活动与参与：生活质量问卷（如 EQ-5D）、家庭照护者观察反馈、患者自评的功能恢复主观评分。

评估数据将用于调整认知训练计划、干预频率以及干预内容，并支持系统性随访管理与效果追踪。

5.6.4 挑战与发展趋势

5.6.4.1 问题挑战

1. 数据准确性和评估标准的缺乏

在智能老年康复中，数据的准确性是一个关键问题。智能设备和传感器虽然能够实时采集老年人的运动、认知和健康数据，但设备的精度和稳定性往往受限于传感器的性能、环境因素以及个体差异等。同时，智能老年康复评估技术缺乏统一的评估标准，现有的评估方法和工具在不同设备、平台间的数据兼容性较差，导致无法全面整合数据，影响评估的准确性和可靠性。没有统一的评估标准，智能康复设备和平台之间缺乏有效的数据对接，进一步限制了技术的应用和普及。

2. 设备的舒适性与可接受性存在缺陷

当前智能老年康复设备的设计多集中于功能实现，而在舒适性、可接受性和使用便利性方面存在缺陷。老年人群体身体机能逐渐衰退，穿戴设备、智能鞋垫等硬件设备如果过于笨重、复杂或难以操作，可能会使患者产生排斥心理，降低其使用意愿。许多设备没有充分考虑老年人的特殊需求，如易于操作、长时间佩戴时的舒适性和设备本身的轻便性，从而影响设备的使用效果和康复的持续性。

3. 个性化康复方案的缺乏

智能老年康复系统中的训练方案往往是通用型的，难以根据个体的具体身体状况、认知能力以及康复目标进行量身定制。老年人在生理、心理和认知功能方面存在很大差异，现有系统通常无法准确评估每个患者的特定需求，导致训练内容和难度未能针对性调整。因此，很多老年人在参与康复训练时，可能会面临训练过于简单或过于困难的情况，影响康复效果，并可能引起患者的不满和挫败感。

4. 情绪和认知干预的结合不够

老年人认知退化通常伴随情绪问题，如抑郁、焦虑等，而现有的智能认知康复技术多侧重于认知功能的训练，而忽视了情绪调节的作用。情绪和认知是相互影响的，忽略情绪干预可能会使认知康复效果大打折扣。因此，如何将情绪调节和认知训练有效结合，提升整体康复效果，依然是目前的技术瓶颈之一。尤其是在老年人群体中，情绪的改善对于认知功能的提升至关重要，未来的康复技术需要更加注重这一方面的综合干预。

5. 虚拟现实技术应用中的挑战

虚拟现实技术在老年人认知康复中的应用潜力巨大，但在实际使用中，虚拟现实中的认知任务往往不够贴近老年人的实际生活情境，任务设置也可能过于抽象或复杂。老年人在使用这些技术时可能感到困惑，无法充分投入训练中，从而影响训练效果。虚拟环境中的任务需要针对老年人的认知水平进行调整，确保任务既具挑战性，又不过于复杂或难以理解，才能达到最佳的康复效果。

6. 长期数据跟踪与智能化调节的难度

智能认知康复设备依赖长期的数据跟踪来评估患者的认知和运动进展，但目前很多设备缺乏有效的长期数据整合机制。尤其是在收集了多个传感器（如运动传感器、心率监测设备等）产生的数据后，如何将这些数据汇聚并进行综合分析，以便为患者制定持续、动态调整的康复计划，仍然是一个技术挑战。数据的整合性和智能化分析能力不强，导致一些老年人的康复方案未能及时根据实际变化做出调整，从而影响康复效果。

5.6.4.2 发展趋势

1. 个性化与精准化康复

随着人工智能、大数据和传感器技术的进步，未来的智能老年康复系统将能够根据每个老年人的身体状况、认知能力、健康需求等因素，提供更加精准和个性化的康复方案。通过实时数据采集和深度分析，系统能够动态调整康复内容、任务难度和训练强度，确保每个老年人在适宜的认知和运动负荷下进行训练，最大限度地提高康复效果。

2. 情绪与认知的综合干预

在未来的智能老年康复中，情绪和认知将不再是独立的训练模块，而是紧密结合的综合干预方案。情绪调节、心理健康的管理与认知功能的恢复将同步进行。例如，系统可以通过面部表情识别、语音分析等技术，实时监测老年人的情绪状态，并根据其情绪变化调整认知任务的挑战性或提供情绪舒缓的训练。情绪的改善有助于提升认知功能，反之，认知训练的进展也有助于缓解焦虑、抑郁等情绪问题。

3. 跨平台与多设备的智能集成

未来的智能老年康复技术将打破单一设备的局限，实现跨平台和多设备的智能集成。例如，穿戴式设备、智能家居、移动设备等将无缝对接，形成一个互联互通的康复生态系统。患者可以通过不同的设备（如智能手环、平衡板、VR 头盔等）进行日常训练，所有设备的数据将自动同步并整合到云平台，确保康复过程的连续性和实时性。此外，家属或护理人员也可以通过远程监控平台查看患者的康复数据，提供及时的支持和干预。

4. 虚拟现实与人工智能的深度融合

虚拟现实和人工智能的深度融合将使未来的老年认知和运动康复更加智能和人性化。VR 可以为老年人提供沉浸式、互动性更强的训练环境，而人工智能则能够分析患者在虚拟训练中的表现，并智能调整任务难度。例如，人工智能可以根据患者在虚拟环境中的反应速度、准确性等数据，实时优化认知任务的内容和运动训练的强度。此外，人工智能还能够识别患者的情绪变化，并在虚拟训练中适时引入情绪调节任务，优化整体康复效果。

5. 远程康复与智能化跟踪

未来的智能老年康复系统将更加注重远程康复和智能化跟踪。老年人无须每次都前往医疗机构进行康复训练，因为智能设备和远程平台可以在家中提供持续的康复支持。通过智能穿戴设备、传感器和云平台，系统能够实时跟踪患者的运动状态、认知表现及健康数据，生成个性化的康复报告。医生或康复师可以通过远程平台查看患者的最新数据，指导患者进行适当的训练，并根据反馈调整康复计划。远程康复将使患者能够在家中得到持续的治疗，尤其是对于行动不便或偏远地区的老年人群体，这极大地提高了康复的可达性。

6. 多学科协同发展

随着老年人群体对智能康复需求的不断增长，未来的智能老年康复技术将越来越依赖于跨学科协同发展。医学、工程学、心理学、计算机科学等多领域的专家将共同参与系统的设计和优化，确保康复方案的全面性和有效性。例如，认知科学和心理学专家可以为智能康复系统提供科学依据，帮助优化任务设置和情绪干预模块；计算机科学和人工智能专家则通过优化数据处理和算法，提升系统的智能化水平。

7. 智能化与自适应反馈系统的优化

未来的智能康复系统将更加注重自适应反馈机制的优化，使训练过程更加智能化。通过深度学习算法，系统能够学习患者的表现，自动调整任务内容、难度和训练节奏，以确保每个患者都能在适宜的认知和运动负荷下进行训练。此外，智能反馈还可以根据患者的疲劳度、情绪状态等因素，实时调整训练计划和目标，防止过度训练或挫败感，提高康复训练的持续性和效果。

8. 新兴技术的引入

未来，脑机接口、数字孪生和虚拟患者等前沿技术将为智能老年康复提供革命性突破。

（1）脑机接口

脑机接口是一种直接连接大脑与外部设备的技术，通过采集和解码脑电信号、功能性近红外光谱或其他脑活动信号，实现脑与机器之间的双向通信。BCI 不依赖于传统的神经通路，可以帮助运动功能障碍患者控制外部设备或直接参与康复训练。它通过头戴式设备或植入式电极采集脑电信号，利用人工智能算法解码脑信号，提取特定运动意图或认知状态，然后将解码后的信号转化为外部设备（如康复机器人或轮椅）的控制指令。BCI 可帮助中风或脊髓损伤患者通过脑信号控制下肢外骨骼机器人或虚拟训练环境，激发神经可塑性，促进功能恢复，患者通过专注或想象特定动作激活大脑相应区域，并将信号用于训练设备，增强主动参与性。针对完全失去运动能力的患者，BCI 可以实现对轮椅或智能家居设备的意图控制，提升生活质量。当前，BCI技术面临信号解码精度低、设备佩戴不适和训练复杂度高的问题。未来，通过改进信号采集设备、优化算法和结合多模态数据，BCI有望实现更高效、更舒适的康复应用。

（2）数字孪生

数字孪生通过构建物理世界（患者身体或康复系统）的数字化模型，实现虚实互动和动态优化。患者的生理、病理和行为数据实时更新到数字模型中，用于仿真分析和优化康复方案。数字孪生可以模拟患者的康复训练过程，预测不同训练方案的效果，帮助医生优化治疗策略。数字孪生也可以在康复前模拟潜在风险（如关节过度负荷或跌倒），避免实际训练中的损伤，同时，数字孪生可随患者康复进展更新，为长期康复管理提供精准支持。当前，数字孪生面临建模复杂性高、实时性不足的问题。随着计算能力的提升和多源数据融合技术的发展，数字孪生将在老年康复的个性化和精细化管理中发挥更大作用。

（3）虚拟患者

虚拟患者是基于患者生理和病理特征的计算机化模型，用于模拟患者的疾病过程和治疗反应。与数字孪生不同，虚拟患者更注重疾病进程的仿真，可作为康复方案设计和验证的测试工具。虚拟患者模型可在实施前测试康复方案的效果，减少实际应用中的风险，帮助评估新型康复设备或治疗方法的有效性和安全性。当前，虚拟患者技术受限于模型精度和数据获取难度。未来，结合高精度数据采集和人工智能技术，虚拟患者将在康复领域的研究和实践中发挥关键作用。

5.7 智能儿童康复

5.7.1 概述

儿童康复面临个体差异大、缺乏多感官协同性、康复过程缺少引导式教育等问题。个体差异性大体现在生理特征（包括身体发育状况、疾病相关生理因素）、心理特征（如认知能力水平、情绪调节能力、性格特点）、病情特征（涉及疾病类型与症状表现、病情进展与变化）等诸多方面。这种差异增加了康复评估难度，使传统统一标准难以准确全面反映儿童的真实情况，导致康复训练方案设计复杂，需高度个性化且随儿童变化及时调整。传统康复方法缺乏多感官协同性，儿童在信息感知与处理时，各感觉器官难以有效协作形成整体感知，进而影响其多方面发展及康复进程。多感官协同有助于儿童的认知、运动、社交与情感发展。康复过程缺少引导式教育，使康复目标未充分考虑儿童个性化需求，方法选择单一机械、缺乏互动性引导且对儿童心理和行为支持不足，导致儿童参与积极性降低，产生抵触情绪，影响训练效果，进而使康复局限于功能改善，阻碍儿童全面发展，对其长期发展和社会适应能力造成不良影响。

智能儿童康复是运用可穿戴评估设备、交互式场景评估等先进评估技术，以及言语康复技术、多感官刺激技术、引导式康复技术等先进训练技术，系统性攻克传统儿童康复进程中面临的症状个体差异性大、缺乏多感官协同、康复过程缺少引导性教育等关键难题，以智能化方法全方位重塑儿童康复诊疗模式，实现个性化、协同性、引导式的医院康复服务的儿童康复方法。

本节将具体介绍智能儿童康复中所涉及的一些智能化方法及其临床应用。在智能化方法的介绍中，如图 5-54 所示，本节将分别介绍智能儿童评估技术，智能儿童康复训练中所涉及的智能儿童交互式场景模拟言语康复技术、多感官协同刺激康复技术、智能引导式教育康复技术等训练技术。接着，本节以小儿脑性瘫痪和孤独症等两种临床儿童康复常见疾病为例，详细叙述智能儿童康复方法的临床应用。

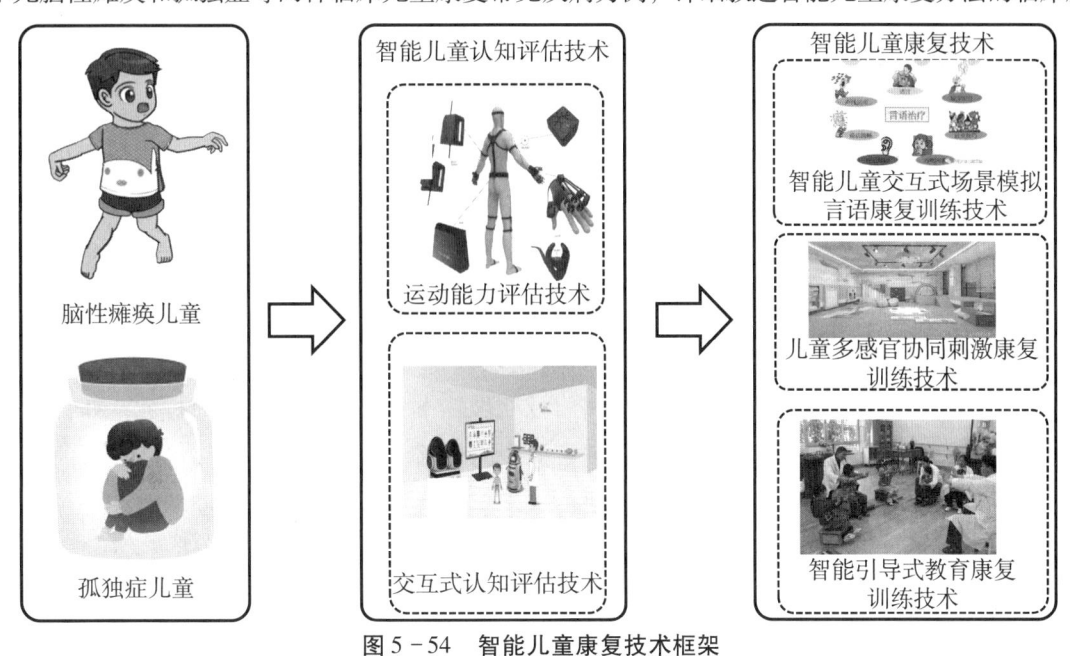

图 5-54　智能儿童康复技术框架

5.7.2　技术现状

5.7.2.1　智能儿童认知评估技术

1. 技术框架

智能儿童认知评估技术运用先进的信息技术手段，如人工智能算法、大数据分析、图像识别技术、自然语言处理技术等，对儿童的认知能力进行全面、精准且高效的评估。该技术旨在克服传统认知评估方法的局限性，如主观性强、评估内容单一、耗时费力等问题。如图 5-55 所示，其通过采集儿童在不同任务和情境下的多模态数据，包括行为表现、语言表达、生理反应等，运用智能算法进行深度分析，从而提供客观、量化、个性化的认知评估结果，为儿童认知障碍的早期诊断、干预方案制定以及康复效果监测提供有力支持。

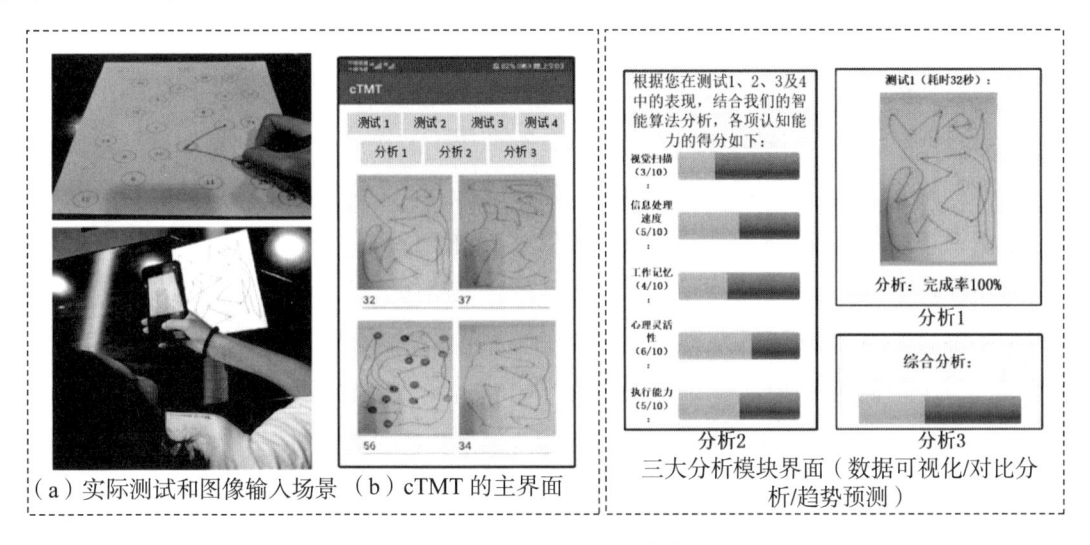

（a）实际测试和图像输入场景　（b）cTMT 的主界面　三大分析模块界面（数据可视化/对比分析/趋势预测）

图 5-55　智能儿童认知评估技术框架

2. 功能模块

(1) 多模态数据采集与预处理模块

多模态数据采集与预处理模块在智能儿童认知评估技术中发挥着至关重要的作用，它通过多种方式采集儿童在不同情境下的行为、语言、生理等多方面数据，运用先进技术手段进行处理和分析，为精准评估儿童认知能力提供丰富且高质量的信息基础。具体而言，该模块借助摄像头、运动传感器等设备，全面记录儿童在特定任务执行或自由活动时的行为动作，如肢体运动轨迹、姿势变化、动作频率等，同时利用语音识别技术和录音设备采集儿童在对话、故事讲述、回答问题等情境下的语言表达内容，包括语音清晰度、词汇量、语法正确性、语言流畅性、语义理解和表达能力等，并且借助可穿戴设备或生理监测仪器获取儿童的生理指标数据，如心率、呼吸频率、皮肤电反应、脑电波等，这些数据能够从不同角度反映儿童的认知状态；采集到的数据会经过去噪、清洗、归一化等预处理操作，去除无效或干扰数据，之后运用机器学习算法和信号处理技术提取具有代表性的特征，如行为数据中的动作模式特征、语言数据中的语义特征、生理数据中的情绪波动特征等，最终将处理后的数据输入智能认知评估模型，用于准确判断儿童的认知能力水平，为儿童认知障碍的早期诊断、干预方案制定以及康复效果监测提供有力支持。

(2) 智能认知评估模型构建与分析模块

智能认知评估模型构建与分析模块是智能儿童认知评估技术的核心部分，它基于深度学习架构构建模型，通过大量标注数据进行训练，利用机器学习分类器挖掘信号特征与动作模式关联，结合儿童个体特征和初始评估结果进行个性化调整，以实现对儿童认知能力的精准评估和综合分析。该模块不仅能对儿童在注意力、记忆力、语言能力、思维能力、执行功能、社交认知等多领域的能力表现进行全面评估，还能通过实时监测儿童的生理指标、行为表现和主观反馈，动态调整评估结果，为家长、教育工作者和康复专业人员提供详细且可视化的评估报告，辅助制定个性化的干预和教育计划，同时预测儿童的认知发展轨迹，为长期康复和教育规划提供前瞻性指导，推动儿童认知能力的全面发展和提升。

3. 典型算法

(1) 多模态数据融合算法

多模态数据融合算法是智能儿童认知评估技术中的关键组成部分，其主要目的是将来自不同模态（如行为、语言、生理等）的数据进行有效整合，以提升认知评估的准确性和全面性[358]。数据层融合算法在数据采集后直接融合不同模态数据，如将行为数据中的动作坐标信息与生理数据中的心率数据在时间轴上精确对齐，形成新的数据序列后提取联合特征用于后续分析；特征层融合算法先分别从各模态数据中提取特征，再通过加权求和、向量拼接或基于核方法等策略将这些特征向量合并为综合特征向量，减少数据冗余并突出重要特征；决策层融合算法则让各模态数据分别经独立模型处理得到评估结果后，采用投票法、加权平均法或贝叶斯推理等融合策略综合这些结果，充分发挥各模态模型优势，提高评估系统的鲁棒性和可靠性，最终为精准评估儿童认知能力提供有力支持。

(2) 自适应学习与评估更新算法

自适应学习与评估更新算法在智能儿童认知评估技术中具有重要意义，它能使评估系统根据儿童在康复过程中的实时数据持续优化评估模型与结果[359]。在在线学习与模型更新机制方面，系统实时获取儿童康复训练产生的新数据，利用在线学习算法将其融入模型训练，不断调整模型参数以适应儿童认知能力的动态变化,确保模型始终反映儿童当前状态;在评估结果动态调整与反馈优化方面,依据新数据分析结果,自适应学习与评估更新算法实时调整儿童认知评估结果,通过可视化图表和文字描述向家长、教育工作者和康复治疗师提供详细反馈,并基于儿童表现优化建议,如儿童进步时提高评估得分并调整训练计划,出现问题时发出预警并改进策略,同时根据长期数据趋势预测认知发展轨迹,为制定长期规划提供前瞻性指导,有效促进儿童认知能力持续发展。

5.7.2.2 智能儿童交互式场景模拟言语康复训练技术

1. 技术框架

交互式场景模拟言语康复训练技术是一种创新的儿童康复技术,它利用先进的信息技术和人工智能算法,为言语康复训练创造高度个性化和沉浸式的环境[360]。如图 5-56 所示,该技术通过整合视觉、听觉和互动操作,模拟真实生活场景,帮助儿童在自然、有趣的情境中提高言语表达和沟通能力[361]。其核心在于能够智能识别儿童的特征,包括语言发展水平、认知能力、兴趣爱好等,从而精准地生成与之相适应的场景和对话,激发儿童的参与积极性,提升康复训练效果[362]。

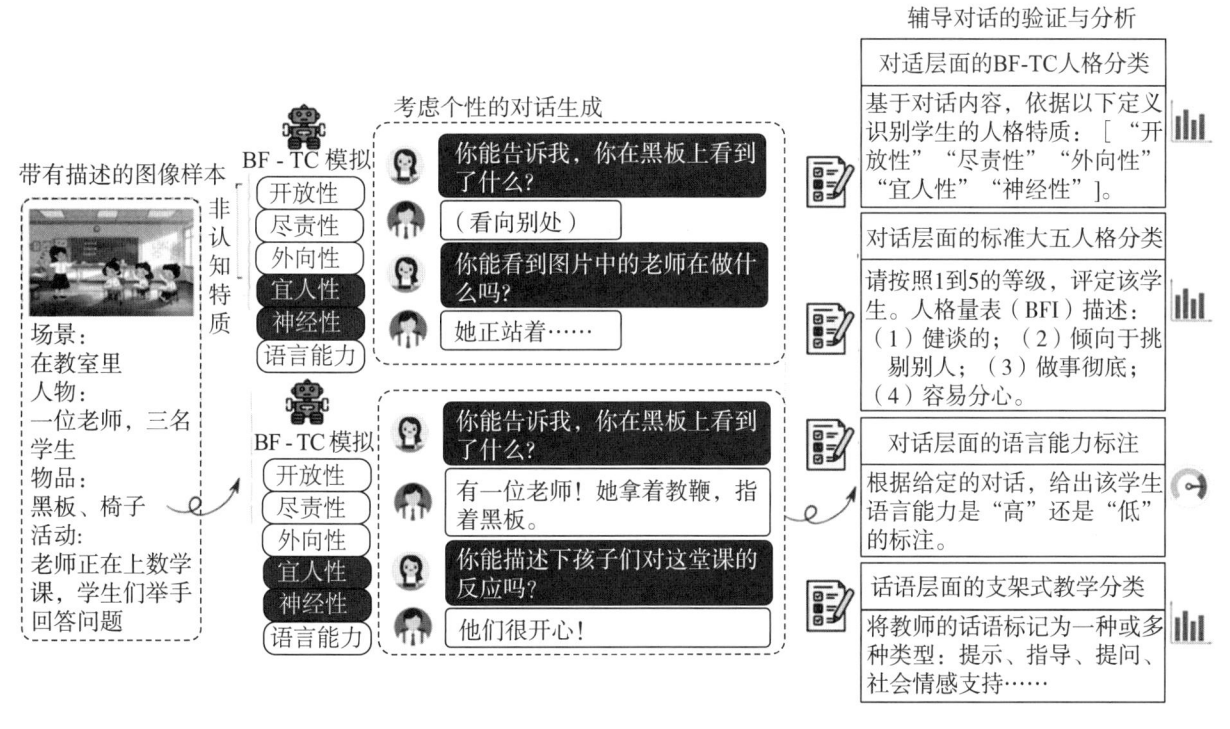

图 5-56　智能儿童交互式场景模拟言语康复训练技术框架

2. 功能模块

(1) 面向认知水平的言语对话场景模拟模块

基于儿童语言发展规律,采用叙事评估协议从短语、句子结构、修饰语、名词和动词等多个维度定义儿童语言能力。对于语言能力较强的儿童,模拟其在师生互动中能够良好理解和表达的场景,如准确描述图片内容、流畅讲述故事等,使用符合相应语言能力维度要求的句子进行交流。而对于语言能力较低的儿童,模拟他们在图像描述任务中可能遇到的困难,如难以形成完整句子、频繁犯错或仅能用单词回答等情况,通过这种方式真实反映不同语言能力水平儿童的特点,并针对性地开展康复训练,逐步提升他们的语言能力。

（2）面向非认知水平的言语对话场景模拟模块

以大五人格理论（开放性、尽责性、外向性、宜人性、神经性）为基础，结合儿童语言情境，对各种人格构建适用于训练对话的模型。例如，在开放性维度上，根据儿童对新事物的接受程度和好奇心表现，设计不同类型的对话场景和话题引导；在尽责性方面，通过设置任务完成的情境，观察儿童的专注度和坚持性等。通过模拟适应不同人格特质儿童在对话中的行为模式，如外向型儿童可能更积极主动参与对话，而内向型儿童可能需要更多的鼓励和引导，实现儿童的个性化言语康复训练，促进其全面发展。

3. 典型算法

（1）虚拟对话场景模拟算法

虚拟对话场景模拟算法将认知（叙事评估方法－NAP 定义语言能力维度模拟学生表现）与非认知（大五人格理论细化构建 BF-TC 模型）特征融入模拟指令，利用代表性大语言模型强大的语言生成能力，根据整合后的特征信息生成训练对话，模拟不同场景下的师生互动或儿童之间的交流场景。例如，在模拟课堂场景中，根据儿童的语言能力和人格特质，生成老师提问、学生回答以及学生之间讨论的对话内容，使儿童在模拟场景中进行言语康复训练，提高语言表达、理解和沟通能力，同时增强社交互动能力，更好地适应日常生活和学习场景。

（2）虚拟训练对话生成算法

虚拟训练对话生成算法在智能儿童康复中极为关键，它主要依靠自然语言处理技术与机器学习算法，综合分析儿童的语言能力（包括语言表达、词汇掌握、语法运用等方面）、认知水平（依据不同的认知发展阶段如感知运动阶段、前运算阶段等）以及兴趣爱好和康复训练需求等诸多因素，进而生成高度契合儿童个体的训练对话内容。在运行时，先依据儿童语言能力确定对话的语言难度，对语言基础差的儿童用简单词汇和句式，对语言基础强的儿童则用复杂语法和丰富词汇；再结合认知发展阶段设计相应的话题与任务，前运算阶段围绕实物等简单内容，具体运算阶段引入逻辑思考和分类归纳内容；还会融入兴趣爱好元素，如儿童喜爱的卡通形象等，以增强其参与积极性。在言语康复训练等场景中，虚拟训练对话生成算法能动态生成连贯且有针对性的对话，引导儿童进行语言表达、语义理解和沟通互动，有效推动儿童言语能力提升与康复进程。

5.7.2.3 多感官协同刺激康复训练技术

1. 技术框架

多感官协同刺激康复训练技术基于人类多感官协同感知与信息整合的原理，借助新兴科技手段，为儿童康复创造了一种全方位、沉浸式的训练环境。如图 5-57 所示，该技术通过巧妙结合音乐、动画、触觉玩具等多种元素，同时运用如粒子基体积显示、声学透镜、超声相控阵、新型嗅觉界面、食物 3D 打印等先进技术，实现视觉、听觉、触觉、嗅觉和味觉等多种感官的协同刺激。其目的在于充分激发儿童大脑的可塑性，促进身体和认知功能的恢复与发展，尤其适用于存在感官处理障碍或多种功能障碍综合的儿童。多感官协同刺激康复训练技术能够有效提升儿童的运动技能、认知能力、社交互动能力等多方面的康复效果，为儿童的全面康复提供有力支持。

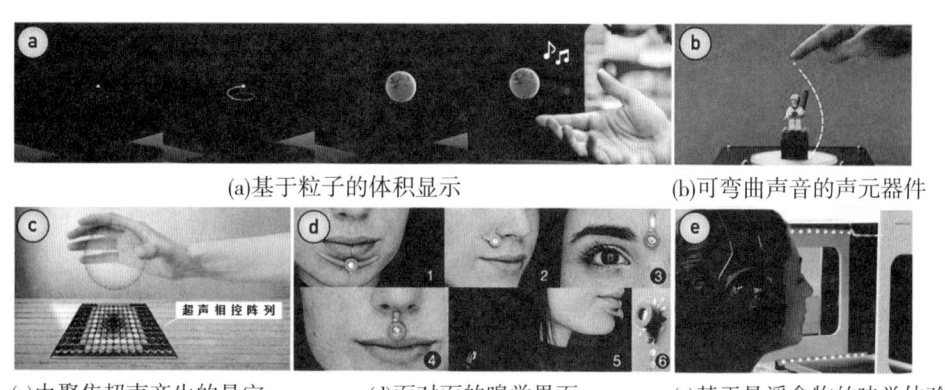

(a) 基于粒子的体积显示　　　　　(b) 可弯曲声音的声元器件

(c) 由聚焦超声产生的悬空　　(d) 面对面的嗅觉界面　　(e) 基于悬浮食物的味觉体验
触觉三维形状

图 5-57　多感官协同刺激康复训练技术框架

2. 功能模块

儿童感统失调多感官协同刺激模块在视觉-听觉-触觉融合刺激方面，利用高分辨率显示屏呈现生动的动画或视频内容，配合立体声音响系统播放与之相关的音乐、音效或语音讲解，同时结合触摸屏幕、力反馈设备等让儿童在观看和聆听的过程中进行触摸操作，感受相应的触觉反馈。例如，在一个学习动物知识的康复训练中，屏幕上显示各种动物的动画形象，同时播放动物的叫声和相关介绍，儿童可以触摸屏幕上动物的身体部位，感受不同的质地（如毛茸茸的兔子、滑溜溜的鱼等），通过这种多感官融合刺激，增强儿童对动物特征的认知和记忆，提高他们的注意力、语言理解能力以及手眼协调能力。而在视觉-听觉-嗅觉-味觉联动刺激方面，则借助虚拟现实或增强现实技术，创建逼真的场景环境，如虚拟的花园或厨房场景。在视觉上，儿童可以看到花园中的花朵、果实等；在听觉上，儿童可以听到鸟儿鸣叫、风吹树叶的声音；在嗅觉上，通过新型嗅觉界面释放相应花朵的香气或厨房中食物的气味；在味觉上，利用食物 3D 打印技术或混合现实系统模拟出花朵的花蜜味道（如果适用）或厨房中食物的味道。这种全方位的感官联动刺激可以丰富儿童的感官体验，增强他们对环境的感知和认知能力，尤其对于提升食欲调节能力、改善情绪状态以及提升认知功能具有显著效果，特别适用于存在感官整合问题或进食困难的儿童康复训练。这两种刺激方式相互配合，共同为儿童打造一个更加丰富、立体的感官刺激环境，无论是在日常认知学习还是在特定功能康复方面，都能发挥出独特且相辅相成的作用，进一步提升儿童康复训练的全面性和有效性。

3. 典型算法

（1）多源刺激信息同步与协调算法

多源刺激信息同步与协调算法负责确保不同感官刺激在时间和空间上的精确同步与协调。通过精确的时间同步标记信号，触发不同感官刺激信息，视觉、听觉、触觉、嗅觉和味觉刺激能够同时被儿童的感官系统感知，形成一个协调的多感官体验。例如，在播放一段包含音乐、动画和气味释放的多感官刺激内容时，该算法会精确控制音乐播放、动画画面显示、气味释放以及触觉反馈触发的时间同步，避免出现感官信息的延迟、错乱或冲突，保证儿童能够准确感知和整合多感官信息，从而提高康复训练的效果和安全性。

（2）多感官刺激模式自适应算法

多感官刺激模式自适应算法基于对儿童感官刺激反应和康复程度的实时监测，动态调整各感官刺激的强度。首先，该算法通过实时采集儿童的生理指标（如心率、皮肤电反应、脑电波等）、行为表现（如注意力集中程度、情绪状态、动作完成情况等）以及主观反馈（如表情、语言表达等），运用机器学习模型分析这些数据，评估当前感官刺激的强度是否适合当前儿童。然后，根据分析结果自动调节感官刺激模块输出参数，如视觉显示的亮度、对比度，听觉声音的音量、音调，触觉反馈的力度、频率，嗅觉气味的浓度，味觉刺激的强度等，以提供适合当前儿童的多感官刺激。例如，如果儿童在训练过程中表现出过度兴奋或不适，多感官刺激模式自适应算法会降低刺激强度；如果儿童适应良好且需要进一步挑战，该算法会适当增加刺激强度，确保康复训练始终处于最佳效果区间，避免因刺激强度不当对儿童造成负面影响。

5.7.2.4 智能引导式教育康复训练技术

1. 核心框架

智能引导式教育康复训练技术是一种创新的儿童康复方法，它将特殊教育与康复训练有机结合，充分利用大脑可塑性原理，借助先进的信息技术和智能设备，为运动和认知障碍儿童提供个性化、多样化且富有吸引力的康复训练环境。如图 5-58 所示，通过结构化程序与任务导向学习，运用节奏性言语或歌唱、视觉线索、引导式提问与互动等丰富的教学方法，帮助儿童在身体功能、认知能力、社交技能等多个方面实现全面发展[363]。该技术不仅注重儿童个体差异，提供个性化学习方案，还强调集体学习环境的创设，以促进儿童之间的互动与合作，提高他们的社会适应能力，最终提升儿童的日常生活功能及参与度，广泛适用于脑瘫、孤独症等多种神经运动障碍儿童的康复训练[364-365]。

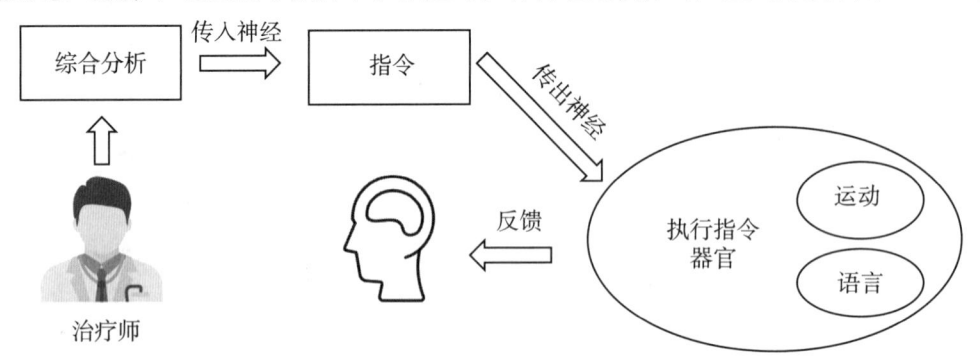

图 5-58 智能引导式教育康复训练技术框架

2. 功能模块

（1）智力迟缓儿童教育与康复融合模块

智力迟缓儿童教育与康复融合模块致力于打破教育与康复之间的界限，将两者深度融合。在康复训练过程中，精心设计的教学活动既包含了知识学习和技能培养的教育目标，又融入了针对儿童身体功能恢复的康复训练内容。例如，在数学学习活动中，通过让儿童数物品、计算数量等任务，锻炼他们的手部精细动作（如拿取物品）、注意力（专注于数数和计算）以及认知能力（理解数字概念和运算规则），同时也促进了大脑神经通路的发育和重建，实现身体与心理的协同发展，为儿童回归正常生活和学习奠定坚实基础。

（2）儿童个性化互动教育训练模块

儿童个性化互动教育训练模块采用高度结构化的课程框架，将教学内容细致分解为一系列明确、有序的任务系列。这些任务按照从简单到复杂、从易到难的逻辑顺序精心排列，每个任务都设定了清晰的目标和具体的操作步骤。例如，在培养儿童自理能力的训练中，先从简单的穿衣动作开始，如学会分辨衣服的前后、套头、伸手臂等基本步骤，逐步过渡到系扣子、拉拉链等更复杂的任务；在认知训练方面，先认识简单的图形、颜色，再学习分类、排序等高级认知技能。这种结构化的教学方式有助于儿童逐步建立自信心，系统地掌握所需技能，提高学习效果。

3. 典型算法

（1）儿童教育反馈行为监测算法

儿童教育反馈行为监测算法基于深度学习的卷积神经网络架构，检测人体关键点位置来实现姿态估计。具体而言，该算法首先对输入的引导式教育康复训练图像进行特征提取，利用网络层自动捕捉图像中的边缘、纹理等关键特征信息。然后，通过计算特征向量的亲和参数，确定人体关键节点的热点图，这些热点图能够清晰地显示人体各个关节点的可能位置。最后，根据热点图准确获取人体骨架信息，包括关节点的位置、连接关系等，为后续的姿态分析和运动评估提供重要的数据基础，帮助康复治疗师更好地了解儿童的身体姿态和运动模式，以便制定更加精准的康复训练计划。

（2）儿童训练行为矫正与评估算法

儿童训练行为矫正与评估算法是基于空间变换网络算法提出的，其在姿态对齐过程中不可或缺。儿童训练行为矫正与评估算法的工作原理是先通过定位网络假设仿射变换矩阵的平移和旋转参数，这些参数能够描述图像中人体姿态的几何变换关系。接着，网格生成器和采样器依据这些参数对未对齐的学习者姿态图像进行采样操作，通过对图像进行拉伸、旋转、平移等变换，使不同姿态的图像在空间上实现对齐。最终输出对齐后的姿态图像，这些图像具有统一的姿态标准，进而继续进行当前儿童行为姿态的分析和比较。在生成适合不同患者的引导式运动图像时，该算法能够根据患者的个体差异和康复需求，对标准运动图像进行个性化的空间变换，生成与患者实际情况相匹配的运动指导图像，帮助儿童更好地理解和模仿正确的运动姿势，评估当前训练的效果，提高康复训练的针对性和有效性。

5.7.3 临床应用

5.7.3.1 小儿脑性瘫痪康复

1. 概述

小儿脑性瘫痪是临床上常见的儿童神经性疾病，而康复对于脑性瘫痪患者的全面恢复至关重要。通常，脑性瘫痪康复分为初期、中期和末期三个阶段。在初期，康复的重点在于缓解肌肉痉挛、纠正异常姿势，并预防肌肉萎缩、关节畸形，主要通过物理治疗和药物管理来实现。随着痉挛逐渐改善，进入中期，康复的焦点转向提高关节活动度和增强肌肉力量，同时改善步态和平衡。在此阶段，患者在治疗师的指导下，从被动关节活动逐步过渡到主动活动。到了末期，康复旨在恢复患者的日常生活活动能力和运动能力，继续加强肌肉力量和关节稳定性，并进行更复杂的运动训练以确保全面恢复。脑性瘫痪后的康复流程通常包括康复评定、方案制定、方案实施、定期评定、出院指导五个阶段。随着智能技术的发展，智能场景模拟言语康复训练技术和多感官协同刺激康复训练技术的应用，使得康复治疗变得更加精准、个性化和高效。智能康复技术通过深度赋能传统康复流程，提供了包括实时监控、数据分析和远程指导在内的综合解决方案。这种技术进步不仅缩短了康复周期，还提高了治疗效果和患者的参与度，从而有助于患者更快、更好地回归正常生活。

2. 康复流程

儿童脑性瘫痪康复流程可以通过智能技术的融合应用实现精准化、高效化和个性化的康复服务。如图 5-59 所示，整个流程包括康复评定、方案制定、方案实施、定期评定、出院指导五个关键阶段，每一阶段均结合新技术与临床实践，为患者提供最佳康复体验。接下来详细介绍智能康复技术在这五个阶段的运用。

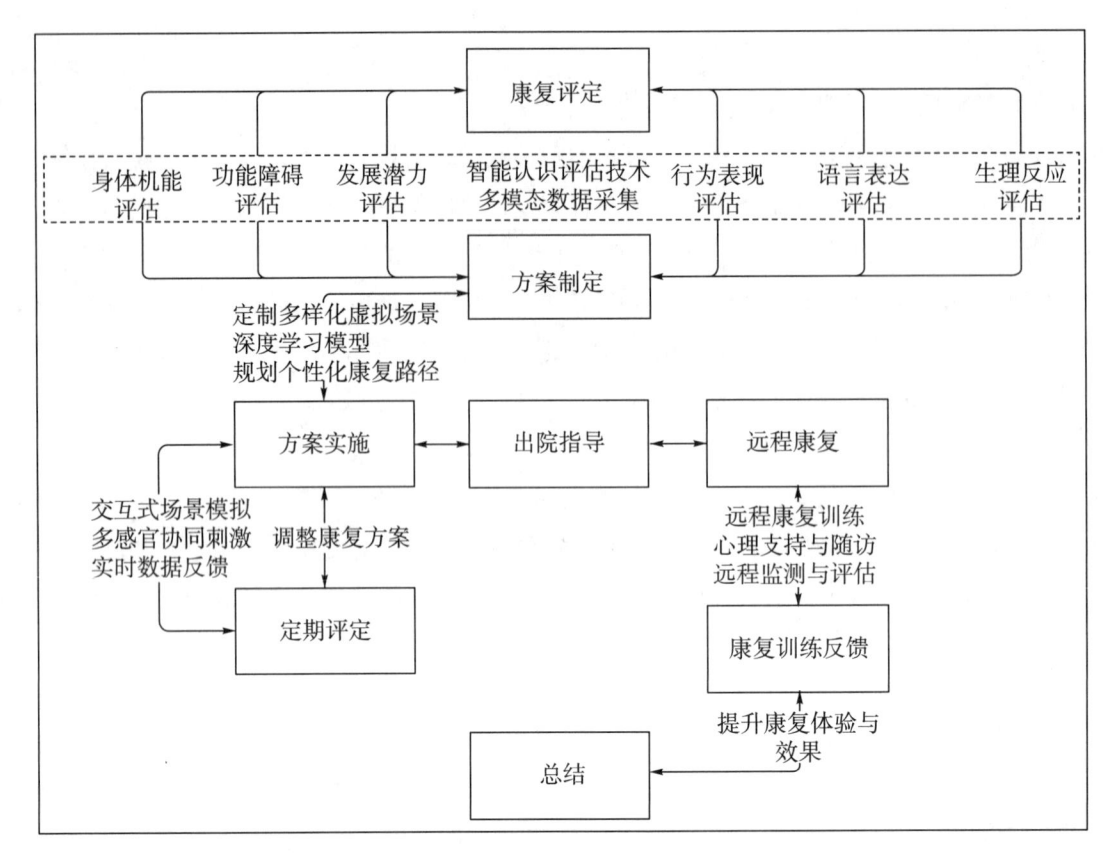

图5-59 小儿脑性瘫痪智能康复流程

(1) 康复评定

在小儿脑性瘫痪康复流程中，康复评定是第一步，旨在了解患儿的身体机能、功能障碍以及发展潜力，为后续精准规划提供关键依据。借助先进的智能儿童认知评估技术，可精准评估患儿的认知能力，辅助判断认知障碍程度；通过多模态儿童数据采集与预处理模块采集患儿在不同任务和情境下的多模态数据，包括行为表现、语言表达、生理反应等，运用智能儿童认知评估模型与分析模块进行深度分析，从而提供客观、量化、个性化的认知评估结果，为儿童认知障碍的早期诊断、干预方案制定以及康复效果监测提供有力支持。

(2) 方案制定

制定康复方案是小儿脑性瘫痪康复流程的核心，旨在依据患儿的综合评估结果，制定科学、系统且极具针对性的康复目标与阶段性任务。借助深度学习架构构建模型，通过大量标注患儿过往康复数据、同类型案例经验，结合患儿当下实际状况，辅助康复治疗师精准规划个性化康复路径，对训练内容、强度、频率以及进阶节奏进行智能优化。在此过程中，儿童认知水平模拟模块依据患儿言语测评结果，定制多样化虚拟场景，让患儿在沉浸式体验中提升言语相关能力，场景涵盖日常生活的多个方面，使患儿仿若置身真实情境，感知自身言语表达的需求与不足；儿童非认知水平模拟模块结合患儿语言情境，对各维度进行细化，构建适用于训练对话的模型。患儿置身于虚拟场景之中，模拟贴近生活的对话情景让患儿真切感知自身功能局限，进而协同确定既契合患儿当下能力又富有挑战性的康复目标。虚拟场景还可依据患儿的实时训练反馈，动态调整任务难度，助力患儿稳步完成阶段性康复。

(3) 方案实施

康复方案的实施是将精心谋划的个性化康复落实于临床实践的关键步骤。智能康复系统全程赋能治疗师，确保康复进程精准把控、实时监控与灵活优化，促使康复目标逐步落地生根。一方面，借助大语言模型强大的语言生成能力，模拟不同场景下的师生互动或儿童之间的交流场景，例如，在模拟课堂场景中，根据儿童的语言能力和人格特质，生成老师提问、学生回答以及学生之间讨论的对话内容，使儿童在模拟场景中进行言语康复训练，提高语言表达、理解和沟通能力，同时增强社交互动能力。借助视觉－听觉－触觉融合刺激结合触摸屏幕、力反馈设备等让儿童在观看和聆听的过程中进行触摸操作，通过多源刺激信息同步与协调智能算法实现训练方案的动态优化，全方位提升康复效果与患儿的参与积极性，让康复训练更具科学性与实效性。

(4) 定期评定

小儿脑性瘫痪康复定期评定旨在周期性地评估患儿的整体康复进展，确保各个阶段目标的实现，掌控患儿康复动态，为后续康复方向调整与出院规划提供指引。在此过程中，智能穿戴设备与智能监测仪器担当重任。智能监测仪器可对患儿的言语表达清晰度、认知任务完成准确率等进行动态追踪。这些实时汇聚的数据经人工智能深度剖析，生成直观可视化报告，清晰呈现患儿康复轨迹，精准识别潜在问题，如认知提升缓慢等，助力治疗师及时优化康复策略。临近出院阶段，评定结果更是判断患儿能否适应家庭康复环境、是否具备基本生活自理能力的重要依据，为出院后康复衔接提供无缝过渡保障。凭借科学严谨的定期评定，康复进程得以精准导航，确保患儿康复进程符合预期，并为居家康复顺利衔接奠定基础。

(5) 出院指导

在小儿脑性瘫痪康复后期，出院指导是保障患儿从医院集中康复平稳过渡至家庭持续康复的关键桥梁，其核心在于助力患儿及其家庭全方位做好身体养护、心理调适以及家庭康复环境创设等方面的工作，确保居家康复顺利衔接。借助个性化出院指导手册与智能技术辅助，患儿家庭能够适应康复场景转换。智能设备操作培训是出院指导的重要内容，家长将学习如何通过配套的智能康复 App 获取训练计划、观看专业康复教学视频。互动内容将以趣味化、生活化的形式呈现，帮助患儿在家中延续康复训练效果。康复团队还会依据患儿出院时的康复状况，为家长定制详细的家庭康复注意事项清单，涵盖饮食营养搭配、日常作息规划等生活细节，帮助家长建立家庭康复日常管理规范。远程康复作为小儿脑性瘫痪康复的重要组成部分，对于患儿实现长远康复目标、巩固康复成效尤为关键，尤其对于偏远或康复资源相对匮乏地区的患儿家庭而言。智能穿戴设备实时追踪患儿居家康复期间的功能维持状况，并将海量数据实时上传至云端远程康复平台。通过高清视频会诊、语音实时沟通以及文本精准答疑等方式，动态调整居家康复训练内容，确保康复进程不中断。依据患儿持续更新的康复数据，智能推送个性化康复建议、运动强度调整提醒以及心理关怀，并且提供远程指导，提升患儿家庭的康复依从性与信心。

综合来看，凭借智能儿童认知评估技术与多感官协同刺激康复训练技术协同发力，小儿脑性瘫痪康复全流程实现从前端评估、中端规划到后端实施、跟踪的全程智能化，提升了康复精准度与效率，深度激发了患儿及其家庭的参与热情，优化了康复成效，为小儿脑性瘫痪康复提供了科学、便捷、人性化的解决方案。

4. 小儿脑性瘫痪智能康复训练

小儿脑性瘫痪智能康复主要基于多模态智能技术开展语言、运动、认知等多维度训练。在使用康复设备前需进行综合评估，训练方式由辅助型逐步过渡到主动参与型，并根据患儿能力调整干预内容。训练内容涵盖虚拟场景下的语言表达、动作模仿、注意力训练等，训练强度和频次由康复评估结果决定并动态调整。

（1）使用前准备

训练前需为患儿佩戴可穿戴传感器（如心率带、动作监测带）以实时监测生理变化，确保训练强度合理；训练前须确认基础治疗（如药物治疗、物理治疗、作业治疗等）维持不变。若患儿出现疲劳、过度情绪波动、疼痛等不适应则立即停止训练，并由康复师判断是否调整计划。康复设备如智能语言互动系统、虚拟现实平台、传感刺激装置应事先充电至50%以上并完成调试，系统正常运行后方可开始训练。

（2）使用流程

①训练准备阶段：完成初步评估后，康复师根据患儿发育水平设定设备参数。语言训练设备应与患儿语言水平匹配，如句式长度、词汇难度、语速等；运动训练设备（如步态辅助器）应与肢体尺寸及步态节律协调，保障训练舒适性与安全性；注意力及认知评估系统需配置针对年龄段的图形、颜色和交互内容。

②语言与认知训练阶段：在语言康复中，患儿佩戴语音识别设备，通过与虚拟角色对话进行交流练习。系统模拟日常场景（如教室、家庭）并根据患儿反应调整问题难度。认知训练模块将注意力、记忆力与执行功能结合，通过完成排序、分类、匹配任务等提升信息加工能力。

③多感官运动训练阶段：通过视觉、听觉、触觉融合刺激提高动作控制能力。例如，同步播放动画与背景音乐、配合触觉振动或压力反馈，引导患儿完成肢体动作模仿、姿势调整等任务。训练过程中采用实时生理与行为数据采集系统监测患儿状态并自动调节刺激强度。

（3）功能评估

在智能康复前后，需对脑性瘫痪儿童进行全面功能评估。评估范围包括但不限于运动功能（粗大运动、精细动作）、语言表达能力、注意力水平、情绪状态、自主生活能力及社会交往技能。通过结构化问卷、行为观察、任务执行数据采集等手段实现量化评分。

①推荐必评项目：推荐必评项目包括肢体运动能力、言语能力、认知水平及情绪状态等评估。肢体运动能力评估包括步态分析、平衡测试；言语能力评估包括词汇量、语法正确性、语言流畅性；认知水平评估聚焦注意力维持时长与执行任务完成准确率；情绪状态评估包括主动情绪表达能力、情绪爆发以及调节能力、情绪反应的合理性。

②推荐选评项目：推荐选评项目包括心率变异性、感统整合能力、自理能力评估、生活质量量表等辅助性评估指标。也可纳入家长报告问卷，用于分析家庭配合度、训练依从性、康复满意度等非直接功能指标。

5.7.3.2 孤独症康复

1. 概述

孤独症是临床上常见的儿童心理精神类疾病，而干预训练康复对于孤独症患者的全面恢复至关重要。通常，干预训练康复分为初期、中期和末期三个阶段。在初期，康复的重点在于建立沟通基础，改善社交意识，建立行为习惯规范以及情绪认知与调节，主要通过心理治疗和行为规范来实现。随着干预训练进入中期，康复的焦点转向深化沟通能力和提升社交技能，同时增强认知能力和行为塑造与情绪管理。在此阶段，患者在治疗师的指导下，从被动活动逐步过渡到主动活动。到了末期，康复旨在恢复患者的日常生活沟通能力和社交能力，继续加强沟通训练和认知水平，并进行更复杂的干预训练以确保全面恢复。孤独症的康复流程通常包括康复评定、方案制定、方案实施、定期评定、出院指导五个阶段。随着智能技术的不断发展，引导式智能康复训练技术的应用，使得康复训练变得更加精准、个性化和高效。引导式智能康复训练技术通过深度赋能传统康复流程，提供了包括实时监控、数据分析和远程指导在内的综合解决方案。这种技术进步不仅缩短了康复周期，还提高了治疗效果和患者的参与度，从而有助于患者更快、更好地回归正常生活。

2. 康复流程

孤独症智能康复流程可以通过智能技术的融合应用实现精准化、高效化和个性化的康复服务。如图 5-60 所示，整个流程包括康复评定、方案制定、方案实施、定期评定、出院指导五个关键阶段，每一阶段均结合新技术与临床实践，为患者提供最佳康复体验。接下来详细介绍智能康复技术在这五个阶段的运用。

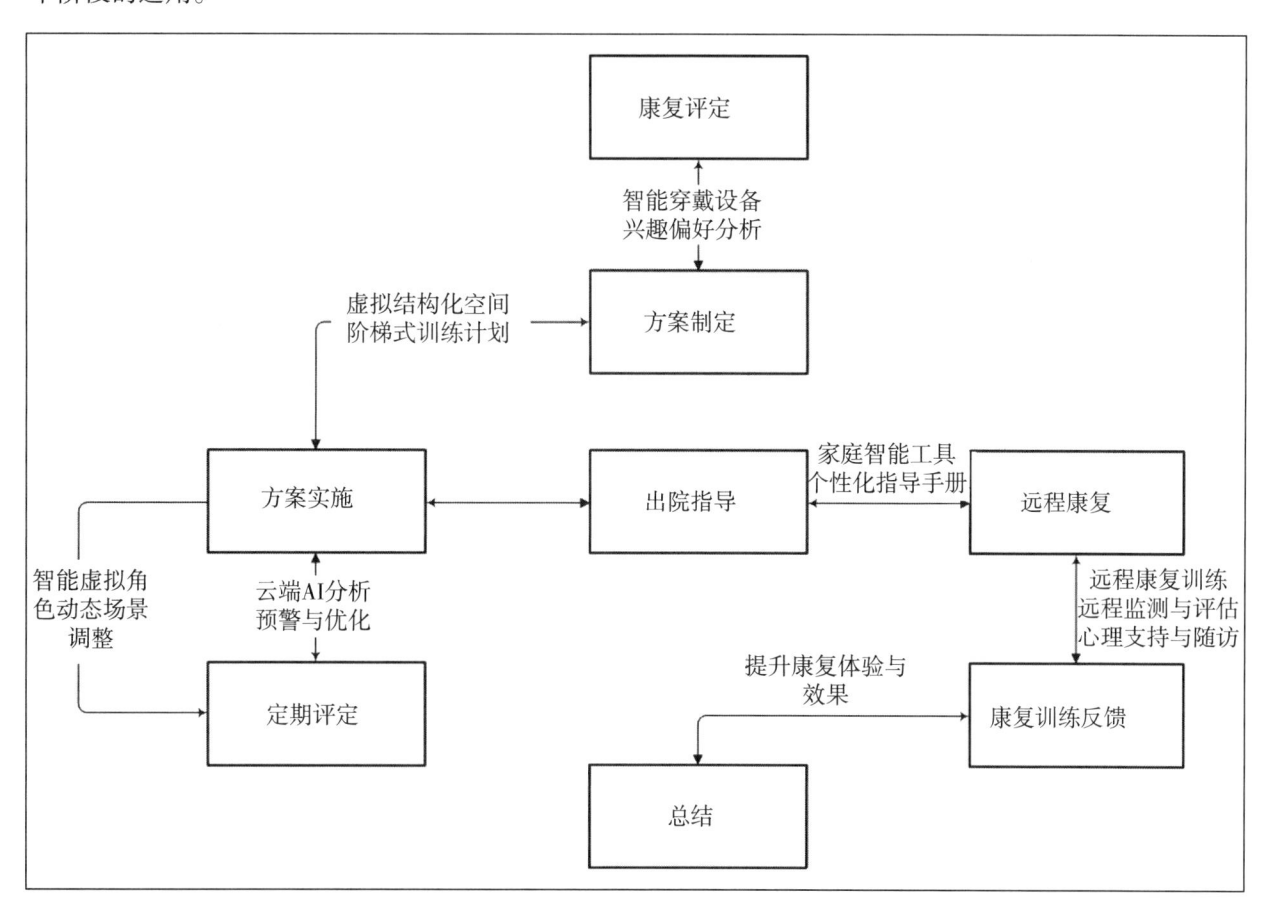

图 5-60 孤独症智能康复流程

（1）康复评定

在孤独症智能康复中，康复评定将传统评估手段与引导式智能康复训练技术结合，可实现更精准的洞察。除常规量表与观察外，借助智能穿戴设备和传感器，实时采集儿童在日常环境中的运动数据、生理指标以及情绪变化，如监测心率、皮肤电反应以推断情绪状态，分析动作轨迹判断协调性与刻板行为频率。同时，利用教育与康复融合技术，分析儿童对不同物品、场景的注视时长与频率，精准定位兴趣偏好，为后续个性化智能引导提供大数据支撑，使评估深度与广度远超传统方式。

（2）方案制定

制定康复方案时，依托多模态儿童数据采集与预处理和自适应学习与评估算法，根据前期评估结果，通过教育与康复融合技术快速匹配最适宜的训练策略。智能系统精准拆解行为目标，生成阶梯式训练计划，如根据儿童语言发展水平，智能推送从简单发声模仿到复杂语句构建的任务序列，并将儿童喜爱的动画形象、游戏元素融入其中，作为强化物与引导线索，激发参与动力。结构化教学借助智能软件创建虚拟结构化空间，灵活调整视觉提示、时间安排，以适应儿童的学习节奏，利用智能导航引导儿童自主转换活动，增强环境掌控感。感觉统合训练与虚拟现实、增强现实结合，打造沉浸式主题场景，儿童穿戴设备置身其中，完成躲避障碍、收集物品等任务，同步刺激多感官，提升统合能力，使训练方案兼具趣味性与科学性。

（3）方案实施

在专业康复师辅助下，儿童进入智能交互场景。社交训练利用智能虚拟角色模拟多样社交情境，依据儿童反应智能调整交流方式，康复师在旁引导，启发儿童主动发起对话、回应他人，培养社交技巧。实施方案时，要根据儿童动作实时反馈，动态调整场景难度，确保训练始终处于"最近发展区"，激发儿童持续挑战自我，提升身体机能与专注力。

（4）定期评定

智能设备持续收集训练全程数据，包括任务完成准确率、反应时间、情绪波动等，这些数据被上传至云端后经人工智能深度分析，可视化呈现儿童康复进程，再对比不同阶段数据，清晰洞察各项能力提升趋势与瓶颈。一旦发现儿童在某智能场景中参与度下滑，系统自动预警，分析原因（可能是场景重复致兴趣丧失或难度陡增），随即启动优化流程，调整场景参数、更新引导策略，保障康复方案动态适配儿童发展。

（5）出院指导

在出院指导阶段，为家长配备便携智能康复工具，制定个性化家庭训练课程，以日常场景为蓝本设计引导任务，给予孤独症儿童实时鼓励反馈，培养生活自理与精细动作；促进孤独症儿童社交融入，确保出院后康复不中断，助力孤独症儿童稳步迈向社会融合之路。

3. 孤独症智能康复训练

孤独症谱系障碍儿童的康复主要通过智能引导式康复技术展开，覆盖语言、社交、注意力、感统整合等方面。训练过程中采用虚拟现实、人工智能辅助对话系统、多模态传感设备等技术，根据孤独症儿童行为反应动态调整内容，实现个性化、精准化的训练路径。

（1）使用前准备

康复前孤独症儿童佩戴心率带、皮肤电传感器等设备，实时监测其情绪状态与生理变化，以便判断其接受训练的适宜性。强调在整个干预过程中，基础治疗方案（药物治疗、物理治疗、心理治疗等）保持稳定。若孤独症儿童出现恐惧、哭闹、攻击性行为等，应暂停训练，由康复师评估是否调整训练内容或方式。在设备方面，确保虚拟交互平台、语音反馈系统、感官刺激模块运行正常并充电至50%以上。系统应预加载适龄内容包，并根据孤独症儿童前测评结果进行个性参数设置。

（2）智能康复训练流程

①训练准备阶段：康复师完成基础评估后，为孤独症儿童匹配合适的虚拟训练设备与交互情境。语言训练模块设定内容包括单词识别到句子表达，交互角色（如卡通人物、虚拟老师）根据孤独症儿童兴趣进行配置；社交训练模块设置常见生活情境，如排队买东西、问候他人等，引导孤独症儿童逐步参与互动。

②感统与情绪调节训练阶段：通过多感官刺激技术提升孤独症儿童的感知整合能力，如使用图像、声音、气味和触觉同时刺激，帮助他们建立环境认知与自我调节能力。在训练过程中，系统通过生理数据反馈判断刺激强度是否合适，并根据表现自动调整内容复杂度与互动频率。

③语言与社交互动训练阶段：采用虚拟角色对话与真实语音识别系统，训练孤独症儿童语言组织

与社交应答能力。场景包括课堂发言、家庭问答、朋友对话等，通过引导提问、情境模拟、强化反馈等方式提升沟通能力。系统可根据表现设定奖惩机制，增强参与动力。

（3）功能评估

康复前后需对孤独症儿童进行系统评估，包括核心症状改善程度、功能性行为变化及社会参与度等方面。评估采用多维量表、行为观察与数据分析相结合方式，确保结果客观可靠。

①推荐必评项目：语言能力评估（词汇量、语义理解、句式表达）、社会互动评估（注视行为、模仿能力、对等交流）、认知功能评估（注意力持续时间、任务转换能力）以及情绪调节能力评估（自我安抚行为频率、情绪爆发次数）等。

②推荐选评项目：包含感统整合能力、生理信号响应（如心率波动、皮肤电反应等）、生活自理能力、游戏行为质量、家长应对方式等，用以辅助诊断康复效果及制定个性化远程干预计划。

5.7.4 挑战与发展趋势

5.7.4.1 问题挑战

智能儿童康复已在小儿脑性瘫痪与孤独症康复评估和训练中有了一定成效，并且已应用于儿童言语康复与认知康复中，提升了儿童康复技术的规范性、精准性和高效性。然而，在智能儿童康复发展中仍然存在康复技术融合不充分、智能儿童康复技术应用城乡发展不均衡、智能儿童康复训练疗效评估准确性受限等问题。

1. 康复技术融合不充分

智能儿童康复的临床应用常涉及多种智能康复技术，多技术融合康复能有效提升康复训练效率和康复评估准确性，而孤立进行某种康复或训练可能会出现事倍功半的效果。

2. 智能儿童康复技术应用城乡发展不均衡

智能儿童康复还面临城乡智能康复技术应用"断层"的问题。基层医疗机构的从业人员主要掌握基础诊疗，专业知识结构偏向传统医疗，对智能设备电子电路、智能编程接触少，面对新型智能评估设备、智能场景模拟设备，上手难度大。医护人员因对设备复杂参数设置理解困难，可能出现频繁误操作致设备报警、患者不适，限制设备基层普及，造成城乡康复技术应用"断层"。

3. 智能儿童康复训练疗效评估准确性受限

现有智能儿童康复训练受评估指标单一等因素影响，疗效评估准确性受限。言语康复和认知康复过程往往会给患者带来心理压力，影响其康复的积极性和依从性，但目前的智能儿童康复评估技术很少将心理因素纳入考量范围。同时，对于患者康复后能否顺利回归日常生活、工作和社交活动等生活质量方面的评估也不足，难以制定真正符合患者需求的康复目标。

综上所述，虽然目前智能儿童康复已应用于临床，但解决智能儿童康复过程中存在技术孤岛、城乡智能康复技术应用"断层"、智能儿童康复训练疗效评估准确性受限等问题仍是该领域未来发展的趋势。

5.7.4.2 发展趋势

针对上述问题，智能儿童康复的发展趋势可总结为智能技术与儿童康复融合创新、智能儿童康复技术的普及与下沉以及多模态融合智能儿童康复评估。

1. 智能技术与儿童康复融合创新

未来，智能儿童康复将深度融合多种先进技术。通过物联网技术打通数据及设备共享壁垒，连通技术孤岛，实现智能康复设备之间更广泛的互联互通。多模态康复信息采集设备、智能认知评估设备、家庭康复辅助器具等能够实时共享数据，形成一个协同工作的智能康复生态系统。例如，患者在家中使用的智能大屏可以与医院的康复管理系统相连，云端上的康复训练系统将收集到的患者信息传输给医生，医生根据数据远程指导患者调整行走姿势和康复训练计划。

2. 智能儿童康复技术的普及与下沉

推动智能儿童康复设备的基层医疗机构应用推广和家庭康复智能化发展，实现医院-社区-家庭的三级智能儿童康复体系，实现智能儿童康复技术的普及与下沉。建立区域智能康复网络，实现上下级医疗机构之间的资源共享和远程协作。上级医院的专家可以通过远程会诊平台为基层患者提供康复诊断和治疗建议，指导基层医务人员开展智能康复工作；基层医疗机构可以将患者的康复数据实时上传到网络平台，方便专家进行跟踪和分析，确保患者在基层也能得到高质量的智能儿童康复服务。开发专门的康复指导 App，患者可以通过手机或平板电脑观看康复训练视频教程、接收个性化的康复计划提醒、与医生和康复治疗师进行在线沟通交流，实时反馈康复进展和问题，实现家庭康复的智能化管理。

3. 多模态融合智能儿童康复评估

实现全面儿童康复数据采集与整合，完善个性化与动态儿童康复评估体系，实现多模态融合的智能儿童康复评估方法。采用多种传感器和检测手段，实现对患儿多维度数据的采集。除了传统的影像学检查、生理参数监测外，还将结合生物传感器、神经电生理检测设备、心理测评工具等，全面获取患儿的神经活动、心理状态等信息。通过可穿戴设备和远程监测技术，实时跟踪患者在康复过程中的心理变化，及时更新评估结果。医生和治疗师可以根据动态评估数据，随时调整康复治疗方案，确保康复过程的科学性和有效性。

5.7.4.3 小结

综上所述，智能儿童康复领域已经取得了显著的进展，智能儿童认知评估技术、交互式场景模拟言语康复技术、多感官协同刺激康复训练技术、智能引导式教育康复训练技术等多种智能康复手段在临床应用中展现出了独特的优势，如个性化康复方案制定、提高康复效率、实现精准的远程康复指导等。然而，目前其临床应用仍面临技术孤岛、城乡智能康复技术应用"断层"、智能儿童康复训练疗效评估准确性受限等问题。展望未来，随着智能技术与儿童康复融合创新、智能儿童康复技术的普及与下沉以及多模态融合智能儿童康复评估的完善，智能康复有望在小儿脑性瘫痪和孤独症康复领域得到更广泛的应用和发展，为广大患者带来更好的康复效果和生活质量。

第 6 章 智能康复信息系统

6.1 概 述

6.1.1 行业背景

随着人口老龄化、慢性病患者、亚健康以及术后康复等人群数量的显著增加，康复医疗市场需求持续增长，迫切需要专业的康复医疗机构、康复科医生团队、先进的康复治疗设备和技术，以及完善的康复治疗方案和个性化服务[366]。针对上述问题，各级康复机构需要积极探索康复医疗服务模式创新，加强康复人才的培养，通过线上线下相结合的方式，实现优质康复医疗服务的普及，同时，还开展了多种形式的康复公益活动，提高社会对康复医疗的认识。集成了先进的大数据技术、人工智能技术和康复医学知识的智能康复信息系统，通过收集、整合、分析和利用患者院内、院外全周期康复过程中产生的各种数据，为康复医学提供全面、精准、个性化的支持，从而提高康复效果和科室管理效率。

目前，国内设置有康复医学科的医院和康复医院数量已经超过 8 000 家，但其中完成信息化建设的只有十分之一左右，由于科室的面积、床位、人员、康复服务项目的逐步增多，科室的管理难度上升，存在医治护患沟通不及时、缺乏评估和治疗标准、多维度康复治疗资源管理混乱、治疗排程低效、绩效统计困难、纸质的信息传递不便于查询和统计等诸多痛点问题，因此科室管理效率低下，患者体验差，科室康复治疗水平难以提升。鉴于康复科的特殊性和复杂性，为医院管理服务的全院信息化系统并不能满足康复科的需求，因此康复专科临床信息化系统的建设成为康复科的迫切需求[367]。

6.1.2 建设要求

近年来，国家陆续出台了《"健康中国2030"规划纲要》《关于促进和规范健康医疗大数据应用发展的指导意见》《关于促进"互联网+医疗健康"发展的意见》《关于印发医疗质量控制中心管理规定的通知》《关于推进分级诊疗制度建设的指导意见》《关于印发全国医院信息化建设标准与规范（试行）的通知》《关于进一步推进以电子病历为核心的医疗机构信息化建设工作的通知》《关于推进医疗机构远程医疗服务的意见》《关于促进和规范健康医疗大数据应用发展的指导意见》等指导性文件[368]，旨在推动康复信息化建设，提升康复医疗服务的效率和质量，促进康复医疗资源的优化配置和共享，最终实现全民健康的目标。

康复信息化系统建设的要求主要包括以下九个方面[369-370]。

（1）系统功能全面性

①患者管理：包括患者的基本信息、病历记录、康复评估、治疗计划等。

②康复治疗管理：涵盖物理治疗、作业治疗、言语治疗等多种康复治疗项目。

③数据统计与分析：能够对康复效果、治疗过程、患者满意度等进行数据分析和报表生成。

(2)数据安全与隐私保护

①数据加密：确保患者数据在传输和存储过程中的安全性。

②访问控制：设置不同权限级别，确保只有授权人员可以访问敏感信息。

③隐私保护：遵守相关法律法规，保护患者隐私。

(3)系统集成与互操作性

①与其他医疗系统集成：如医院信息系统（hospital information system，HIS）和电子病历系统（electronic medical record，EMR）等，实现数据共享和交换。

②标准化接口：采用国际或行业标准，确保系统间的互操作性。

(4)用户体验与易用性

①界面友好：设计简洁直观的用户界面，方便医护人员操作。

②培训与支持：提供系统使用培训和技术支持，确保用户能够熟练使用系统。

(5)可扩展性与灵活性

①模块化设计：系统应具备模块化设计，便于功能扩展和升级。

②定制化需求：能够根据医院的具体需求进行定制开发。

(6)性能与稳定性

①高可用性：确保系统在高负载情况下仍能稳定运行。

②快速响应：系统应具备快速响应能力，减少用户等待时间。

(7)合规性与认证

①符合行业标准：系统应符合国家和行业的医疗信息化标准。

②通过相关认证：如ISO认证、医疗信息化相关认证等。

(8)成本与效益：

①合理预算：在满足功能需求的前提下，控制建设成本。

②投资回报：评估系统的长期效益，确保投资回报率。

(9)持续改进与更新

①定期更新：根据技术发展和用户反馈，定期进行系统更新和优化。

②用户反馈机制：建立用户反馈机制，持续改进系统功能和性能。

通过满足以上要求，康复信息化系统能够有效提升康复医疗服务的质量和效率，为患者提供更好的康复治疗体验。

6.1.3 发展趋势

目前，康复行业正向智能康复迈进，以数字、互联、可视和智能为目标，助力《"健康中国2030"规划纲要》目标实现。康复医疗的主要发展趋势如下[371]。

(1)康复医疗技术将更加先进

通过人工智能、大数据等技术的应用，康复诊断将更加准确、治疗更加个性化，康复医疗技术将不断取得突破性进展。

(2)康复医疗服务将更加普及

随着康复医疗市场需求的增长，康复医疗服务将逐渐向基层延伸，实现更加普及的服务。康复机构将继续深化分级诊疗改革，推进社区康复服务体系建设，让更多患者享受到便捷、优质的康复医疗服务。

(3) 康复医疗器械将更加智能化

人工智能技术、物联网与云计算技术的发展，将促进康复医疗器械业务数字化和智能化。例如，智能康复训练器、智能康复护理机器人等产品的研发和应用，将为患者提供更加人性化、高效的康复治疗服务。

(4) 康复医疗产业将更加协同发展

康复医疗产业链涉及医院、医疗器械、康复服务等多环节。

(5) 康复医疗政策将更加完善

政府将加大对康复医疗的支持力度，出台更多有利于康复医疗发展的政策措施。

6.2 医院智能康复信息系统

医院智能康复信息系统是以康复医学科业务全周期数字化为核心，围绕电子病历评级一般治疗记录要求和康复科研一体化要求研发的临床信息管理系统；系统可适用于综合医院康复科、康复医院治疗部、有集中治疗室的其他科室（如推拿、针灸、骨科、中医科、神内神外、高压氧等）治疗业务，支持多院区平台化部署。通过整合患者全周期诊疗数据，系统同时支持康复专科专病数据库建设和专病科研业务。

6.2.1 系统架构

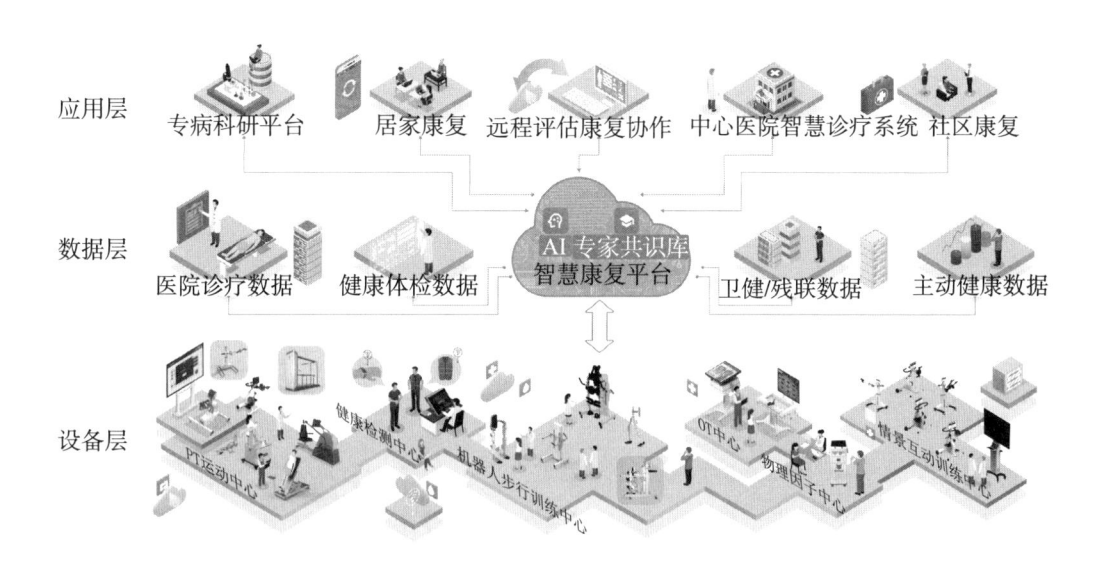

图 6-1 智能康复大数据平台架构

医院智能康复信息系统的核心是全病程智能康复大数据平台，平台架构如图 6-1 所示，包括设备层、数据层和应用层三层。

(1) 设备层

平台和医院现有可接入的康复设备（智能设备）实现互联，患者康复任务可下发至设备，设备训练报告和评估报告可以上传到平台，除此之外，便携式类的生命体征监测设备可以采集患者数据并上传至平台，实现患者的健康实时监测[372-374]。

(2) 数据层

数据层是整个平台的核心，可以接入患者体检数据、设备使用数据、生命体征数据、医院诊疗数据、卫健残联等健康档案数据，实现患者全生命周期诊疗数据的一体化采集与管理。

(3) 应用层

应用层针对医院业务构建的各种业务系统，满足医院的数字化业务需求。

6.2.2 业务流程

如图6-2所示，康复信息系统以患者为中心，实现患者入院、门诊接诊、医师接诊、康复评估、制定方案、康复处方、康复治疗、患者出院、院后随访、居家康复和患者转归全过程一体化管理[375]，通过协调多学科医生资源，为患者提供连续的、整体的医护康复服务模式。其核心是减少治疗的片段化和重复性，增加治疗的完整度，使患者治疗少走弯路，康复管理更科学。全周期康复管理可以为患者提供高质量的康复诊疗服务，提高诊疗质量，增强治疗信心，降低就医成本，使患者治疗受益最大化。

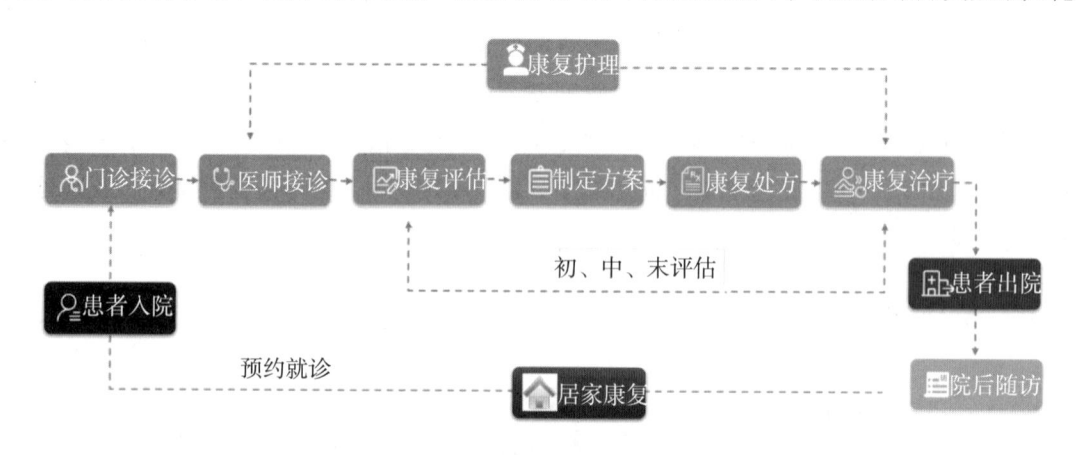

图6-2 全周期康复流程模型

6.2.3 系统功能

(1) 系统配置

医联体多机构、多院区、多科室的场地、设备、人员、项目、治疗方案、评估方案、文书模板等区域性治疗资源的配置管理。

(2) 患者管理

患者诊疗信息支持多科室授权共享，提供门诊、住院、会诊和科研合作机构患者全周期诊疗数据的分类查询、展示和编辑等管理功能，包括满足电子病历六级评级患者医嘱的闭环管理（医嘱、治疗计划、治疗执行、治疗记录闭环可追溯）。

(3) 治疗系统

针对医院治疗资源基础，根据科室各治疗室排程规则，提供以患者为中心、以设备为中心、以治疗师为中心等多维度的排程规则，实现"自动排程为主+手动调整"的人机协同智能排程，提高康复任务的执行效率和康复资源利用率，并提供智能化排程查询、任务提示等功能；提供多种治疗签字确认方式，满足科室业务需求；提供基于模板的智能化快速治疗记录和治疗文书撰写方式。

(4)签到查询系统

具有治疗单二维码/条形码等便捷签到排程方式,支持患者多粒度签到;支持治疗排班排队大屏提示、语音叫号、信息提示和宣教资料播放等功能。

(5)量表系统

系统具有常见康复医学所需量表,包括常见儿童量表和疼痛评定量表,量表可自定义扩展,并可以快速创建自定义量表;量表可以和ICD及标签绑定,量表评定结果可以和治疗项目、用药等治疗方案关联,实现患者个性化评估方案和治疗方案推荐;量表评估支持分值自动计算、根据分值自动评级、与历史评估数据对比和分析、打印评估报告、将评估结果回传电子病历等功能。

(6)治疗文书

系统可以为患者分疗程制定和管理康复目标,并分阶段对患者的治疗情况进行治疗总结;治疗文书模板可以引入检查检验数据和评定报告数据,文书支持CA签名、自动签名与App扫码签名,治疗文书可保存为PDF,并可推送到电子病历治疗。

(7)统计系统

具有按执行科室、治疗师、治疗分区或项目类型查询项目明细,统计项目人次和业务收入;统计科室或医生统计医嘱执行率;统计项目KPI统计工作量;根据历史数据预测未来工作量的趋势;科室运营情况统计等30多种统计报表,支持按照领导要求定制统计报表和运行数据导出及打印等功能。

(8)系统接口

系统具有HIS、电子病历、检验检查、护理、CDSS和CA等系统接口,可从HIS同步科室、用户、频次、治疗项目、收费项目、就诊、医嘱、诊断等基础数据及患者全周期诊疗数据;支持接入HIS的治疗预约,并检查是否冲突,支持直接从补记账中对患者治疗进行记录。

(9)设备互联

具有康复设备管理功能,可以对设备使用情况和维保情况进行管理;对智能康复设备,可以实现设备状态监控、设备任务自动排程、训练处方下发、训练报告和评估报告读取等功能;支持智能康复数字大屏,实时监控患者训练情况、治疗情况,进行就诊统计、治疗统计等,系统可与便携式生命体征采集设备进行互联,实现患者特征数据采集。

(10)质控工作站

具有质控指标设置、质控报表生成和打印功能,还具有文书质控设置和提醒等功能。

(11)主任查房

具有患者病历查看、查房记录管理、查房记录编写等功能。

(12)多院区多科室支持

系统支持多院区多科室共用,包括中医和高压氧等特色科室业务数字化,支持各科室业务流程自定义配置、多院区多科室绩效统一管理。

(13)随访工作站

具有随访方案制定功能,可根据不同病种设置不同的随访表,使随访内容更符合医学要求;支持随访计划绑定患者已有的家庭训练方案,院内可定时提醒随访内容和注意事项;支持随访计划日程展示与提醒。

(14)家庭康复

系统可以对患者下达家庭康复指导方案、康复治疗目标,并监督患者家庭康复训练目标达成情况和训练任务完成情况,家庭康复方案包括家庭治疗项目,包括项目的名称、动作要领、视频、训练强度等信息,支持手动或按周期向患者推送宣教信息。

(15) 患者端小程序

具有接收、查看家庭康复指导方案、康复训练目标和宣教内容的功能,支持康复训练每日打卡、自我评价、上传图片视频、填写记录,支持康复随访、康复自评、治疗预约、视频咨询、诊疗记录查询;支持患者与医生、治疗师进行文字、图片、视频沟通;具有随访量表填写提交、评估计划查询、任务打卡、在线学习宣教资料、医患在线交流、管理家人的相关资料信息等功能。

(16) 智能治疗

系统可以根据提供的专病专家知识自动创建知识图谱,并根据知识图谱为患者提供个性化的问卷、评估方案和治疗方案。

(17) 电子病历评级支持

支持电子病历六级所需要的各项功能。

6.2.4 应用案例

6.2.4.1 某省中医院康复/推拿科

该中医院康复/推拿科作为医院的重点科室,拥有四个院区(包括三个院区住院部和四个院区门诊部),承担着大量的康复治疗任务。随着患者数量的增加和康复治疗需求的多样化,传统的管理模式逐渐暴露出效率低下、资源分配不均、患者体验不佳等问题。为此,科室引入了智能康复信息系统,旨在通过信息化手段实现多院区康复治疗业务的全流程管理,提升科室的整体运营效率和康复治疗水平。

1. 系统功能与应用

智能康复信息系统在该中医院康复/推拿科的应用涵盖了康复治疗的各个环节,具体功能包括医嘱开具、患者排程、治疗签到与叫号、治疗预约、患者评估、治疗文书管理和数据统计与分析等核心模块。

2. 应用成效

自智能康复信息系统上线以来,康复/推拿科在多院区管理、工作效率、患者体验和科室收入等方面取得了显著成效,主要包括以下方面。

(1) 多院区协同管理

系统实现了四个院区康复治疗业务的统一管理,确保了资源的高效调配和信息的实时共享,解决了多院区协同难题。

(2) 工作效率提升

科室多个院区不同治疗室治疗任务繁重,患者情况、医治护工作习惯迥异,治疗任务安排非常复杂,医治护患沟通不及时导致众多矛盾。通过智能排程、自动叫号、电子文书等功能,科室的工作流程更加顺畅,医护人员的工作负担大幅减轻,整体工作效率显著提高。

(3) 康复治疗水平提升

系统支持标准化评估和治疗方案管理,确保了治疗的科学性和规范性,有效提升了康复治疗的效果和患者满意度。

(4) 患者就医体验改善

患者可通过系统在线预约、自助签到,减少排队等候时间,就诊过程更加便捷。同时,治疗过程的透明化和规范化也增强了患者的信任感和满意度。

(5) 科室收入增加

通过精准的资源管理和高效的服务流程，科室的治疗能力得到提升，患者数量显著增加，科室收入实现了明显增长。

康复/推拿科通过引入智能康复信息系统，实现了多院区康复治疗业务的全流程信息化管理，不仅提升了科室的运营效率和康复治疗水平，还显著改善了患者的就医体验。该系统的成功应用为其他医疗机构提供了宝贵的经验，展示了信息化手段在康复治疗领域的重要价值。未来，科室将继续深化系统的应用，探索更多智能化功能，进一步提升服务质量和患者满意度。

6.2.4.2 某省人民医院康复医学科

某省人民医院康复医学科是西部地区规模最大、功能最齐全的康复医学基地之一，由3个门诊（神经康复门诊、颈肩腰腿痛门诊及康复护理门诊）、6个康复住院病区、多个治疗室（作业治疗室、运动治疗室、言语治疗室、物理治疗室、针灸室）、假肢矫形中心及高压氧治疗中心组成，开放床位300张。科室涵盖神经康复、骨科康复、儿科康复、老年康复及心肺康复等多个专业，同时承担着对全省39个重灾县康复分中心的培训和指导任务。随着科室规模的扩大和患者需求的增加，传统的管理模式难以满足多院区协同、资源优化和患者体验提升的需求。为此，科室于2022年部署了智能康复信息系统，实现了多院区康复治疗业务的全流程信息化管理，并满足了医院电子病历六级评审的要求。

系统支持医生在线开具康复治疗医嘱，并与电子病历系统无缝对接，确保治疗方案的规范性和可追溯性。通过电子病历六级评审要求，实现了病历数据的标准化和互联互通。患者可通过系统在线预约治疗时间，系统实时反馈可预约时段，并支持短信或微信提醒功能，方便患者合理安排时间，减少现场等待。

自智能康复信息系统上线以来，科室在多院区管理、工作效率、患者体验和科室运营等方面取得了显著成效。系统为科室的科研和教学工作提供了丰富的数据支持，促进了康复医学的学术发展和人才培养，显著改善了患者的就医体验。该系统的成功应用为其他医疗机构提供了宝贵的经验，展示了信息化手段在康复治疗领域的重要价值。

6.3 多级康复服务体系平台

6.3.1 平台架构

如图6-3所示，多级康复服务体系平台是一个整合中心医院（三甲医院）、社区医院（二级医院）和居家康复的三级康复服务网络业务软件系统。平台通过信息化手段实现各级医疗机构之间的数据共享、协同工作和远程会诊，确保患者在不同康复阶段获得连续、高效的康复服务。

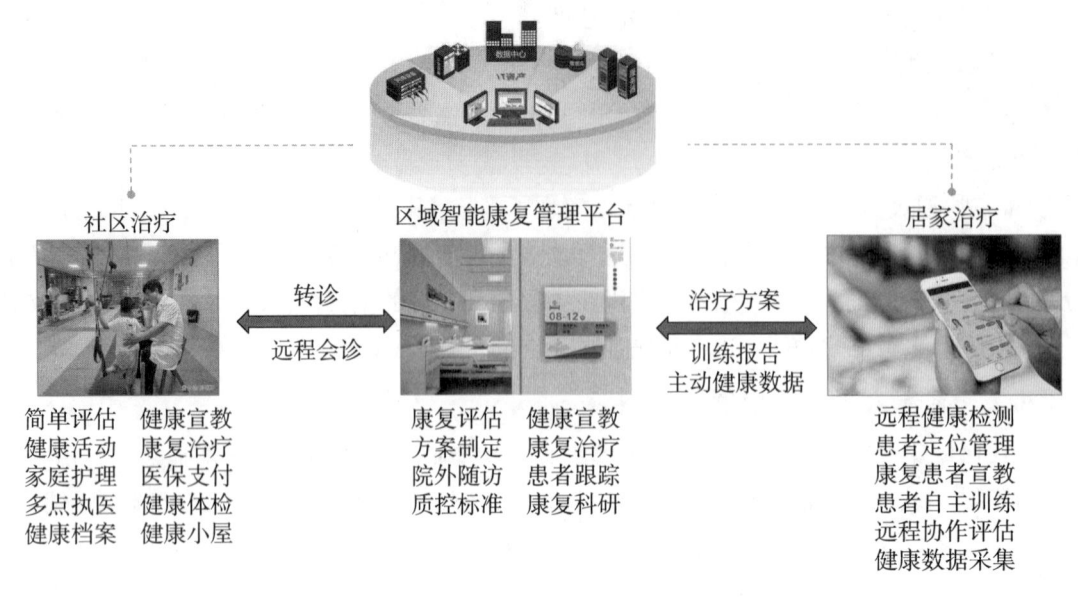

图6-3 多级康复服务体系架构示意图

6.3.2 系统功能

6.3.2.1 中心医院

中心医院作为康复服务的最高级别，主要负责复杂、疑难病例的康复治疗，提供高水平的标准化、同质化的评估方案和治疗方案供体系医疗机构共享，此外也通过远程评估等方式提供康复评估、治疗和科研支持。其主要服务内容如下。

(1) 康复评估

通过多学科团队进行全面的康复评估，制定个性化康复方案。

(2) 康复治疗

提供物理治疗、作业治疗、言语治疗、心理康复等高级康复服务。

(3) 手术康复

针对术后患者提供专业的康复治疗，如骨科术后康复、神经外科术后康复等。

(4) 科研培训

开展康复医学研究，培训下级医院的康复医护人员。

(5) 远程会诊

为社区医院和居家康复提供远程会诊支持，指导复杂病例的康复治疗。

平台系统为上述业务功能实现提供信息化的工具和手段。

6.3.2.2 社区医院

社区医院作为康复服务的中间层级，主要负责常见病、慢性病的康复治疗，承接中心医院转诊的患者，提供中期康复服务。平台提供信息化工具实现下述服务内容。

(1) 中期康复治疗

提供物理治疗、作业治疗、言语治疗等基础康复服务。

(2) 慢性病管理

针对高血压、糖尿病、脑卒中等慢性病患者，进行长期的康复管理。

（3）康复护理

提供康复护理服务，帮助患者恢复日常生活能力。

（4）转诊服务

对于病情复杂或需要进一步治疗的患者，及时转诊至中心医院。

（5）远程会诊

通过平台与中心医院进行远程会诊，获取专家指导，确保康复治疗的连续性。

6.3.2.3 居家康复

居家康复是康复服务的最后一环，主要针对病情稳定、无须住院治疗的患者，提供家庭环境下的康复支持。系统通过患者小程序提供下述服务内容。

（1）家庭康复指导

通过平台提供个性化的家庭康复计划，指导患者及其家属进行康复训练。

（2）远程监测

通过可穿戴设备、移动应用等远程监测患者的康复进展，及时调整康复方案。

（3）心理支持

提供在线心理咨询服务，帮助患者及其家属应对康复过程中的心理压力。

（4）社区资源对接

为患者提供社区康复资源，如社区康复中心、康复辅具租赁等。

（5）远程会诊

通过平台与社区医院或中心医院进行远程会诊，确保居家康复的疗效和安全性。

6.3.2.4 远程会诊

远程会诊作为多级康复服务体系的重要模块，主要作用如下。

（1）提高康复服务的连续性和协同性

通过远程会诊，中心医院、社区医院和居家康复的医护人员可以实时沟通，确保患者在各级康复机构之间的转诊和治疗无缝衔接。远程会诊可以根据患者的康复进展，及时调整康复方案，确保治疗的个性化和精准性。

（2）提升基层医疗机构的康复能力

社区医院和居家康复的医护人员可以通过远程会诊获得中心医院专家的指导，提升康复治疗水平。远程会诊不仅是治疗手段，也是基层医护人员的学习机会，通过专家的指导，其康复治疗能力得以提升。

（3）降低患者就医成本

通过远程会诊，患者无须频繁转诊至中心医院，减少了交通、住宿等非医疗成本。远程会诊使得患者在家中就可获得专业的康复指导，减少了住院时间和费用。

（4）提高康复服务的可及性

通过远程会诊，偏远地区的患者也能获得中心医院专家的康复指导，解决了医疗资源分布不均的问题。远程会诊平台可以提供全天候的服务，确保患者在任何时间都能获得专业的康复支持。

在多级康复服务体系中，信息化平台应具备电子病历共享、远程会诊、康复计划管理、远程监测等功能，确保各级医疗机构之间的数据互通。通过可穿戴设备、智能康复器械等，实时监测患者的康复进展，并将数据传输至平台，供医护人员参考。此外，利用人工智能技术进行康复评估、治疗方案推荐等，提升康复服务的效率和精准度。

6.3.3 应用案例

我国残疾儿童康复需求日益增长，但传统康复服务存在资源分布不均、基层机构能力薄弱、跨区域评估效率低等问题。四川省作为人口大省，残疾儿童基数庞大，偏远地区家庭面临往返省城就医的经济和时间压力。为解决这一痛点，四川省依托5G技术，构建了覆盖全省的残疾儿童多级康复服务体系智能管理平台，通过省级中心辐射市、县两级康复机构，实现远程评估、数据互通和标准化服务，推动优质康复资源下沉。

1. 建设目标

（1）资源共享

打破地域限制，实现省级专家资源与基层机构的实时联动。

（2）数据标准化

统一诊断、评估、治疗标准，构建全省儿童康复数据库。

（3）服务智能化

通过5G+物联网技术，支持远程评估、移动服务和动态跟踪。

（4）管理科学化

以大数据分析优化康复方案，提升机构服务能力。

2. 平台架构

（1）技术支撑

基于5G网络、云计算、大数据分析和物联网技术。

（2）三级服务体系

作为核心枢纽的省级中心，统筹资源调配与数据分析，8个市级/县级儿童康复中心作为地市州节点，覆盖县（市、区）残疾人康复服务中心，提供就近评估与基础治疗。

（3）核心功能模块

包括康复档案管理、远程/移动评估、治疗建议、多维度数据分析、设备物联、机构管理等。

3. 应用场景

（1）远程评估：基层患儿"家门口看专家"

案例：某市5岁脑性瘫痪患儿小卓，通过县级康复中心连接省级专家团队，完成运动功能远程评估。专家通过高清视频观察患儿动作，结合物联网设备（如智能步态分析仪）实时上传的数据，在30 min内生成评估报告并制订个性化康复计划，节省家庭往返成都的交通费用2 000余元。

（2）移动评估：解决偏远地区"最后一公里"

案例：某州牧区儿童拉姆因交通不便无法定期复评。康复团队携带移动终端及便携式评估设备（如语言认知训练仪）上门服务，数据实时同步至平台，省级专家在线审核并调整治疗方案，确保康复连续性。

4. 实施效果

（1）覆盖范围

已连接1个省级中心、8个地市州示范节点。

（2）效率提升

远程评估平均耗时从3天缩短至2 h，家长满意度明显提升。

(3) 数据整合

建立全省统一康复档案库，存储评估报告、治疗记录等数据，为政策制定提供依据。

(4) 成本降低

患儿家庭人均就医成本减少65%，基层机构服务能力提升50%。

5. 创新亮点

(1) 5G+远程评估模式

突破传统康复时空限制，实现"数据多跑路、患者少奔波"。

(2) 移动评估+物联网

便携设备与平台无缝对接，确保偏远地区服务可及性。

(3) 全流程数据闭环

从评估到跟踪形成数字化管理链条，推动循证康复实践。

(4) 标准化建设

通过统一评估量表、治疗规范和数据接口，促进全省服务同质化。

多级康复服务体系平台通过技术创新与机制改革，构建了"省级统筹、三级联动、数据赋能"的残疾儿童康复服务体系，有效缓解了区域资源不均问题，为全国儿童康复体系建设提供了"四川样板"。下一步将持续深化智能化应用，助力实现"十四五"残疾人康复服务全覆盖目标。

6.4 专科专病科研系统

6.4.1 系统架构

如图6-4所示，专科专病科研系统从底层数据整合到顶层应用服务，形成"数据接入→数据治理→数据存储→智能分析→应用服务→人机交互"的完整闭环，覆盖专科专病科研全流程需求，同时支持多机构协作与人工智能驱动的科研创新[376]。

(1) 数据源层

数据源层通过数据源接口实现与各医院 HIS、EMR、LIS、PACS 以及生物样本库、院外随访系统等系统的数据互联，实现专病患者诊疗数据采集。数据接口需要保障系统开放性和扩展性，支持多机构协作与数据互通。

(2) 数据治理层

数据治理层确保数据质量、一致性及标准化处理，为上层应用提供可靠数据基础。主要包括数据格式和术语（如ICD编码）标准化、将非结构化数据（如文本病历）结构化、消除冗余数据、确保数据唯一性、建议数据主索引[建立全局唯一标识（如患者主索引），实现跨系统数据关联]等任务。

(3) 数据模型层

数据模型层主要包括专病数据库、AI模型+专病知识图谱。专病数据库存储和管理专病科研相关的核心数据资源，包括存储专病病例、随访记录、生物样本等专病数据，此外也定义专病研究的标准化数据框架（如肺癌、糖尿病数据模型）；专病知识图谱是利用专病知识库构建疾病-症状-治疗方案等关联知识的网络，支持基于专病知识图谱的智能推理；AI模型（如预测模型、分类模型）提供AI驱动的分析能力，支持科研决策与知识挖掘。

（4）应用服务层

应用服务层实现系统核心功能，直接服务于科研人员和临床医生和患者，主要包括以下模块。

①病案检索：基于多维度（患者ID、疾病类型）快速定位病例。

②病案质控：自动化检查病历完整性、逻辑性，提升数据质量。

③智能随访：通过人工智能自动生成随访计划，支持多渠道提醒。

④智能填充：利用知识图谱辅助病历填写，减少重复劳动。

⑤智能研究：提供统计分析和可视化工具，支持队列研究、回顾性分析。

⑥移动研究：移动端支持数据采集、实时查看研究进展。

应用服务层软件提供友好的用户界面，实现数据全景展示与检索，比如360视图（患者全生命周期数据整合视图（如诊疗记录、检查结果、随访信息））等。

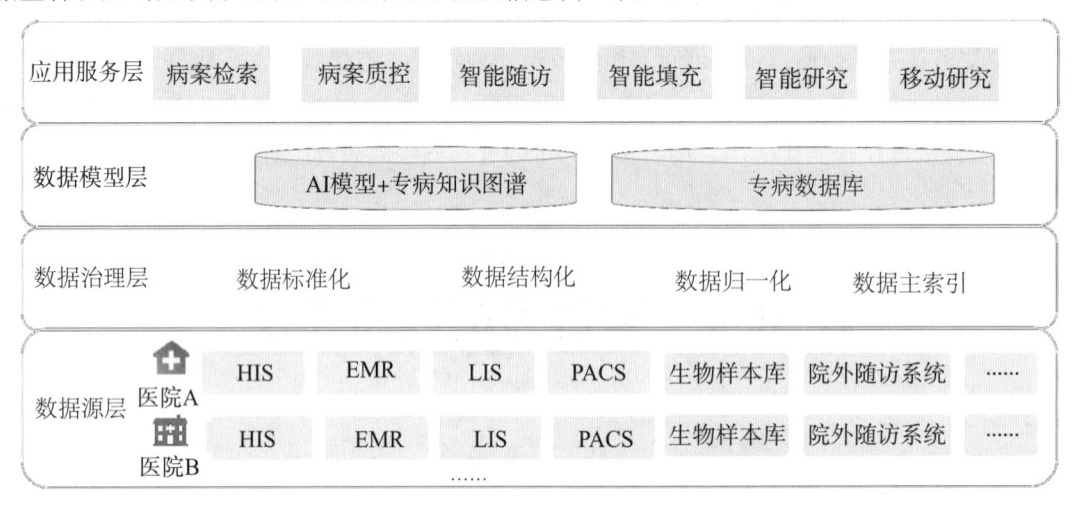

图6-4 专科专病科研系统架构示意图

6.4.2 业务流程

专科专病科研系统业务流程如图6-5所示。专科专病科研随访系统的主要流程可分为课题设计、项目管理、研究分组、研究内容、数据采集、患者随访、数据绑定和智能分析八个主要阶段。各阶段的主要功能如下。

（1）课题设计

基于知识库检索与数据挖掘（如文献、临床数据库），利用人工智能识别潜在研究方向，激发科研灵感；通过多维度数据分析（如患者历史数据、流行病学统计）验证课题的科学性与可行性；支持单中心、多中心协同管理科研项目，动态分配研究任务与资源。

（2）项目管理

实现单中心、多中心的科研项目信息管理，包括项目目标、项目参与机构和人员等基本信息。

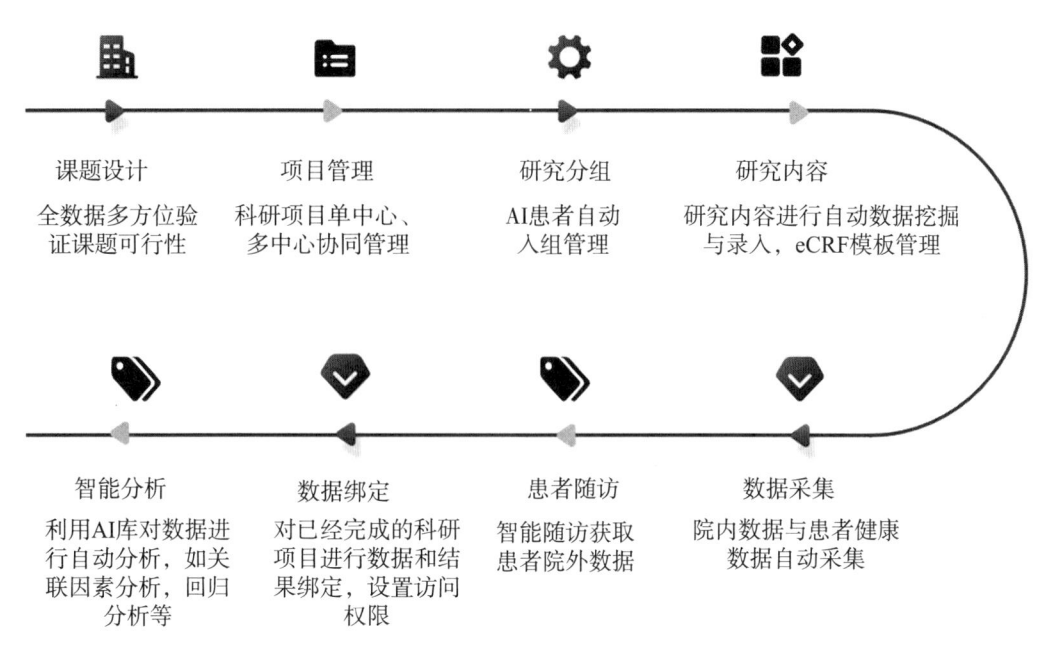

```
课题设计              项目管理              研究分组              研究内容
全数据多方位验       科研项目单中心、     AI患者自动           研究内容进行自动数据挖掘
证课题可行性         多中心协同管理       入组管理             与录入，eCRF模板管理

智能分析              数据绑定              患者随访              数据采集
利用AI库对数据进     对已经完成的科研     智能随访获取         院内数据与患者健康
行自动分析，如关     项目进行数据和结     患者院外数据         数据自动采集
联因素分析，回归     果绑定，设置访问
分析等                权限
```

图6-5 系统业务流程示意图

（3）研究分组

根据研究目标进行研究队列分组管理，根据预设分组条件实现患者自动筛选入组。

（4）研究内容

根据项目需求，梳理科研项目所需要的临床数据，创建对应的 eCRF 科研数据采集表。

（5）数据采集

对入组患者根据设置的 eCRF 表采集数据，数据采集方式一般分为自动采集和手工采集，自动采集基于预设条件（如疾病分期、生物标志物）智能筛选实现患者全周期诊疗数据中 eCRF 表格关联的数据进行自动填充（包括院内数据——自动采集电子病历、检验检查结果等结构化数据）。其他数据通过医生、护士和患者端软件进行手工录入。

（6）院外随访

院外数据一般通过智能随访（App、可穿戴设备）获取；系统自动提醒并定期推送随访任务（如复诊、问卷调查），持续跟踪患者预后，更新科研项目所需数据。

（7）数据绑定

为了保证数据的真实有效性，对已完成的科研项目需要对项目数据进行绑定，并对项目数据进行权限管理（按角色设置访问权限）。

（8）智能分析

对科研项目采集的数据，需要进行自动识别异常值、补全缺失数据等数据预处理工作；系统还需要提供 AI 组件实现科研数据分析，例如：关联分析——挖掘疾病关键影响因素（如基因 - 环境交互作用），回归/生存分析——预测疾病进展或治疗效果等。

在多中心协同研究项目中，还需要统一数据标准，实现跨机构数据共享与任务分配（如分中心患者招募），完成项目后，自动归档原始数据与成果至知识库，从而实现经验复用，优化后续课题设计。通过人工智能驱动数据采集、分析与多中心协作，显著提升专科专病科研效率，减少人工误差，同时实现患者随访的全程智能化管理，为临床研究提供高质量数据支持。

6.4.3 系统功能

（1）专病数据采集

以电子病历为核心进行全周期基础数据模型和专科数据模型构建；从科室业务数据库获取专科数据库，支持全量或增量数据采集同步，在采集数据时根据预先设置的规则实现统一清洗（包括数据真实性和质控校验）。

（2）数据治理

支持 Oracle、Server 等主流数据库对接，对院内各个业务系统数据进行数据聚合、数据解析、字段映射、数据清洗等操作，支持对采集数据质量实时监测并生成可视化图表及报告，数据质量包括一致性、完整性、整合性、及时性，对数据质量问题可根据预设规则进行校验。系统应覆盖 LIS 检验报告、影像报告、超声报告、医嘱数据、病历文书、病案首页、治疗方案、治疗记录、评定记录等数据信息及存储。

（3）专病知识库管理

具有专科文献知识管理功能，实现疾病相关的国际诊疗规范、术语标准、诊疗指南、诊疗视频和前沿文章、文献的导入，支持的文件格式包括 Word、PDF、MP4 等；支持对常见专科专病诊疗相关的健康知识、宣教视频等进行存储，可在随访过程中进行推送。支持随访问卷编辑器功能，可自定义、编辑随访问卷，进行 eCRF 编辑和管理。

（4）病例管理与检索

具有病例唯一索引，可根据病例唯一索引实现对病例全周期诊疗数据的管理和多维度快速检索，支持基于诊断相似度的病例检索。

（5）入组管理

具有科研项目管理功能，项目中按病种筛选患者自动入组并按组绑定随访计划创建和随访方案，自动生成入组患者的随访事件任务、事件 CRF 表。

（6）智能随访

具有自定义随访问卷模板功能，问卷可以组合成问卷组，并绑定到随访方案和随访计划。支持将相关科普文章、健康宣教知识、知情同意书、调查问卷等内容通过微信移动端进行推送，随访小程序支持上传患者的相关诊疗数据，支持包括 JPG、PNG、WORD、PDF、Excel 等常见图片、文件格式。系统支持交互式语音随访，支持通过手机 App 或小程序实现远程随访，支持人机协同的智能随访干预。

（7）移动研究

患者可通过移动端扫描二维码进行随访队列入组、通过移动端完成随访知情同意书的签署、查阅所属随访队列信息和随访进度、填写随访节点下的各类问卷并提交、上传自身病情相关的检验检查诊疗报告或病历图片、查看医生发送的随访反馈信息，如知识科普、健康宣教和复诊提醒等；支持移动设备和便携式设备的互联和生命体征采集，数据可上传到科研平台；平台可实现对患者健康的实时监测、预警和干预。

（8）生物样本库

具有生物样本库类型定义，容器管理，样本注册入库出库管理，数据导入导出样本库条码生成、打印和识别功能。

(9）宣教管理

具有上传图片、文本和视频等不同类型的宣教学习资料功能，支持宣教资料的预览和再编辑操作、支持宣教资料同步到患者端小程序。

（10）科研项目管理

具有多中心科研项目搭建、项目日程任务设置、项目成员权限设置、研究队列、任务监测、预警和人机协同干预等功能，具有医护端和患者端小程序支持、患者入组自动筛选、队列事件定义、CRF 表与事件绑定、研究内容自动填充、任务数据统计和导出等功能。

（11）智能数据分析

科研数据分析支持一般性统计分析算法（一般线性相关系数、卡方检验、单因素方差分析、两独立样本 T 检验、两独立样本秩和检验、配对样本 T 检验、正态检验），支持多种回归分析算法（一元线性回归、多元回归、COX 回归、决策树回归、SVM 回归、深度神经网络回归、随机森林回归、XGBoost 回归等），支持多种分类算法（一元 logistic 分类、多元 logistic 分类、决策树分类、SVM 分类、深度神经网络分类、随机森林分类、XGBoost 分类、lgb 分类等），分析结果图表可导出为图片格式输出。

6.4.4 应用案例

随着临床科研对数据精准化、管理高效化的需求日益增长，某省肿瘤医院胸外科于 2022 年引入专科专病科研平台，旨在解决传统科研模式下数据分散、人工操作烦琐、随访效率低等痛点。通过该平台，医院实现了从患者入组到数据分析的全流程智能化管理，并逐步向多科室推广，形成覆盖肿瘤专科领域的科研支撑体系。

1. 核心功能

平台以胸外科二病区为试点，聚焦电子患者报告结局研究项目，构建以下核心功能模块。

（1）智能化项目管理

支持多科室、多病种科研项目并行管理，自定义研究方案与流程。实现患者自动入组，通过预设条件（如诊断分期、病理类型）精准筛选研究对象。

（2）智能化数据采集与事件触发

电子病例报告表与临床事件（如术后随访、不良反应）动态绑定，系统自动触发数据采集任务。通过 AI 算法预测患者随访时间节点，推送提醒至医护人员及患者端。

（3）人机协同干预与随访

结合智能机器人（如短信、微信推送）与人工干预，完成患者教育、用药提醒、症状监测等任务。随访效率提升 60%，患者依从性显著提高。

（4）数据整合与智能分析

多源数据（临床数据、患者自报结局、影像资料）自动归集，形成结构化科研数据库。内置统计分析工具，支持实时生成可视化图表，辅助科研论文撰写与成果转化。

2. 实施成效

（1）科研效率显著提升

胸外科二病区依托平台已高效完成多项电子患者报告研究项目，项目平均周期缩短 30%。患者入组时间从人工筛选的 3~5 天缩短至 1 h 内自动完成。

(2) 数据质量与安全性增强

通过标准化电子病例报告表模板与逻辑校验，数据错误率降低至 1% 以下。符合医疗数据隐私保护规范（如 HIPAA、GDPR），确保全流程数据合规。

(3) 多科室协同拓展

平台成功复制至头颈外科、腹部肿瘤内科等科室，支撑跨病种研究项目。

(4) 科研成果转化加速

基于平台数据，该胸外科发表 SCI 论文 4 篇，申报省级课题 2 项，形成肺癌、食管癌专病数据库。

3. 总结

该肿瘤医院通过专科专病科研系统的应用，实现了临床科研一体化、管理智能化、数据资产化，其经验总结如下。

(1) 以需求为导向

针对胸外科研究痛点设计功能模块，确保平台贴合临床实际。

(2) 以技术为驱动

融合人工智能、自动化与大数据技术，降低人工负担，提升科研精准度。

(3) 以共享为目标

构建全院级科研平台生态，促进跨科室协作与数据资源复用。

6.5 康复决策系统

6.5.1 人工智能引擎

6.5.1.1 康复知识图谱

康复知识图谱是一种以图结构（节点和关系）形式组织康复医学领域知识的数据库，它通过整合多源数据（如疾病信息、治疗方法、评估工具、患者特征等），建立实体之间的语义关联，形成一个可推理、可扩展的"知识网络"。其核心目标是支持临床决策、优化康复路径、提升治疗精准度，并促进多学科协作。

6.5.1.2 康复大模型

康复大模型是指基于大规模参数和深度学习技术，专门针对康复医学领域需求设计的智能模型。它通过整合多源数据（如临床诊断记录、患者行为数据、传感器监测数据等），结合数字孪生技术和自监督学习、强化学习等方法，实现康复治疗的个性化、精准化和智能化。其核心目标是解决康复医疗中的资源短缺、评估主观性、方案同质化等痛点，提升治疗效果和效率。

6.5.2 康复辅助决策

康复辅助决策作为智能康复信息系统的智能模块，是一种融合人工智能大模型（生成式人工智能，如目前流行的 DeepSeek、ChatGPT、文心一言、通义千问等的二次开发模型）与结构化知识图谱的智能化系统，旨在通过多源数据整合、动态推理和个性化建模，为康复治疗提供精准的临床决策支持。其核心是将海量康复知识转化为可计算的逻辑体系，并结合患者个体特征生成、优化和验证康复方案[377]。

康复辅助决策的主要内容与核心模块包括以下部分。

（1）多源数据融合与知识结构化

①数据来源：患者特征、病史、损伤程度、生理指标（如肌力、关节活动度）、心理状态（如焦虑评分）。

②康复知识图谱：疾病－治疗关联、循证指南（如脑卒中康复国际标准）、禁忌证规则（如骨折未愈合时禁用负重训练）。

③动态数据：可穿戴设备监测的运动数据（如步态分析）、患者自报告结局（ePRO）、治疗师实时反馈。

④知识融合：将非结构化文本（文献、病历）与结构化数据（量表评分、传感器数据）统一映射到知识图谱框架中，形成可推理的语义网络。

（2）个性化模型构建与动态推演

①患者数字孪生建模：基于患者数据构建虚拟孪生体，模拟不同康复方案下的功能恢复轨迹（如预测"步态训练强度增加10%对肌力的影响"）。

②大模型驱动推理：输入患者特征（如"脊髓损伤T10平面、ASIA分级C"）后，大模型结合知识图谱生成候选方案（如"机器人辅助步行训练＋核心肌群激活"）。

③动态优化：根据实时监测数据（如训练中关节疼痛加剧），触发知识图谱中的禁忌规则，调整方案（如"暂停抗阻训练，切换为水疗"）。

（3）智能决策支持流程

①需求识别：临床场景分类（如术后早期康复、慢性病功能维持）、关键问题提取（如"如何改善脑卒中患者的平衡能力？"）。

②知识检索与匹配：从知识图谱中提取相关实体（如"平衡训练""前庭康复"），筛选循证等级高的干预措施。

③方案生成与验证：大模型生成多套候选方案，基于数字孪生体模拟疗效（如预测3周内Berg平衡量表提升5分）。

④风险预警与解释：输出方案的同时，标记潜在风险（如"高强度训练可能导致肩关节半脱位"），并可视化推理路径（如"参考指南第×条禁忌证"）。

（4）协同交互反馈闭环

①医生端：提供可编辑的决策建议（如调整训练频率），支持多方案对比（如疗效、成本、耗时三维评估）。反馈修正结果自动反哺知识图谱（如标记"某方案对老年患者效果不佳"）。

②患者端：生成个性化康复计划（如视频示范＋语音提醒），通过传感器数据实时同步进展。异常数据（如心率异常）触发系统预警并通知医护团队。

（5）核心功能示例

①示例一：术后康复决策。

输入：膝关节置换术后第3天，疼痛评分4分，关节活动度0°～60°。

输出：推荐方案——CPM机被动训练（每日2次，每次20 min）+冷敷镇痛。

预警提示：避免主动屈膝超过90°（基于知识图谱中术后早期禁忌规则）。

②示例二：慢性病管理。

输入：帕金森病患者，Hoehn-Yahr分期2级，冻结步态频发。

输出：生成"节律性听觉提示训练"方案，联动手环监测步频数据。

动态调整：检测到步态改善后，自动增加训练复杂度。

(6) 临床价值

①精准化：避免"一刀切"治疗，结合患者功能状态、合并症等定制方案。

②高效性：将方案制定时间从数小时缩短至分钟级，减少人为经验依赖。

③安全性：通过知识图谱嵌入禁忌规则，降低治疗风险（如误用禁忌技术）。

④可持续优化：真实世界数据反哺系统，推动康复指南迭代升级。

(7) 技术挑战与未来方向

康复辅助决策目前面临的主要挑战包括多模态数据对齐（如影像报告与传感器时序数据融合）和小样本场景下的模型泛化能力（如罕见病康复方案生成）。未来将结合VR/AR实现沉浸式康复模拟与实时指导；应用场景扩展至社区和家庭场景，构建多级康复服务体系决策支持和全域康复管理生态。

6.5.3 康复数字疗法

康复数字疗法（digital therapeutics，DTx）作为现代医学与信息技术深度融合的产物，正逐步成为康复治疗领域的新兴力量。它利用先进的数字技术和软件应用程序，为患者提供基于循证医学的个性化康复方案，旨在提升康复效果，改善患者生活质量。

1. 发展历程

(1) 萌芽期

20世纪末，随着计算机技术和网络技术的兴起，数字康复医学开始萌芽，其主要集中在康复数据的记录与分析。

(2) 发展期

进入21世纪，智能手机和可穿戴设备的普及推动了数字康复技术的广泛应用，虚拟现实、增强现实和游戏化康复等新技术不断涌现。

(3) 成熟期

近年来，随着人工智能和大数据技术的融入，数字康复医学进入了智能化和个性化的新时代，为患者提供更加精准、高效的康复服务。

2. 康复数字疗法的核心要素

(1) 软件驱动

软件是康复数字疗法的核心，它实现了患者与医疗服务之间的交互，打破了地理和时间的限制，提高了医疗服务的可及性。

(2) 特定疾病的数字干预

康复数字疗法针对特定疾病，如心理康复、神经康复、慢性疾病等，通过软件程序提供个性化的干预措施。

（3）循证医学依据

康复数字疗法以循证医学为基础，在产品生命周期内严格遵循临床证据生成、分析和应用标准，确保治疗的有效性和安全性。

3. 康复数字疗法流程

康复数字疗法流程如图6-6所示，患者通过智能设备下载康复数字疗法应用程序；应用程序收集患者健康数据并进行智能分析；根据分析结果生成个性化康复方案；患者按照方案进行康复训练，应用程序实时监控康复训练数据并同步到云端；医疗专业人员远程监控反馈数据并判断是否需要调整康复方案；患者根据新的康复方案执行康复训练，康复目标达到后生成阶段性报告。

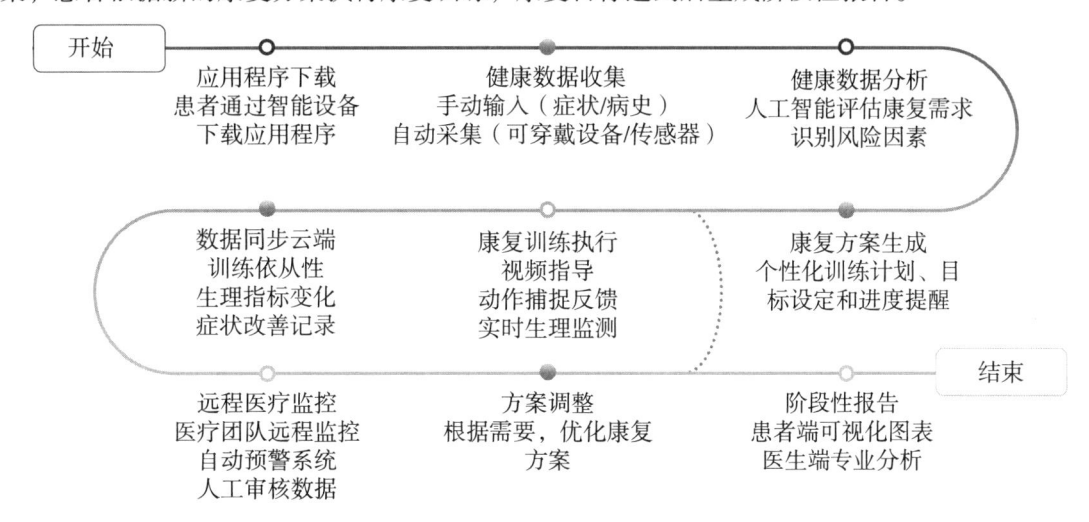

图6-6 康复数字疗法流程示意图

4. 康复数字疗法的技术实现

（1）行为和认知干预

通过移动应用程序、虚拟现实、在线课程等技术，提供个性化的行为和认知干预，帮助患者改变不健康的生活方式和思维模式。

（2）数据收集与分析

康复数字疗法能够收集和分析患者的健康数据，如睡眠质量、活动水平、情绪状态等，为医疗专业人员提供决策支持。

（3）远程监控与支持

利用传感器、智能设备和远程通信技术，实现对患者生理指标或药物依从性的远程监控，提供及时的咨询和支持。

（4）个性化治疗计划

根据患者的健康数据和行为模式，设计个性化的治疗计划，并根据实时数据进行调整和优化。

（5）教育和信息共享

提供丰富的教育和信息资源，帮助患者了解和管理自己的健康问题，提高自我管理能力。

5. 康复数字疗法的优势与挑战

（1）优势

便捷性：患者不再受地理或时间上的限制，可以随时随地接受康复治疗。

个性化：根据患者的具体情况提供个性化的康复方案，提高治疗效果。

高效性：通过实时数据收集和分析，及时调整治疗方案，提高康复效率。

经济性：相比传统康复手段，康复数字疗法的费用相对较低，减轻了患者的经济负担。

（2）挑战

监管审核：数字疗法成为主流疗法还面临无法通过监管审核的问题。

疗法稳定性：部分数字疗法产品存在疗法不稳定的情况，需要不断改进和完善。

患者接受度：部分患者对数字疗法的接受度不高，需要加强宣传和教育。

6. 康复数字疗法的未来展望

随着技术的不断进步和政策的支持，康复数字疗法有望在康复治疗领域发挥更大的作用。未来，康复数字疗法将更加注重个性化、智能化和远程化，为患者提供更加便捷、高效的康复服务。同时，随着大数据、人工智能等技术的融入，康复数字疗法将实现更加精准的治疗和康复效果评估，推动康复治疗领域的创新发展。

第7章 智能康复中心建设

7.1 概述

康复医疗中心作为独立设置的医疗机构,主要为慢性病患者、老年人群,以及临床治疗后需要康复的患者提供康复医学服务。其核心目标是改善患者躯体、运动、认知、心理等功能障碍,通过以功能锻炼为主、辅以基础医疗措施的方式,开展基本康复诊断评定、康复医疗和残疾预防等工作,助力患者尽早恢复自理能力,回归家庭和社会。通常情况下,国家三级康复服务体系包括综合医院康复医学科、康复医院和社区卫生服务中心,然而患者经医疗机构住院康复治疗后,功能仍需缓慢恢复或进一步稳定,因此居家康复治疗也是末端重要的环节。

在传统康复中心业务发展中,目前的运动疗法、作业疗法、言语疗法等主要方法对康复治疗师及康复器械的依赖性较大。康复诊疗的效果评估方法大多是主观的,取决于康复医生和治疗师的专业知识和经验,缺乏标准化和准确性。因此,在康复诊疗过程中很难跟踪肢体功能的客观变化[378]。传统康复医学中心大多由于缺乏信息化数据互联和医疗质控把关不严等问题,因此存在康复临床路径不规范、患者治疗记录不完整、历史就诊数据无法分析等问题,这使得有效的治疗方案无法挖掘、康复治疗效率无法提升、治疗师绩效无法统计,极大地增加了医治护患和管理者之间的沟通成本,同时,传统的纸载式信息管理和交流方式已成为康复医学科进一步高质量发展的阻碍。智能康复中心则以人工智能技术、先进康复理念和智能康复设备为基石,构建起医疗机构业务流程的良性闭环,实现数字化、互联化、可视化和智能化康复训练。针对不同级别的医疗机构,打造契合其康复治疗需求的智能康复中心,能够达成数据互联,实现全生命周期可视化病人信息管理,以及智能评估与治疗。这不仅有利于康复治疗的分级诊疗,还能提升医疗资源利用率,加快患者的康复进程。传统康复医学中心与智能康复医学中心的差距见表7-1所列。

近年来,随着智能机器人和人工智能等技术的不断进步与普及,智能康复中心在我国取得了一定发展,并在多种场景中得到全面应用。国内的智能康复中心依托三级康复诊疗体系,以帮助康复患者回归家庭、回归社会为目标,主要应用于各级医院、社区和居家这三种主要场景,建设工作主要由一些医院或科技公司独立承担,为患者提供智能化康复服务。然而,当前国内智能康复中心的建设较为分散,尚未形成规模化效应,且缺乏统一标准和协作机制。

表7-1 传统康复医学中心与智能康复医学中心的差异

维度	传统康复医学中心	智能康复医学中心
数据管理	以纸质记录或简单电子化存档为主,缺乏深度数据分析能力,难以支持长期疗效评估和临床科研	依托云端平台,实现患者数据的全程记录、可视化分析及长期追踪,为医患双方提供科学依据,并支持康复方案的动态优化[379]

续表

维度	传统康复医学中心	智能康复医学中心
技术应用	主要依赖人工操作，以物理治疗、作业治疗等经验性手段为主，治疗过程依赖康复师的技术水平和主观判断，缺乏精准量化评估工具[380]	融合人工智能、物联网、大数据等技术，通过智能设备（如康复机器人、传感器）实现自动化训练和实时数据采集，支持精准化、定量化的康复方案制定[381]
资源分配	资源分配依赖人工调度，易出现效率低下或资源浪费，且康复效果评估周期长	通过数据驱动的资源优化配置，降低人力成本，缩短康复周期，并实现康复效果的实时追踪与反馈[382]
服务模式	以"一对一"人工指导为主，人力成本高，且难以实现持续监测和动态调整，患者参与度有限	支持"一对多"患者同步管理[383]，同时通过个性化算法生成康复计划，结合游戏化互动和远程监护功能，提升患者主动性与依从性

7.2 医院智能康复中心

二级以上医疗机构在康复诊疗过程中扮演着"始发站"的关键角色。这里汇聚了患者最丰富的信息，面临着最为繁杂的疑难问题，具备最全的治疗方式，同时也对效益产出有着较高要求。传统的康复中心虽然能为患者提供最基本的康复治疗保障，但往往会存在信息收集不全面、运营效率不够高、资源开发不充分等问题。如图7-1所示，医院智能康复中心以标准化、高效化、自动化、同质化为特点，能够为患者提供涵盖智能康复评估、智能康复方案制定、智能康复训练、智能康复咨询等全流程、全生命周期的智能康复服务。这有助于患者更有效地管理疾病、把控康复过程以及规划康复后的生活。接下来，将重点阐述如何打造医院智能康复中心。

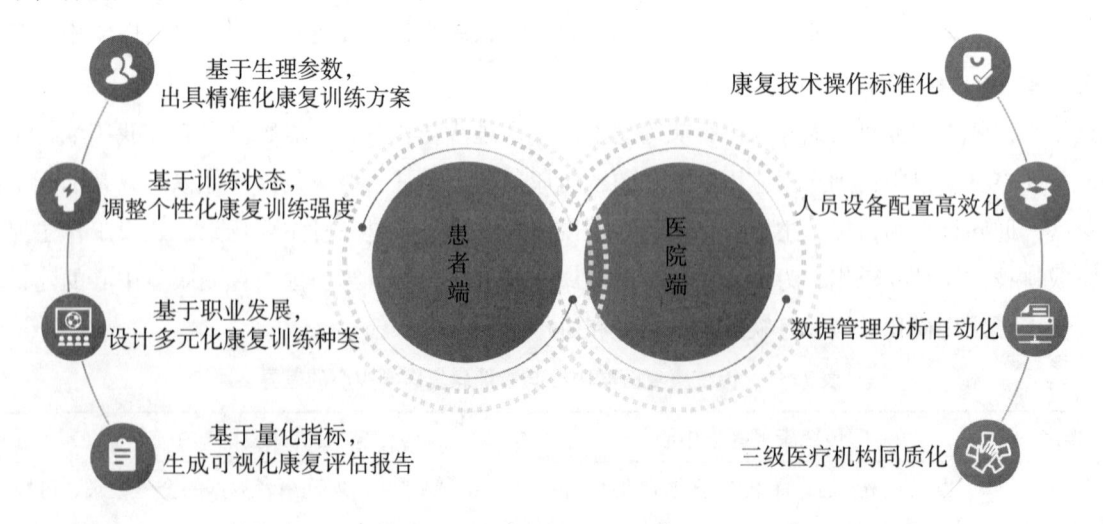

图7-1 智能康复中心核心优势

7.2.1 市场调研

市场调研是建设医院智能康复中心的重要基础。通过深入调研，可以全面了解市场需求、清晰把握竞争态势、精准掌握政策环境，从而为后续的规划工作提供坚实依据。

1. 调研目标

（1）市场需求画像

①建立"疾病－康复需求"映射表：按脑卒中、骨科术后、脊髓损伤等病种测算需求缺口（参考：当地三甲医院年出院量×康复渗透率）。

②绘制"患者需求分层地图"：按年龄、支付能力、康复阶段（急性期、恢复期、维持期）划分优先级。

③发现隐性需求：通过人工智能语义分析本地社交平台康复话题高频关键词（如居家康复指导、机器人训练）。

（2）竞争格局三维分析

①建立"服务能力雷达图"：从设备先进性、治疗师资质（学历、职称、国际认证比例）、数字化水平（智能评估系统覆盖率）等维度对比竞品。

②测算"服务半径渗透率"：通过热力图分析周边 5 km 内竞争医院患者的来源分布。

③构建"差异化机会矩阵"：识别未被满足的细分市场（如康复夜间服务、延时门诊、脊柱侧弯群体等）。

（3）政策合规性解构

①编制"政策合规清单"：对标康复中心建设标准，明确场地面积（如每床位≥6 m^2）、设备准入（二类医疗器械目录）、人员配置（治疗师与床位比≥1∶10）等硬性指标。

②建立"医保 DRG 模拟模型"：测算不同病种在智能康复项目纳入医保后的成本效益比。

2. 调研方法

（1）智能问卷系统

针对患者、家属和医护人员设计问卷，以此了解他们对康复服务的需求和满意度。

①部署移动端 H5 问卷（示例字段如下）。

［患者版］您最希望获得的智能康复服务是：

□ 可穿戴步态分析（实时生物反馈）

□ VR 情景互动训练（超市购物模拟）

□ 脑机接口认知训练（注意力监测）

②采用 NLP 情感分析工具（如 BosonNLP）处理开放式问题。

（2）结构化访谈框架

与康复专家、医院管理者、患者代表进行访谈，获取定性数据。

①管理者访谈模板（示例字段如下）。

▶关键问题：贵院 HIS 系统中康复医嘱 TOP5 是_____。

▶追问：这些项目与智能设备的对接现状是_____。

②焦点小组任务设计："卡片排序法"让患者对 12 种智能设备功能按需求排序。

(3) 数据挖掘模型

通过大数据分析，可以深入理解区域内康复服务的使用情况、患者流向以及医保报销数据，从而指导医院学科建设，提升服务能力。

①构建"患者流量漏斗模型"：临床科室患者量→康复会诊率→转介率→智能设备使用率→出院随访率。

②利用智能化信息系统开发医保数据清洗规则，识别康复相关诊断条目，筛选康复患者，分析医保支付差额、费用结构（药耗占比、治疗占比）、结余情况。

(4) 实地考察

调研周边医疗机构的智能康复设备和服务模式，通过随机抽查 3 台设备近 7 天的登录记录，评估智能康复训练系统患者端 App 日活率。

3. 调研内容

(1) 医院基础数字化审计

①信息系统对接现状：PACS 影像数据接口类型（是否为 DICOM3.0）、电子病历结构化程度（能否提取 Brunnstrom 分期数据）。

②设备物联能力：现有康复设备支持 MODBUS/HL7 协议的比例。

(2) 市场动态建模

涵盖政策趋势、代表性案例、覆盖人口、医疗资源分布、当地疾病谱。

①政策趋势：收集近三年省级卫健委"康复质控指标"变化轨迹（如 2023 年新增"智能设备使用率"考核项）。

②技术替代率曲线：绘制区域内经颅磁刺激、智能康复机器人、脑机接口等智能康复设备装机量的年增长率。

(3) 市场需求验证

涵盖区域内康复服务的消费能力、空间动线分析。

①支付意愿测试：设计价格敏感度测试（示例如下）。

选项 A：传统 PT 80 元/次 vs 选项 B：外骨骼机器人 PT 150 元/次

选择 B 的比例≥40% 则判定有市场空间。

②空间行为分析：一方面，通过信息化系统分析区域内患者的就诊偏好、就医优先级和潜在需求；另一方面，可以通过 Wi-Fi 探针采集康复治疗区患者动线数据，优化智能设备布局。

7.2.2 学科规划（康复亚专科配置）

学科规划是打造精准化智能康复中心的核心环节，需要紧密结合市场需求和机构自身定位，明确康复中心的亚专科发展方向和服务模式。不同类别医疗机构的康复学科建设规划见表 7-2 所列。

表 7-2 不同类别医疗机构的康复学科建设规划

维度	康复医院	中医医院康复科	综合医院康复科
适用范围	全国二、三级康复医院	全国各级中医医院康复科、中医相关的康复门诊部及基层医疗卫生机构	综合医院康复医学科
定位	针对各类亚急性期和恢复期患者提供系统、全面的康复治疗和医康融合模式	以中医药理论为基础,结合现代康复技术,突出中医特色,强调中西医协作[384]	以急性期康复为重点,与临床科室密切协作,提供早期、专业的康复医疗服务
学科设置	全面康复,涵盖重症、神经、骨科、疼痛、老年、心肺、肿瘤、肾脏、儿童、中医康复等	重点发展脑病、骨伤、盆底、儿童、心脑血管、内科康复等	重点发展重症、神经、骨科、疼痛、老年、心肺、产后、儿童、中医康复等
服务模式	康复医院的服务模式以"医康融合"为核心,强调多学科协作,形成"专科康复中心+专病治疗中心"的运营模式	强调中西医协作,将中医康复技术如针灸、推拿等与现代康复技术相结合,形成全流程、个性化的康复方案	以"临床康复一体化"为核心,康复医师以及治疗师深入其他临床科室,提供全人群和全生命周期的康复服务[385]

7.2.3 资源配置

7.2.3.1 整体架构

医院智能康复中心主要由智能化硬件和软件两大核心要素构成。其中,智能化硬件主要指智能康复评估与治疗设施设备,如智能康复评估系统、智能康复机器人训练设备、虚拟现实系统等,通过硬件设备实现患者全康复周期智能化治疗。智能化软件主要指康复全周期大数据平台,基于此平台,通过先进传感技术实现设备、患者和医生意图等信息的数字化;通过物联网系统实现智能康复设备的互联互通与患者康复数据的管理;通过PC及移动端的可视呈现患者康复数据以及个人实时人机交互显示控制;通过智能决策算法生成康复方案并辅助患者训练。

医院智能康复中心的建设还涉及空间规划布局、人员组织结构、教育培训支持、质量管理和安全保障等多个重要方面,需要综合考量,以确保为患者提供高质量、个性化的康复服务。

(1) 空间规划布局

如图7-2所示,良好康复空间能够为患者康复活动提供积极引导,其产生的刺激和暗示能够将健康信息传递给患者,帮助患者尽快恢复[386]。医院智能康复中心应依据三级医院质控标准和智能康复理念进行打造,按照病人入院诊断、康复评定、康复治疗、再评估、再康复、出院的流程,合理规划治疗区、住院病区。医院智能康复中心应设置在医院内便于患者前往的位置,通常与其他康复部门或医疗服务设施相邻。其物理空间布局要充分考虑不同康复的空间需求来分区,如理疗区、运动训练区、功能评估区等,同时要兼顾患者的隐私性、便利性和舒适性,设置无障碍通道、无障碍卫生间、舒适的等候区等。

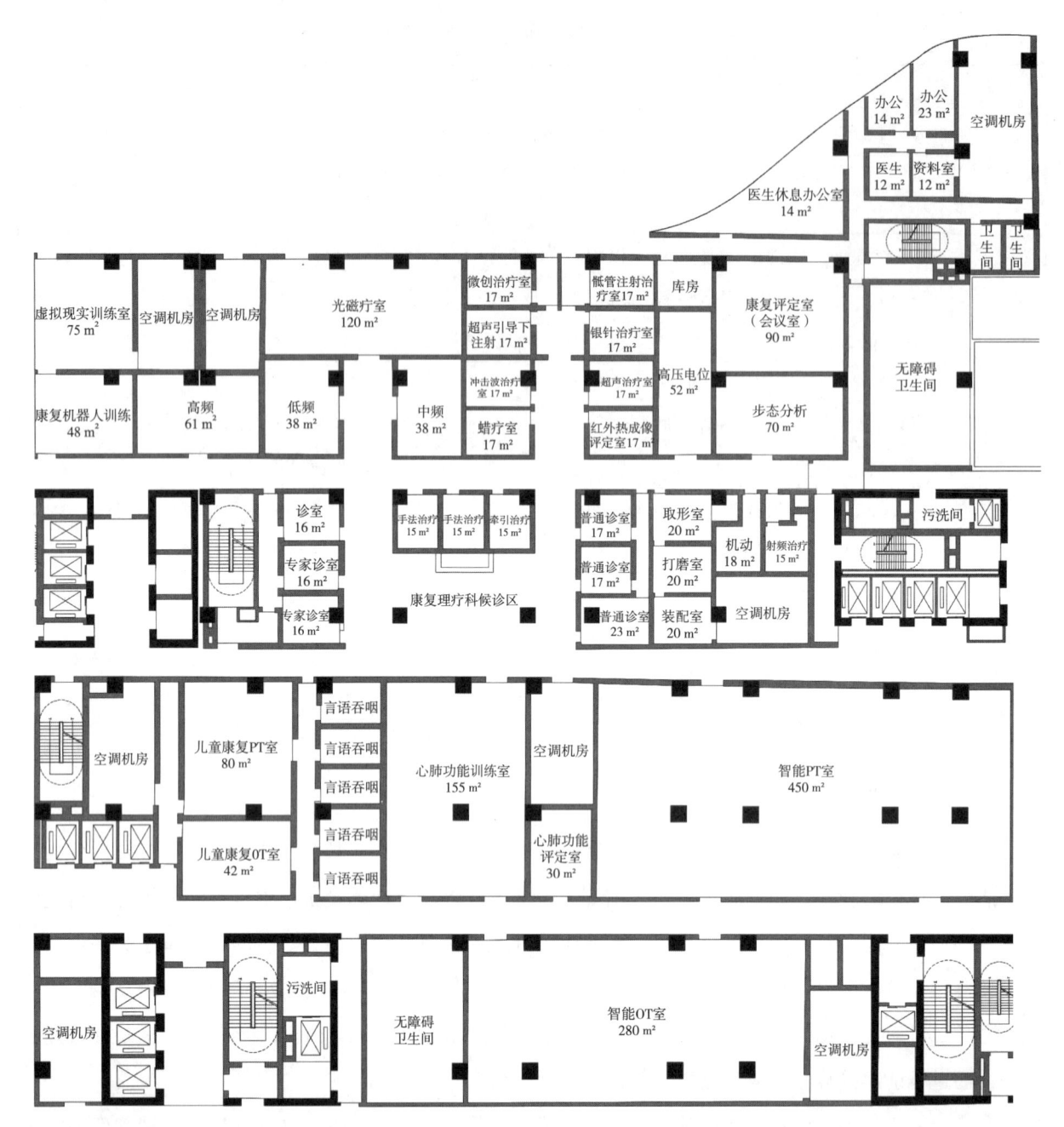

图 7-2 医院智能康复中心平面布局图

（2）人员组织结构

医院智能康复中心需组建一支跨学科医疗团队，涵盖康复医生、物理治疗师、作业治疗师、言语治疗师、心理治疗师、康复工程师及康复护士等关键角色。团队成员之间需密切协作，以患者的功能障碍和个人发展为中心，共同制定并执行患者的康复计划，定期进行康复评估和方案调整。此外，还应配备专业的管理人员和行政人员，负责医院智能康复中心的日常运营管理工作。

（3）教育培训支持

医院智能康复中心应定期开展持续的教育培训活动，不断提升医护人员的专业水平和技能。同时，加强与相关学术机构和专业协会的合作，积极开展康复领域的科研和学术交流活动，达到人员及科室的高质量、可持续发展。

（4）质量管理和安全保障

医院智能康复中心应建立严格的质量管理体系，涵盖康复治疗质量评估、安全风险评估等，确保满足康复医疗中心基本标准，包括但不限于设备和设施的配备、专业人员的资质和培训、个性化治疗计划的制定、疼痛管理措施、安全卫生标准、及时沟通机制、患者参与度以及定期的效果评估。遵循相关的法律法规和标准，确保康复中心的运行符合医疗服务的规范和要求。

7.2.3.2 基础资源配置

基础资源配置是医院智能康复中心建设与发展的基础条件，主要包括空间配置、床位配置、人员配置、科室配置、设备设施等。按照中国康复医学会发布的康复医院建设标准、综合医院康复医学科建设指南、中医医院康复科建设标准（试行），推荐基础配置如下。

1. 康复专科医院

二、三级康复专科医院的基础资源配置见表7-3所列。

表7-3 二、三级康复专科医院基础资源配置

对比项	三级康复专科医院	二级康复专科医院
空间配置	每床建筑面积≥95 m² 康复治疗区域总面积≥3 000 m² 配置智能病房与护理、智能康复训练大厅、VR评估室、远程康复室等	每床建筑面积≥85 m² 康复治疗区域总面积≥800 m² 配置智能病房与护理、智能康复训练区、远程康复室等
床位配置	总床位≥300张，康复专业床位占比≥75%	总床位≥100张，康复专业床位占比≥75%
人员配置	每床至少配备1.4名工作人员，其中0.2名医师、0.3名康复治疗师、0.4名护士。 医师：副高级及以上职称≥15%；中级职称≥30%；硕士以上学历≥50%。 康复治疗师：副高级及以上职称≥3人；中级职称≥20%；本科以上学历≥60%；康复治疗专业毕业人数≥85%。 护士：康复专科护士≥5%；副高级及以上职称≥3人；中级职称≥20%；大专及以上学历≥60%。 建议根据学科发展需求配备心理医师和心理治疗师。 学科带头人：正高级职称、硕士以上学历，在本专业领域具有一定影响力和学术地位，具有相对稳定的科学研究方向，具备危急重症和疑难病症的诊治能力。 学术骨干：人数≥15%，医师具有副高级职称、硕士以上学历，具有1~2个稳定的科学研究方向；治疗师及护理具有中级3年、本科以上学历	每床至少配备1.2名工作人员，其中0.15名医师、0.2名康复治疗师、0.3名护士。 医师：副高级及以上职称≥8%；中级职称≥20%；硕士以上学历≥30%。 康复治疗师：副高级及以上职称≥1人；中级职称≥15%；本科以上学历≥30%；康复治疗专业毕业人数≥60%。 护士：康复专科护士≥2%（至少1人）；副高级及以上职称≥1人；中级职称≥15%；大专及以上学历≥40%。 可以根据学科发展需求配备心理医师和心理治疗师。 学科带头人：高级职称、硕士以上学历，在本专业领域具有一定影响力和学术地位。 学术骨干：人数≥10%，医师具有副高级职称、硕士以上学历，具有1~2个稳定的科学研究方向；治疗师及护理具有中级2年、本科以上学历
科室配置	①临床科室：至少设置骨与关节功能康复、神经功能康复、脊损伤康复、儿童康复、老年康复、心功能康复、呼吸功能康复、中医康复、疼痛康复、听力视力康复、烧伤康复、重症康复、肿瘤康复等专业中的6个专业科室，以及内科、外科、ICU。 ②治疗科室：至少设置物理因子治疗、运动治疗、作业治疗、言语治疗、传统康复治疗等治疗科室；建议设置康复工程、心理康复和水疗等科室。 ③评定科室：至少设置运动平衡功能评定、认知功能评定、言语吞咽功能评定、作业日常活动能力评定、心理评定、神经电生理检查、心肺功能检查、听力视力检查、职业能力评定等评定专业中的7个科室。 ④医技科室：至少设置医学影像科、检验科、药剂科、营养科、门诊手术室、消毒供应室。 ⑤门诊科室：各康复专业均应设置本专科门诊科室，有条件的设门诊康复治疗室	①临床科室：至少设置骨关节康复、神经康复、儿童康复、老年康复、听力视力康复、呼吸功能康复、心功能康复、疼痛康复、传统康复等专业中的4个康复专业科室以及内科、外科，根据医院整体构建要求及病种特点决定是否设置监护室。 ②治疗科室：至少设置物理因子治疗、运动治疗、作业治疗、言语治疗、传统康复治疗等治疗科室。 ③评定科室：至少具备运动平衡功能评定、认知功能评定、言语吞咽功能评定、作业日常生活活动能力评定、心肺功能检查、神经电生理检查、听力视力检查中的5项功能。 ④医技科室：至少设置超声科、检验科、放射科、药剂科和消毒供应科。 ⑤门诊科室：各康复专业均应设置本专科门诊科室，有条件的设门诊康复治疗室

续表

对比项	三级康复专科医院	二级康复专科医院
设备设施	①基本医疗设备 ②康复设备 a. 康复评定设备：至少配备运动心肺功能及代谢功能评定、肌电图与临床神经电生理学检查、肌力和关节活动度评定、平衡功能评定、运动及步态分析、言语及吞咽功能评定、心理测验、认知感知觉评定、作业评定、职业评定等设备，建议配备多关节等速训练评定系统、肌骨超声等设备。 b. 运动治疗设备：至少配备常规肌力训练设备及等速肌力训练仪、耐力训练设备（训练用运动平板、功率车等）、关节活动训练设备、平衡训练设备、辅助站立设备、运动控制能力训练设备、生物反馈训练设备、减重步行训练设备、悬吊训练设备、训练用辅助器具（训练用球、助行器等），建议配备新型设备如上下肢康复机器人、虚拟现实训练设备等。开设儿童康复专业的医院需配备儿童运动训练专用设备。 c. 物理因子治疗设备：至少配备电疗（包括直流电、低频电疗、中频电疗、高频电疗设备）、光疗、超声波治疗、磁疗、功能性电刺激、深层肌肉刺激仪、传导热治疗、冷疗、牵引治疗等，建议配备体外冲击波、淋巴引流治疗仪等设备。 d. 作业治疗设备：至少配备日常生活活动作业、手功能作业训练、上肢功能训练、手工艺治疗工具和设备、情景互动设备、模拟职业作业设备，建议配备ADL模拟训练室、职业康复工作站等设备。 e. 认知、言语、吞咽治疗设备：至少配备认知训练、言语治疗、非言语治疗和吞咽治疗设备、吞咽电刺激设备，建议配备经颅直流电刺激、经颅磁刺激等设备。 f. 中医传统康复治疗设备：至少配备针灸、推拿、火罐、中药药浴、中药熏（洗）蒸等设备。 g. 康复工程设备：建议配备临床常用假肢、矫形器、辅助器具制作设备。 h. 水疗设备：建议配备蝶形浴槽、涡流气泡浴槽、步态跑台浴槽等设备。 i. 其他特殊康复设备：如产后康复，至少配备盆底肌生物反馈电刺激治疗仪等；肿瘤康复，建议配备淋巴水肿管理相关设备，鼓励配备超声评估设备、电阻抗设备等。 ③急救设备：康复治疗室内应配备抢救车、除颤仪、抢救床等常规抢救设备。 ④信息化设备：三级康复医院所需要的保证医院高水平运营的信息化设备	①基本医疗设备 ②康复专设备 a. 康复评定设备：至少配备运动功能评定、肌力和关节活动度评定、平衡功能评定、认知功能评定、言语评定、作业评定、吞咽功能评定等设备。 b. 运动治疗设备：至少配备肌力训练设备、耐力训练设备（训练用运动平板、功率车等）、关节活动训练设备、平衡训练设备、辅助站立设备、运动控制能力训练设备、减重步行训练设备、训练用辅助器具（贴扎用品、训练用球、助行器等）。开设儿童康复专业的医院需配备儿童运动训练专用设备。 c. 物理因子治疗设备：至少配备电疗（包括直流电、低频电疗、中频电疗、高频电疗设备）、光疗、超声波治疗、磁疗、功能性电刺激、传导热治疗、冷疗、牵引治疗等设备。 d. 作业治疗设备：至少配备日常生活活动作业、手功能作业训练、上肢功能训练、手工艺治疗工具和设备、情景互动设备，建议配备模拟职业作业设备。 e. 认知、言语、吞咽治疗设备：至少配备认知训练、言语治疗、非言语交流治疗和吞治疗等设备。 f. 中医传统康复治疗设备：至少配备针灸、推拿、火罐、中药药浴等设备，建议配备中药熏（洗）蒸设备。 g. 康复工程设备：建议配备低温热塑板材矫形器、辅助器具制作设备。 h. 其他特殊康复设备：如产后康复，至少配备盆底肌生物反馈电刺激治疗仪等；肿瘤康复，建议配备淋巴水肿管理相关设备，鼓励配备超声评估设备、电阻抗设备等。 ③急救设备：康复治疗室内应配备抢救车、除颤仪、抢救床等常规抢救设备。 ④信息化设备：二级康复医院所需要的保证医院高水平运营的信息化设备

2. 综合医院康复医学科

二、三级综合医院康复医学科的基础资源配置见表7-4所列。

表7-4 二、三级综合医院康复医学科基础资源配置

对比项	三级综合医院康复医学科	二级综合医院康复医学科
空间配置	总使用面积≥1 000 m² 每床使用面积≥6 m²，床间距≥1.2 m 病房配备更全面的智能监测和康复训练设备，如智能手环和天轨式减重步行训练设备	总使用面积≥500 m² 每床使用面积≥6 m²，床间距≥1.2 m 病房配备基础的智能监测设备

续表

对比项	三级综合医院康复医学科	二级综合医院康复医学科
床位配置	床位数应为医院总床位数的2%～5%	康复医学科床位数至少为医院总床位数的2.5%，但不得少于10张
人员配置	至少配置2名副高级以上医师 每床至少配置0.25名医师、0.5名治疗师、0.3名护士 至少配置1名具备中医类别执业资格的执业医师	至少配置1名副高级以上医师 每床至少配置0.25名医师、0.5名治疗师、0.3名护士 至少配置1名具备中医类别执业资格的执业医师
科室设置	①康复医学科门诊：开展不少于5项内容的门诊康复，包含但不限于神经康复、骨科康复、呼吸康复、心脏康复、老年康复、疼痛康复、烧伤康复、儿童康复、康复咨询等康复专科方向中的5项。 ②康复医学科病房：至少设置神经康复、骨科康复、心肺康复、肿瘤康复、儿童康复、老年康复、疼痛康复、重症康复、中医康复、心理康复等中的5个康复医学亚专科。 ③康复医学科治疗室（区）：可独立设置康复评定室和康复治疗室（区），至少设置具备康复评定功能的治疗室（区）。应具备物理治疗室（区）、作业治疗室（区）、言语治疗室（区）、吞咽治疗室（区）、认知治疗室（区）、中国传统康复治疗室（区）等，可设置水疗室（区）、心理治疗室（区）、高压氧治疗室（区）、康复辅具治疗室（区）等康复治疗区域	①康复医学科门诊：开展不少于5项内容的门诊康复，包含但不限于神经康复、骨科康复、呼吸康复、心脏康复、老年康复、疼痛康复、烧伤康复、儿童康复、康复咨询等康复专科方向中的5项。 ②康复医学科病房：至少设置神经康复、骨科康复、心肺康复、肿瘤康复、儿童康复、老年康复、疼痛康复、重症康复、中医康复、心理康复等中的5个康复医学亚专科。 ③康复医学科治疗室（区）：可独立设置康复评定室和康复治疗室（区），至少设置具备康复评定功能的治疗室（区）。应具备物理治疗室（区）、作业治疗室（区）、言语治疗室（区）、吞咽治疗室（区）、认知治疗室（区）、中国传统康复治疗室（区）等，可设置水疗室（区）、心理治疗室（区）、高压氧治疗室（区）、康复辅具治疗室（区）等康复治疗区域
设备设施	①基本设备 ②专科设备 a. 康复评定设备：至少独立配备肌力和关节活动评定设备、平衡功能评定设备、认知功能评定设备、语言功能评定设备、吞咽功能评定设备、作业评定设备等。可配备步态分析设备、超声设备、脑功能检测设备等。医院需配备运动心肺功能评定设备、尿动力学检测设备、临床神经电生理学检查设备。专注儿童疾病康复的科室需要具备儿童功能评定设备。 b. 康复治疗设备 运动治疗：至少配备治疗床、肌力训练设备、关节活动训练设备、软组织牵伸训练设备、平衡功能训练设备、站立训练设备、步行功能训练设备、运动控制能力训练设备、生物反馈训练设备、儿童运动训练器材。可配备虚拟情景互动康复训练系统、智能天轨移位系统、减重步态训练设备、数字化分析跑台、上肢康复机器人、下肢康复机器人等。 物理因子治疗：至少配备电疗设备、光疗设备、磁疗设备、压力治疗设备、超声波治疗设备、热疗设备、冷疗设备、生物反馈治疗设备。可配备神经调控技术设备（经颅磁激、经颅直流电刺激）、体外冲击波治疗仪、激光治疗设备、冷冻治疗设备等。	①基本设备 ②专科设备 a. 康复评定设备：至少独立配备肌力和关节活动评定设备、平衡功能评定设备、认知功能评定设备、语言功能评定设备、吞咽功能评定设备、作业评定设备等。可配备步态分析设备、超声设备、脑功能检测设备等。 b. 康复治疗设备 运动治疗：至少配备治疗床、肌力训练设备、关节活动训练设备、软组织牵伸训练设备、平衡功能训练设备、站立训练设备、步行功能训练设备、运动控制能力训练设备、生物反馈训练设备、儿童运动训练器材。 物理因子治疗：至少配备电疗设备、光疗设备、磁疗设备、压力治疗设备、超声波治疗设备、热疗设备、冷疗设备、生物反馈治疗设备。 作业治疗：至少配备日常生活活动作业设备、手功能作业训练设备、模拟职业作业设备等。 言语、吞咽、认知治疗：至少配备言语治疗设备、吞治疗设备、认知治疗设备、非言语交流治疗设备等。 中国传统康复治疗：至少配备针灸、推拿、中药

续表

对比项	三级综合医院康复医学科	二级综合医院康复医学科
设备设施	作业治疗：至少配备日常生活活动作业设备、手功能作业训练设备、模拟职业作业设备等。 言语、吞咽、认知治疗：至少配备言语治疗设备、吞治疗设备、认知治疗设备、非言语交流治疗设备等。 中国传统康复治疗：至少配备针灸、推拿、中药熏（洗）蒸等中医康复治疗设备。 高压氧治疗：有条件的综合医院可独立配置高压氧舱设备。 c. 急救设备：康复医学科门诊、病房、治疗室（区）分别至少配备简易呼吸器、除颤仪、供氧设备、抢救车。 d. 信息化设备：康复医学科医疗、护理及治疗部门分别配备能够上网的计算机。可配置医疗信息化管理系统医联体云平台、远程医疗平台、互联网诊疗系统等	熏（洗）蒸等中医康复治疗设备。 高压氧治疗：有条件的综合医院可独立配置高压氧舱设备。 c. 急救设备：康复医学科门诊、病房、治疗室（区）分别至少配备简易呼吸器、除颤仪、供氧设备、抢救车。 d. 信息化设备：康复医学科医疗、护理及治疗部门分别配备能够上网的计算机。可配置医疗信息化管理系统医联体云平台、远程医疗平台、互联网诊疗系统等
专科技术	①科普宣传 ②临床诊断与治疗：至少具备神经阻滞、关节腔注射、肉毒毒素注射、肌骨超声介入诊疗等技术中的3项。 ③康复评定：运动功能评定、心肺功能评定、言语功能评定、吞咽功能评定、认知功能评定、心理评定、日常生活能力及社会功能评定、尿动力学检测、电生理学检测等。 ④康复治疗：物理治疗、作业治疗、言语治疗、吞咽治疗、认知治疗、心理治疗、中国传统康复治疗、康复辅具应用。 ⑤康复护理：日常生活活动能力评定、家庭和社会参与功能评定，体位摆放宣教，体位转移宣教，饮食及吞咽管理，呼吸道管理，神经源性膀胱管理，神经源性肠管理，轮椅、助行器使用指导，心理护理等	①科普宣传 ②临床诊断与治疗：至少具备神经阻滞、关节腔注射、肉毒毒素注射、肌骨超声介入诊疗等技术中的3项。 ③康复评定：运动功能评定、心肺功能评定、言语功能评定、吞咽功能评定、认知功能评定、心理评定、日常生活能力及社会功能评定、尿动力学检测、电生理学检测等。 ④康复治疗：物理治疗、作业治疗、言语治疗、吞咽治疗、认知治疗、心理治疗、中国传统康复治疗、康复辅具应用。 ⑤康复护理：日常生活活动能力评定、家庭和社会参与功能评定，体位摆放宣教，体位转移宣教，饮食及吞咽管理，呼吸道管理，神经源性膀胱管理，神经源性肠管理，轮椅、助行器使用指导，心理护理等
康复服务	①重点为急危重症、早期恢复期和疑难复杂疾病患者提供康复医疗服务。 ②承担辖区内康复医疗学科建设、人才培训、技术支持、研究成果推广等任务，通过医联体、专科联盟、对口支援、远程培训等方式，发挥优质康复医疗资源辐射和带动作用。 ③提升康复早期介入、多学科合作、疑难危重症患者康复医疗服务能力，促进临床康复一体化	①重点为诊断明确、病情稳定或者需要长期康复的患者提供康复医疗服务，以基层医疗机构为依托、鼓励开展社区和居家康复医疗服务。 ②有条件的二级以上医院参与帮扶基层医疗机构提升康复医疗能力，构建不同医疗机构之间定位明确、分工协作、上下联动的康复医疗服务网络

3. 中医医院康复医学科

二、三级中医医院康复医学科的基础资源配置见表7-5所列。

表7-5　二、三级中医医院康复医学科基础资源配置

对比项	三级中医医院康复科	二级中医医院康复科
空间配置	康复门诊诊室净使用面积>10 m² 康复评定室净使用面积>15 m² 康复治疗区（室）总使用面积≥1 500 m² 单个治疗室净使用面积>15 m²	康复门诊诊室净使用面积>10 m² 康复评定室净使用面积>15 m² 康复治疗区（室）总使用面积≥1 000 m² 单个治疗室净使用面积>15 m²
床位配置	康复专业总床位≥30张 康复病房每床净使用面积8~10 m²，床间距>1.2 m	康复专业总床位≥20张 康复病房每床净使用面积8~10 m²，床间距>1.2 m
人员配置	每床至少配备0.25名执业医师、0.5名康复治疗师、0.3名执业护士。 中医类别执业医师占执业医师总数的70%以上	每床至少配备0.15名医师、0.3名康复治疗师、0.3名护士。 中医类别执业医师占执业医师总数的60%以上。 至少配备1名中医传统康复治疗人员（针灸/推拿）
科室设置	①候诊区（室）：至少设置1个门诊候诊区（室）。 ②康复门诊：至少包含神经康复、肌骨康复、呼吸康复、心脏康复、老年康复、疼痛康复、烧伤康复、儿童康复、康复咨询等中5个以上内容。 ③康复评定室：中医四诊检查室、中医体质辨识室、运动功能评定室、感觉功能评定室、言语吞咽功能评定室、认知功能评定室、手功能评定室、ADL评定室、心理评定室、神经电生理检查室、心肺功能检查室、职业能力评定室等至少1间。 ④康复治疗区（室）：必须具备针灸推拿区（室）、中药外治区（室）、物理治疗区（室）、作业治疗区（室）、言语吞咽治疗区（室）、认知治疗区（室），还应具备中医运动疗法区（室）、中医情志疗法区（室）、文体治疗区（室）、康复工程区（室）、音乐治疗区（室）、水疗区（室）等，至少具备7个治疗区（室）。 ⑤康复病房：必须开设康复病房，至少包含神经康复专科、肌骨康复专科、呼吸康复专科、心脏康复专科、老年康复专科、疼痛康复专科、烧伤康复专科、听力视力康复专科、儿童康复专科、重症康复专科等中3个以上专科内容，建议有条件者设置重症监护病房	①候诊区（室）：在条件许可下应设置门诊候诊区（室）。 ②康复门诊：至少包含神经康复、肌骨康复、呼吸康复、心脏康复、老年康复、疼痛康复、烧伤康复、儿童康复、康复咨询等中3个以上内容。 ③康复评定室：中医四诊检查室、中医体质辨识室、运动功能评定室、感觉功能评定室、言语吞咽功能评定室、认知功能评定室、手功能评定室、ADL评定室、心理评定室、神经电生理检查室、心肺功能检查室、职业能力评定室等至少1间。 ④康复治疗区（室）：必须具备针灸推拿区（室）、中药外治区（室）、物理治疗区（室）、作业治疗区（室）、言语吞咽治疗区（室），至少具备5个治疗区（室）。 ⑤康复病房：必须开设康复病房，至少包含神经康复专科、肌骨康复专科、呼吸康复专科、心脏康复专科、老年康复专科、疼痛康复专科、烧伤康复专科、听力视力康复专科、儿童康复专科、重症康复专科等中2个以上专科内容

续表

对比项	三级中医医院康复科	二级中医医院康复科
设备设施	①基本设备 ②专科设备 a. 康复评定设备：应配置中医康复评定设备（如中医体质辨识系统、中医专家系统、经络检测分析设备、穴位探测设备、红外热像检测设备等）和西医康复评定设备（如心肺功能评定设备、肌电图与临床神经电生理学检查设备、肌力和关节活动评定设备、平衡功能评定设备、言语吞咽评定设备、认知感知觉评定设备、作业评定设备、心理测评设备、运动及步态分析设备、活动与参与能力评定设备、生存质量评定设备、代谢功能评定设备等康复设备）中的至少 8 项，建议有条件者配备床边超声、床边心电监测系统、睡眠呼吸监测仪等。 b. 康复治疗设备：应配置中药、针法、灸法、推拿、罐疗、物理治疗、作业治疗、认知治疗、言语吞咽治疗等设备，建议配置刮痧、中医运动疗法、饮食疗法、康复工程、多功能牵引、高压氧疗法、水疗、音乐疗法等设备。 c. 康复急救设备：至少配备简易呼吸器、供氧设备、抢救车。 d. 康复信息化设备：应配置自动化办公设备、智能显示设备等。至少配备 2 台能够上网的计算机，建议有条件者建立中医康复数据库、中医康复质控系统等	①基本设备 ②专科设备 a. 康复评定设备：应配置中医康复评定设备（如中医体质辨识系统、中医专家系统、经络检测分析设备、穴位探测设备、红外热像检测设备等），西医康复评定设备（如心肺功能评定设备、肌电图与临床神经电生理学检查设备、肌力和关节活动评定设备、平衡功能评定设备、言语吞咽评定设备、认知感知觉评定设备、作业评定设备、心理测评设备、运动及步态分析设备、活动与参与能力评定设备、生存质量评定设备、代谢功能评定设备等康复设备）中的至少 5 项。 b. 康复治疗设备：应配置中药、针法、灸法、推拿、罐疗、物理治疗、作业治疗等设备，建议配置刮痧、中医运动疗法、饮食疗法、认知治疗、言语吞咽治疗、康复工程等设备。 c. 康复急救设备：至少配备简易呼吸器、供氧设备、抢救车。 d. 康复信息化设备：应配置自动化办公设备、智能显示设备等。至少配备 1 台能够上网的计算机
专科技术	科普宣传 疾病诊疗：开展康复科常见疾病及疑难病的中西医诊断（包括中医疾病诊断、中医证候诊断、西医疾病诊断）及基础治疗。 康复评定：中医辨证论治、中医体质辨识、肢体功能评定、活动与参与能力评定、生存质量评定、平衡功能评定、运动及步态分析、言语吞咽功能评定、认知感知觉评定、心理测评、心肺功能评定、肌电图与临床电生理学检查等评定技术。 康复治疗：中药、针法、灸法、推拿、罐疗、物理治疗、作业治疗、认知治疗、言语吞咽治疗等技术，建议开展刮痧、中医运动疗法、中医情志疗法、饮食法、心理治疗、音乐疗法、文体治疗、康复工程、局部注射技术、康复机器人、高压氧疗法、水疗等技术。	科普宣传 疾病诊疗：开展康复科常见疾病及疑难病的中西医诊断（包括中医疾病诊断、中医证候诊断、西医疾病诊断）及基础治疗。 康复评定：中医辨证论治、中医体质辨识、肢体功能评定、活动与参与能力评定、生存质量评定、平衡功能评定、运动及步态分析、言语吞咽功能评定、认知感知觉评定、心理测评、心肺功能评定、肌电图与临床电生理学检查等评定技术。 康复治疗：中药、针法、灸法、推拿、罐疗、物理治疗、作业治疗等技术，建议开展刮痧、中医运动疗法、中医情志疗法、认知治疗、言语吞咽治疗、康复工程等技术。

续表

对比项	三级中医医院康复科	二级中医医院康复科
专科技术	康复护理：康复护理评估技术主要包括ADL评估、吞咽障碍筛查、跌倒风险评分、血栓风险评估、疼痛评估、营养风险筛查评估、膀胱残余尿量测定、压疮风险评估。康复护理治疗技术主要包括体位摆放、体位转移技术、呼吸功能训练、舌操训练，摄食直接训练技术、排痰技术、膀胱护理（含间歇导尿术）、肠道护理、压疮护理、轮椅使用、助行器使用指导等。中医康复特色护理技术主要包括耳穴压豆、中药熏洗、中药热、穴位按摩等	康复护理：康复护理评估技术主要包括ADL评估、吞咽障碍筛查、跌倒风险评分、血栓风险评估、疼痛评估、营养风险筛查评估、膀胱残余尿量测定、压疮风险评估。康复护理治疗技术主要包括体位摆放、体位转移技术、呼吸功能训练、舌操训练，摄食直接训练技术、排痰技术、膀胱护理（含间歇导尿术）、肠道护理、压疮护理、轮椅使用、助行器使用指导等。中医康复特色护理技术主要包括耳穴压豆、中药熏洗、中药热、穴位按摩等
康复服务	在二级中医医院服务能力基础上，建设专病门诊，开展康复特色突出、临床疗效确切的疑难病症的康复诊疗工作，针对疾病损伤导致的功能障碍，以急性期临床康复为重点，提供早期、专业的康复医疗服务	开展科室常见疾病的康复诊疗工作

7.2.3.3 智能康复评估与训练设备

医院智能康复中心的智能康复评估、训练与数据管理系统的配置至关重要，是构成中心的重要组成部分。如图7-3所示，先进的评估设备和训练器械利用人工智能技术，结合传感器、电机、算法等，能够智能感知患者的运动状态、肌肉活动、关节角度等生理参数，精准评估患者的功能状态，为患者提供个性化、智能化、主动化的康复治疗方案，并根据患者的具体情况和康复目标自动调整治疗方案，提供实时反馈和指导，从而提高康复效率和效果。智能康复全周期大数据平台依托先进的信息技术和数据分析技术，实现对患者临床数据、康复过程数据等信息的收集、存储、管理、分析及决策。该平台的基础配置涵盖数据采集、深度分析、直观可视化、严格隐私保护及智能决策支持，旨在达成康复数据全流程数字化管理，促进医生、护士、治疗师、患者、医疗设备管理者间的无缝信息流通[389]。

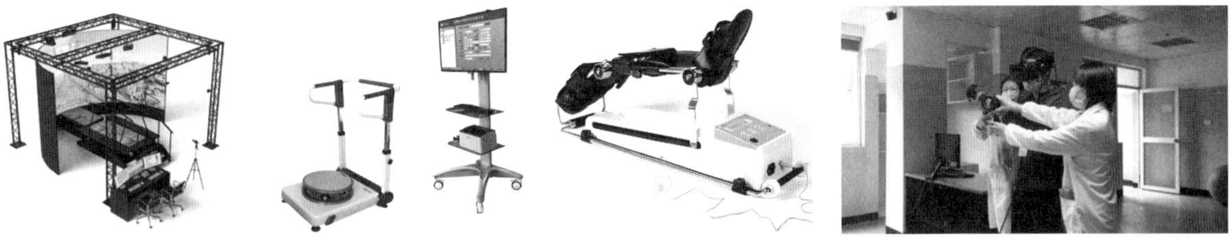

(a) 三维人工智能步态分析系统　　(b) 平衡功能训练及评估系统　　(c) 下肢康复步行外骨骼机器人　　(d) 虚拟现实康复训练系统

图7-3　智能康复评估与训练设备

(1) 智能康复评估设备

①三维步态分析系统：三维步态分析系统可对患者的行走步态进行评估，监测步态周期、步态对

称性、步态稳定性等指标。该系统通常由地面传感器、运动捕捉系统或智能鞋垫组成，以精准捕捉步态数据。步态分析结果可以帮助医务人员评估患者的行走功能，发现步态异常，并指导康复治疗的设计和调整。

②平衡评估及训练设备：平衡评估及训练设备通过先进的技术，如实时数据监测与分析、个性化训练计划、智能指导与反馈，以及人机互动与游戏化训练，为患者提供全面的平衡能力评估和姿势控制训练。常见设备有平衡板、惯性测量单元或虚拟现实系统等，通过测量患者在不同平衡任务中的表现进行评估。依据评估结果，医务人员能够确定患者的平衡障碍情况，从而设计出具有针对性的康复训练方案。

(2) 智能康复训练设备

①智能康复机器人：智能康复机器人是一种先进的治疗器械，用于辅助康复训练和运动恢复。这种机器人可以模拟各种人体运动，并提供实时反馈，帮助患者进行有效的康复训练。智能康复机器人可以针对不同部位的功能障碍进行定制化的康复治疗，包括上肢、下肢和躯干等，被广泛应用于辅助康复训练和运动恢复[390]。它能够模拟各种人体运动，并提供实时反馈，帮助患者进行高效的康复训练。例如，在脑血管疾病患者的下肢运动功能恢复中，智能康复机器人被证明可以改善肢体活动能力和社会参与能力。对于老年人和中风患者，智能康复机器人通过提供个性化的康复方案和实时监测，帮助改善上肢功能障碍，如抓握物体的稳定性，并促进脑功能重塑[391]。

②虚拟现实系统：随着科技的不断发展，虚拟现实技术已经广泛应用于医疗康复领域。该系统通常由头戴式显示器、运动控制器和虚拟环境软件构成，通过模拟各类康复场景和任务，提供沉浸式的康复训练体验，不仅助力患者恢复运动功能和认知功能[392]，还能提高患者的参与度和动机寻求，从而促进康复治疗的效果。例如，在神经康复方面，虚拟现实技术可以用于帕金森病、卒中等神经系统疾病的康复治疗，通过模拟日常生活中的各种动作和场景，增强患者的平衡感、手眼协调能力等[393]；在运动康复方面，虚拟现实技术可以用于运动损伤和手术后的康复治疗，通过模拟各种运动场景，帮助患者减轻疼痛、恢复肌肉力量和关节活动能力；此外，虚拟现实技术在心理康复方面也有显著应用，如通过模拟各种恐惧场景帮助患者克服恐惧。

7.2.3.4 智能康复全周期大数据平台基础配置

如图7-4所示，智能康复全周期大数据平台是医院智能康复中心的重要组成部分，它依托先进的信息技术和数据分析技术，实现对患者临床数据、康复过程数据等信息的收集、存储、管理、分析及决策。该平台的基础配置涵盖数据采集、深度分析、直观可视化、严格隐私保护及智能决策支持，旨在达成康复数据全流程数字化管理，促进医生、护士、治疗师、患者、医疗设备管理者间的无缝信息流通。

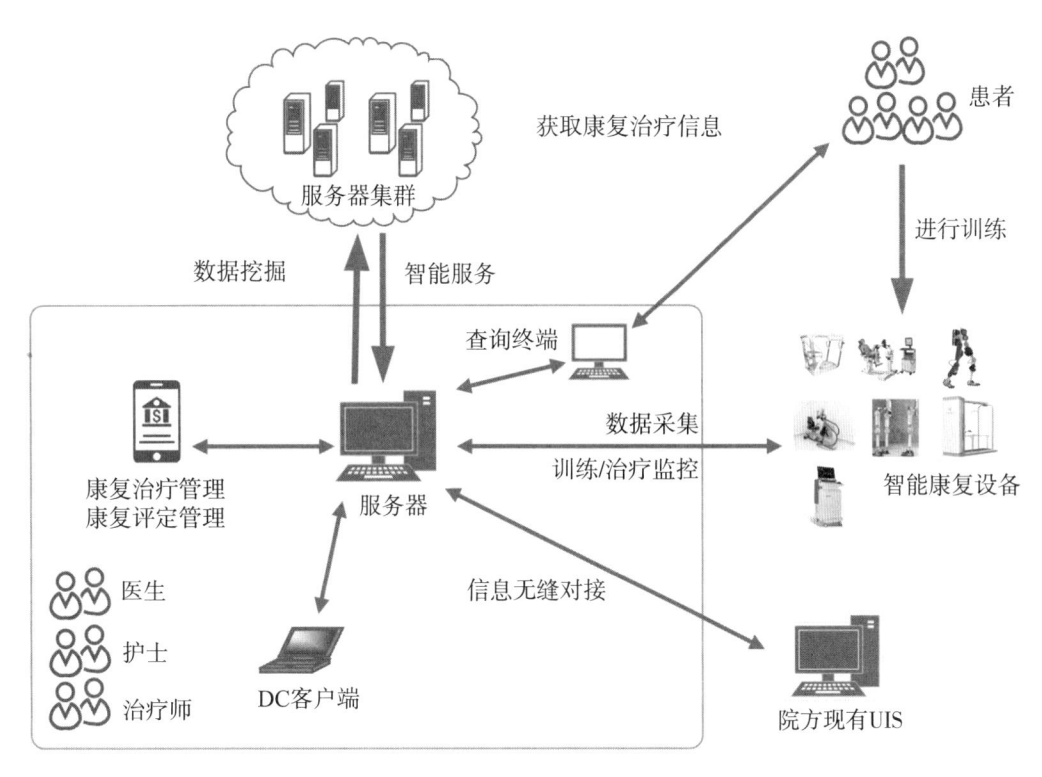

图 7-4　智能康复全周期大数据平台技术构架

智能康复全周期大数据平台支持患者从预约就诊入院、住院医师评估、制定康复方案、实施康复治疗、跟进评估、康复结束与随访，到家庭康复指导的一站式全流程服务。其基础配置包括以下部分。

（1）数据采集与存储系统

建立数据采集系统，收集患者康复过程中的各类数据，包括但不限于患者基本信息（如年龄、性别、病史等）、康复治疗过程中的生物指标（如关节活动度、肌力、平衡等）、康复训练的频率、强度和持续时间、患者的自我评估和反馈等。

（2）数据分析与挖掘系统

借助大数据分析技术，深入挖掘患者康复数据中的潜在规律和趋势；通过精准数据挖掘，识别影响康复效果的关键因素，进而优化康复方案；同时，实时监测患者的康复进展，确保治疗计划能够根据实际情况动态调整。

（3）数据可视化与报告系统

设计直观的数据可视化界面，以便医生、治疗师和患者能够轻松理解数据；定期生成报告，汇总患者的康复进展、治疗效果和自我评估结果。

（4）数据隐私与安全系统

保障患者数据的隐私与安全，严格遵守相关法规政策；采用先进的加密技术，严格限制数据访问权限，有效防止非授权人员获取患者敏感信息。

（5）智能决策支持系统

基于数据分析结果，开发智能决策支持系统，为医生和治疗师提供个性化的康复建议。

7.2.4 市场开发与运营分析

医院建立智能康复中心后的市场开发和运营分析是确保其可持续发展、具备市场竞争力、不断提升服务质量和运营效率的关键所在。

1. 市场开发策略

医院建立康复中心后的市场开发策略见表7-6所列。

表7-6 市场开发策略

维度	策略
精准市场定位	①智能康复中心应结合当地人口结构、疾病谱和康复需求，明确目标客户群体，如老年人、慢性病患者、运动损伤患者等 ②利用大数据分析，挖掘潜在客户的需求和偏好，制定个性化的服务方案
品牌建设与推广	①建立品牌标识和宣传口号，突出智能化、个性化康复服务的优势 ②通过线上线下多渠道推广，如义诊、社交媒体平台、社区活动、合作医疗机构等，提升品牌知名度
合作与联盟	①院内积极开展临床康复一体化，整合院内优质资源 ②与周边医疗机构建立合作关系，实现资源共享和患者转诊 ③与保险公司合作，争取更多医保支持，降低患者自付费用 ④与月子中心、健身场所、赛事活动、残联等机构开展合作
服务创新与拓展	①提供远程康复服务，利用物联网和人工智能技术，让患者在家中也能接受专业指导 ②开展健康管理服务，结合康复治疗，提供全方位的健康支持 ③上门康复和护理，延伸服务范围

2. 运营分析路径

医院建立康复中心后的运营分析路径见表7-7所列。

表7-7 运营分析路径

维度	路径
智能化运营管理	①利用智能化运营平台实现患者信息管理、康复方案制定、资源调度等功能，通过实时监测和数据分析，优化康复流程，降低运营成本，提升运营效率 ②借助大数据和人工智能技术，为每位患者制定个性化康复计划，并根据实时数据动态调整 ③分析康复效果和患者满意度，优化服务流程，提升患者康复体验
四位一体全面分析	①从基础运营指标、门诊、住院和临床康复一体化四个维度，重点分析病种、费用结构、治疗手段、人员效率四个方面，深度挖掘康复数据，找出存在问题的指标，剖析原因、制定解决方案 ②通过设备使用数据分析设备使用效率，及时维护和更新设备，并与人员效率做匹配，确保服务连续性
持续优化与创新	①定期评估运营效果，结合患者反馈和技术发展，持续优化服务 ②加强技术研发投入，探索人工智能和物联网在康复领域的更多应用场景 ③结合国家和地方医保政策法规，实时调整运营策略

7.2.5 典型案例

某县人民医院康复医学科，科室基础薄弱，仅设20张床位，年收入增长缓慢，科研与技术能力滞后，设备局限于传统针灸和理疗，诊疗覆盖病种单一，且无省级课题及国家级学术任职。为寻求科室发展及规模扩张，于2018年系统性推出智能康复中心建设，具体路径如下。

（1）市场调研

基于市场调研明确县域智能化康复需求空白，结合分级诊疗政策，定位为地区智能化康复标杆。

（2）学科规划

规划神经康复、骨科康复等亚专科方向，实施"双叶翼策略"，推动临床科室早期介入康复治疗并前移服务至急性期。

（3）空间布局与设备配置

新建 2 000 m² 标准化康复中心，床位扩至50张，引入下肢机器人、经颅磁刺激仪等智能设备，形成"智能＋传统"互补模式。

（4）市场开发与学术影响

同步联合高校申报省级课题，培养技术骨干，承办学术论坛提升影响力，并建立基层转诊网络。

运行一年后，科室年收入增长超200万元，床位使用率达90%，获批省厅课题1项，新增神经康复亚专科，DRG诊断覆盖病种58组，智能设备利用率为80%；至2024年，该科在该省三级医院DRG绩效评价中位列第9名，成为区域康复技术高地。这一案例印证了县级医院通过"技术升级＋学科协同＋资源整合"模式，可高效破解发展瓶颈，为同类机构提供"提升精准治疗水平、临床康复一体化"的可复制路径。

7.3 社区智能康复中心

社区作为患者康复诊疗进程中的关键"中转站"，是患者回归社会、融入社会、贡献社会的重要场所。相较于医院智能康复中心，社区智能康复中心更侧重于贴近日常生活，重视患者的社会交往能力培养、长期康复计划制定以及日常生活技能训练。同时，借助智能科技，社区智能康复中心能够为慢性病患者提供更为便捷的服务。接下来将详细探讨如何打造一个高效、优质的社区智能康复中心。

7.3.1 市场调研

1. 需求调研

（1）目标人群需求分析

着重对社区内60岁以上老年人、脑血管病患者、慢性病患者以及其他有康复需求的人群（如脑性瘫痪儿童、骨关节疾病患者等）展开调研，详细统计其数量、分布情况，并深入了解他们对康复服务的具体需求。

（2）服务偏好调研

运用问卷调查、社区访谈等方法，全面收集居民对康复服务在时间安排、地点选择、费用接受程度等方面的偏好信息，为后续服务规划提供依据。

2. 竞争分析

（1）周边康复资源调研

系统分析社区周边现有康复机构的分布状况、服务能力以及服务特色，准确评估竞争态势，明确自身在市场中的竞争地位。

（2）优势与差异化分析

紧密结合社区的独特特点，充分挖掘自身优势，如智能化设备的应用、个性化服务的提供、家庭医生签约模式的推行等，打造差异化竞争优势。

3. 政策与资源调研

（1）政策法规调研

深入了解当地卫生健康部门针对社区康复中心的建设要求、资质审批流程以及医保政策支持情况，确保中心建设和运营符合政策法规标准。

（2）资源合作调研

积极探索与高等院校、二三级医院、专业康复机构、养老院等建立合作关系的机会，实现技术支持共享和资源互补。

4. 市场潜力评估

（1）人口结构分析

依据社区人口结构数据，如老年人口比例、慢性病发病率等，预测康复服务的潜在市场容量，为市场拓展提供数据支撑。

（2）服务可及性评估

综合考量社区居民获取康复服务的便捷程度，包括交通便利性、服务覆盖范围等因素，评估服务的可及性，优化服务布局。

7.3.2 学科规划（康复亚专科配置）

1. 功能定位与服务模式

（1）功能定位

社区康复智能康复中心的主要服务对象是社区居民，涵盖老年人、残疾人、慢性病患者、康复期手术患者等。因此，社区智能康复中心需要具备提供物理治疗、言语吞咽治疗、作业治疗等多方面的服务功能，以满足不同患者的康复需求。

（2）服务模式

依托家庭医生签约服务，构建"康复－公共卫生联盟"，为居民提供覆盖全生命周期的健康管理与康复服务，实现疾病预防、康复治疗和健康管理的有机结合。

2. 学科设置

（1）老年康复

聚焦老年人常见慢性病的康复治疗，如脑血管疾病、骨质疏松等，针对老年群体的生理特点和康复需求制定个性化方案。

（2）骨关节康复

致力于满足社区内骨关节疾病患者的康复需求，通过专业的康复手段帮助患者恢复关节功能，提高生活质量。

（3）疼痛康复

着力解决社区内上班族和老年人颈肩腰腿痛等常见疼痛问题，运用多种康复技术缓解疼痛，改善身体功能。

（4）中医康复

鉴于人们对中医的高度信赖和认可，以及中医广泛的诊疗范围，开展中医康复服务，充分发挥中医在康复领域的独特优势。

7.3.3 资源配置

7.3.3.1 整体架构

社区智能康复中心的构建需全面考量服务对象的需求、设施设备的配备、专业人员的团队建设、服务内容的丰富性以及管理运营的有效性，致力于为社区居民提供高质量的康复服务。

在康复内容方面，社区智能康复中心的康复项目丰富多样，包括但不限于物理康复训练、言语康复训练、作业康复训练、心理康复支持、社交活动组织、康复教育、社区融合项目等。这些服务致力于提升患者的生活质量，增强其自理能力，并促进其尽快融入社会。此外，社区智能康复中心还可借助智能康复手段，对患者实施远程康复监测与个性化指导，便于患者在家庭环境中轻松开展康复训练。

7.3.3.2 基础资源配置

相较于医院智能康复中心，社区智能康复中心在基础资源配置上更侧重于慢性病康复和社区化服务模式。虽然配置的设备和专业人员数量相对较少，但依然能够为社区居民提供有效的康复服务和支持。根据四川省卫生健康委员会印发的《智能化康复中心建设项目实施方案》（川卫基卫函〔2025〕68号），社区智能康复中心的具体基础资源配置见表7-8所列。

表7-8 社区智能康复中心基础资源配置[394]

维度	资源配置	具体要求
场地配置	康复治疗区	①实际使用面积（不含住院床位）不少于200 m²，示范性社区康复中心的康复治疗区（室）使用面积不少于300 m² ②按需设置物理治疗室（PT，包括物理因子治疗室）、作业训练室（OT）、言语治疗室（ST）、康复工程室和传统康复治疗室等，设置规范的标识标牌，可独立分区或集约化使用 ③康复治疗功能区用房应自成一区，原则上应与门诊、住院用房有便捷连接，对环境有特殊要求的设备设施宜单独划分区域或房间使用（如高频治疗室需设置屏蔽，言语训练室需安静独立空间，有防噪设计），物理因子治疗区应布局合理，设计应符合安全防护要求，并设置有效的私密性保护措施 ④康复治疗功能区地面采用耐磨防滑材料，不应有影响通行的障碍物 ⑤开展残疾儿童康复业务的，儿童康复训练用房应分别设置，墙面需要防撞设计
	康复病区	①不少于10张康复床位 ②每张床位建筑面积为25～30 m²，每床净使用面积不少于6 m²，床间距不少于1.2 m ③康复病区应设置符合无障碍要求的卫生间及浴室
	其他区域	①设置轮椅行走通道，在活动场所（含过道、电梯、卫生间等）配置扶手装置 ②有条件的可在相关区域融合智能训练移位系统、水疗等现代化康复辅助设施

续表

维度	资源配置	具体要求
建筑与设施要求	无障碍设计	①整体建筑设施需符合国家无障碍设计相关标准，确保患者通行安全 ②设置无障碍通道、卫生间、电梯等，至少设置1部无障碍电梯
	安全与防护	①符合消防、安全保卫、应急疏散和防跌倒、防坠床等功能要求 ②设置防滑地板、安全扶手等防护措施
	环境与舒适性	①充分利用自然光线和通风，营造舒适、自然的康复环境 ②在室内设置绿化景观，如绿化带、植物墙等
设备配置	康复设备	设备设施配置标准分为基本配置（必配）设备设施和智能康复（选配）设备设施：基本配置（必配）设备设施包含测量评估套装、步态与平衡功能评估训练系统、冲击波治疗仪等评定、物理治疗类设备；治疗椅、数字OT评估与训练系统、可调式OT桌等作业治疗类设备；上肢康复机器人/上肢康复训练系统、下肢康复机器人、天轨式康复训练及移位系统等智能康复港；中医湿热敷、中医熏洗治疗仪、中医艾灸床等中医治疗类康复设备；以及认知治疗系统（言语）、语言训练套装、写字板等言语类康复设备 智能康复（选配）设备设施包括深层肌肉刺激仪、速肌力测试与训练系统、心肺康复评定与训练系统等评定、物理治疗类设备；手功能康复智能机器人、智能磨砂桌等作业治疗类设备；全景沉浸式体感交互训练系统、多维感官训练评估系统、儿童多关节主被动训练仪等智能康复港；体质辨识仪等中医治疗类康复设备；感觉统合训练套装、多感官训练室、音乐律动教室等儿童感觉统合训练室
	智能康复信息化建设	①与上级转诊单位建立医联体云平台、远程医疗平台、互联网诊疗系统等 ②建立提高院内数据互联和运营管理效率的智能化康复患者管理系统、康复计划制定系统和进展监测系统
人员配置	专业人员	①社区康复中心应配备康复医师、康复治疗师（士）以及康复护师（士），并将中医类医师整合纳入康复服务团队 ②至少配置3名医师（第一执业地点注册在本机构的医师不得少于2名，且中医、临床（含全科）类别各1名），康复治疗师（士）不少于3人、康复护师（士）不少于2人

7.3.3.3 典型智能康复评估、训练与信息化系统

考虑到社区居民的日常康复需求和慢性病患者的长期康复特点，社区智能康复中心的智能康复评估与训练设备配置相对医院智能康复中心更为简化、便携，操作更加容易。社区智能康复信息系统旨在借助智能化手段，为康复患者提供便捷、高效、精准的康复服务，优化康复资源配置，提升区域康复服务水平，对构建三级康复医疗服务体系、弥补基层康复机构资源和人才短板具有重要意义。

（1）智能康复评估设备

如图7-5所示，AI体感评估系统是专为社区医疗机构打造的无接触式体能评估系统，连接机构现有显示设备后即可快速部署。该系统通过AI体感技术实时捕捉老人动作，无须穿戴设备即可精准分析平衡力、上下肢关节活动度等核心指标，实时采集、分析、记录用户数据，自动生成可视化标准化评估报告。

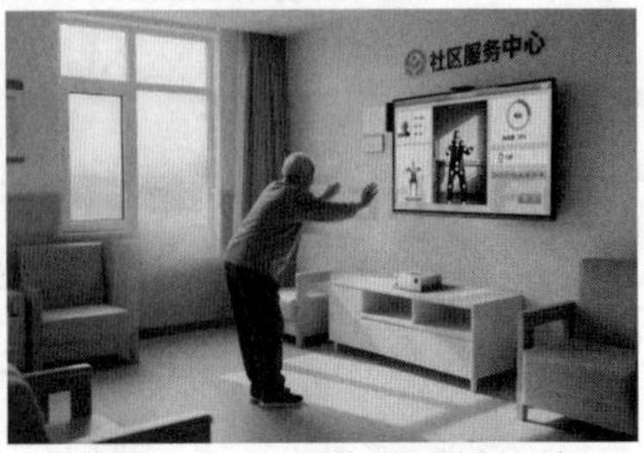

图7-5 AI体感评估系统

(2) 智能康复训练设备

①简易步行训练器[如图7-6(a)所示]：社区智能康复中心通常配置简易步态训练器，辅助患者进行步态恢复训练。这些步态训练器具备智能化功能，能够根据患者的步态特点和康复进展进行调整和优化。

②简易平衡训练器[如图7-6(b)所示]：为帮助患者提高平衡能力，社区智能康复中心会配置简易平衡训练器，如平衡板、平衡球等。这些训练器可以通过智能化设计提供个性化平衡训练方案，并实时监测患者的平衡状态。

③简易言语康复训练系统[如图7-6(c)所示]：针对存在言语功能障碍的患者，社区智能康复中心会配置简易言语康复训练系统，如语音识别软件、发音练习软件等。这些设备具备智能化功能，能针对患者言语障碍类型和康复需求，提供个性化康复方案。

④智能肌力评估与训练系统[如图7-6(d)所示]：为满足患者肌肉力量训练的需求，社区智能康复中心会配备智能肌力评估与训练系统，如弹力带、轮椅推进器等。这些训练器具有智能化功能，可根据患者的肌肉功能和康复目标制定个性化训练方案。

(a) 简易步行训练器　　　　　　　(b) 简易平衡训练器

(c) 言语康复训练系统　　　　　　(d) 智能肌力评估与训练系统

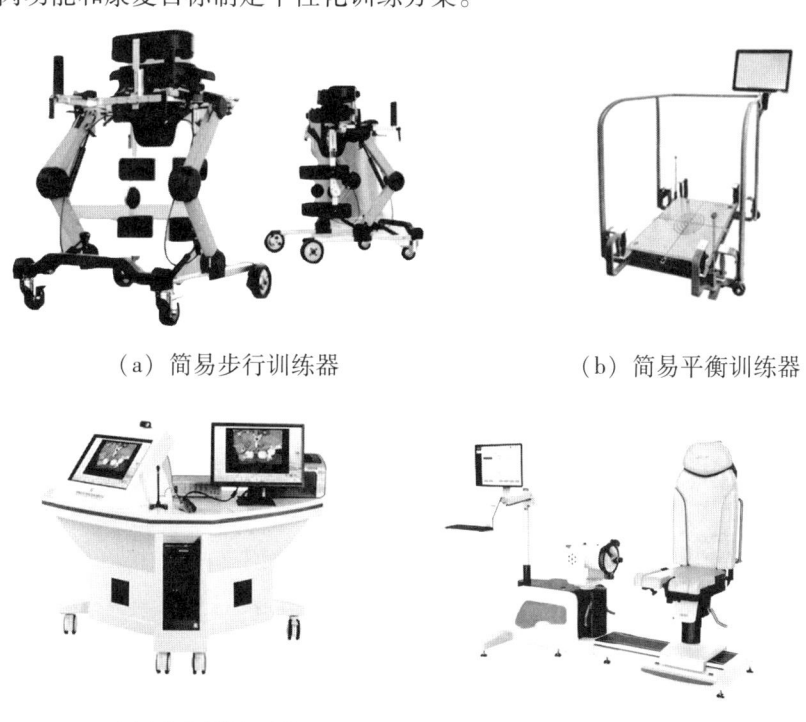

图7-6　智能康复训练设备

(3) 智能康复信息化系统

如图7-7所示，社区智能康复信息系统包含康复数据管理系统、康复计划制定系统、康复进展监测系统和远程康复指导系统，下面将分别详述。

①康复数据管理系统：社区智能康复中心的康复数据管理系统可以记录患者的基本信息、病史、康复目标和康复计划等。与医院智能康复中心相比，社区智能康复中心的患者数量相对较少，系统设计更注重简洁易用性。同时，该系统还能记录患者的康复进展、治疗记录和康复效果评估等信息，辅助康复专业人员进行个性化康复指导。

②康复计划制定系统：此系统能够根据患者的康复需求和康复专业人员的建议，生成个性化康复计划，涵盖物理康复、言语康复、职业康复等多个方面。该系统具备智能化功能，依据患者病情、康

复目标及进展自动调整计划,并实时提供指导建议。

③康复进展监测系统:社区智能康复中心的康复进展监测系统主要用于实时监测患者的康复进展,包括康复训练完成情况和康复效果评估等。与医院智能康复中心不同,社区智能康复中心更关注患者在家庭环境中的康复进展。该系统借助智能穿戴设备、远程康复监测设备等收集患者的生理参数和康复数据,通过智能算法分析评估康复效果。

④远程康复指导系统:社区智能康复中心会配置远程康复指导系统,支持患者在家庭环境中进行康复训练。该系统通常包括手机应用程序、远程视频会诊平台等多种形式,康复专业人员可通过这些系统为患者提供远程指导和支持,提高康复训练的效果和便捷性。

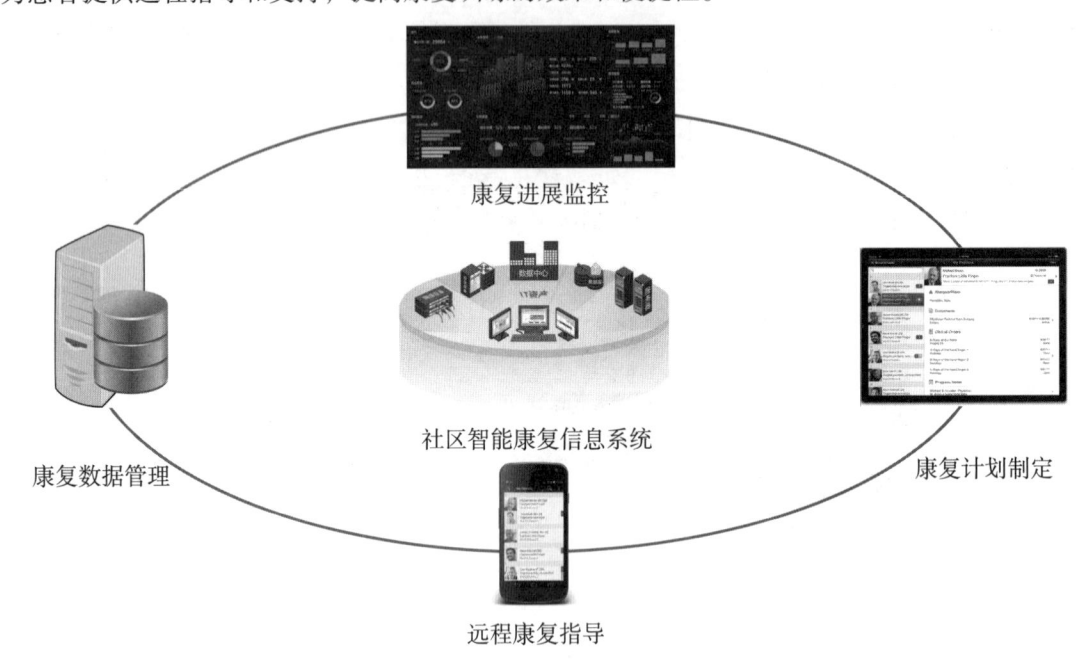

图7-7 社区智能康复信息系统构架

7.3.4 市场开发与运营分析

1. 市场开发策略

建立社区智能康复中心后的市场开发策略见表7-9所列。

表7-9 市场开发策略

维度	策略
精准市场定位	①以服务社区居民为宗旨,与社区打通,联合建立客户数据库,记录客户的康复需求、治疗进度和反馈意见,便于后续跟踪和服务优化 ②定期回访与满意度调查:通过回访了解客户的康复情况和满意度,将反馈作为改进服务的重要依据
品牌建设与推广	①树立"专业、智能、关怀"的品牌形象,突出智能化设备和个性化服务 ②线上渠道:利用社交媒体、官方网站、健康类 App 进行推广,发布康复知识、成功案例等 ③线下活动:定期举办健康讲座、义诊活动、体检活动、张贴海报、电梯屏宣传等,与社区建立良好关系

续表

维度	策略
合作与联盟	①社会资源整合：与社区养老机构、学校、托幼机构等合作，拓展康复服务覆盖面 ②医联体建设：与二、三级医院建立紧密合作，通过专家下沉、技术指导等方式，提升社区康复服务能力
服务创新与拓展	①多样化康复项目：开发疼痛管理、中医康复等多样化服务，满足不同客户群体的需求 ②个性化服务方案：为每位客户制定个性化的康复方案，确保服务的针对性和有效性 ③优惠活动：针对首次就诊客户或特定群体，推出优惠活动，吸引新客户 ④会员制度：设立会员积分活动，定期为会员提供专享服务，增加客户忠诚度

2. 运营分析路径

建立社区智能康复中心后的运营分析路径见表7-10所列。

表7-10 运营分析路径

维度	路径
智能化运营管理	①信息化管理：引入信息化管理系统，优化康复中心的运营管理，提高运营效率和管理准确性 ②优化服务流程：通过改进诊疗流程和技术手段，缩短患者康复周期和就诊时间，提升服务效率和客户体验
四位一体全面分析	①从成本管控、客户增长率、客户满意度、市场开发度四个方面，定期对运营效果进行综合分析 ②根据市场拓展方案的实施步骤，制定具体的预算，提高资源利用效率，避免不必要的开支
持续优化与创新	①定期组织康复团队进行专业培训，提升团队的专业技能和服务意识 ②不断调整和优化市场开发策略，提高推广效果，适应市场变化

7.3.5 典型案例

某市第二人民医院，立足于区域人口疾病谱和上游医院特性，整合院内、社区与居家场景，积极构建社区智能康复中心，打造"社区智慧康复大脑"。

（1）空间布局与设备配置

建设面积超300 m²的社区智能康复中心，配备物理治疗室、作业训练室及智能康复设备（如智能关节康复器）改善关节活动度、简易步行训练器辅助步态恢复、语言康复系统矫正言语障碍，并依托远程康复平台实现多端数据互通。

（2）市场开发与运营管理

通过"家庭医生签约+医联体协作"模式，中心与二、三级医院共享专家资源，下沉康复技术，制定个性化方案，覆盖老年康复（如脑血管病）、骨关节康复、疼痛管理及中医康复四大亚专科。在运营层面，采用"精准定位+品牌联动"策略，线上通过健康App发布康复知识，线下举办义诊活动，与养老机构、学校共建服务网络；引入信息化管理系统，优化诊疗流程，患者康复周期缩短30%。

实施后，社区康复评定率、ADL改善率均达100%，住院患者100%开展主动训练，离院前100%制定居家方案，服务半径扩展至34家医联体。某下游社区服务站还创新"医养结合"模式，依托视觉智能评估系统，实现主动康复与社区养老深度联动，降低30%医疗成本。通过"智能化设备+远程监护+多学科协作",社区智能康复中心不仅提升慢性病、老年患者的自理能力,更以"低成本、高可及"填补基层康复资源短板,形成"预防-治疗-康复"闭环,为社区医疗高质量发展提供可复制范本。

7.4 居家康复节点配置

家庭,作为患者康复旅程的"终点站",更是他们心灵的避风港和社会生活的最小单位,回归家庭标志着他们真正踏上了重新适应生活、改变或延续生活方式的崭新征程。如图7-8所示,居家智能康复在慢病监测、主动健康管理以及智能康复体系中占据重要地位。其借助现代科技,运用各类传感器,实时监测患者的生命体征、慢性病指标(如血压、心率、血氧饱和度等),同时捕捉康复动作数据(如姿势、运动范围),进而实时评估康复进展。接下来,将深入探讨智能康复在居家场景中的具体应用。

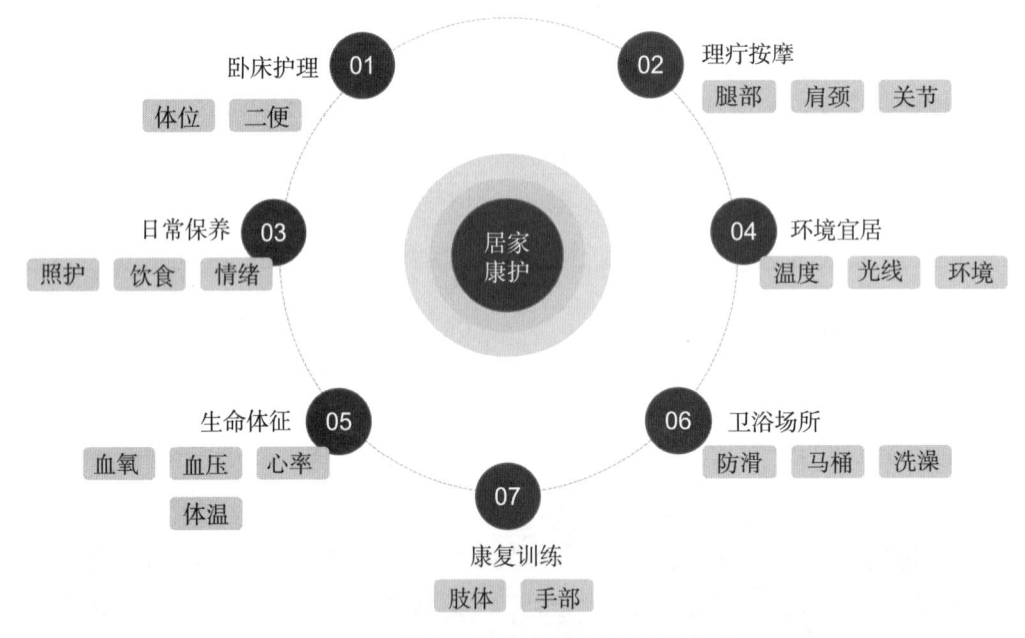

图7-8 居家智能康复护理涉及主要内容

7.4.1 智能化家居设备改造

康复患者回归家庭后,往往由于功能障碍,生活方式被迫改变。如图7-9所示,智能化家居设备改造可以帮助他们更好地重新适应居家生活,提高生活质量,促进康复进程。以下是针对康复患者居家场景中的智能化改造内容和应用。

1. 智能康复训练设备的引入

(1)手部外骨骼机器人

手部外骨骼机器人如图7-10(a)所示,它是一种智能康复

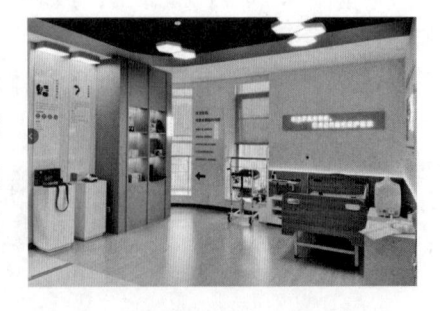

图7-9 智能化居家场景改造

设备，用于辅助手功能障碍患者的康复训练。它通过柔性材料和智能控制系统，提供多种训练模式，如被动、主动和镜像训练，同时，实时监测运动数据并生成报告。设备支持个性化适配和趣味性训练，以提升患者的康复积极性和生活质量。

（2）空气压力波治疗仪

空气压力波治疗仪如图7-10（b）所示，它通过模拟肌肉泵作用，有效促进血液循环、预防深静脉血栓、缓解水肿，在术后康复、慢性疾病管理与长期卧床患者护理中具有重要应用价值。其结合人工智能算法与传感器技术，实现精准化、个性化治疗。

（3）虚拟现实技术

虚拟现实技术应用如图7-10（c）所示，该技术已被广泛应用于不同疾病的康复中。例如，在乳腺癌术后康复训练中，通过虚拟场景和虚拟游戏设计，患者可以进行肩部外展、内收训练，从而提高康复训练的趣味性和依从性。

（4）智能健步助行器

智能健步助行器如图7-10（d）所示，它通过自平衡设计及提供助力，帮助行走障碍的患者在不同地形和路面上，减轻行走负担、保持稳定完成行走动作。

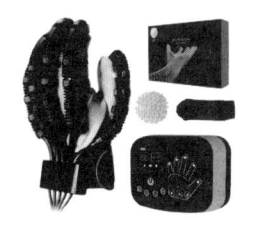

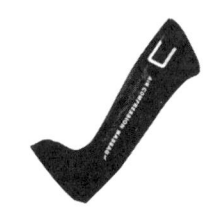

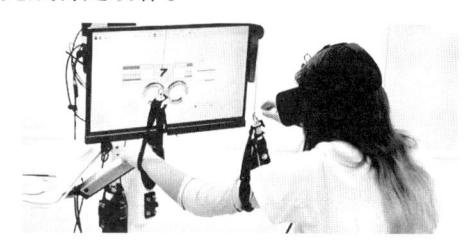

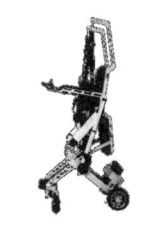

(a) 手部外骨骼机器人　　(b) 空气压力波治疗仪　　(c) 虚拟现实技术应用　　(d) 智能健步助行器

图7-10　智能康复训练设备

2. 智能家居与康复设备的联动

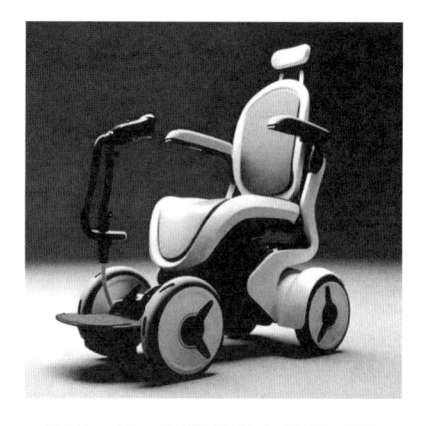

（1）智能轮椅与导航系统

智能轮椅与导航系统如图7-11所示，它可以实现室内自动导航，并与家中的医疗设备联动，方便患者在家中自由移动。

图7-11　智能轮椅与导航系统

（2）环境控制与辅助

通过智能家居系统，患者可以通过语音或手机App控制灯光、窗帘、家电等设备，减少对他人帮助的依赖。

(3) 智能家具改造

智能升降床（如图 7-12 所示）可调节高度、角度，方便患者调整卧姿，减轻身体压力；智能床垫实时监测心率、呼吸与睡眠质量，并将异常数据推送至家属端；智能马桶配备自动升降、加热座圈与健康监测功能，实时分析排泄物成分；智能镜子不仅能实时显示健康数据，还能辅助康复动作纠正；智能可升降厨具能简化烹饪操作流程，降低患者负担；天轨系统则为行动不便患者在室内移动提供安全保障。

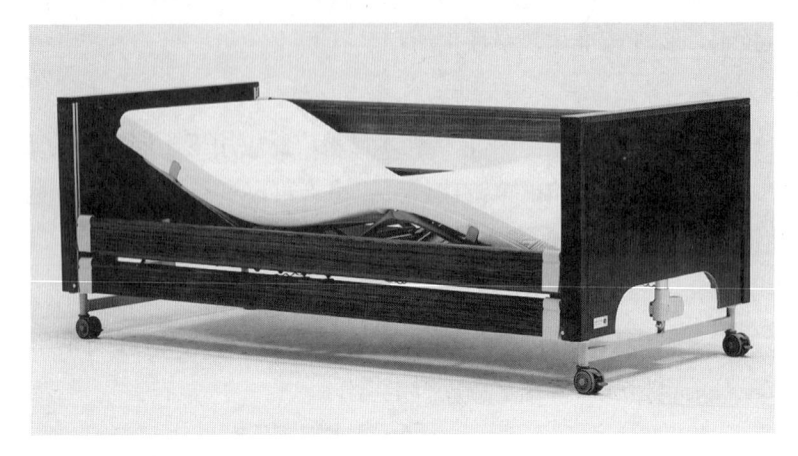

图 7-12　智能升降床

3. 适老化与无障碍设计

智能环境改造：在家中安装无障碍设施，如智能扶手、防滑地板、智能马桶等，提升患者的安全性和便利性。

适老化游戏与训练：结合适老化设计的智能设备，开发适合老年人的康复游戏，强化认知功能和肢体协调能力。

防滑系统：毫米波雷达监测跌倒风险，联动报警装置；地面采用防滑材质，走廊安装智能扶手。

还可在室内设置无高差门槛，优化家具布局，拓宽通道宽度，方便轮椅通行；同时，在家具边角处安装防护垫，降低碰撞受伤风险。

通过以上智能化改造，康复患者可以在家庭环境中获得更便捷、高效的康复支持，这有助于患者尽快重新适应家庭生活，提高日常生活自理能力，减轻照料者的负担。

7.4.2　智能化可穿戴设备采集

智能化可穿戴设备通过内置传感器和数据分析技术，能够实时监测患者的生理和运动数据，包括心率、步数、关节活动度和运动强度等关键指标，为康复治疗提供精准数据支撑。这些数据上传至云端或康复平台，供康复治疗师远程监测和分析，及时调整患者居家康复治疗方案。

1. 智能化可穿戴设备采集在居家康复中的应用[395]

如图 7-13 所示，目前智能化可穿戴设备部分已具备数据采集和上传功能，在居家康复中具有广泛的应用，下面将以智能血糖仪、智能吸氧仪和智能心电监护仪为例分别详述。

(1) 智能血糖仪

智能血糖仪［如图 7-13（a）所示］通过酶电极传感技术（如葡萄糖氧化酶反应）检测血糖值，结合温度补偿电路和人工智能芯片，实现高精度测量（误差范围 ±0.5%），单次采血量仅需 3～5 μL。用户可通过蓝牙将数据同步至手机 App，形成长期血糖趋势图，帮助糖尿病患者调整饮食和用药方案。

例如，当检测到餐后血糖持续超标时，系统会推送个性化饮食建议或提醒就医。

（2）智能吸氧仪

家用吸氧仪［如图7-13（b）所示］根据血氧饱和度动态调节氧流量（1～7 L/min），适用于慢性阻塞性肺病（COPD）患者。设备内置传感器可监测呼吸频率和血氧水平，当血氧低于90%时自动提高供氧量，并通过App推送紧急联系信息。吸氧数据与肺功能测试结果整合至平台后，医生可评估患者肺康复进展。例如，平台通过分析吸氧时长与血氧改善的关联性，优化家庭氧疗方案，减少急性发作风险。

（3）智能心电监护仪

智能心电监护仪［如图7-13（c）所示］通过TruSeen™ 5.5+技术实时监测心率、房颤风险，并记录心电图片段。异常数据（如心率过速、房颤）会触发本地警报并同步至家属和医生端。对于慢性心脏病患者，设备可结合运动数据评估心脏负荷，推荐安全活动强度。平台通过机器学习分析长期心电数据，识别潜在风险（如ST段异常），生成风险评分。例如，某患者连续一周夜间心率异常，系统提示可能存在睡眠呼吸暂停综合征，需进一步检查。

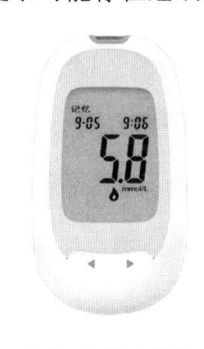

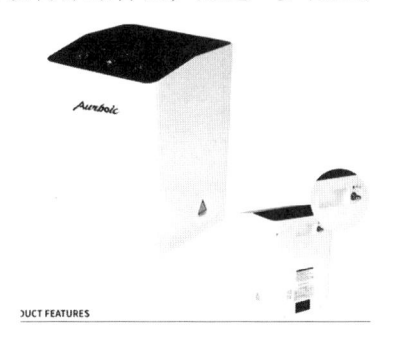

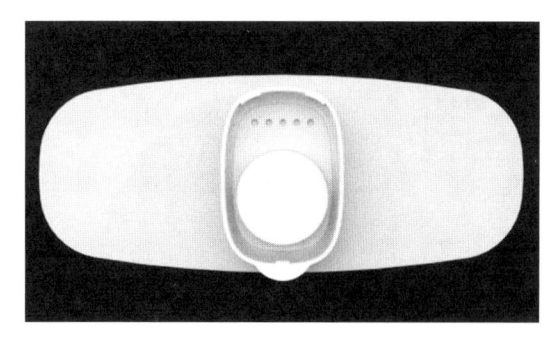

（a）智能血糖仪　　　　（b）智能吸氧仪　　　　（c）智能心电监护仪

图7-13　具备数据采集的智能化可穿戴设备

2. 智能化可穿戴设备采集的作用

（1）个性化康复训练指导

①动作监测与纠正：内置传感器实时监测康复动作，判断动作准确性，通过语音或振动提示纠正。

②个性化训练方案：通过可穿戴生物反馈系统，设备能够实时监测并反馈用户的生理参数，如心率、肌肉活动等，从而基于采集的数据自动生成个性化的康复训练方案。结合现代生物反馈技术和康复医学理论，这些方案确保了康复训练的科学性和有效性。

③任务导向训练：借助任务模块设定每日康复目标，患者完成任务后获得数据反馈，提高康复训练依从性。

（2）提高康复依从性

①数据可视化：患者可以直观了解康复进度，增强康复信心。

②提醒功能：设置定时提醒功能，督促患者按时完成康复训练。

③互动性增强：通过3D康复动作视频指导、短信提醒及医护定期与患者交流，提升患者参与积极性。

（3）远程康复监护

①远程监测：康复治疗师能够利用互联网康复指导服务平台，实时监测患者的康复进展和健康状态，通过平台记录的康复数据及时发现异常情况，并提供个性化的远程指导。

②远程指导：基于可穿戴设备，患者在家就能接受专业康复指导，减少往返医院的不便。

(4) 促进功能恢复

①早期功能恢复：术后早期，可穿戴设备可以帮助患者尽快恢复关节活动度和肌肉力量，为后续康复奠定基础。

②长期功能改善：持续监测和个性化训练，有助于患者在术后长期康复过程中逐步恢复身体功能。

(5) 心理支持与自我管理

①心理支持：患者在熟悉的居家环境中进行康复训练，可减轻心理压力。

②自我管理：设备提供的数据反馈和个性化指导，帮助患者更好地自我管理，增强康复自主性。

7.4.3 远程康复平台

远程康复平台在居家康复中的应用，是康复医学领域的重要创新成果。如图 7-14 所示，借助互联网、物联网和移动应用技术，患者在家就能享受专业康复指导，提升康复的便捷性与可及性。下面将详细介绍远程康复平台在居家康复中的具体应用、优势、实际应用案例及总结。

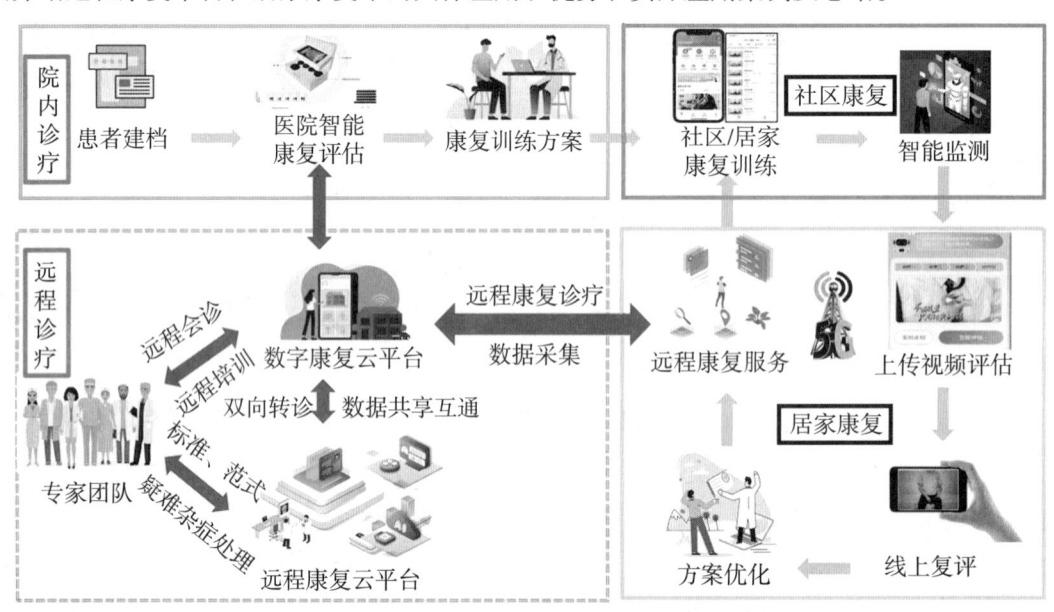

图 7-14 远程康复平台的应用

1. 远程康复平台在居家康复中的应用

(1) 远程视频咨询

患者可以通过视频通话与康复治疗师进行实时沟通，完成复诊、功能评估、康复指导等服务，尤其适用于行动不便或居住在偏远地区的患者。

(2) 个性化康复方案定制

康复专家团队根据患者的病情和康复目标，通过平台为患者制定个性化的康复训练方案，并通过移动应用或网页端推送给患者。

(3) 远程监测与数据反馈

如图 7-15 所示，利用可穿戴设备和传感器，实时采集患者的生命体征和康复训练数据（如运动轨迹、心率、血压等），将数据上传至云端后，治疗师可以根据这些数据调整治疗方案[396]。

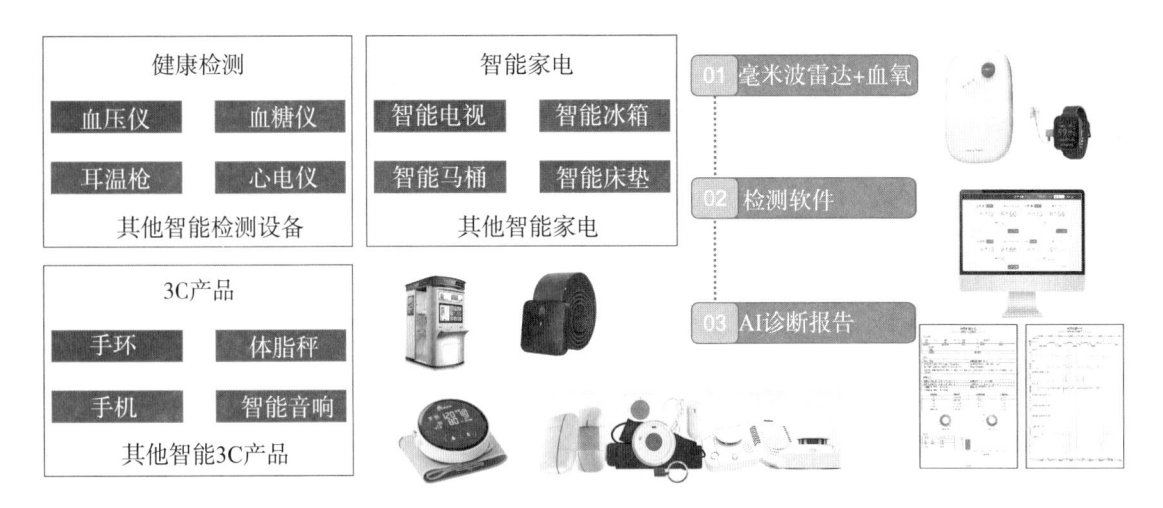

图 7－15　远程监测与数据反馈子系统

（4）互动练习与虚拟监督

平台提供虚拟康复练习，患者在家通过视频或移动应用完成康复训练，康复治疗师远程监督并给予实时反馈，确保康复动作规范。

（5）康复训练打卡与数据分析

患者可以在平台上记录康复训练的完成情况，平台会生成数据分析报告，帮助患者和康复治疗师评估康复进展。

（6）多学科团队协作

远程康复平台支持物理治疗师、作业治疗师、语言治疗师、营养师和心理咨询师等多学科团队协作，为患者提供全面的康复支持。

（7）康复科普与教育

平台提供丰富的康复知识和训练指导视频，帮助患者和家属深入了解康复过程，提高康复依从性。

2. 远程康复平台的优势

（1）可及性与便利性

患者无须前往医院，在家就能接受专业康复服务，为行动不便或偏远地区患者带来极大便利。

（2）成本效益

远程康复显著降低患者交通、陪护和住院费用，同时减少医疗资源的占用。

（3）个性化与高效性

基于实时数据制定的个性化康复方案能够提高康复效果，增强患者依从性。

（4）专业支持与延续性

患者在康复过程中可以随时与康复团队沟通，获得专业指导，确保康复治疗的连贯性。

（5）心理支持

通过远程康复，患者可以在熟悉的环境中进行康复训练，减轻心理压力和焦虑。

3. 实际应用案例

（1）中风患者远程康复

某大学附属医院通过远程康复平台为中风患者提供居家康复服务，包括视频接诊、康复方案定制、远程监测和康复训练打卡等。研究显示，远程康复显著改善了患者的运动功能和日常生活能力[397]。

(2) 慢性病患者居家康复

远程康复平台通过视频会议和移动应用为慢性病患者提供康复指导和监测服务，帮助患者在家中完成康复训练，减少并发症的发生。

(3) 社区康复服务

一些社区卫生服务中心通过远程康复平台与三级医院合作，为居家患者提供康复服务，实现了医疗资源的优化配置。

4. 总结

远程康复平台融合便利性、可及性和个性化护理，重塑了康复服务模式。无论是虚拟咨询、远程监测，还是互动练习，都为居家康复患者提供了高效、专业的康复支持，显著提升了康复效果和生活质量。

7.4.4 典型案例

1. 案例一

患者王先生（化名），男，45 岁，2023 年 2 月因出血性脑卒中，右侧肢体活动障碍。居家康复前表现为右上肢肌肉紧张僵硬、无法伸直，右手活动受限，右下肢步态异常（脚拖地、膝关节屈曲角度小）。

居家智能康复平台康复评估及训练：通过居家智能康复平台"用户端"小程序启动康复计划，配套 9 轴可穿戴设备实时采集数据，并由专属康复治疗师远程指导。首次评估显示：上肢Ⅲ期、手Ⅳ期、下肢Ⅲ期，坐位平衡 3 级、站立平衡 2 级；具体表现为患侧上肢张力高、肌力弱、无分离运动，下肢踝背屈伴内翻。康复目标设定为近期缓解肌张力、增强肘关节伸展力量，远期目标为恢复上肢活动及步态正常化。治疗计划包括肌群放松、牵拉训练、上下肢针对性训练（15 组定制视频，单次 60 min）。

经 376 天累计训练 20 652 min，患者上肢张力显著改善（静态站立时上肢可自然下垂），手部功能提升（拇指内扣减轻、主动小范围伸展），肘关节可主动伸展抓握物品，下肢屈曲角度增大且踝内翻改善。

经济社会效益方面，居家康复成本仅 300 元/月（对比住院自付 3 000 元/月），减轻了患者经济负担及医保压力；家庭环境提升康复心理适应性，远程服务解决资源不均衡问题，同时培养患者主动康复习惯，形成院内院外康复闭环，为慢性病及术后恢复提供高效、安全的延续性解决方案。

2. 案例二

某机器人公司研发了一款便携式"背包康复师"上肢智能康复机器人，打通"一对一"居家康复"最后一公里"，已逐步照进了寻常百姓家。这款设备仅重 7 kg，体积 0.008 m³，可装入双肩包携带，解决了传统康复机器人体积大、只能在医院使用的不足。

技术优势：内置钓鱼、五子棋、烹饪等互动游戏，通过趣味性任务引导患者完成上肢屈伸、外展等动作，提升康复依从性。根据患者偏瘫分期等级调整辅助力度，生成实时训练报告，实时调整康复训练方案，并通过脑机接口和 VR 镜像训练促进神经修复。租赁价每日约 34 元（"一杯咖啡的价格"），医疗版支持医院与家庭多场景使用。

应用效果：中风患者通过 4 周训练后，上肢功能显著改善，如从无法活动到实现自主进食。临床研究显示，该设备可增强大脑可塑性，提升上肢功能评分。

参 考 文 献

[1] The Expanding Network of Rehab Centers in America. How many rehab centers are in the US[EB/OL]. 2025, https://www.robinrecovery.com/post/how-many-rehab-centers-are-in-the-us-2de87?67289134_page=8.

[2] JORDAN M I, MITCHELL T M. Machine learning: trends, perspectives, and prospects[J]. Science, 2015, 349(6245): 255-260.

[3] AUGENSTEIN I, BALDWIN T, CHA M, et al. Factuality challenges in the era of large language models and opportunities for fact-checking[J]. Nature Machine Learning, 2024, 6(8): 852-863.

[4] CAMPANELLA G, HANNA M G, GENESLAW L, et al. Clinical-grade computational pathology using weakly supervised deep learning on whole slide images[J]. Nature Medicine, 2019, 1301-1309.

[5] FU Y, JUNG A W, TORNE R V, et al. Pan-cancer computational histopathology reveals mutations, tumor composition and prognosis[J]. Nature Cancer, 2020, 1: 800-810.

[6] ZHOU D, TIAN F, TIAN X, et al. Diagnostic evaluation of a deep learning model for optical diagnosis of colorectal cancer[J]. Nature Communications, 2020.

[7] DONG L, HE W, ZHANG R, et al. Artificial intelligence for screening of multiple retinal and optic nerve diseases[J]. JAMA Network Open, 2022, 5(5): e229960.

[8] RASMY L, XIANG Y, XIE Z, et al. Med-BERT: pretrained contextualized embeddings on large-scale structured electronic health records for disease prediction[J]. NPJ Digital Medicine, 2021, 4, 86.

[9] LI Y, QIAN B, ZHANG X, et al. Graph Neural Network-Based Diagnosis Prediction[J]. Big Data, 2020, 8(5).

[10] WANG T, SHI Z, REN H, et al. Divergent age-associated and metabolism-associated gut microbiome signatures modulate cardiovascular disease risk[J]. Nature Medicine, 2024, 30: 1722-1731.

[11] LIU G, CATACUTAN D B, RATHOD K, et al. Deep learning-guided discovery of an antibiotic targeting acinetobacter baumannii[J]. Nature Chemical Biology, 2023, 19: 1342-1350.

[12] ZHAVORONKOV A, IVANENKOV Y A, ALIPER A, et al. Deep learning enables rapid identification of potent DDR1 kinase inhibitors[J]. Nature Biotechnology, 2019, 37: 1038-1040.

[13] SINGHAL K, TU T, GOTTWEIS J, et al. Toward expert-level medical question answering with large language models[J]. Nature Medicine, 2025.

[14] DANDY W E. Ventriculography following the injection of air into the cerebral ventricles[J]. Annals of Surgery, 1918, 68(1): 5.

[15] MONIZ E. Cerebral angiography with thorotrast[J]. Archives of Neurology & Psychiatry, 1933, 29(6): 1318-1323

[16] HOUNSFIELD G N. Historical notes on computerized axial tomography[J]. Journal of the Canadian Association of Radiologists, 1976, 27(3): 135-142.

[17] GIANNINI I, FERRARI M, CARPI A, et al. Rat brain monitoring by near-infrared spectroscopy: an assessment of possible clinical significance[J]. Physiological chemistry and physics, 1982, 14(3): 295-305.

[18] HARRIS D N F, BAILEY S M. Near infrared spectroscopy in adults: Does the Invos 3100 really measure intracerebral oxygenation? [J]. Anaesthesia, 1993, 48(8): 694-696.

[19] GRATTON G, CORBALLIS P M, CHO E, et al. Shades of gray matter: Noninvasive optical images of human brain reponses during visual stimulation[J]. Psychophysiology, 1995, 32(5): 505-509.

[20] DANIELE E, JESSICA C, EMILIO A, et al. Biosignal-based human-machine interfaces for assistance and rehabilitation: A Survey[J]. Sensors, 2021, 21(20): 6863.

[21] BIASIUCCI A, LEEB R, ITURRATE I, et al. Brain-actuated functional electrical stimulation elicits lasting arm motor recovery after stroke[J]. Nature Communications, 2018, 9(1): 2421..

[22] 沈滢, 张志强. 康复治疗师临床工作指南. 物理因子治疗技术[M]. 北京: 人民卫生出版社, 2019.

[23] TSAPKINI K. Home-Based Transcranial Direct Current Stimulation: Are We There Yet? [J]. Stroke, 2022, 53(10): 3002-3003.

[24] 刘敏琦, 高明威, 褚晓蕾, 等. 不同频率电刺激促进周围神经损伤的恢复[J]. 中国组织工程研究, 2025, 29(14): 3061-3069.

[25] 谭龙, 高文山, 席阿丽, 等. 超短波治疗大鼠断尾再植后血管危象的实验研究[J]. 中国修复重建外科杂志, 2012, 26(10): 1227-1231.

[26] 黄强, 关爽, 宋琳, 等. 短波紫外线照射治疗棘突炎的临床分析[J]. 中国康复医学杂志, 2010, 25(09): 904-905.

[27] CHOI H, LEE J, LEE S, et al. Effects of high intensity laser therapy on pain and function of patients with chronic back pain[J]. Journal of Korean Physical Therapy, 2017, 29(6): 1079-1081.

[28] 孙晓蕾, 雷晓龙, 林佳声, 等. 高能量激光联合特定运动疗法对特发性脊柱侧凸伴腰痛患者多裂肌超声形态学的影响研究[J]. 中国全科医学, 2023, 26(27): 3456-3462.

[29] 郭凤红, 范鹏, 张逊, 等. 蜡疗临床应用新进展[J]. 中华全科医学, 2018, 16(03): 465-469+483.

[30] 温健, 张竞宇, 范莹, 等. 空气波压力疗法在乳腺癌改良根治术后患侧上肢丹毒治疗中的应用[J]. 中国普通外科杂志, 2017, 26(05): 614-618.

[31] 代军, 陈哲. 持续性被动运动康复效果评价[J]. 中国公共卫生, 2005, (07): 828.

[32] 仇乃民. 复杂性科学视角下运动训练超量恢复原理的重新解读[J]. 山东体育学院学报, 2018, 34(04): 99-104.

[33] 韦静, 王霞. Bobath康复技术联合神经肌肉电刺激对脑卒中偏瘫患者平衡功能及神经功能的影响[J]. 中华老年心脑血管病杂志, 2024, 26(11): 1329-1333.

[34] 窦娜, 李丹, 马素慧, 等. 根据Brunnstrom不同分期采用神经肌肉电刺激治疗偏瘫下肢的临床观察[J]. 中国老年学杂志, 2016, 36(15): 3828-3829.

[35] 孟海超, 曲淑婕, 常永霞, 等. 生物反馈穴位刺激联合 Rood 技术对脑卒中康复期患者步行功能的影响[J]. 康复学报, 2023, 33(04): 341-346.

[36] 王荣丽, 王宁华. 运动再学习理论体系在神经康复领域的应用原则[J]. 华西医学, 2020, 35(05): 519-526.

[37] 李策, 李莹莹, 张备, 等. 强制性运动训练对脑缺血大鼠海马新生神经细胞存活的影响[J]. 中国运动医学杂志, 2015, 34(09): 875-880.

[38] 中国残疾人康复协会, 中国康复医学会, 中国康复研究中心. 慢性意识障碍康复中国专家共识[J]. 中国康复理论与实践, 2023, 29(2): 125-139.

[39] 张娜. Maitland 手法配合中频电刺激及红外光照射治疗肩袖损伤的临床疗效观察[J]. 中国药物与临床, 2021, 21(12): 2101-2103.

[40] ETERO-PEREZ R, PLAZA-MANZANO G, URRACA-GESTO A, et al. Effectiveness of nerve gliding exercises on carpal tunnel syndrome: a systematic review[J]. Journal of Manipulative Physiological Therapeutics, 2017, 40(1): 50-9.

[41] 陶丹, 艾双春. 神经松动术在治疗疾病所致疼痛的应用进展[J]. 中国老年学杂志, 2020, 40(10): 2236-2239.

[42] ROBERTS B L. Soft tissue manipulation: neuromuscular and muscle energy techniques[J]. Journal of Neuroscience Nursing, 1997, 29(2): 123-127.

[43] 李剑峰, 张君, 黑光, 等. 肌内效贴联合肌肉能量技术治疗肱骨外上髁炎的疗效观察[J]. 中华物理医学与康复杂志, 2018, 40(3): 208-210.

[44] 李圣节, 李飞, 王瑞, 等. 视觉反馈下肌肉能量技术对肘关节术后功能的效果[J]. 中国康复理论与实践, 2018, 24(09): 1055-1057.

[45] 伊文超, 高秋野, 范亚蓓, 等. 加拿大作业表现量表结合作业活动分析在手部损伤患者中的应用[J]. 中国康复理论与实践, 2023, 29(01): 88-92.

[46] 彭若琳, 李德举. 作业治疗在脑卒中个体、环境和活动三个层面的应用效果[J]. 中国康复, 2024, 39(09): 557-561.

[47] 高怡, 鲍勇, 谢青, 等. 脑卒中患者基础性日常生活活动训练中 PEO 模式的应用研究[J]. 中国康复医学杂志, 2016, 31(02): 208-211.

[48] 赖丽萍, 梁锦云, 容建成, 等. "重建生活为本"作业治疗病房延伸训练对脑卒中偏瘫患者上肢功能及日常生活活动能力的影响[J]. 中国实用医药, 2021, 16(10): 192-194.

[49] 郑宏, 鞠康. 严重精神障碍残疾者"医院-社区一体化"职业康复规范化建设研究[J]. 中国全科医学, 2018(35): 4328-4333.

[50] 胡志活, 吴孟杰, 陈芷莹, 等. 基于 ICF 职业康复核心分类组合的职业康复个案管理[J]. 中国康复理论与实践, 2025, 31(02): 209-217.

[51] 梁碧莹, 唐强. 作业治疗对脑卒中后上肢功能障碍的国内临床应用进展[J]. 中国康复医学杂志, 2019, 34(1): 107-111.

[52] 由丽, 饶江, 刘莉, 等. 作业疗法改善脑卒中后偏侧感觉障碍及手功能的效果[J]. 中国康复理论与实践, 2012, 18(7): 638-639.

[53] 方萍萍, 邹田子, 郑茶凤. 改良强制性运动疗法结合远程康复护理对脑卒中偏瘫患者的影响[J].

护理学杂志, 2019, 34 (14): 78-80.

[54] MICHEL M, GAO Y, MAZOR M, et al. When visual metacognition fails: widespread anosognosia for visual deficits[J]. Trends in Cognitive Sciences. 2024, 28(12): 1066-1077.

[55] THAM K. Unilateral neglect: aspects of rehabilitation from an occupational therapy perspective [J]. Institutionen för klinisk neurovetenskap, 1998.

[56] MAEIR A, FISHER O, BAR-ILAN R T, et al. Effectiveness of cognitive-functional (Cog-Fun) occupational therapy intervention for young children with attention deficit hyperactivity disorder: a controlled study[J]. American Journal of Occupational Therapy. 2014, 68(3): 260-267.

[57] 刘传道, 朱红军, 王海波, 等. Rood 技术联合肌电生物反馈对脑卒中早期肩关节半脱位的作用[J]. 中国康复医学杂志, 2011, 26 (11): 1071-1073.

[58] 惠瑞, 陈凌. 数智技术在神经科学领域的应用进展[J]. 中国现代神经疾病杂志, 2025, 25 (02): 104-111.

[59] ZHANG Y, XING Y, LI C, et al. Mirror therapy for unilateral neglect after stroke: A systematic review[J]. European Journal of Neurology, 2022, 29(1): 358-371.

[60] 赵一瑾, 余彬, 何龙龙, 等. 虚拟现实技术结合作业治疗训练对脑卒中偏瘫患者上肢功能影响的临床研究[J]. 中国康复医学杂志, 2019, 34(6): 661-666.

[61] ADCOCK M, SONDER F, SCHäTTIN A, et al. A usability study of a multicomponent video game-based training for older adults. European Review of Aging Physical Activity, 2020, 11, 17: 3.

[62] 杨清华, 吴玉霞, 孔美珠. 社区康复配合家居环境改造对脑卒中患者生活能力的影响[J]. 中国康复, 2017, 32(2): 168-169.

[63] 年鑫, 李文汾, 张国辉等. 符合人体工学的环境改造方案在办公室慢性腰痛患者治疗中的应用效果[J]. 中国医药导报, 2024, 21(13): 63-66.

[64] 史泱, 李胜利. 失语症患者声调障碍的机制和表现 [J]. 中国康复理论与实践, 2011, 17 (02): 148-150.

[65] 张庆苏, 树荣, 李胜利, 等. 中国康复研究中心汉语标准失语症检查量表的信度与效度分析[J]. 中国康复理论与实践, 2005(09): 703-705.

[66] FROMM D, FORBES M, HOLLAND A, et al. Discourse characteristics in aphasia beyond the western aphasia battery cutoff [J]. American Journal of Speech-Language Pathology, 2017, 26(3): 762-768.

[67] ANN M C, SHANNON H, JENNIFER M. The therapeutic effect of schuell's stimulation approach for severe chronic aphasia [J]. Aphasiology, 2023, 37(9): 1427-1455.

[68] OGAR J, SLAMA H, DRONKERS N, et al. Apraxia of speech: an overview [J]. Neurocase, 2005, 11 (6): 427-432.

[69] 江玉娟, 杨玉霞, 常娥, 等. 体表定位电头针结合 Rosenbek 八步训练法治疗脑卒中患者言语失用症的疗效观察[J]. 中国康复医学杂志, 2015, 30(04): 366-368.

[70] 中国康复医学会吞咽障碍康复专业委员会. 中国吞咽障碍康复管理指南(2023 版) [J]. 中华物理医学与康复杂志, 2023, 45(12): 1057-1072.

[71] STEFANO M., MARCO S., FRANCESCO R., et al. Dysphagia screening post-stroke: systematic review [J]. BMJ supportive & palliative care, 2023.

[72] MOON J H, JUNG J-H, WON Y S, et al. Effects of expiratory muscle strength training on swallowing function in acute stroke patients with dysphagia[J]. Journal of Physical Therapy Science, 2017, 29(4): 609-612.

[73] SHAKER R, EASTERLING C, KERN M, et al. Rehabilitation of swallowing by exercise in tube-fed patients with pharyngeal dysphagia secondary to abnormal UES opening[J]. Gastroenterology, 2002, 122(5): 1314-1321.

[74] BENDIX L, EMILIA M, SHAHEEN H, et al. The assessment of dysphagia after stroke: state of the art and future directions[J]. The Lancet Neurology, 2023, 22(9): 858-870.

[75] 窦祖林, 万桂芳, 王小红, 等. 导尿管球囊扩张治疗环咽肌失弛缓症2例报告[J]. 中华物理医学与康复杂志, 2006, 28(3): 166-170.

[76] LU Y, CHEN Y, HUANG D, et al. Efficacy of acupuncture for dysphagia after stroke: a systematic review and meta-analysis[J]. Annals of Palliative Medicine, 2021, 10(3): 3410-3422.

[77] 金德闻, 张济川. 康复工程学的研究与发展[J]. 现代康复, 2000, (05): 643-646.

[78] 沈凌, 喻洪流. 国内外假肢的发展历程[J]. 中国组织工程研究, 2012, 16(13): 2451-2454.

[79] WENDELKEN S, PAGE D M, DAVIS T, et al. Restoration of motor control and proprioceptive and cutaneous sensation in humans with prior upper-limb amputation via multiple Utah Slanted Electrode Arrays (USEAs) implanted in residual peripheral arm nerves[J]. Journal of Neuroengineering and Rehabilitation, 2017, 14(1): 121.

[80] SCHIEFER M, TAN D, SIDEK S M, et al. Sensory feedback by peripheral nerve stimulation improves task performance in individuals with upper limb loss using a myoelectric prosthesis[J]. Journal of Neural Engineering, 2016, 13(1): 16001.

[81] LI X, SAMUEL O W, ZHANG X, et al. A motion-classification strategy based on s EMG-EEG signal combination for upper-limb amputees[J]. Journal of Neuroengineering and Rehabilitation, 2017, 14(1): 2.

[82] SMIT G, PLETTENBURG D H, VAN DER HELM F C T. The lightweight delft cylinder hand: first multi-articulating hand that meets the basic user requirements[J]. IEEE Transactions on Neural Systems and Rehabilitation Engineering, 2015, 23(3): 431-440.

[83] ROSANNA C S, MARCEL P J, PREETI R. Stroke survivors talk while doing: development of a therapeutic framework for continued rehabilitation of hand function post stroke[J]. Journal of Hand Therapy, 2013, 26(2): 124-130.

[84] 艾旺宪, 刘四文, 刘德明, 等. 上肢假肢弃用因素调查[J]. 中国康复理论与实践, 2024, 30(12): 1479-1488.

[85] HAVERKATE L, SMIT G, PLETTENBURG D H. Assessment of body-powered upper limb prostheses by able-bodied subjects, using the box and blocks test and the nine-hole peg test[J]. Prosthetics and Orthotics International, 2016, 40(1): 109-116.

[86] 桑元俊. 前臂假肢手接受腔人机界面的设计与性能评估[D]. 上海交通大学, 2017.

[87] 邓小倩. 双上肢截肢肌电假肢装配和康复训练1例报告[J]. 中国康复医学杂志, 2006, (06): 550-551.

[88] LEE D, LEE S, YOUNG A J. AI-driven universal lower-limb exoskeleton system for community ambulation[J]. Science Advance. 2024, 10(51): eadq0288.

[89] 杨明, 恽晓平, 李炜垣, 等. 穿戴下肢假肢者站立平衡功能的定量评定[J]. 中华物理医学与康复杂志, 2003, (05): 44-46.

[90] 刘作军, 许长寿, 陈玲玲, 等. 智能假肢膝关节的研发要点及其研究进展综述[J]. 包装工程, 2021, 42(10): 54-63.

[91] 中华人民共和国国家质量监督检验检疫总局, 中国国家标准化管理委员会. GB/T 16432-2025/ISO 9999: 2022 残疾人辅助器具分类和术语[S]. 2025.

[92] 方新. 矫形器的医疗器械监管分析[J]. 中国康复理论与实践, 2016, 22(06): 737-740.

[93] JIMéNEZ-BARRIOS M, GONZáLEZ-BERNAL J, SANTAMARíA-PELáEZ M, et al. Impact of a dynamic orthosis on manual dexterity among people with Parkinson's disease: a randomized trial. American Journal Occupational Therapy. 2025, 79(1): 7901205110.

[94] 吴广一, 白跃宏. 肘关节矫形器的研究与国际数据库资料分析[J]. 中国组织工程研究, 2012, 16(17): 3193-3200.

[95] 周红宇, 孙萧杰, 张学敏, 等. 下肢固定支具的设计求解与参数化成形[J]. 机械设计, 2022, 39(05): 155-160.

[96] 郑朋飞, 王金武. 3D打印儿童脑瘫下肢矫形器专家共识[J]. 中国矫形外科杂志, 2023, 31(09): 774-780.

[97] SI P, ZOU J, DOU Y, et al. Ionic aggregates induced room temperature autonomous self-healing elastic tape for reducing ankle sprain[J]. Journal of Colloid and Interface Science. 2025, 678(Pt C): 819-828.

[98] 于文强, 任富超, 郑坤, 等. 特发性脊柱侧凸矫形器的生物力学研究进展[J]. 中国矫形外科杂志, 2022, 30(17): 1582-1586.

[99] 袁艳丽, 潘月军, 关天民, 等. 中外脊柱侧弯矫形器的文献计量学与可视化分析[J]. 中国组织工程研究, 2024, 28(33): 5396-5402.

[100] OKADA Y, NARITA M, OKAMOTO M, et al. The cycling wheelchair as a new mobility aid for individuals with Parkinson's disease[J]. Movement Disorders Clinical Practice, 2024, 12(4): 545-546.

[101] PAULUS W. Transcranial electrical stimulation (tES-tDCS; tRNS, tACS) methods[J]. Neuropsychological Rehabilitation, 2011, 21(5): 602-617.

[102] 唐睿, 宋洪文, 孔卓, 等. 经颅直流电刺激治疗常见神经精神疾病的临床应用专家共识[J]. 中华精神科杂志, 2022, 55(5): 327-82.

[103] WISCHNEWSKI M, ALEKSEICHUK I, OPITZ A. Neurocognitive, physiological, and biophysical effects of transcranial alternating current stimulation[J]. Trends in Cognitive Sciences, 2022, 27: 189-205.

[104] ELYAMANY O, LEICHT G, HERRMANNC S, et al. Transcranial alternating current stimulation (tACS): from basic mechanisms towards first applications in psychiatry[J]. Springer Berlin Heidelberg, 2021, 271(1): 135-56.

[105] MORET B, DONATO R, NUCCI M, et al. Transcranial random noise stimulation (tRNS): a wide

range of frequencies is needed for increasing cortical excitability[J]. Scientific Reports, 2019, 9(1): 15150.

[106] 邹惠茹, 张治国, 黄淦, 等. 经颅随机噪声刺激的研究进展[J]. 中国生物医学工程学报, 2024, 43(2): 227-39.

[107] 孙伟铭, 郭淑月, 王晓晓, 等. 正中神经电刺激的基础研究与临床应用进展[J]. 华西医学, 2023, 38(05): 753-7.

[108] YANG J, LI X, YANG X, et al. Acute traumatic coma awakening induced by median nerve electrical stimulation: a systematic review and meta-analysis[J]. Neurocritical Care, 2024, 1-12.

[109] ZHOU Y, YANG H, YOU M, et al. Cognition-enhancement effect of median nerve electrical stimulation in patients with cognitive impairment: a retrospective cohort study[J]. World Neurosurgery, 2024, 184: e537-e45.

[110] WANG Y, LI S, WANG D, et al. Transcutaneous auricular vagus nerve stimulation: from concept to application [J]. Neuroscience Bull, 2021, 37(6): 853-62.

[111] GIRAUDIER M, VENTURA-BORT C, SZESKA C, et al. A pooled analysis of the side effects of non-invasive transcutaneous auricular vagus nerve stimulation (taVNS)[J]. Frontiers in Human Neuroscience, 2025, 19: 1539416.

[112] POWELL K, LIN K, TAMBO W, et al. Trigeminal nerve stimulation: a current state-of-the-art review[J]. Bioelectronical Medicine, 2023, 9(1): 30.

[113] YAAKUB S N, WHITE T A, ROBERTS J, et al. Transcranial focused ultrasound-mediated neurochemical and functional connectivity changes in deep cortical regions in humans [J]. Nature Communications, 2023, 14(1): 5318.

[114] QIN P P, JIN M, XIA A W, et al. The effectiveness and safety of low-intensity transcranial ultrasound stimulation: A systematic review of human and animal studies[J]. Neuroscience & Biobehavioral Reviews, 2024, 156: 105501.

[115] TOTH J, KURTIN D L, BROSNA M, et al. Opportunities and obstacles in non-invasive brain stimulation[J]. Frontiers in Human Neuroscience, 2024, 18: 1385427.

[116] ZRENNER C, BELARDINELLI P, MüLLER-DAHLHAUS F, et al. Closed-loop neuroscience and non-invasive brain stimulation: a tale of two loops [J]. Frontiers in Cell Neuroscience, 2016, 10: 92.

[117] 沈光宇, 杨卫新, 谭文婕. 康复医学[M]. 南京: 东南大学出版社, 2016.

[118] 王颖. 全科康复医学[M]. 上海: 上海交通大学出版社, 2018.

[119] 王海滨, 鲁晶, 夏晗, 等. 现代临床康复医学[M]. 长春: 吉林科学技术出版社, 2017.

[120] GIMIGLIANO F, LOLASCON G, RICCIO I. Post-surgical rehabilitative approach to fragility fractures[J]. Aging Clinical & Experimental Research, 2013, 25(1): 23-25.

[121] BROX J. Regional musculoskeletal conditions: shoulder pain[J]. Best Practice and Research Clinical Rheumatology, 2003, 17(1): 33-56.

[122] 归仙华. 肢骨外科颈骨折术后肩关节功能康复护理进展[J]. 医学理论与实践, 2015, 28(11): 1442-1445.

[123] FISHMAN L M, CROESSL E L, SHERMAN K J. Serial case reporting yoga for idiopathic and degenera-

tive scoliosis[J]. Global Advances in Integrative Medicine and Health, 2014, 3(5): 16-21.

[124] ZHOU M, WANG H, ZENG X, et al. Mortality, morbidity, and risk factors in China and its provinces, 1990-2017: a systematic analysis for the Global Burden of Disease Study 2017[J]. Lancet, 2019, 394(10204): 1145-58.

[125] WINSTIN C J, STEIN J, ARENA R, et al. Guidelines for adult stroke rehabilitation and recovery: a guideline for healthcare professionals from the American heart association/American stroke association [J]. Stroke, 2016, 47(6): e98-e169.

[126] TEASDALE G, MAAS A, LECKY F, et al. The Glasgow coma scale at 40 years: standing the test of time [J]. Lancet Neurology, 2014, 13(8): 844-54.

[127] BROTT T, ADAMS H P, OLINGER C P, et al. Measurements of acute cerebral infarction: a clinical examination scale[J]. Stroke, 1989, 20(7): 864-70.

[128] BRUNNST S. Motor testing procedures in hemiplegia: based on sequential recovery stages[J]. Physical Therapy, 1966, 46(4): 357-75.

[129] FUGL-MEYER A R, JääSKö L, LEYAN I, et al. The post-stroke hemiplegic patient: a method for evaluation of physical performance[J]. Scandinavian Journal of Rehabilitation Medicine, 1975, 7(1): 13-31.

[130] BERG K O, WOOD-DAUPHI S L, WILLIAMS J I, et al. Measuring balance in the elderly: validation of an instrument [J]. Canadian Journal of Public Health, 1992, 83 Suppl 2: S7-11.

[131] MEHRHOLZ J, WERNER C, KUGLER J, et al. Electromechanical-assisted training for walking after stroke[J]. Cochrane Database of System Reviews, 2007, (4): Cd006185.

[132] KOLLEN B J, LENNON S, LYONS B, et al. The effectiveness of the Bobath concept in stroke rehabilitation: what is the evidence? [J]. Stroke, 2009, 40(4): e89-97.

[133] BERNHARDT J, LANGHORNE P, LINDLEY R, et al. Efficacy and safety of very early mobilisation within 24h of stroke onset (AVERT): a randomised controlled trial[J]. Lancet, 2015, 386(9988): 46-55.

[134] RUPP R, BIERING-SORENSEN F, BURNS S P, et al. International standards for neurological classification of spinal cord injury: revised 2019 [J]. Top Spinal Cord Injury Rehabilitation, 2021, 27(2): 1-22.

[135] FRANKEL H L, HANCOCK D O, HYSLOP G, et al. The value of postural reduction in the initial management of closed injuries of the spine with paraplegia and tetraplegia[J]. Paraplegia, 1969, 7(3): 179-92.

[136] WANG Y, ZHANG S, LUO M, et al. Hyperbaric oxygen therapy improves local microenvironment after spinal cord injury[J]. Neural Regeneration Research, 2014, 9(24): 2182-2188.

[137] ESQUENAZI A, TALATY M, PACKEL A, et al. The ReWalk powered exoskeleton to restore ambulatory function to individuals with thoracic-level motor-complete spinal cord injury [J]. American Journal of Physical Medicine Rehabilitation, 2012, 91(11): 911-21.

[138] ANONYMOUS. Bladder management for adults with spinal cord injury: a clinical practice guideline for health-care providers [J]. Journal of Spinal Cord Medicine, 2006, 29(5): 527-73.

[139] GEERTS W H, BERGQVIST D, PINEO G F, et al. Prevention of venous thromboembolism: American College of Chest Physicians Evidence-Based Clinical Practice Guidelines (8th Edition) [J]. Chest, 2008, 133: 381s-453s.

[140] BLANCO-DIAZ C F, GUERRERO-MENDEZ C D, DE M, et al. Decoding lower-limb kinematic parameters during pedaling tasks using deep learning Approaches and EEG [J]. Medical & Biological Engineering & Computing, 2024, 62(12): 3763–79.

[141] VETKAS A, FOMMENKO A, GERMANN J, et al. Deep brain stimulation targets in epilepsy: Systematic review and meta-analysis of anterior and centromedian thalamic nuclei and hippocampus [J]. Epilepsia, 2022, 63(3): 513–24.

[142] ZHAO D, HU D. New evidence for cardiac rehabilitation and the implications on the secondary prevention of coronary heart disease in China[J/OL]. Zhonghua Xin Xue Guan Bing Za Zhi, 2024, 52(9): 973–975.

[143] 薛栋华, 庄锐, 吕迪阳, 等. 冠心病心脏康复的发展历史与现状[J]. 中国医药, 2024, 19(8): 1241–1245.

[144] TROOSTERS T, JANSSENS W, Demeyer H, et al. Pulmonary rehabilitation and physical interventions[J]. European Respiratory Review, 2023, 32(168): 220222.

[145] THOMAS R J. Cardiac rehabilitation-challenges, advances, and the road ahead[J/OL]. New England Journal of Medicine, 2024, 390(9): 830–841..

[146] 冠心病心脏康复基层指南(2020年)[EB/OL]. 中华全科医师杂志, 2025. https://rs.yiigle.com/cmaid/1309072.

[147] MCMAHON S R, ADES P A, THOMPSON P D. The role of cardiac rehabilitation in patients with heart disease[J]. Trends in Cardiovascular Medicine, 2017, 27(6): 420–425.

[148] 中华医学会物理医学与康复学分会, 四川大学华西医院. 中国冠心病康复循证实践指南(2024版)第一部分[J/OL]. 中华物理医学与康复杂志, 2024, 46(06): 481–491. DOI: 10.3760/cma.j.issn.0254-1424.2024.06.001.

[149] 袁丽霞, 丁荣晶. 中国心脏康复与二级预防指南解读[J]. 中国循环杂志, 2019, 34(S1): 86–90.

[150] THOMAS R J, BEATTY A L, BECKIE T M, et al. Home-based cardiac rehabilitation: a scientific statement from the American association of cardiovascular and pulmonary rehabilitation, the American heart association, and the American college of cardiology[J]. Journal of the American College of Cardiology, 2019, 74(1): 133–153.

[151] 中国县域慢性阻塞性肺疾病筛查专家共识编写专家组, 中国医师协会呼吸医师分会基层工作委员会. 中国县域慢性阻塞性肺疾病筛查专家共识(2020年)[J]. 中华医学杂志, 2021, 101(14): 989–994.

[152] 中国医师协会呼吸医师分会, 中华医学会呼吸病学分会, 中国康复医学会呼吸康复专业委员会, 等. 中国慢性呼吸道疾病呼吸康复管理指南(2021年)[J]. 中华健康管理学杂志, 2021, 15(06): 521–538.

[153] CHRISTENSON S A, SMITH B M, BAFADHEL M, et al. Chronic obstructive pulmonary disease[J].

[154] Troosters T, Casaburi R, Gosselink R, et al. Pulmonary rehabilitation in chronic obstructive pulmonary disease[J]. American Journal of Respiratory and Critical Care Medicine, 2005, 172(1): 19-38.

[155] CORNELISON S D, PASCUAL R M. Pulmonary rehabilitation in the management of chronic lung disease[J]. The Medical Clinics of North America, 2019, 103(3): 577-584.

[156] SPRUIT M A, PITTA F, MCAULEY E, et al. Pulmonary rehabilitation and physical activity in patients with chronic obstructive pulmonary disease[J]. American Journal of Respiratory and Critical Care Medicine, 2015, 192(8): 924-933.

[157] 李际强, 白晓辉, 蔡倩, 等. 肺康复运动处方指南解读(ATS/ERS、BTS、ACSM及AACVPR)[J]. 临床肺科杂志, 2020, 25(1): 151-154.

[158] VISCO V, FERRUZZI G J, NICASTRO F, et al. Artificial intelligence as a business partner in cardiovascular precision medicine: an emerging approach for disease detection and treatment optimization[J]. Current Medicinal Chemistry, 28(32): 6569-6590.

[159] SCHWEICKERT W D, POHLMAN M C, POHLMAN A S, et al. Early physical and occupational therapy in mechanically ventilated, critically ill patients: a randomised controlled trial[J]. Lancet, 2009, 373(9678): 1874-82.

[160] SPINELLI E, MAURI T, BEITLER J R, et al. Respiratory drive in the acute respiratory distress syndrome: pathophysiology, monitoring, and therapeutic interventions[J]. Intensive Care Med, 2020, 46(4): 606-18.

[161] 燕铁斌. 重症康复, 应与临床救治同步[J]. 中国康复医学杂志, 2018, 33(02): 127-9.

[162] GIACINO J T, ASHWAL S. CHILDS N, et al. The minimally conscious state: definition and diagnostic criteria[J]. Neurology, 2002, 58(3): 349-53.

[163] YANG H, WU H, KONG L, et al. Precise detection of awareness in disorders of consciousness using deep learning framework[J]. NeuroImage, 2024, 290: 120580.

[164] MONTI M M, VANHAUDENHUYSE A, COLEMAN M R, et al. Willful modulation of brain activity in disorders of consciousness[J]. The New England Journal of Medicine, 2010, 362(7): 579-589.

[165] CLAASSEN J. Coma science: intensive care as the new frontier[J]. Intensive Care Medicine, 2020, 46(1): 97-101.

[166] LI Y, GU Y, TENG J, et al. Advancing EEG-based brain-computer interface technology via PEDOT: PSS electrodes [J]. Matter, 2024, 7(9): 2859-95.

[167] YUAN Q, WU X, SUN Y, et al. Impact of intracranial pressure monitoring on mortality in patients with traumatic brain injury: a systematic review and meta-analysis[J]. Journal of Neurosurgery, 2015, 122(3): 574-87.

[168] CAO T, HE S, WANG L, et al. Clinical neuromodulatory effects of deep brain stimulation in disorder of consciousness: A literature review[J]. CNS Neuroscience Therapy, 2024, 30(6): e14559.

[169] FORMICA C, DE SALVO S, CORALLO F, et al. Role of neurorehabilitative treatment using transcranial magnetic stimulation in disorders of consciousness[J]. Journal of International Medical Research, 2021, 49(2): 300060520976472.

[170] WANG L, GAO F, WANG Z, et al. Transcutaneous auricular vagus nerve stimulation in the treatment of disorders of consciousness: mechanisms and Applications[J]. Frontiers in Neuroscience, 2023, 17: 1286267.

[171] KRISHNA V, SAMMARTINO F, REZAI A. A review of the current therapies, challenges, and duture directions of transcranial docused ultrasound technology: advances in diagnosis and treatment[J]. JAMA Neurology, 2018, 75(2): 246-54.

[172] ZHU Z, YIN L. A mini-review: recent advancements in temporal interference stimulation in modulating brain function and behavior[J]. Frontiers in Human Neuroscience, 2023, 17: 1266753.

[173] RUO Y L, JIA J W, MENG T W, et al. Optimal timing for early mobilization initiatives in intensive care unit patients: A systematic review and network meta-analysis[J]. Intensive and Critical Care Nursing, 2024, 82: 103607.

[174] GALIOTTA V, QUATTROCIOCCHI I, D'IPPOLITO M, et al. EEG-based Brain-Computer interfaces for people with disorders of consciousness: features and applications. a systematic review[J]. Frontiers in Human Neuroscience, 2022, 16: 1040816.

[175] 李明, 李慧, 喻洪流. 下肢外骨骼康复机器人的分类及其应用现状[J]. 生物医学工程学杂志, 2024, 41(04): 833-9.

[176] LIANG B, SU J, CHEN J, et al. Glutamine enteral therapy for critically ill adult patients: an updated meta-analysis of randomized controlled trials and trial sequential analysis[J]. Clinical Nutrition, 2024, 43(1): 124-33.

[177] 张金龙, 何成奇. 中国产业康复发展现状、挑战、机遇及建议[J]. 华西医学, 2024, 39(06): 955-9.

[178] DIZON D S, KAMAL A H. Cancer statistics 2024: All hands on deck[J]. CA: a cancer journal for clinicians, 2024, 74(1).

[179] QI J, LI M, WANG L, et al. National and subnational trends in cancer burden in China, 2005—2020: an analysis of national mortality surveillance data[Z]. Lancet Public Health, 2023, 8(12): e943-55.

[180] ZHANG S, XIAO X, YI Y, et al. Tumor initiation and early tumorigenesis: molecular mechanisms and interventional targets[J]. Signal transduction and targeted therapy, 2024, 9(1): 149.

[181] GALASSI C, CHAN T A, VITALE I, et al. The hallmarks of cancer immune evasion[J]. Cancer Cell, 2024, 42(11): 1825-63.

[182] DEBOEVER N, JONES C M, YAMASHITA K, et al. Advances in diagnosis and management of cancer of the esophagus[J]. British Medical Journal, 2024, 385.

[183] FERRER R A, HUEDO-MEDINA T B, JOHNSON B T, et al. Exercise interventions for cancer survivors: a meta-analysis of quality of life outcomes[J]. Annals of Behavioral Medicine, 2011, 41(1): 32-47.

[184] WAKS A G, WINER E P. Breast cancer treatment: a review[J]. JAMA, 2019, 321(3): 288-300.

[185] HENDRIX W, RUTTEN M, HENDRIX N, et al. Trends in the incidence of pulmonary nodules in chest computed tomography: 10-year results from two Dutch hospitals[J]. European Radiology, 2023, 33

[186] SLATTERY M L, KERBER R A. A comprehensive evaluation of family history and breast cancer risk: the Utah Population Database[J]. JAMA 1993, 270(13): 1563-8.

[187] ROCKSON S G. Lymphedema after breast cancer treatment[J]. New England Journal of Medicine, 2018, 379(20): 1937-44.

[188] STOUT G N L, PFALZER L A, MCGARVEY C, et al. Preoperative assessment enables the early diagnosis and successful treatment of lymphedema[J]. Cancer: Interdisciplinary International Journal of the American Cancer Society, 2008, 112(12): 2809-19.

[189] HUANG Z, WU S. Acceptance of disability, coping style, perceived social support and quality of life among patients with chronic lymphedema: a cross-sectional study[J]. Supportive Care in Cancer, 2022, 30(5): 4099-108.

[190] KOBAYASHI Y, MITSUDOMI T, SAKAO Y, et al. Genetic features of pulmonary adenocarcinoma presenting with ground-glass nodules: the differences between nodules with and without growth[J]. Annals of Oncology, 2015, 26(1): 156-61.

[191] SVOBODA E. Artificial intelligence is improving the detection of lung cancer[J]. Nature, 2020, 587(7834): S20-S22.

[192] NOJIRI T, HAMASAKI T, INOUE M, et al. Long-term impact of postoperative complications on cancer recurrence following lung cancer surgery[J]. Annals of Surgical Oncology, 2017, 24: 1135-42.

[193] OUWENS M M, HERMENS R R, TERMEER R A, et al. Quality of integrated care for patients with nonsmall cell lung cancer: variations and determinants of care[J]. Cancer, 2007, 110(8): 1782-90.

[194] WANG Y Q, LIU X, JIA Y, et al. Impact of breathing exercises in subjects with lung cancer undergoing surgical resection: A systematic review and meta-analysis[J]. Journal of Clinical Nursing, 2019, 28(5-6): 717-32.

[195] SUMNER J, LIM H W, CHONG L S, et al. Artificial intelligence in physical rehabilitation: A systematic review[J]. Artificial Intelligence in Medicine, 2023, 146: 102693.

[196] 何小俊, 李薇薇. 我国老年康复护理现状与展望[J]. 中国护理管理, 2018, 18(06): 733-736.

[197] 陈峥. 老年医学进展[J]. 北京医学, 2014, 36(10): 846-848.

[198] 中国社区平衡功能障碍评定与康复治疗技术专家共识[J]. 中国老年保健医学, 2019, 17(04): 27-36.

[199] 董仁卫, 赵美丹, 夏青, 等. 帕金森病康复治疗新技术研究进展[J]. 中国老年保健医学, 2023, 21(04): 125-129.

[200] SUTTRUP I, WARNECKE T. Dysphagia in Parkinson's disease[J]. Dysphagia, 2016, 31(1): 24-32.

[201] FOLSTEIN M F, FOLSTEIN S E, MCHUGH P R. Mini-mental state: a practical method for grading the cognitive state of patients for the clinician[J]. Journal of Psychiatric Research, 1975, 12(3): 189-98.

[202] FUJIKAWA J, MORIGAKI R, YAMAMOTO N, et al. Therapeutic devices for motor symptoms in Parkinson's disease: current progress and a systematic review of recent randomized controlled trials[J]. Frontiers in Aging Neurosciense, 2022, 14: 807909.

[203]WANG Y Y, WANG X X, CHEN L, et al. A systematic review and network meta-analysis comparing various non-pharmacological treatments for older people with mild cognitive impairment[J]. Asian Journal of Psychiatry, 2023, 86: 103635.

[204]PLOEG J, YOUS M L, FRASER K, et al. Healthcare providers' experiences in supporting community-living older adults to manage multiple chronic conditions: a qualitative study[J]. BMC Geriatrics, 2019, 19(1): 316.

[205]SCHELTENS P, DE STROOPER B, KIVIPELTO M, et al. Alzheimer's disease[J]. Lancet, 2021, 397(10284): 1577-1590.

[206]AREVALO-RODRIGUEZ I, SMAILAGIC N, ROQUé-FIGULS M, et al. Mini-mental state examination (MMSE) for the early detection of dementia in people with mild cognitive impairment (MCI)[J]. Cochrane Database System Reviews, 2021, 7(7): Cd010783.

[207]PINTO T C C, MACHADO L, BULGACOV T M, et al. Is the montreal cognitive assessment (MoCA) screening superior to the mini-mental state examination (MMSE) in the detection of mild cognitive impairment (MCI) and Alzheimer's disease (AD) in the elderly?[J]. International Psychogeriatrics, 2019, 31(4): 491-504.

[208]ZUO X, TANG Y, CHEN Y, et al. Effects of electronic serious games on older adults with Alzheimer's disease and mild cognitive impairment: systematic review with meta-analysis of randomized controlled trials[J]. JMIR Serious Games, 2024, 12: e55785.

[209]LEFAUCHEUR J P, ANDRé-OBADIA N, ANTAL A, et al. Evidence-based guidelines on the therapeutic use of repetitive transcranial magnetic stimulation (rTMS)[J]. Clinical Neurophysiology, 2014, 125(11): 2150-2206.

[210]刘倩汝, 王梦娜, 耿力. 我国医养结合养老背景下老年康复护理模式研究进展[J]. 护理学杂志, 2022, 37(05): 20-23.

[211]LIAO L, FENG M, YOU Y, et al. Experiences of older people, healthcare providers and caregivers on implementing person-centered care for community-dwelling older people: a systematic review and qualitative meta-synthesis[J]. BMC Geriatrics, 2023, 23(1): 207.

[212]OTAPO A T, OTHMANI A, KHODABANDELOU G, et al. Prediction and detection of terminal diseases using Internet of Medical Things: A review[J]. Computers in Biology and Medicine, 2025, 188: 109835.

[213]KWON S H, PARK J K, KOH Y H. A systematic review and meta-analysis on the effect of virtual reality-based rehabilitation for people with Parkinson's disease[J]. Journal of Neuroengineering Rehabilitation, 2023, 20(1): 94.

[214]王文, 王向佳, 谢江, 等. 人工智能在老年慢性病共存病人自我管理中的应用进展[J]. 护理研究, 2022, 36(05): 869-873.

[215]李树春, 李晓捷, 姜志梅, 等. 儿童康复医学[J]. 人民卫生出版社, 2006.

[216]李晓捷. 中国脑性瘫痪康复的现状、挑战及发展策略[J]. 中国康复医学杂志, 2016, 31(01): 6-8.

[217]HARVEY A, SMITH N, SMITH M, et al. Chronic pain in children and young people with cerebral palsy: a narrative review of challenges, advances, and future directions[J]. BMC Medicine, 2024, 22

(1): 9.

[218] OSTOJIC K, KAREM I, PAGET S, et al. Social determinants of health for children with cerebral palsy and their families[J]. Developmental Medicine and Child Neurology, 2024, 66(1): 32-40.

[219] PATEL D, BOVID K, RAUSCH R, et al. Cerebral palsy in children: A clinical practice review[J]. Current Problems in Pediatric and Adolescent Health Care, 2024, 55(11): 101673.

[220] JANZINGC A M, EKLUND E, KONING T J D, et al. Clinical Characteristics Suggestive of a Genetic Cause in Cerebral Palsy: A Systematic Review[J]. Pediatric Neurology, 2024, 153: 144-151.

[221] ZHUO H, RITZ B, WARREN J L, et al. Ambient toxic air contaminants in the maternal residential area during pregnancy and cerebral palsy in the offspring[J]. Environmental Health Perspectives, 2025, 133(1): 017008.

[222] WANG B, HUANG H. Effects of various exercise interventions on motor function in cerebral palsy patients: a systematic review and network meta-analysis[J]. Neurological Sciences, 2024, 45(12): 5915-5927.

[223] JIANG L, YANG W, CHEN H, et al. Diagnosis and therapies for patients with cerebral palsy over the past 30 years: a bibliometric analysis[J]. Frontiers in Neurology, 2024, 15: 1354311.

[224] TAFOLLA M, SINGER H, LORD C. Autism spectrum disorder across the lifespan[J]. Annual Review of Clinical Psychology, 2025, 21.

[225] CORTESE S, BELLATO A, GABELLONE A, et al. Latest clinical frontiers related to autism diagnostic strategies[J]. Cell Reports Medicine, 2025.

[226] LEBLOND C S, ROLLAND T, BARTHOME E, et al. A genetic bridge between medicine and neurodiversity for autism[J]. Annual Review of Genetics, 2024, 58(1): 487-512.

[227] LI Z, REN S, ZHOU R, et al. Deep Learning - Based Magnetic Resonance Imaging Image Features for Diagnosis of Anterior Cruciate Ligament Injury[J]. Journal of Healthcare Engineering, 2021, 2021(1): 4076175.

[228] CAO Z, SIMON T, WEI S E, et al. Realtime multi-person 2d pose estimation using part affinity fields [C]. Proceedings of the IEEE conference on computer vision and pattern recognition. 2017: 7291-7299.

[229] NAKANO N, SAKURA T, UEDA K, et al. Evaluation of 3D markerless motion capture accuracy using OpenPose with multiple video cameras[J]. Frontiers in Sports and Active Living, 2020, 2: 50.

[230] BIEN N, RAJPURKAR P, BALL R, et al. Deep-learningassisted diagnosis for knee magnetic resonance imaging: Development and retrospective validation of MRNet[J]. Plos Medicine, 2018, 15(11).

[231] AZCONA D, KEVIN M, ALAN S. A comparative study of existing and new deep learning methods for detecting knee injuries using the MRNet dataset[J]. International Conference on Intelligent Data Science Technologies and Applications (IDSTA), 2020.

[232] TSAI C, KIRYATI, KONEN E, et al. Knee Injury detection using MRI with efficiently-layered network (ELNet)[J]. Proceedings of Machine Learning Research, 2020.

[233] DUNNHOFER M, MARTINEL N, MARTINEL C, et al. Deep convolutional feature details for better knee disorder diagnoses in magnetic resonance images[J]. Computerized Medical Imaging and Graphics, 2022, 201(2022).

[234] LING Z, YANG S, GOU F, et al. Intelligent assistant diagnosis system of osteosarcoma MRI image based on transformer and convolution in developing countries[J]. IEEE Journal of Biomedical and Health Informatics, 2022, 26(11): 5563-5574.

[235] GAO Y, DAI Y, LIU F, et al. An anatomy-aware framework for automatic segmentation of parotid tumor from multimodal MRI[J]. Computers in Biology and Medicine, 2023, 161.

[236] SARA A, AWAIS M, NANDAM S, et al. GMML is all you need[J]. IEEE International Conference on Image Processing. 2023, 2125-2129.

[237] QU Z, YUE J, SONG N, et al. Innovations in 3D printed individualized bone prosthesis materials: revolutionizing orthopedic surgery: a review[J]. International Journal of Surgery, 2024: 10.1097.

[238] PRENDERGAST M E, BURDICK J A. Recent advances in enabling technologies in 3D printing for precision medicine[J]. Advanced Materials, 2020, 32(13): 1902516.

[239] MENDEZ J, HOOD S, GUNNEL A, et al. Powered knee and ankle prosthesis with indirect volitional swing control enables level-ground walking and crossing over obstacles[J]. Science Robotics, 2020, 5(44): eaba6635.

[240] LUO S, MENG Q, LI S, et al. Research of intent recognition in rehabilitation robots: a systematic review[J]. Disability and Rehabilitation: Assistive Technology, 2024, 19(4): 1307-1318.

[241] FLEMING A, STAFFORD N, HUANG S, et al. Myoelectric control of robotic lower limb prostheses: a review of electromyography interfaces, control paradigms, challenges and future directions[J]. Journal of Neural Engineering, 2021, 18(4): 041004.

[242] YOUNG A J, KUIKEN T A, HARGROVE L J. Analysis of using EMG and mechanical sensors to enhance intent recognition in powered lower limb prostheses[J]. Journal of Neural Engineering, 2014, 11(5): 056021.

[243] AMERI A, AKHAEE M A, SCHEME E, et al. Real-time, simultaneous myoelectric control using a convolutional neural network[J]. PloS One, 2018, 13(9): e0203835.

[244] SHI D, ZHANG W, ZHANG W, et al. A review on lower limb rehabilitation exoskeleton robots[J]. Chinese Journal of Mechanical Engineering, 2019, 32(1): 1-11.

[245] LUO N, SHI W, YANG Z, et al. Multimodal fusion of brain imaging data: methods and applications[J]. Machine Intelligence Research, 2024, 21(1): 136-152.

[246] BI Y, ABROL A, FU Z, et al. A multimodal vision transformer for interpretable fusion of functional and structural neuroimaging data[J]. Human Brain Mapping, 2024, 45(17): e26783.

[247] 尹大志. 多模态磁共振成像数据分析方法研究与应用[D]. 上海市：华东师范大学, 2014.

[248] LEE J, HUSSAIN S, WARNICK R, et al. A predictor-informed multi-subject bayesian approach for dynamic functional connectivity[J]. PloS One, 2024, 19(5): e0298651.

[249] ZHOU Q, CHENG R, YAO L, et al. Neurofeedback training of alpha relative power improves the performance of motor imagery brain-computer interface[J]. Frontiers in Human Neuroscience, 2022, 16: 831995.

[250] 何艳, 张晨阳. 基于Unity的神经反馈干预系统设计与实现[J]. 计算机科学, 2020, 47(z2): 579-583.

[251] 李沛然. 基于运动想象脑机接口的主动闭环运动功能康复系统研究[D]. 山东大学, 2023.

[252] 吴佳佳, 刘箴, 许辉煌, 等. 面向康复训练的严肃游戏人机交互设计[J]. 系统仿真学报, 2019, 31(5): 909-918.

[253] AVOLA D, CINQUE L, PANNONE D. Design of a 3D platform for immersive neurocognitive rehabilitation[J]. Information, 2020, 11(3): 134.

[254] 何峰, 何蓓蓓, 王仲朋, 等. 脑-机交互运动训练的神经反馈方法及康复应用[J]. 中国生物医学工程学报, 2021, 40(6): 719-730.

[255] PYSTINA X, DE SOUZA A G L, THOMANN G. Serious game design principles for motor evaluation of patients with neurological diseases[J]. Proceedings of the Design Society, 2022, 2: 1351-1360.

[256] IOSA M, VERRELLI C M, GENTILE A E, et al. Gaming technology for pediatric neurorehabilitation: a systematic review[J]. Frontiers in Pediatrics, 2022, 10: 775356.

[257] FU L, LI H, JI, et al. EEG-EMG analysis method in hybrid brain computer interface for hand rehabilitation training[J]. Computing and Informatics, 2023, 42(3): 761-741.

[258] WEI B, YI C, ZHANG Q, et al. ActiveSelfHAR: incorporating self-training into active learning to improve cross-subject human activity recognition[J]. IEEE Internet of Things Journal, 2023, 11(4): 6833-6847.

[259] PROULX C E, LOUIS J M T., HIGGINS J, et al. Somesthetic, visual, and auditory feedback and their interactions Applied to upper limb neurorehabilitation technology: a narrative review to facilitate contextualization of knowledge[J]. Frontiers in Rehabilitation Sciences, 2022, 3: 789479.

[260] JIA J. Exploration on neurobiological mechanisms of the central-peripheral-central closed-loop rehabilitation[J]. Frontiers in Cellular Neuroscience, 2022, 16: 982881.

[261] HUO C, SHAO G, CHEN T, et al. Effectiveness of unilateral lower-limb exoskeleton robot on balance and gait recovery and neuroplasticity in patients with subacute stroke: a randomized controlled trial[J]. Journal of NeuroEngineering and Rehabilitation, 2024, 21(1): 1-16.

[262] MARTINI E, CREA S, PARRI A, et al. Gait training using a robotic hip exoskeleton improves metabolic gait efficiency in the elderly[J]. Scientific reports, 2019, 9(1): 7157.

[263] WANG Y, PEI Z, WANG C, et al. Depth-aware pose estimation using deep learning for exoskeleton gait analysis[J]. Scientific Reports, 2023, 13(1): 22681.

[264] LUO S, JIANG M, ZHANG S, et al. Experiment-free exoskeleton assistance via learning in simulation[J]. Nature, 2024, 630(8016): 353-359.

[265] SUI J, ADALI T, YU Q, et al. A review of multivariate methods for multimodal fusion of brain imaging data[J]. Journal of neuroscience methods, 2012, 204(1): 68-81.

[266] LUO S, WEN Z, LIU Y, et al. Effects of repetitive transcranial magnetic stimulation combined with repetitive peripheral magnetic stimulation on upper limb motor function after stroke: a systematic review and meta-analysis[J]. Frontiers in Neurology, 2024, 15: 1472837.

[267] ERAIFEJ J, CLARK W, FRANCE B, et al. Effectiveness of upper limb functional electrical stimulation after stroke for the improvement of activities of daily living and motor function: a systematic review and meta-analysis[J]. Systematic Reviews, 2017, 6: 1-21.

[268] WANNAWAS N, SUBRAMANIAN M, FAISAL A A. Neuromechanics-based deep reinforcement learning

of neurostimulation control in FES cycling[C]. 2021 10th International IEEE/EMBS Conference on Neural Engineering. 2021: 381-384.

[269] REMSIK A B, VAN KAN P L E, GLOE S, et al. BCI-FES with multimodal feedback for motor recovery poststroke[J]. Frontiers in Human Neuroscience, 2022, 16: 725715.

[270] NAVI F F T., HEYSIEATTALAB S, RAMANATHAN D S, et al. Closed-loop modulation of the self-regulating brain: A review on Approaches, emerging paradigms, and experimental designs[J]. Neuroscience, 2022, 483: 104-126.

[271] JURE F A, CARRERE L C, GENTILETTI G G, et al. BCI-FES system for neuro-rehabilitation of stroke patients[C]. Journal of Physics: Conference Series, 2016, 705(1): 012058.

[272] LAWHERN V J, SOLON A J, WAYTOWICH N R, et al. EEGNet: a compact convolutional neural network for EEG-based brain – computer interfaces[J]. Journal of Neural Engineering, 2018, 15(5): 056013.

[273] MENEZES I S, COHEN L G, MELLO E A, et al. Combined brain and peripheral nerve stimulation in chronic stroke patients with moderate to severe motor impairment[J]. Neuromodulation: Technology at the Neural Interface, 2018, 21(2): 176-183.

[274] 徐硕, 贾杰."中枢-外周-中枢"闭环康复——脑卒中后手功能康复新理念的临床应用进展[J]. 中国康复医学杂志, 2024, 39(10): 1537-1541.

[275] RUSSAKOFF D B, TOMASI C, ROHLFING T, et al. Image similarity using mutual information of regions[C]. European Conference on Computer Vision, 2004: 596-607.

[276] MA K, WANG J, SINGH V, et al. Multimodal image registration with deep context reinforcement learning[C]. Medical Image Computing and Computer Assisted Intervention, 2017: 240-248.

[277] SHU X, CHEN S, YAO L, et al. Fast recognition of BCI-inefficient users using physiological features from EEG signals: a screening study of stroke patients[J]. Frontiers in Neuroscience, 2018, 12: 93.

[278] RICHARDS B A, LILLICRAP T P, BEAUDOIN P, et al. A deep learning framework for neuroscience[J]. Nature Neuroscience, 2019, 22(11): 1761-1770.

[279] SHAMIR R R, DOLBER T, NOECKER A M, et al. Machine learning approach to optimizing combined stimulation and medication therapies for Parkinson's disease[J]. Brain Stimulation, 2015, 8(6): 1025-1032.

[280] BORCKARDT J J, WALKER J, BRANHAM R K, et al. Development and evaluation of a portable sham transcranial magnetic stimulation system[J]. Brain Stimulation, 2008, 1(1): 52-59.

[281] YANG Z, QIAO L, HE J, et al. Effects of repetitive transcranial magnetic stimulation combined with functional electrical stimulation on hand function of stroke: a randomized controlled trial[J]. NeuroRehabilitation, 2022, 51(2): 283-289.

[282] SALAZAR A P, CIMOLIN V, SCHIFINO G P, et al. Bi-cephalic transcranial direct current stimulation combined with functional electrical stimulation for upper-limb stroke rehabilitation: a double-blind randomized controlled trial[J]. Annals of Physical and Rehabilitation Medicine, 2020, 63(1): 4-11.

[283] HE C, FANG Z, LIU S, et al. A smart detection method for sleep posture based on a flexible sleep monitoring belt and vital sign signals[J]. Heliyon, 2024.

[284] HAN W, YUAN J Y, LI R, et al. Clinical Application of a body area network-based smart bracelet for pre-hospital trauma care[J]. Frontiers in Medicine, 2023, 10: 1190125.

[285] LIN C C, YANG C T, SU P L, et al. Implementation difficulties and solutions for a smart-clothes assisted home nursing care program for older adults with dementia or recovering from hip fracture[J]. BMC Medical Informatics and Decision Making, 2024, 24(1): 71.

[286] SUN Q, LI J, LIANG C, et al. Multi-scale joint recurrence quantification analysis integrating ECG spatiotemporal and dynamic information for cardiopathy detection[J]. IEEE Transactions on Instrumentation and Measurement, 2024.

[287] WU W, SUN H, TENG Z, et al. A new method for the assessment of adenoid hypertrophy: Respirdynamicsgram (RDG)[J]. Biomedical Signal Processing and Control, 2023, 85: 105005.

[288] 孙庆华, 王磊, 王聪, 等. 基于确定学习及心电动力学图的心肌缺血早期检测研究[J]. 自动化学报.

[289] WANG C, HILL D J. Deterministic learning and rapid dynamical pattern recognition[J]. IEEE Transactions on Neural Networks, 2007, 18(3): 617-630.

[290] HUANG D, TAO X, HUANG Y, et al. Camera-based respiratory imaging for intelligent rehabilitation assessment of thoracic surgery patients[J]. IEEE Internet of Things Journal, 2024.

[291] ZHANG Y, GE Q, WANG Z, et al. Extracorporeal closed-loop respiratory regulation for patients with respiratory difficulty using a soft bionic robot[J]. IEEE Transactions on Biomedical Engineering, 2024.

[292] IRFAN B, CéSPEDES N, CASAS J, et al. Personalised socially assistive robot for cardiac rehabilitation: Critical reflections on long-term interactions in the real world[J]. User Modeling and User-Adapted Interaction, 2023, 33(2): 497-544.

[293] SHI L, LIU F, LIU Y, et al. Biofeedback respiratory rehabilitation training system based on virtual reality technology[J]. Sensors, 2023, 23(22): 9025.

[294] QI W, ALIVERTI A. A multimodal wearable system for continuous and real-time breathing pattern monitoring during daily activity[J]. IEEE Journal of Biomedical and Health Informatics, 2019, 24(8): 2199-2207.

[295] COUTTS L V, PLANS D, BROWN A W, et al. Deep learning with wearable based heart rate variability for prediction of mental and general health[J]. Journal of Biomedical Informatics, 2020, 112: 103610.

[296] 张浩, 许官学, 王漫, 等. 数字健康技术在急性心肌梗死患者居家心脏康复中的研究进展[J]. 中华护理杂志, 2025, 60(03): 373-379.

[297] COLOMBO V, MONDELLINI M, GANDOLFO A, et al. Usability and acceptability of a virtual reality-based system for endurance training in elderly with chronic respiratory diseases[C]. Virtual Reality and Augmented Reality, 2019: 87-96.

[298] 谢芳, 薄禄龙, 卞金俊, 等. 人工智能在重症医学领域的应用进展[J]. 国际麻醉学与复苏杂志, 2019, 40(10): 973-976.

[299] 时铭蔚, 李君, 孙春萍, 等. 基于机器学习算法构建老年人呼吸机相关肺炎早期预警模型[J]. 中华老年医学杂志, 2023, 42(6): 670-675.

[300] Guo F, Zhu X, Wu Z, et al. Clinical applications of machine learning in the survival prediction and classification of sepsis: coagulation and heparin usage matter[J]. Journal of Translational Medicine,

2022, 20(1): 265.

[301] HAGHEDOOREN E, HAGHEDOOREN R, LANGER D, et al. Feasibility and safety of interactive virtual reality upper limb rehabilitation in patients with prolonged critical illness[J]. Australian Critical Care, 2024, 37(6): 949-956.

[302] BRUNO R R, WOLFF G., WERNLY B, et al. Virtual and augmented reality in critical care medicine: the patient's, clinician's, and researcher's perspective[J]. Critical Care. 2022; 26(1): 326.

[303] NELSON S E, STEUERNAGLE J, ROTELLO L, et al. COVID-19 and telehealth in the intensive care unit setting: a survey[J]. BMC Health Services Research, 2022, 22(1): 797.

[304] LI Y, WANG M, WANG L, et al. Advances in the application of AI robots in critical care: scoping review[J]. Journal of Medical Internet Research, 2024, 26: e54095.

[305] GIACINO J T, KATZ D I, SCHIFF N D, et al. Practice guideline update recommendations dummary: disorders of consciousness[J]. Archives of Physical Medicine and Rehabilitation, 2022, 99(9).

[306] GARINGO A, FRIEDLICH P, TESORIERO L, et al. The use of mobile robotic telemedicine technology in the neonatal intensive care unit[J]. Journal of Perinatology, 2012, 32(1): 55-63.

[307] ADCOCK A K, KOSIOREK H, PARIKH P, et al. Reliability of robotic telemedicine for assessing critically ill patients with the full outline of unresponsiveness score and Glasgow coma scale[J]. Telemedicine and e-Health, 2017, 23(7): 555-560.

[308] AMIRI M, FISHER P M, RAIMONDO F, et al. Multimodal prediction of residual consciousness in the intensive care unit: the CONNECT-ME study[J]. Brain. 2023.

[309] FISCHER D, SNIDER S B, BARRA M E, et al. Disorders of consciousness associated with COVID-19: a prospective multimodal atudy of recovery and brain connectivity[J]. Neurology. 2022.

[310] YANG H, WU H, KONG L, et al. Precise detection of awareness in disorders of consciousness using deep learning framework. Neuroimage. 2024.

[311] BAI Y, YANG L, MENG X, et al. Breakdown of effective information flow in disorders of consciousness: Insights from TMS-EEG[J]. Brain Stimulation, 2024, 17(3): 533-542.

[312] BAI Y, HE J, XIA X, et al. Spontaneous transient brain states in EEG source space in disorders of consciousness[J]. Neuroimage, 2021, 240: 118407.

[313] GUI P, JIANG Y, ZANG D, et al. Assessing the depth of language processing in patients with disorders of consciousness[J]. Nature neuroscience, 2020, 23(6): 761-770.

[314] SALVATORE V, TETI G, FOCAROLI S, et al. The tumor microenvironment promotes cancer progression and cell migration[J]. Oncotarget, 2016, 8(6): 9608.

[315] SRINIDHI C L, CIGA O, MARTEL A L. Deep neural network models for computational histopathology: a survey[J]. Medical image analysis, 2021, 67: 101813.

[316] KV A M, RAJENDRAN V R. Glioma tumor grade identification using artificial intelligent techniques [J]. Journal of Medical Systems, 2019, 43: 1-12.

[317] NUNTHANAWANICH P, WICHANSAWAKUN S, LUANGJINDA C, et al. Effectiveness of Web applications on improving nutritional status of patients with colorectal cancer[J]. Nutrients, 2024, 16(3): 408.

[318] QIN Y, HUANG J, ZHANG S, et al. Chemometrics-aided metabolic fingerprint method applied in blad-

der cancer stages differentiating[J]. Digital Chinese Medicine, 2018, 1 (2018): 211-218.

[319] CHEN R J, LU M, WENG W, et al. Multimodal co-attention transformer for survival prediction in gigapixel whole slide images[C]. IEEE International Conference on Computer Vision, 2021: 4015-4025.

[320] XU H, USUYAMA N, BAGGA J, et al. A whole-slide foundation model for digital pathology from real-world data[J]. Nature, 2024, 630: 181.

[321] LU M, CHEN B, DREW F K, et al. A multimodal generative ai copilot for human pathology[J]. Nature, 2024, 634: 466-472.

[322] PASIKANTI K K, ESUVARABATHAN K, HONG Y, et al. Urinary metabotyping of bladder cancer using two-dimensional gas chromatography time-of-flight mass spectrometry[J]. JPR, 2013, 12 (9): 3865-3873.

[323] 杨志平, 樊代明. 整合医学的理论解析[J]. 中华医学杂志, 2016, 96(4): 247-249.

[324] 中国抗癌协会肿瘤营养专业委员会, 国家市场监管重点实验室(肿瘤持医食品), 肿瘤整合康复治疗规范化示范病房标准(试行)[J]. 肿瘤代谢与营养电子杂志, 2022.9(4): 450-455.

[325] 顾文英, 章滨云, 董枫, 等. 肿瘤整合康复管理专家共识(2024)[J]. 健康发展与政策研究, 2024(03): 275-284.

[326] SYED J., IBRAHIMA F., JOSE M. et al. Mammogram classification using dynamic time warping[J]. Mutimedia Tools and Applications, 2018, 77(3): 3941-3962.

[327] SYED M, Igor I. Evaluating hyperbolic dispersion materials for cancer detection[J]. Biosensors, 2023, 13(6): 595.

[328] ASIM W, AAKASH T, RAVI R, et al. Multimodal data integration for oncology in the era of deep neural networks: a review[J]. Frontiers in Artificial Intelligence, 2024, 7: 1408843.

[329] MUHAMMAD F, MUHAMMAD A, MOOSA A, et al. Histotripsy: an innovative approach for minimally invasive tumour and disease treatment[J]. Annals of Medicine and Surgery, 2024, 86: 2081-2087.

[330] EBBINI E S, CAIN C A. Multiple-focus ultrasound phased-array pattern synthesis: optimal driving-signal distributions for hyperthermia[J]. IEEE Transactions on Ultrasonics, Ferroeletrics, and Frequency Control, 1989, 36(5): 540-548.

[331] 陆明珠, 万明习, 施雨, 等. 多阵元高强度聚焦超声多目标控制方法研究[J]. 物理学报. 2002, 51(4): 928-934.

[332] DING X, WANG Y, ZHANG Q, et al. Modulation of transcranial focusing thermal deposition in nonlinear HIFU brain surgery by numerical simulation[J]. Physics in Medicine and Biology, 2015, 60: 3975.

[333] MANTHAN P, HASSAM K, VIKRAM K. A lymphatic drainage robot for lymphedema rehabilitation[C]. IEEE Engineering in Medicine & Biology Society, 2022: 2598-2601.

[334] 邱静, 韩英明, 陈路锋, 等. 一种用于实现手法淋巴引流的智能机器人装置: CN115737948A[P]. 2023.03.07.

[335] HAN Y, HAN Z, WU J, et al. Artificial intelligence recommendation system of cancer rehabilitation scheme based on IoT technology[J]. IEEE Access, 2020, 8: 44924-44935.

[336] LIU S, ANGAD M, COOPER L A D. Panoptic segmentation and deep learning for TILs scoring in breast cancer tumor microenvironment[J]. npj Breast Cancer, 2024, 10(1): 1-12.

[337] CHEN M, LANG J, ZHANG Y, et al. Triboelectric nanogenerator and artificial intelligence to promote precision medicine for cancer[J]. Nano Energy, 2021, 89: 106432.

[338] ZHOU S, GRAVEKAMP C, BERMUDS D, et al. Tumour-targeting bacteria engineered to fight cancer[J]. Nature Reviews Cancer, 2018, 18(11): 727-743.

[339] REN Y, TAO Y, ZHOU H, et al. Compact highly sensitive photothermal RT-LAMP chip for simultaneous multidisease detection[J]. Science Advances, 2024, 10(12): eadq2899.

[340] CAPOZZI L, DAUN J, FRANCIS G, et al. Neuro-oncology rehabilitation triage clinic-developing a rehabilitation decision making framework within the cancer care system[J]. Archives of Physical Medicine and Rehabilitation, 2022, 103(3): e44-e44.

[341] WORLD HEALTH ORGANIZATION. Package of interventions for rehabilitation for cancer[M]. Geneva: World Health Organization, 2023.

[342] HE J, BAI S, WANG X. An unobtrusive fall detection and alerting system based on Kalman filter and Bayes network classifier[J]. Sensors, 2017, 17(6): 1393.

[343] REZAEE K, HADDADNIA J, DELBARI A. Modeling abnormal walking of the elderly to predict risk of the falls using Kalman filter and motion estimation Approach[J]. Computers & Electrical Engineering, 2015, 46: 471-486.

[344] JAIN R, SEMWAL V B. A novel feature extraction method for preimpact fall detection system using deep learning and wearable sensors[J]. IEEE Sensors Journal, 2022, 22(23): 22943-22951.

[345] JUNG D, KIM J, KIM M, et al. Classifying the risk of cognitive impairment using sequential gait characteristics and long short-term memory networks[J]. IEEE Journal of Biomedical and Health Informatics, 2021, 25(10): 4029-4040.

[346] FITZGERALD D, Trakarnratanakul N, Smyth B, et al. Effects of a wobble board-based therapeutic exergaming system for balance training on dynamic postural stability and intrinsic motivation levels[J]. Journal of Orthopaedic & Sports Physical Therapy, 2010, 40(1): 11-19.

[347] FLYNN S, PALMA P, BENDER A. Feasibility of using the sony playstation 2 gaming platform for an individual poststroke: a case report[J]. Journal of Neurologic Physical Therapy, 2007, 31(4): 180-189.

[348] LANGE B, KOENIG S, CHANG C Y, et al. Designing informed game-based rehabilitation tasks leveraging advances in virtual reality[J]. Disability Rehabilitation 2012, 34: 1863-1870.

[349] PATEL S, PARK H, BONATO P, et al. A review of wearable sensors and systems with application in rehabilitation[J]. Journal of Neuroengineering and Rehabilitation, 2012, 9: 1-17.

[350] MIAO P, MITCHESON P D, HOLMES A S, et al. MEMS inertial power generators for biomedical applications[J]. Microsystem Technologies, 2006, 12: 1079-1083.

[351] YANG S H, ZHANG W, WANG Y, et al. Fall-prediction algorithm using a neural network for safety enhancement of elderly[C]. CACS International Automatic Control Conference, 2013: 245-249.

[352] FREITAG F, BRUCKI S M D, BARBOSA A F, et al. Is virtual reality beneficial for dual-task gait train-

ing in patients with Parkinson's disease? A systematic review[J]. Dementia & Neuropsychologia, 2019, 13(3): 259-267.

[353] KIZONY R, LEVIN M F, HUGHEY L, et al. Cognitive load and dual-task performance during locomotion poststroke: a feasibility study using a functional virtual environment[J]. Physical therapy, 2010, 90(2): 252-260.

[354] LIAO Y Y, CHEN I H, LIN Y J, et al. Effects of virtual reality-based physical and cognitive training on executive function and dual-task gait performance in older adults with mild cognitive impairment: a randomized control trial[J]. Frontiers in Aging Neuroscience, 2019, 11: 162.

[355] GONZáLEZ-ERENA P V, Fernández-Guinea S, Kourtesis P. Cognitive assessment and training in extended reality: multimodal systems, clinical utility, and current challenges[J]. Encyclopedia, 2025, 5(1): 8.

[356] BRINKSCHULTE L, MARIACHER N, SCHLöGL S, et al. The EMPATHIC project: building an expressive, advanced virtual coach to improve independent healthy-life-years of the elderly[J]. arXiv preprint: 2104.13836, 2021.

[357] ABDOLLAHI H, MOLLAHOSSEINI A, LANE J T, et al. A pilot study on using an intelligent life-like robot as a companion for elderly individuals with dementia and depression[C]//2017 IEEE-RAS 17th International Conference on Humanoid Robotics (Humanoids). IEEE, 2017: 541-546.

[358] LI K, PANG K, SONG Y Z, et al. Toward deep universal sketch perceptual grouper[J]. IEEE Transactions on Image Processing, 2019, 28(7): 3219-3231.

[359] SHEN Y, WANG X, CHEN Z, et al. Intelligent recognition of portrait sketch components for child autism assessment[J]. Computer Animation and Virtual Worlds, 2022, 33(3-4): e2059.

[360] LIU Z, YIN S X, LIN G, et al. Personality-aware student simulation for conversational intelligent tutoring systems[J]. arXiv preprin: 2404.06762, 2024.

[361] XU D, MA Z, JIAN Z, et al. Speech rehabilitation system for hearing impaired children based on virtual reality technology[C]. International Conference on Virtual Reality and Visualization (ICVRV), 2020: 209-212.

[362] 张宁, 林青, 袁月纳. 情景模拟游戏护理在语言发育迟缓患儿中的应用效果[J]. 河南医学研究, 2022, 31(03): 560-563.

[363] WEBSTER P, HEALEY N. Eleven clinical trials that will shape medicine in 2025[J]. Nature Medicine, 2024: 1-5.

[364] LANDSMAN G H. What evidence, whose evidence?: Physical therapy in New York State's clinical practice guideline and in the lives of mothers of disabled children[J]. Social Science & Medicine, 2006, 62(11): 2670-2680.

[365] CUI Q, LI Y, ZHENG S. Analysis of the effect of conductive education in improving gross motor and cognitive function of children with cerebral palsy[J]. Journal of Hebei Medical University, 2022, 43(3): 307.

[366] 国家卫生健康委员会. 智能康复产业发展白皮书(2024版)[R]. 北京: 人民卫生出版社 2024.

[367] 李达, 段振飞, 贾子善, 等. 康复专科信息系统的设计与实现[J]. 中国数字医学, 2017, 12

(09)：65-67.

[368] 郭瑾，周婵，黄敏，等．基于地理信息系统技术的区域社区中医康复服务需求变化趋势研究[J]．中国全科医学，2019，22（18）：2237-2242.

[369] 苏彬，陈海军，厉景宇，等．康复治疗管理系统的应用与思考[J]．中国康复，2018，33（04）：351-352.

[370] 程鹤．肺康复门诊个案管理信息系统的构建与应用[J]．全科护理，2025，23（01）：12-15.

[371] 吴群，支振豪，邹宁．智能康复设备中的人机协同新视角[J]．中国康复医学杂志，2025，40（01）：144-152.

[372] 王洪伟，马军，金关华，等．区域康复中心信息系统的设计与应用[J]．中国医疗设备，2024，39（10）：79-85+110.

[373] 吴德帅．多模态融合康复信息系统关键技术研究[D]．广西科技大学，2023.

[374] 贾晓扬．面向外骨骼机器人的智能康复信息系统的研究与实现[D]．电子科技大学，2019.

[375] 张欣桐，刘铁军，贾如冰，等．三级康复医院临床信息系统设计[J]．解放军医院管理杂志，2020，27（07）：652-655.

[376] 余琦．中风患者康复系统的设计与实现[D]．上海交通大学，2019.

[377] 李明．人工智能在神经康复训练中的动态捕捉技术研究[J]．中国康复医学杂志，2023，38（5）：56-62.

[378] HUO C C, ZHENG Y, LU W W. et al. Prospects for intelligent rehabilitation techniques to treat motor dysfunction[J]. Neural regeneration research, 2021, 16(2): 264-269.

[379] TOPOL E J. Deep medicine: how artificial intelligence can make healthcare human again[M]. Basic Books, 2019.

[380] O'SULLIVAN S B, Schmitz T J. (2016). Physical Rehabilitation (7th ed.)[M]. F. A. Davis Company.

[381] KREBS H I, PALAZZOLO J J, DIPIETRO L, et al. Rehabilitation robotics: performance-based progressive robot-assisted therapy[J]. Autonomous Robots, 2003, 15: 7-20.

[382] FAN Y J, YIN Y H, DA X L, et al. IoT-based smart rehabilitation system[J]. IEEE Transactions on Industrial Informatics, 2014, 10(2): 1568-1577.

[383] KWAKKEL G, VAN PEPPEN R, WAGENAAR R C, et al. Effects of augmented exercise therapy time after stroke: a meta-analysis[J]. stroke, 2004, 35(11): 2529-2539.

[384] 刘强，黄丽．中医康复技术在现代康复医学中的整合应用[J]．中国中医药现代远程教育，2019，17(12)：45-48.

[385] 中华医学会．公立医院高质量康复行动指南[M]．北京：中华医学会，2021.

[386] 冯元科．室内空间装饰色彩在残疾人康复中心的应用[J]．城市建筑，2020，17(18)：123-124.

[387] 国家卫生健康委员会．康复医院基本标准（2012年版）[S]．北京：国家卫生健康委员会，2012.

[388] 中国康复医学会．康复医院/中医医院康复科/综合医院康复科建设标准[S]．北京：中国康复医学会，2020.

[389] BUHALIS D, LEUNG R. Smart hospitality—interconnectivity and interoperability towards an ecosystem[J]. International Journal of Hospitality Management, 2018, 71: 41-50.

[390] SUMNER J, LIM H W, CHONG L S, et al. Artificial intelligence in physical rehabilitation: a systematic review[J]. Artificial Intelligence in Medicine, 2023, 146: 102693.

[391] 周涛, 吴雪. 智能康复机器人对下肢运动功能恢复的临床研究[J]. 中国康复理论与实践, 2020, 26(4): 412-417.

[392] MEKBIB D B, HAN J, ZHANG L, et al. Virtual reality therapy for upper limb rehabilitation in patients with stroke: a meta-analysis of randomized clinical trials[J]. Brain Injury, 2020, 34(4): 456-465.

[393] 张伟, 陈敏. 虚拟现实技术在中风患者康复训练中的效果分析[J]. 中华物理医学与康复杂志, 2020, 42(3): 234-238.

[394] 国家卫生健康委员会. 康复医疗中心基本标准(试行)[S]. 北京: 国家卫生健康委员会, 2018.

[395] WANG Y, POPA T, SCHMID A C, et al. Wearable sensors for remote monitoring in home-based rehabilitation: challenges and opportunities[J]. Sensors, 2022, 22(3): 987.

[396] 杨静, 王磊. 基于可穿戴设备的居家康复数据监测系统设计[J]. 生物医学工程学杂志, 2021, 38(2): 123-128.

[397] ETTEFAGH A, ROSHAN FEKR A. Technological advances in lower-limb tele-rehabilitation: A review of literature[J]. Journal of Rehabilitation and Assistive Technologies Engineering, 2024, 11: 20556683241259256.